全国优秀教材二等奖

国家卫生健康委员会“十三五”规划教材
全国高等学历继续教育规划教材
供临床、预防、口腔、护理、检验、影像等专业用

医用化学

第 3 版

主　　编　陈莲惠

副 主 编　徐　红　尚京川

人民卫生出版社

图书在版编目（CIP）数据

医用化学 / 陈莲惠主编．—3 版．—北京：人民卫生出版社，2018

全国高等学历继续教育“十三五”（临床专本共用）规划教材

ISBN 978-7-117-26841-7

Ⅰ．①医… Ⅱ．①陈… Ⅲ．①医用化学 – 成人高等教育 – 教材 Ⅳ．①R313

中国版本图书馆 CIP 数据核字（2018）第 129749 号

医 用 化 学

第 3 版

主　　编：陈莲惠
出版发行：人民卫生出版社（中继线 010-59780011）
地　　址：北京市朝阳区潘家园南里 19 号
邮　　编：100021
E - mail：pmph @ pmph.com
购书热线：010-59787592　010-59787584　010-65264830
印　　刷：三河市尚艺印装有限公司
经　　销：新华书店
开　　本：850 × 1168　1/16　　**印张：**19　　**插页：**1
字　　数：474 千字
版　　次：2007 年 9 月第 1 版　　2018 年 8 月第 3 版
2023 年 5 月第 3 版第 4 次印刷（总第11次印刷）
标准书号：ISBN 978-7-117-26841-7
定　　价：49.00 元
打击盗版举报电话：010-59787491　E-mail：WQ @ pmph.com
（凡属印装质量问题请与本社市场营销中心联系退换）

纸质版编者名单

数字负责人　陈莲惠

编　　者（以姓氏笔画为序）

于　昆 / 大连医科大学

冉　利 / 川北医学院

刘国杰 / 中国医科大学

刘振岭 / 新乡医学院

孙立平 / 泰山医学院

杜　曦 / 西南医科大学

李映苓 / 昆明医科大学海源学院

李俊波 / 长治医学院

杨宝华 / 首都医科大学燕京医学院

陈莲惠 / 川北医学院

尚京川 / 重庆医科大学

周昊霏 / 内蒙古医科大学

赵全芹 / 山东大学

徐　红 / 贵州医科大学

高宗华 / 滨州医学院

编写秘书

李俊波 / 长治医学院

数字秘书

周昊霏 / 内蒙古医科大学

在线课程编者名单

在线课程负责人　尚京川

编　　者（以姓氏笔画为序）

于　昆 / 大连医科大学
王　杰 / 重庆医科大学
邓　萍 / 重庆医科大学
冉　利 / 川北医学院
白丽娟 / 重庆医科大学
刘国杰 / 中国医科大学
刘振岭 / 新乡医学院
孙立力 / 重庆医科大学
孙立平 / 泰山医学院
杜　曦 / 西南医科大学
李映苓 / 昆明医科大学海源学院
李俊波 / 长治医学院
杨宝华 / 首都医科大学燕京医学院
张　普 / 重庆医科大学
张淑蓉 / 重庆医科大学
陆　巍 / 重庆医科大学
陈永洁 / 重庆医科大学
陈志琼 / 重庆医科大学
陈莲惠 / 川北医学院
尚京川 / 重庆医科大学
周丽平 / 重庆医科大学
周昊霏 / 内蒙古医科大学
赵全芹 / 山东大学
赵旭东 / 重庆医科大学
胡雪原 / 重庆医科大学
徐　红 / 贵州医科大学
高宗华 / 滨州医学院
梁国娟 / 重庆医科大学
蒋心惠 / 重庆医科大学
蒋启华 / 重庆医科大学
曾　里 / 重庆医科大学

在线课程秘书

周昊霏 / 内蒙古医科大学

第四轮修订说明

随着我国医疗卫生体制改革和医学教育改革的深入推进，我国高等学历继续教育迎来了前所未有的发展和机遇。为了全面贯彻党的十九大报告中提到的“健康中国战略”“人才强国战略”和中共中央、国务院发布的《“健康中国 2030”规划纲要》，深入实施《国家中长期教育改革和发展规划纲要（2010—2020 年）》《中共中央国务院关于深化医药卫生体制改革的意见》，落实教育部等六部门联合印发《关于医教协同深化临床医学人才培养改革的意见》等相关文件精神，推进高等学历继续教育的专业课程体系及教材体系的改革和创新，探索高等学历继续教育教材建设新模式，经全国高等学历继续教育规划教材评审委员会、人民卫生出版社共同决定，于 2017 年 3 月正式启动本套教材临床医学专业第四轮修订工作，确定修订原则和要求。

为了深入解读《国家教育事业发展“十三五”规划》中“大力发展继续教育”的精神，创新教学课程、教材编写方法，并贯彻教育部印发《高等学历继续教育专业设置管理办法》文件，经评审委员会讨论决定，将“成人学历教育”的名称更替为“高等学历继续教育”，并且就相关联盟的更新和定位、多渠道教学模式、融合教材的具体制作和实施等重要问题进行了探讨并达成共识。

本次修订和编写的特点如下：

1. 坚持国家级规划教材顶层设计、全程规划、全程质控和“三基、五性、三特定”的编写原则。

2. 教材体现了高等学历继续教育的专业培养目标和专业特点。坚持了高等学历继续教育的非零起点性、学历需求性、职业需求性、模式多样性的特点，教材的编写贴近了高等学历继续教育的教学实际，适应了高等学历继续教育的社会需要，满足了高等学历继续教育的岗位胜任力需求，达到了教师好教、学生好学、实践好用的“三好”教材目标。

3. 本轮教材从内容和形式上进行了创新。内容上增加案例及解析，突出临床思维及技能的培养。形式上采用纸数一体的融合编写模式，在传统纸质版教材的基础上配数字化内容，以一书一码的形式展现，包括在线课程、PPT、同步练习、图片等。

4. 整体优化。注意不同教材内容的联系与衔接，避免遗漏、矛盾和不必要的重复。

本次修订全国高等学历继续教育“十三五”规划教材临床医学专业专科起点升本科教材29种，于2018年出版。

全国高等学历继续教育规划教材临床医学专业

第四轮教材目录

序号	教材品种	主编	副主编
1	人体解剖学（第 4 版）	黄文华　徐　飞	孙　俊　潘爱华　高洪泉
2	生物化学（第 4 版）	孔　英	王　杰　李存保　宋高臣
3	生理学（第 4 版）	管茶香　武宇明	林默君　邹　原　薛明明
4	病原生物学（第 4 版）	景　涛　吴移谋	肖纯凌　张玉妥　强　华
5	医学免疫学（第 4 版）	沈关心　赵富玺	钱中清　宋文刚
6	病理学（第 4 版）	陶仪声	申丽娟　张　忠　柳雅玲
7	病理生理学（第 3 版）	姜志胜　王万铁	王　雯　商战平
8	药理学（第 2 版）	刘克辛	魏敏杰　陈　霞　王垣芳
9	诊断学（第 4 版）	周汉建　谷　秀	陈明伟　李　强　粟　军
10	医学影像学（第 4 版）	郑可国　王绍武	张雪君　黄建强　邱士军
11	内科学（第 4 版）	杨　涛　曲　鹏	沈　洁　焦军东　杨　萍　汤建平　李　岩
12	外科学（第 4 版）	兰　平　吴德全	李军民　胡三元　赵国庆
13	妇产科学（第 4 版）	王建六　漆洪波	刘彩霞　孙丽洲　王沂峰　薛凤霞
14	儿科学（第 4 版）	薛辛东　赵晓东	周国平　黄东生　岳少杰
15	神经病学（第 4 版）	肖　波	秦新月　李国忠
16	医学心理学与精神病学（第 4 版）	马存根　朱金富	张丽芳　唐峥华
17	传染病学（第 3 版）	李　刚	王　凯　周　智
18*	医用化学（第 3 版）	陈莲惠	徐　红　尚京川
19*	组织学与胚胎学（第 3 版）	郝立宏	龙双涟　王世鄂
20*	皮肤性病学（第 4 版）	邓丹琪	于春水
21*	预防医学（第 4 版）	肖　荣	龙鼎新　白亚娜　王建明　王学梅
22*	医学计算机应用（第 3 版）	胡志敏	时松和　肖　峰
23*	医学遗传学（第 4 版）	傅松滨	杨保胜　何永蜀
24*	循证医学（第 3 版）	杨克虎	许能锋　李晓枫
25*	医学文献检索（第 3 版）	赵玉虹	韩玲革
26*	卫生法学概论（第 4 版）	杨淑娟	卫学莉
27*	临床医学概要（第 2 版）	闻德亮	刘晓民　刘向玲
28*	全科医学概论（第 4 版）	王家骥	初　炜　何　颖
29*	急诊医学（第 4 版）	黄子通	刘　志　唐子人　李培武
30*	医学伦理学	王丽宇	刘俊荣　曹永福　兰礼吉

注：1. * 为临床医学专业专科、专科起点升本科共用教材

2. 本套书部分配有在线课程，激活教材增值服务，通过内附的人卫慕课平台课程链接或二维码免费观看学习

3.《医学伦理学》本轮未修订

评审委员会名单

顾　　问　郝　阳　秦怀金　闻德亮

主任委员　赵　杰　胡　炜

副主任委员（按姓氏笔画排序）

龙大宏　史文海　刘文艳　刘金国　刘振华　杨　晋
佟　赤　余小惠　张雨生　段东印　黄建强

委　　员（按姓氏笔画排序）

王昆华　王爱敏　叶　政　田晓峰　刘　理　刘成玉
江　华　李　刚　李　期　李小寒　杨立勇　杨立群
杨克虎　肖　荣　肖纯凌　沈翠珍　张志远　张美芬
张彩虹　陈亚龙　金昌洙　郑翠红　郝春艳　姜志胜
贺　静　夏立平　夏会林　顾　平　钱士匀　倪少凯
高　东　陶仪声　曹德英　崔香淑　蒋振喜　韩　琳
焦东平　曾庆生　虞建荣　管茶香　漆洪波　翟晓梅
潘庆忠　魏敏杰

秘 书 长　苏　红　左　巍

秘　　书　穆建萍　刘冰冰

前　言

高等学历继续教育是我国医学教育的重要组成部分。根据第四轮全国高等学历继续教育临床医学专业教材修订要求，本着高等学历继续教育教材的编写思想和要求，在第2版的基础上，我们编写了本教材。

医用化学是一门重要的医学基础课程。我们按照国家的培养目标、行业要求和社会用人需求修订本书，在教材编写中紧扣培养目标，遵循教学规律，体现教育特点，坚持"三基、五性、三特定"的编写原则，针对高等学历继续教育的实际情况，调整教材内容的深度和难度，篇幅更为适中，使学生通过系统学习医用化学的基本理论、基本知识和基本技能，提高综合素质，为后续医学课程打下坚实的基础。为了启发读者阅读和提高思维分析能力，在章节中增加"问题与思考"和"相关链接"模块，同时配有同步练习、PPT以及在线课程等内容，扫描二维码即可查看。PPT对知识进行系统性梳理、总结，便于学生自学及教师授课；同步练习用于学生课前预习、随堂检测及课后检测学习效果；在线课程是对章节中重点或难点知识进行讲解，方便学生更好地突破难点、把握重点知识。另外，本教材编写简化内容、突出重点，注重条目化，层次更分明，以适应高等学历继续教育的学时要求；增加了表达力强、总结性强的图表，帮助学生寻找规律、引出结论；注重化学原理与实际应用相结合，体现化学基础对高科技领域的推动应用；在教材中增加了更多成熟的医学案例，力求做到"为医所用"，提高学生科学文化素养和职业能力。

本教材全书共18章，理论课参考学时为54～72学时。参加本版教材编写的编者常年从事医用化学课程的教学，经验丰富。在本书的编写过程中，得到了各编者所在单位的大力支持，在此表示深深的感谢。由于编者水平和编写时间所限，错误与不当之处在所难免，敬请同行和读者批评指正。

陈莲惠

2018年6月

目　录

基础化学

有机化学

基础化学

第一章 分散系

1

01章

学习目标

掌握	溶液浓度的表示方法及相互换算；渗透现象；渗透压与浓度及温度的关系；渗透浓度。
熟悉	溶胶的性质；胶团的结构；高分子化合物溶液的盐析及对溶胶的保护和絮凝作用；蛋白质溶液的等电点。
了解	分散系的定义及分类；渗透压在医学上的意义；气溶胶；高分子化合物溶液的性质。

分散系是一种或多种物质分散到另一种物质中形成的混合物。分散系与人类的生活有着极其密切的联系，人体的组织间液、血液、淋巴液及各种腺体的分泌液等，本身就是一种分散系，体内所发生的很多生理现象和病理变化都是在分散系中进行，某些药物如血浆代用品、疫苗等也是一种分散系。所以，要了解生理功能、病理原因和药物疗效都要用到分散系的相关知识，本章仅选取部分内容来说明分散系与医学及生命的重要关系。

第一节　分散系及其种类

一种或数种物质分散在另一种物质中所形成的系统称为分散系统，简称分散系（dispersed system）。被分散的物质称为分散相（dispersed phase），容纳分散相的物质称为分散介质（dispersed medium）。临床上使用的生理盐水和葡萄糖注射液都是分散系，其中的氯化钠、葡萄糖是分散相，水是分散介质。

按照分散相粒子被分散的程度，分散系可分为均相分散系和非均相分散系，其中均相分散系只有一相，非均相分散系含有两个及两个以上的相，相与相之间存在明显的界面。

按照分散相粒子直径的大小，分散系可分为粗分散系、胶体分散系和真溶液。粗分散系的分散相粒子直径大于100nm，胶体分散系的分散相粒子直径在1～100nm之间，真溶液的分散相粒子直径小于1nm。

粗分散系主要包括悬浊液和乳浊液，其分散相粒子是粗粒子。如悬浊液是以固体小颗粒分散在液体介质中形成的粗分散系，乳浊液是以小液滴分散在另一种液体中形成的粗分散系。粗分散系是非均相的不稳定系统。

胶体分散系包括胶体溶液（简称溶胶）和高分子溶液。溶胶的分散相粒子是小分子或小离子等微粒的聚集体，是高度分散的非均相较不稳定系统。高分子溶液的分散相粒子是单个的大分子或大离子，分散相与分散介质之间无界面，是均相的较稳定分散系。

真溶液简称溶液。其分散相粒子以单个小分子或小离子的状态均匀分散在分散介质中，是一种高度分散的均相的稳定分散系，其中分散相称为溶质，分散介质称为溶剂。如葡萄糖溶液中，$C_6H_{12}O_6$ 是溶质，H_2O 是溶剂。

各种分散系的分类与性质见表1-1。

表1-1　分散系的分类

分散相粒子直径	分散系类型		分散相粒子的组成	一般性质	实例
<1nm	真溶液		小分子或小离子	均相，热力学稳定；能透过滤纸和半透膜	生理盐水、葡萄糖溶液
1～100nm	胶体分散系	溶胶	胶粒（分子、离子、原子的聚集体）	非均相，热力学不稳定；能透过滤纸，不能透过半透膜	氢氧化铁溶胶、硫化砷溶胶
		高分子溶液	大分子、大离子	均相，热力学稳定；能透过滤纸，不能透过半透膜，形成溶液	蛋白质溶液、核酸溶液
		缔合胶体	胶束	均相，热力学稳定；能透过滤纸，不能透过半透膜，形成胶束溶液	超过一定浓度的十二烷基硫酸钠溶液

续表

分散相粒子直径	分散系类型	分散相粒子的组成	一般性质	实例
>100nm	粗分散系(悬浊液、乳浊液)	粗粒子(固体小颗粒、小液滴)	非均相,热力学不稳定;不能透过滤纸和半透膜	泥浆、乳汁

第二节　溶液浓度的表示方法

医学上常用的溶液浓度可用以下不同方法来表示。

一、物质的量浓度

溶质 B 的物质的量浓度(amount of substance concentration)定义为 B 的物质的量 n_B 除以溶液的体积 V,用符号 c_B 表示。

$$c_B = \frac{n_B}{V} \tag{1-1}$$

c_B 的 SI 单位为 $mol \cdot m^{-3}$,医学上常用的单位为 $mol \cdot L^{-1}$、$mmol \cdot L^{-1}$。

物质的量浓度简称为浓度,使用时与物质的量一样应注明基本单元。基本单元应该用粒子的符号、物质的化学式或它们的特定组合来表示。可以是原子、分子、离子等粒子,或是这些粒子的特定组合。

例 1-1　正常人每 100mL 血浆中含 326mg Na^+、10.0mg Ca^{2+}、165mg HCO_3^-,试计算正常人血浆中这些离子的物质的量浓度。

解　正常人血浆中 Na^+、Ca^{2+}、HCO_3^- 的物质的量浓度分别为:

$$c(Na^+) = \frac{n(Na^+)}{V} = \frac{m(Na^+)/M(Na^+)}{V} = \frac{326 \times 10^{-3}}{23.0} \times \frac{1}{100 \times 10^{-3}}$$

$$= 0.142(mol \cdot L^{-1})$$

$$c(Ca^{2+}) = \frac{n(Ca^{2+})}{V} = \frac{m(Ca^{2+})/M(Ca^{2+})}{V} = \frac{10.0 \times 10^{-3}}{40.0} \times \frac{1}{100 \times 10^{-3}}$$

$$= 2.50 \times 10^{-3}(mol \cdot L^{-1})$$

$$c(HCO_3^-) = \frac{n(HCO_3^-)}{V} = \frac{m(HCO_3^-)/M(HCO_3^-)}{V} = \frac{165 \times 10^{-3}}{61.0} \times \frac{1}{100 \times 10^{-3}}$$

$$= 2.70 \times 10^{-2}(mol \cdot L^{-1})$$

二、质量浓度

溶质 B 的质量浓度(mass concentration)定义为物质 B 的质量 m_B 除以溶液的体积 V,用符号 ρ_B 表示。

$$\rho_B = \frac{m_B}{V} \tag{1-2}$$

ρ_B 的 SI 单位为 $kg \cdot m^{-3}$，医学上常用的单位为 $g \cdot L^{-1}$、$mg \cdot L^{-1}$和 $\mu g \cdot L^{-1}$。

例 1-2　按照我国药典规定，注射用生理盐水的规格是 0.5L 生理盐水中含 NaCl 4.5g。计算生理盐水的质量浓度。

解　已知 $m(NaCl) = 4.5g$　　$V = 0.5L$

$$\rho(NaCl) = \frac{m(NaCl)}{V} = \frac{4.5}{0.5} = 9.0(g \cdot L^{-1})$$

世界卫生组织建议：凡是已知相对分子质量的物质在体液内的含量均应使用物质的量浓度表示。对相对分子质量未知的物质，可以暂时使用质量浓度。

质量浓度和物质的量浓度之间的关系为：

$$\rho_B = c_B M_B \tag{1-3}$$

例 1-3　临床上使用的乳酸钠($C_3H_5O_3Na$)注射液，1.00L 该注射液中含 112g 乳酸钠，计算该注射液的质量浓度和物质的量浓度。

解　已知　$m(C_3H_5O_3Na) = 112g, V = 1.00L, M(C_3H_5O_3Na) = 112g \cdot mol^{-1}$

$$\rho(C_3H_5O_3Na) = \frac{m(C_3H_5O_3Na)}{V} = \frac{112}{1.00} = 112.00(g \cdot L^{-1})$$

$$c(C_3H_5O_3Na) = \frac{\rho(C_3H_5O_3Na)}{M(C_3H_5O_3Na)} = \frac{112}{112} = 1.00(mol \cdot L^{-1})$$

三、质量摩尔浓度

溶液的质量摩尔浓度(molality)定义为：溶液中某溶质 B 的物质的量除以溶剂的质量，单位为 $mol \cdot kg^{-1}$，符号为 b_B。

$$b_B = n_B / m_A \tag{1-4}$$

式中，m_A 为溶剂 A 的质量，以 kg 作单位；n_B 是溶质 B 的物质的量，以 mol 为单位。

质量摩尔浓度的优点是不受温度的影响。对于稀水溶液来说，其物质的量浓度与质量摩尔浓度的数值几乎相等。

例 1-4　将 0.27g KCl 晶体溶于 100g 水中，计算所得溶液中 KCl 的质量摩尔浓度。

解　KCl 的摩尔质量为 $74.5g \cdot mol^{-1}$，KCl 的质量摩尔浓度为：

$$b(KCl) = \frac{n(KCl)}{m(H_2O)} = \frac{0.27/74.5}{0.100} = 0.036(mol \cdot kg^{-1})$$

四、物质的量分数

物质的量分数(amount-of-substance fraction)又称为物质的量比或摩尔分数。B 的物质的量分数定义为：B 的物质的量与溶液的物质的量之比，符号为 x_B，SI 单位为 1。

设溶液由溶质 B 和溶剂 A 组成，则溶质 B 的物质的量分数为：

$$x_B = \frac{n_B}{n_A + n_B} \tag{1-5}$$

式中，n_B 为溶质 B 的物质的量，n_A 为溶剂 A 的物质的量。同理，溶剂 A 的物质的量分数为：

$$x_A = \frac{n_A}{n_A + n_B}$$

显然 $x_A + x_B = 1$。

五、质量分数

溶质 B 的质量分数(mass fraction),用符号 ω_B 表示,定义为溶质 B 的质量 m_B 除以溶液的质量 m。

$$\omega_B = \frac{m_B}{m} \tag{1-6}$$

ω_B 的 SI 单位为 1,可以用百分数表示。

例 1-5　将 10g 葡萄糖溶于 100g 水中配成溶液,计算此溶液中葡萄糖的质量分数。

解
$$\omega_{葡萄糖} = \frac{m_{葡萄糖}}{m_{溶液}} = \frac{10}{10+100} = 0.09$$

六、体积分数

溶质 B 的体积分数(volume fraction),用符号 φ_B 表示,定义为溶质 B 的体积 V_B 除以溶液的体积 V。

$$\varphi_B = \frac{V_B}{V} \tag{1-7}$$

φ_B 的 SI 单位为 1,也可以用百分数表示。

例 1-6　药典规定,药用酒精的 $\varphi_B = 0.95$,问 500mL 药用酒精中含纯酒精多少毫升?

解　已知　$\varphi_B = 0.95$, $V = 0.500\text{L}$

由式 1-7　可得:
$$\begin{aligned} V_B &= \varphi_B \cdot V \\ &= 0.95 \times 0.500 \\ &= 0.475(\text{L}) = 475(\text{mL}) \end{aligned}$$

第三节　溶液的渗透压

一、渗透现象和渗透压

渗透现象是自然界的一种普遍现象,如因干旱而发蔫的农作物,浇水后又可以重新恢复生机;海鱼不能生活在淡水里;用蒸馏水冲洗伤口会感觉到胀痛。这些都与渗透作用有关。人体体液的成分与含量均很复杂,应时刻保持体内的渗透平衡。临床治疗时,对药物浓度有严格要求,如给病人输液时,生理盐水的浓度为 $0.154\text{mol} \cdot \text{L}^{-1}$,过大或过小都会造成严重后果甚至死亡。所以,渗透现象在医学上十分重要,它对于人体保持正常的生理功能有着十分重要的意义。

在容器两侧分别放入纯溶剂和溶液，中间用半透膜隔开，并使两侧液面的高度相等（图1-1a）。经过一段时间以后，可见溶剂一侧的液面不断下降，溶液一侧的液面不断上升，宏观上表现为溶剂分子不断通过半透膜转移到溶液中。这种溶剂分子通过半透膜自发进入到溶液中的现象称为渗透现象，简称渗透（osmosis）。不同浓度的两溶液用半透膜隔开，也有渗透作用发生。半透膜的种类多种多样，通透性也不相同。理想的半透膜（semipermeable membrane）是一种只允许溶剂分子自由透过，而不允许溶质分子或离子自由透过的薄膜。动物的膀胱膜、细胞膜、毛细血管壁等生物膜，生化试验中应用的透析袋、超滤膜，人工制造的火棉胶膜、羊皮纸等都是半透膜。

产生渗透现象的原因，是由于半透膜两侧单位体积内溶剂分子数不相等，单位时间内由纯溶剂进入溶液的溶剂分子数要比由溶液进入纯溶剂的多，结果是溶液一侧液面上升。随着溶液液面的上升，高出的这段液体产生的静水压逐渐增大，使溶液中的溶剂分子加速通过半透膜到达纯溶剂一侧。当液面到达一定高度时，半透膜两侧溶剂分子进出的速率相等，即达到渗透平衡，这时液面不再升高（图1-1b）。也就是说，用半透膜将纯溶剂与溶液隔开时，为了阻止渗透现象发生需要在溶液上方施加一额外压力（图1-1c），这一额外压力称为渗透压（osmotic pressure）。其大小等于溶剂与溶液达渗透平衡时两侧液面高度差所产生的压力。渗透压用符号 Π 表示，单位是 Pa 或 kPa。而如果外加压力超过渗透压时，就会使溶剂由溶液向纯溶剂方向流动，或者由浓溶液向稀溶液流动（若半透膜两侧是稀溶液和浓溶液），该过程称为反渗透（reverse osmosis）。

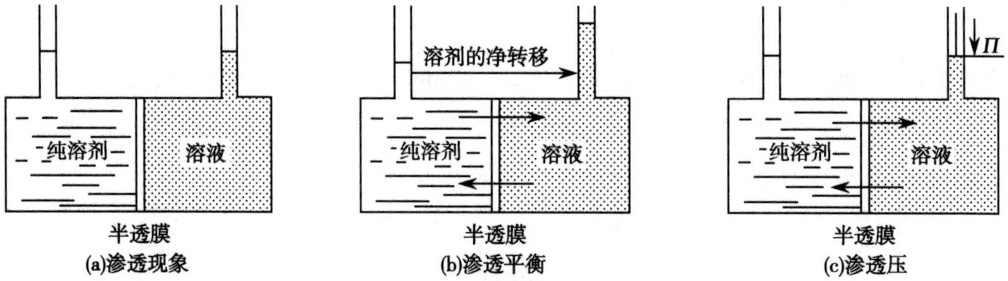

图1-1　渗透现象和渗透压示意图

综上所述，渗透现象的发生必须具备两个条件：一是有半透膜存在；二是半透膜两侧单位体积中溶剂分子数目不相等。渗透的方向总是溶剂分子从纯溶剂向溶液渗透，或从稀溶液向浓溶液渗透。

渗透与人体的功能活动密切相关。人体的每一个活细胞的细胞膜都具有半透膜特性，当细胞膜膜电位处于动态平衡时，它只允许水分子透过，但不允许溶解在水中的其他物质分子或离子透过。水透过细胞膜进入细胞内，使细胞体积膨胀，这就是人体的组织和器官，尤其是皮肤组织都具有一定弹性的原因。

问题与思考　　反渗透纯水设备及血液净化的工作原理是什么？

二、渗透压与温度、浓度的关系

1886年，荷兰化学家范特霍夫（Van't Hoff）总结出了稀溶液的渗透压与溶液的浓度和热力学温度的关系：

$$\Pi V = n_B RT \text{或} \Pi = c_B RT \tag{1-8}$$

式中，Π 为稀溶液的渗透压（单位 kPa），n_B 为溶质的物质的量（单位 mol），T 为热力学温度（单位 K，$T = t + 273$，t 为摄氏温度），c_B 为溶液的浓度（单位 $mol \cdot L^{-1}$），R 为摩尔气体常数，$R = 8.314 J \cdot mol^{-1} \cdot K^{-1}$。

式（1-8）称为范特霍夫方程，它表示：一定温度下，稀溶液的渗透压与单位体积溶液中溶质的粒子数成正比，而与溶质的本性无关。

例如 $0.1mol \cdot L^{-1}$ 的蔗糖溶液与 $0.1mol \cdot L^{-1}$ 的葡萄糖溶液，物质的量浓度相同，单位体积溶液中溶质的粒子数也相同，因此它们的渗透压相等。

对于**浓度较稀的水溶液**，其物质的量浓度近似地与质量摩尔浓度相等，即 $c_B \approx b_B$，因此式（1-8）可改写为：

$$\Pi = b_B RT \tag{1-9}$$

电解质溶液由于溶质的解离，其产生的渗透压的计算公式为：

$$\Pi = ic_B RT \tag{1-10}$$

式中，i 为校正因子，它的数值依据电解质在溶液中的解离情况而定。强电解质溶液的 i 近似等于“1 分子”电解质所能解离出的离子个数。例如在稀溶液中，NaCl 的 i 值约为 2，$CaCl_2$ 的 i 值约为 3。

例 1-7　将 4.00g 蔗糖（$C_{12}H_{22}O_{11}$）溶于水，配成 100.00mL 溶液，求溶液在 37℃时的渗透压？

解　已知 $C_{12}H_{22}O_{11}$ 的摩尔质量为 $342g \cdot mol^{-1}$，则：

$$c(C_{12}H_{22}O_{11}) = \frac{n(C_{12}H_{22}O_{11})}{V} = \frac{m(C_{12}H_{22}O_{11})}{M(C_{12}H_{22}O_{11})} \times \frac{1}{V}$$

$$= \frac{4.00}{342} \times \frac{1}{100.00 \times 10^{-3}} = 0.117(mol \cdot L^{-1})$$

$$\Pi = c(C_{12}H_{22}O_{11})RT = 0.117 \times 8.314 \times 310 = 302(kPa)$$

从例 1-7 可以看出，$0.117mol \cdot L^{-1}$ 的蔗糖溶液在 37℃时可产生 302kPa 的渗透压，相当于 30.8m 高的水柱的压力。这一点表明渗透压是蕴含在溶液中的一种强大的力量。

三、渗透压在医学上的应用

（一）渗透浓度

由于渗透压仅与单位体积溶液中溶质的粒子数有关，而与溶质的本性无关，因而将溶液中能产生渗透效应的溶质粒子（分子、离子）统称为渗透活性物质，渗透活性物质的物质的量浓度称为渗透浓度（osmolarity），记作 c_{os}，医学上常用单位为 $mol \cdot L^{-1}$ 或 $mmol \cdot L^{-1}$。

根据范特霍夫方程，在一定温度下，稀溶液的渗透压应与渗透浓度成正比，与溶质的本性无关。数学表达式为：

$$\Pi = c_{os} RT \tag{1-11}$$

为了研究方便，医学上常用渗透浓度来间接表示溶液渗透压的大小。对于强电解质溶液，渗透浓度等于溶液中溶质离子的总浓度，例如：NaCl 溶液的渗透浓度为 $c_{os} = c(Na^+) + c(Cl^-)$；

对于弱电解质溶液，渗透浓度等于溶液中未解离的弱电解质的浓度与弱电解质解离产生的离子浓度之和，例如：HAc 溶液的渗透浓度为 $c_{os} = [HAc] + 2[Ac^-]$；而对于非电解质溶液，渗透浓度等于其物质的量浓度，例如：葡萄糖溶液的渗透浓度为 $c_{os} = c(C_6H_{12}O_6)$。

例 1-8　医院补液用的生理盐水的质量浓度为 $9.0g \cdot L^{-1}$，计算生理盐水的渗透浓度。

解

$$c_{os}(NaCl) = c(Na^+) + c(Cl^-) = 2c(NaCl) = \frac{2\rho(NaCl)}{M(NaCl)}$$

$$c_{os}(NaCl) = \frac{2 \times 9.0}{58.5} = 0.308(mol \cdot L^{-1}) = 308(mmol \cdot L^{-1})$$

生理盐水的渗透浓度应为 $308mmol \cdot L^{-1}$。

（二）等渗溶液、低渗溶液和高渗溶液

人体体液含有电解质、非电解质和高分子物质等，表 1-2 列出了正常人血浆、组织间液和细胞内液中各种渗透活性物质的渗透浓度。医学上的等渗、低渗和高渗溶液是以血浆的总渗透压（或渗透浓度）为标准来衡量的，从表 1-2 中可以看出，正常人血浆中各种渗透活性物质的总浓度为 $303.7mmol \cdot L^{-1}$，根据实验可得出其正常渗透浓度范围是 $280 \sim 320mmol \cdot L^{-1}$。所以医学上规定：渗透浓度在 $280 \sim 320mmol \cdot L^{-1}$ 范围内的溶液为等渗溶液（isotonic solution）；渗透浓度 $< 280mmol \cdot L^{-1}$ 的溶液为低渗溶液（hypotonic solution）；渗透浓度 $> 320mmol \cdot L^{-1}$ 的溶液为高渗溶液（hypertonic solution）。

表 1-2　正常人血浆、组织间液和细胞内液中各种渗透活性物质的渗透浓度

渗透活性物质	血浆中浓度 $mmol \cdot L^{-1}$	组织间液中浓度 $mmol \cdot L^{-1}$	细胞内液中浓度 $mmol \cdot L^{-1}$
Na^+	144	137	10
K^+	5	4.7	141
Ca^{2+}	2.5	2.4	
Mg^{2+}	1.5	1.4	31
Cl^-	107	112.7	4
HCO_3^-	27	28.3	10
HPO_4^{2-}、$H_2PO_4^-$	2	2	11
SO_4^{2-}	0.5	0.5	1
磷酸肌酸			45
肌肽			14
氨基酸	2	2	8
肌酸	0.2	0.2	9
乳酸盐	1.2	1.2	1.5
三磷酸腺苷			5
一磷酸己糖			3.7
葡萄糖	5.6	5.6	
蛋白质	1.2	0.2	4
尿素	4	4	4
总计	303.7	302.2	302.2

临床上给病人进行大量补液时，常使用等渗溶液，如：生理盐水或 $50g \cdot L^{-1}$ 的葡萄糖溶液等。若大量使用低渗或高渗溶液，由于渗透作用，可使细胞变形或破坏，从而造成严重的后果。这可以通过红细胞在不同渗透浓度的溶液中的形态变化为例来加以说明。

将正常人的红细胞放入生理盐水中一段时间后，在显微镜下观察，发现红细胞的形状及大小没有什么变化（图 1-2a）。这是因为生理盐水与红细胞内液的渗透压相等，水分子进入和离开红细胞的速率相等，细胞内外液之间处于渗透平衡状态。

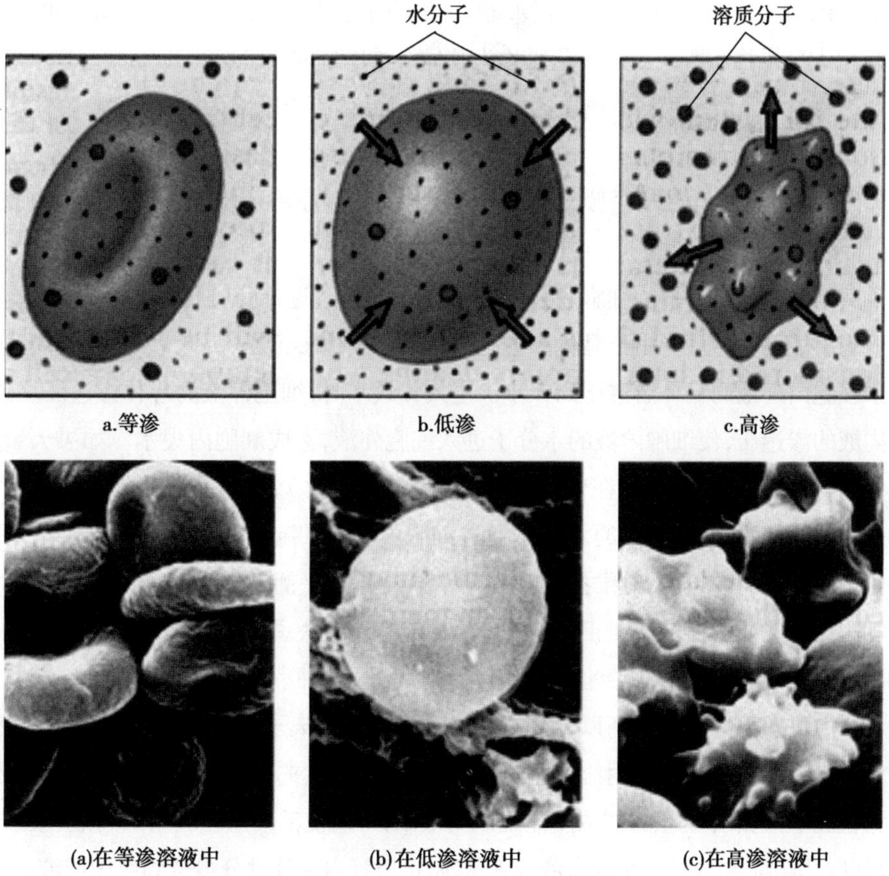

图 1-2　红细胞在不同渗透浓度溶液中的形态示意图

将红细胞放入渗透浓度低于 $280mmol \cdot L^{-1}$ 的低渗溶液中一段时间后，在显微镜下观察，会发现红细胞逐渐膨胀（图 1-2b），最后破裂，释放出红细胞内的血红蛋白使溶液呈浅红色，医学上把这种现象称为溶血（hemolysis）。产生此现象的原因是低渗溶液的渗透压低于红细胞内液，低渗溶液中的水分子通过细胞膜进入红细胞内液而使细胞胀破。

将红细胞放入渗透浓度高于 $320mmol \cdot L^{-1}$ 的高渗溶液中一段时间后，在显微镜下观察，会发现红细胞逐渐皱缩（图 1-2c），医学上把这种现象称为胞浆分离（plasmolysis）。皱缩的红细胞相互聚结成团。若此种现象发生于血管内，将产生“栓塞”而阻断血流。产生该现象的原因是红细胞内液的渗透压低于细胞外高渗溶液的渗透压，红细胞内液中的水分子通过细胞膜进入细胞外而使细胞皱缩。

当然，临床上除使用等渗溶液外，在治疗失血性休克、烧伤休克、脑水肿等疾病及抢救危重病人时，也可以使用少量高渗溶液，这是因为当少量高渗溶液注入人体时，即可被体液稀释成等渗溶液。使用高渗溶液时，输入量不能太大且输入速度要慢，否则易造成局部高渗而导致机体水分调解失常及细胞的变形和破坏。由于低渗溶液可引起红细胞或组织细胞破裂，造成不能恢复的损害，因而应禁止直接将低渗溶液输入或注入人体。

（三）晶体渗透压和胶体渗透压

如表 1-2 所示，血浆等生物体液是由电解质（如 NaCl、KCl、$NaHCO_3$ 等）、小分子物质（如葡萄糖、尿素等）和高分子物质（如蛋白质、糖类、脂质等）溶解于水而形成的复杂的混合体系。在医学上，习惯上把小分子和小离子等物质所产生的渗透压称为晶体渗透压（crystalloid osmotic pressure），把大分子物质所产生的渗透压称为胶体渗透压（colloidal osmotic pressure）。血浆中的渗透压是这两类物质所产生的渗透压的总和。其中，晶体渗透压约为 705.6kPa，胶体渗透压为 4kPa 左右。

人体内存在着许多生物半透膜，如细胞膜、毛细血管壁膜等。由于这些半透膜的通透性不同，使晶体渗透压和胶体渗透压表现出不同的生理作用。

间隔着细胞内液与外液的细胞膜只允许水分子自由透过，而其他小分子和小离子以及大分子物质均不能自由透过。由于晶体渗透压远远大于胶体渗透压，因此，水分子的渗透方向主要取决于细胞内外液的晶体渗透压的大小。当人体缺水时，细胞外液的晶体渗透压增大，超过了细胞内液的渗透压，使细胞内液的水分子进入细胞外液，造成细胞内失水。如果大量饮水或输入过多的葡萄糖溶液（葡萄糖在体内氧化成二氧化碳和水），又可能造成细胞外液相对内液而言晶体渗透压减小，细胞外液的水分子通过细胞膜进入细胞内液，使细胞肿胀，严重时可引起水中毒。因此，晶体渗透压对维持细胞内外水盐的相对平衡起着重要作用。临床上常使用小分子和小离子物质的溶液来纠正某些疾病所引起的水盐失调。

间隔着血浆与组织间液的毛细血管壁膜允许水分子、各种小分子和小离子自由透过，只对蛋白质等胶体物质不表现通透性，所以，由蛋白质等大分子或大离子所产生的胶体渗透压虽然很小，但由于其不能透过毛细血管壁，对维持血容量和血管内外水盐的相对平衡却起着重要作用。

正常情况下，血浆中的蛋白质浓度比组织间液高，可以使毛细血管从组织间液“吸取”水分，同时又可以对抗因心脏收缩产生的血液舒张压，阻止血管内水分过分渗透到组织间液中，从而维持着血管内外水的相对平衡，保持血容量。当由于某些病变造成血浆蛋白浓度下降时，血浆胶体渗透压随之降低，水分子和小分子溶质就会通过毛细血管壁由血浆进入组织液，致使组织液增多而形成水肿。临床上对大面积烧伤或由于失血过多等原因造成血容量下降的病人进行补液时，除补充电解质溶液外，还要输入血浆或右旋糖酐等，以恢复血浆的胶体渗透压并增加血容量。

第四节　溶胶和高分子溶液

生命活动中的一些基础物质如蛋白质、核酸、糖原、纤维素等在体内均可形成胶体分散系，血浆、组织液、软骨等都是典型的胶体，生物体的许多生理现象和病理变化与胶体性质密切相关，因而胶体知识在医学上有特殊的实际意义。

溶胶(sol)是由大量的小分子、离子或原子组成的聚集体分散在分散介质中形成的胶体分散系。由于溶胶所具有的高度的分散性、多相性和不稳定性,导致了溶胶在光学、动力学和电学等方面具有许多特殊的性质。

一、溶胶的性质

(一)溶胶的光学性质

1869 年,英国物理学家 Tyndall 发现:在暗室中让一束会聚的光通过溶胶,在与光束垂直的方向上可以看到一个圆锥形光柱,这种现象就称为丁达尔现象(Tyndall phenomenon)(图 1-3)。

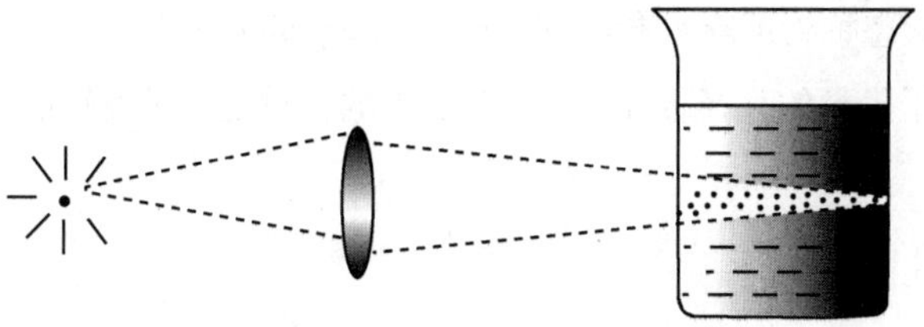

图 1-3 丁达尔现象

丁达尔现象的产生与入射光的波长和分散相粒子的直径有关。当分散相粒子的直径略小于入射光的波长,则发生光的散射,此时观察到的是光波环绕粒子向各个方向放射的光,即散射光(也称乳光)。溶胶的分散相粒子的直径略小于可见光的波长(400 ~ 760nm),因此,当可见光照射溶胶时,发生明显散射作用而产生丁达尔现象。对于真溶液和高分子溶液,肉眼观察不到丁达尔现象。因此,丁达尔现象是溶胶区别于真溶液与高分子溶液的一个基本特征。

(二)溶胶的动力学性质

溶胶的动力学性质主要是指热运动所引起的扩散、渗透、沉降等与溶胶粒子大小及形状等属性相关的运动特性。

1. 布朗运动 将一束强光透过溶胶并在光的垂直方向用超显微镜观察,可观测到溶胶中的胶粒在介质中不停地作无规则的运动,这种运动称为布朗运动(Brown motion),如图 1-4 所示。布朗运动的本质是粒子的热运动。温度越高,微粒质量越小,布朗运动越剧烈。

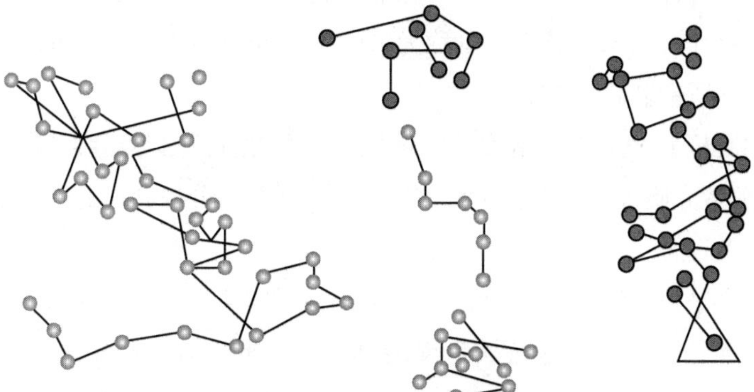

图 1-4 布朗运动示意图

2. 扩散 溶胶的分散相粒子由于布朗运动而自动地从浓度较高处向浓度较低处运动的现象称为扩散(diffusion)。温度愈高,溶胶的黏度愈小,愈容易扩散。扩散是生物体内物质输送或物质分子通过细胞膜的推动力之一。

3. 沉降 胶粒因受重力作用而下沉的过程,称为沉降(sedimentation)。

溶胶是高度分散的多相系统,一方面,每个胶粒都有自发聚集的趋势,即胶粒要自动合并变大,从而产生较强的沉降作用;另一方面,胶粒不停地布朗运动会使溶胶粒子由下部向上部扩散,力图使浓度均一,因而在一定程度上抵消了由于溶胶粒子的重力作用而引起的沉降,使溶胶具有一定的稳定性。

当扩散与沉降作用达到平衡时,越靠近容器底部,单位体积溶胶中的胶粒数目越多;越靠近容器上方,单位体积溶胶中的胶粒数目越少,粒子随高度的分布形成稳定的浓度梯度(图 1-5),这种平衡状态称为沉降平衡(sedimentation equilibrium)。

一般情况下,由于胶粒的直径很小,在重力场中的沉降速率很慢,往往需要很长时间才能达到沉降平衡。

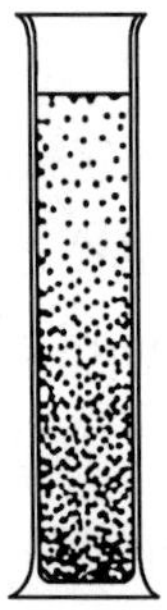

图 1-5 沉降平衡示意图

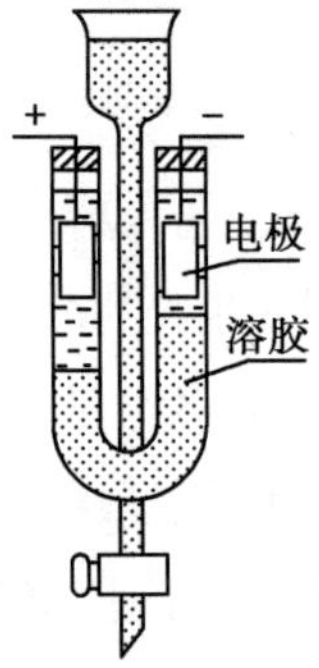

图 1-6 $Fe(OH)_3$ 溶胶电泳示意图

(三)溶胶的电学性质

1. 电泳与电渗 在 U 型电泳仪内装入红棕色的 $Fe(OH)_3$ 溶胶,小心地在两侧溶胶上方加入少量的无色 NaCl 溶液,使溶液和溶胶有清晰的界面。将电极插入 NaCl 溶液,通入直流电,一段时间后,可看到红棕色的 $Fe(OH)_3$ 溶胶界面向负极上升,而正极界面下降。这表明 $Fe(OH)_3$ 溶胶的胶粒是带正电的,为正溶胶。如果在电泳仪中装入黄色的 As_2S_3 溶胶,通电后,发现黄色界面向正极上升,这表明 As_2S_3 溶胶的胶粒带负电荷,为负溶胶。这种在外电场作用下,带电质点在分散介质中的定向移动称为电泳(electrophoresis)(图 1-6)。通过电泳实验,可以判断溶胶粒子所带电荷的电性。

由于溶胶的胶粒带电,而整个溶胶又是电中性的,分散介质必然与胶粒带相反的电荷。在外电场作用下,分散介质将向与其电荷相反的电极方向移动,分散介质的这种定向移动称为电渗(electroosmosis)。

电泳和电渗都是由于分散相或分散介质做相对运动时产生的电动现象,既具有理论意义,也具有实际应用价值。电泳技术在氨基酸、多肽、蛋白质和核酸的分离鉴定方面有广泛的应用。

2. 溶胶胶粒带电的原因

（1）胶核的选择吸附：溶胶胶粒的核心称作胶核（colloidal nucleus）。溶胶为高度分散的体系，具有很大的比表面积，因此表现出强烈的吸附倾向，可将溶液中的离子吸附在其表面而带一定的电荷。

胶核对离子的吸附具有选择性。实验表明，胶核优先选择吸附与其组成类似的离子。例如，用 $AgNO_3$ 溶液和 KI 溶液制备 AgI 溶胶时，如果 KI 过量，AgI 胶核形成后，溶液中还应含有 I^-、K^+、NO_3^- 和微量的 Ag^+，胶核则优先选择吸附与其组成类似的 I^- 而带有负电荷，生成负溶胶。如果 $AgNO_3$ 过量，则优先选择吸附 Ag^+ 而带正电荷，生成正溶胶。

（2）胶粒表面分子的解离：胶粒与溶液中的分散介质接触时，表面分子受分散介质分子的影响而发生解离，其中一种离子进入溶液，从而使胶粒带电。例如：

$$H_2SiO_3 \rightleftharpoons 2H^+ + SiO_3^{2-}$$

H^+ 扩散到介质中，SiO_3^{2-} 留在粒子表面而使粒子带负电荷，生成负溶胶。

（四）溶胶的聚沉

1. 溶胶的稳定性 溶胶具有相对的稳定性，其主要原因如下：

（1）胶粒带电：同一种溶胶的胶粒带有相同的电荷，胶粒间的静电排斥使胶粒不易聚集。胶粒荷电量越多，胶粒之间静电斥力就越大，溶胶就越稳定。胶粒带电是大多数溶胶能稳定存在的主要原因。

（2）溶剂化作用：溶胶的吸附层和扩散层的离子都是水化的（如为非水溶剂，则是溶剂化的），在水化膜保护下，胶粒较难因碰撞聚集变大而聚沉。水化膜越厚，胶粒越稳定。

（3）布朗运动：胶粒的直径很小，布朗运动剧烈，能克服重力引起的沉降作用，使胶粒保持悬浮状态。这也是胶体稳定的原因之一。

2. 溶胶的聚沉 当溶胶的稳定因素受到破坏，胶粒则聚集成较大的颗粒而沉降，即聚沉（coagulation）。影响溶胶稳定性的因素有很多，如加热、加入电解质、加入相反电荷的溶胶等。

（1）电解质对溶胶的聚沉作用：在溶胶中加入电解质，将使更多的反离子进入吸附层，胶粒所带电荷减少，且水化膜变薄，溶胶稳定性下降，最终导致聚沉。

通常用临界聚沉浓度来表示电解质对某一溶胶的聚沉能力的大小。临界聚沉浓度是使一定量溶胶在一定时间内完全聚沉所需电解质溶液的最低浓度。常用单位为 $mmol \cdot L^{-1}$。表 1-3 列出一些电解质对 As_2S_3 负溶胶、AgI 负溶胶、Al_2O_3 正溶胶的临界聚沉浓度。

表 1-3 不同电解质对 As_2S_3（负溶胶）、AgI（负溶胶）、Al_2O_3（正溶胶）的临界聚沉浓度（$mmol \cdot L^{-1}$）

As_2S_3 负溶胶	临界聚沉浓度 $mmol \cdot L^{-1}$	AgI 负溶胶	临界聚沉浓度 $mmol \cdot L^{-1}$	Al_2O_3 正溶胶	临界聚沉浓度 $mmol \cdot L^{-1}$
NaCl	51	$NaNO_3$	140	NaCl	43.5
KCl	49.5	KNO_3	136	KCl	46
KNO_3	50	$RbNO_3$	126	KNO_3	60
$MgSO_4$	0.81	$Ca(NO_3)_2$	2.40	K_2SO_4	0.30
$AlCl_3$	0.093	$Al(NO_3)_3$	0.067	$K_2C_2O_4$	0.69

（2）溶胶的相互聚沉作用：带相反电荷的溶胶能相互聚沉，当两种溶胶的胶粒所带电荷完全中和时，溶胶会完全聚沉。否则，可能聚沉不完全，甚至不聚沉。

自来水及污水净化工艺都是以溶胶的相互聚沉为基础。天然水或污水中常含有一些带负电荷的胶状悬浮物，若向其中加入一定量的明矾[$KAl(SO_4)_2 \cdot 12H_2O$]，水解后可形成 $Al(OH)_3$ 正溶胶，与水中悬浮粒子发生相互聚沉作用，再加上 $Al(OH)_3$ 絮状物的吸附作用，即可达到净水的目的。

上述溶胶的原理也适用于气溶胶体系。空气中的灰尘通常带正电荷，因此，增加空气中的负离子可以减少空气中的灰尘量。当空气中灰尘量减少，细菌等病原体的传播载体也就减少，从而有利于人体健康。森林中和雷雨过后的空气中有较多的负离子，使得空气格外洁净和清新。

霾是大量极细微的烟、尘等微粒悬浮在空中形成的混浊现象。气象学上把这种极细微的烟、尘等微粒称为气溶胶颗粒。空气中高浓度的气溶胶在遇到静稳天气后将会导致雾霾天气。PM2.5 是霾的主要成分，其粒径小、易附带有毒有害物质，可以进入呼吸系统，经肺泡壁进入毛细血管，再进入整个血液循环系统。因此，PM2.5 不仅能引起肺功能损伤、哮喘、呼吸系统炎症等呼吸系统症状，而且对心血管系统、免疫系统、生殖系统等均能产生有害作用。通过负离子技术在空气中释放大量的负离子，与带正电的 PM2.5 微粒相结合，使其聚集沉降，从而可消除 PM2.5 的危害。

二、胶团的结构

溶胶的许多性质与胶粒的内部结构有关。现以 $AgNO_3$ 稀溶液与 KI 稀溶液混合制备 AgI 溶胶为例，讨论胶粒的结构。

若将 $AgNO_3$ 稀溶液与 KI 稀溶液混合后，将发生如下的化学反应：

$$AgNO_3 + KI = AgI(\text{溶胶}) + KNO_3$$

当 KI 过量时，形成 AgI 负溶胶的胶团结构如图 1-7(a)所示；当 $AgNO_3$ 过量时，形成 AgI 正溶胶的胶团结构如图 1-7(b)所示。

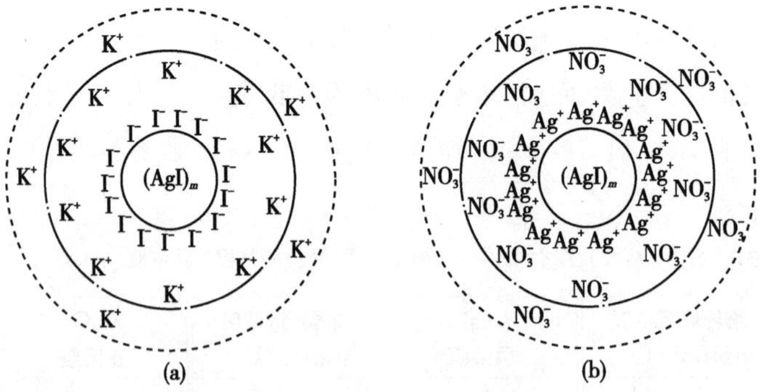

图 1-7　AgI 溶胶的胶团结构示意图

溶胶的胶团结构也常用结构简式表示，如 AgI 负溶胶的结构简式为：

$$\overbrace{\underbrace{[\underbrace{(AgI)_m}_{\text{胶核}} \cdot \underbrace{nI^- \cdot (n-x)K^+}_{\text{吸附层}}]^{x-}}_{\text{胶粒}} \cdot \underbrace{xK^+}_{\text{扩散层}}}^{\text{胶团}}$$

其中，由吸附层和扩散层构成的电性相反的两层结构称为扩散双电层（diffused electric double layer）。电泳时，胶团从吸附层和扩散层之间裂开，胶粒向与其电性相反的电极移动，而扩散层则向另一电极移动。

三、高分子溶液

高分子化合物（macromolecular compound）一般是指分子直径在 1～100nm、相对分子质量在 10^4 以上的化合物。高分子化合物分散到合适介质中所形成的均匀的分子、离子分散体系称为高分子溶液。高分子溶液的某些性质与溶胶类似，但由于它是单个大分子或大离子均匀分散在介质当中，其本质是稳定的均匀系统，因此又存在不同于溶胶的特殊性质。表 1-4 对高分子溶液和溶胶的某些性质进行了归纳比较。

表 1-4　高分子溶液与溶胶性质的比较

性质	高分子溶液	溶胶
分散相粒子直径	1～100nm	1～100nm
分散相粒子组成	单个大分子或大离子	胶粒（分子、离子或原子的聚集体）
均一性	均相分散系统	非均相分散系统
稳定性	稳定系统，不需加稳定剂	相对稳定系统，需加稳定剂
光学特性	丁达尔现象微弱	丁达尔现象明显
通透性	不能透过半透膜	不能透过半透膜
黏度	大	小
外加电解质的影响	不敏感 加入大量电解质时会引起盐析	敏感 加入少量电解质后即可发生聚沉

（一）高分子溶液的性质

1. 稳定性　高分子溶液中，分散相颗粒是单个高分子，高分子与溶剂之间没有相界面存在，因此高分子溶液是均相体系，在热力学上是稳定的。另外，不少高分子化合物与水分子有很强的亲和力，当其溶解在水中时，在分子表面形成一层水化膜，分子之间不易靠近，增加了高分子溶液的稳定性。

2. 高黏度　高分子溶液黏度较大。其高黏度与分子的大小、形状及溶剂化程度密切相关。高分子化合物在溶液中常呈线形、分枝状或网状结构，束缚了大量的溶剂分子，使部分溶剂失去流动性，从而表现出高黏度。

3. 高渗透压　将一定浓度的高分子溶液与溶剂用半透膜隔开，可产生渗透现象。但线形高分子溶液的渗透压并不符合范特霍夫公式。实验结果表明，一般高分子溶液渗透压的增加要比浓度增加大得多。这是由于呈卷曲状的高分子长链的空隙间包含和束缚着大量溶剂，使得单位体积内溶剂的有效分子数明显减小。另外高分子可以在空间形成不同的结构域，使得一个高分子相当于多个小分子。因此，高分子溶液的渗透压比相同浓度的小分子溶液大得多。

（二）高分子溶液的盐析

高分子化合物与溶剂水分子有很强的亲和力，分子周围形成一层水合膜，这是高分子化合物溶液具有稳定性的主要原因。若改变某些条件，如改变温度或控制高分子化合物的电荷密度及水合程度时，就会破坏高分子溶液的稳定性，使高分子化合物从溶液中沉淀析出。

因加入大量电解质使高分子从溶液中沉淀析出的作用称为盐析（salting out）。发生盐析的主要原因是去溶剂化作用。高分子溶液的稳定性主要来自高度的水化作用，如果在高分子溶液中加入大量电解质时，除中和高分子所带的电荷外，无机离子强烈的水化作用，使高分子的水合程度大为降低，高分子因稳定因素受破坏而沉淀析出。

用于盐析的一些电解质中，硫酸铵因其溶解度大（25℃时饱和溶液浓度可达 4.1mmol · L^{-1}）且受温度影响小、并且浓度很高也不会引起蛋白质丧失生物活性等特点，常用作蛋白质的主要盐析剂，用于分离天然蛋白质。

（三）高分子化合物对溶胶的保护作用和絮凝作用

在溶胶中加入足够量的高分子化合物时，能显著提高溶胶的稳定性，这种现象称为高分子化合物对溶胶的保护作用（图1-8）。产生保护作用的原因是当加入足量的高分子化合物时，高分子化合物吸附于胶粒的表面形成一层高分子保护膜，阻止了胶粒之间以及胶粒与电解质离子之间的直接接触，从而增加了溶胶的稳定性。

但在溶胶中加入少量的可溶性高分子化合物，却导致溶胶迅速生成絮状沉淀，这种现象称为高分子化合物对溶胶的絮凝作用（图1-9）。这是由于高分子溶液浓度较低时，无法将胶粒完全覆盖，胶粒附着于高分子物质上，质量变大而引起聚沉。

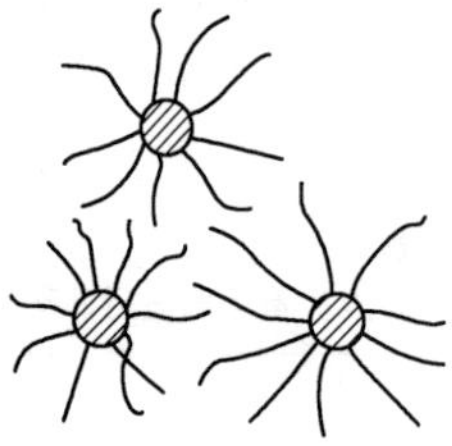

图1-8　保护作用示意图

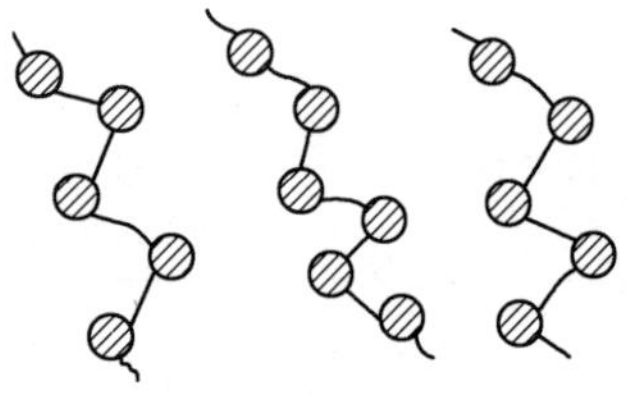

图1-9　絮凝作用示意图

高分子物质对溶胶的保护作用在人的生理过程中具有重要的意义。例如，健康人血液中的碳酸钙、磷酸钙等难溶盐的浓度远远超过它们在水中的溶解度，但并不沉淀。这是因为在血液中它们都是以溶胶形式存在，并且受蛋白质等高分子的保护。当发生某种病变时，血液中蛋白质的浓度降低而失去对难溶盐溶胶的保护作用，导致难溶盐溶胶在肝、肾和其他器官中发生聚沉，从而形成结石。

（四）高分子电解质溶液

高分子电解质可以分为阳离子型、阴离子型、两性离子型三类。

（1）阳离子型：电离后高分子离子带正电荷，如聚乙烯胺、血红素等。

（2）阴离子型：电离后高分子离子带负电荷，如果胶、阿拉伯胶、肝素等。

（3）两性离子型：电离后高分子离子既可带正电荷，又可带负电荷，如蛋白质等。

比较特殊的是蛋白质这一类两性高分子电解质。在蛋白质结构中，同时含有弱酸性基团（—COOH）和弱碱性基团（$—NH_2$），蛋白质分子所带电荷主要由羧基（—COOH）给出质子变成羧酸根（$—COO^-$）或氨基（$—NH_2$）接收质子变成氨基正离子（$—NH_3^+$）而提供。在水溶液中，蛋白质所带电荷的符号、数量及分布情况除与其本身的组成有关外，还受到溶液 pH 值的影响。改变溶液的 pH 值，可使其所带电荷发生改变。当溶液的 pH 值调至某一数值时，可使蛋白质所带正电荷与负电荷数量相等（蛋白质处于等电状态），此时溶液的 pH 值称为蛋白质的等电点（isoelectric point），以 pI 表示。若蛋白质溶液的 pH > pI，羧基（—COOH）给出质子多，蛋白质以阴离子状态存在；若蛋白质溶液的 pH < pI，氨基（$—NH_2$）接受质子多，蛋白质以阳离子状态存在；若 pH = pI，蛋白质处于等电状态，以两性离子状态存在。

不同的蛋白质，其组成和结构不同，等电点也不同。某些蛋白质的等电点列于表 1-5 中。

表 1-5　某些蛋白质的等电点

蛋白质	等电点	蛋白质	等电点
胰岛素（牛）	5.3～5.35	丝蛋白（蚕丝）	2.0～2.4
肌凝蛋白（肌肉）	6.2～6.6	卵白蛋白（鸡卵）	4.6～4.9
血红蛋白（兔血）	6.7～7.1	麦胶蛋白（小麦）	6.5
细胞色素 C（马心）	9.8～10.3	肌红蛋白（肌肉）	7.0
胃蛋白酶（猪胃）	2.75～3.0	白明胶（动物皮）	4.7～4.9
鱼精蛋白（鲑鱼精子）	12.0～12.4	乳清蛋白（牛乳）	5.1～5.2

蛋白质的等电点不同，则在一定 pH 值的溶液中所带电荷的种类和数量就不同，电泳时移动的方向和快慢也不同，因此可用电泳将不同的蛋白质分离。

（杜　曦）

学习小结

溶液的浓度有多种表示法，包括物质的量浓度（c_B）、质量摩尔浓度（b_B）、质量浓度（ρ_B）、质量分数（ω_B）、体积分数（φ_B）以及物质的量分数（x_B）等。

产生渗透现象的条件：第一，有半透膜存在；第二，是半透膜两侧单位体积中溶剂分子数目不相等。渗透的方向总是溶剂分子从纯溶剂进入溶液，或从稀溶液进入浓溶液。用半透膜将纯溶剂与溶液隔开时，为了阻止渗透现象发生需要在溶液上方施加一额外压力，这一额外压力称为渗透压。渗透压与浓度、温度的关系为 $\Pi = c_B RT$，对于电解质溶液：$\Pi = ic_B RT$。医学上常用渗透浓度来衡量溶液的渗透压，规定：渗透浓度在 280～320mmol·L^{-1} 的溶液为等渗溶液，渗透浓度小于 280mmol·L^{-1} 的溶液为低渗溶液，渗透浓度大于 320mmol·L^{-1} 的溶液为高渗溶液。

分散系分为真溶液、胶体分散系和粗分散系三类。溶胶具有光学、动力学以及电学方面的特性。溶胶由于胶粒带电、布朗运动以及溶剂化作用而具有相对稳定性，但是，一定条件下可以聚沉。

高分子溶液是均相、热力学稳定的具有高黏度和高渗透压的分散体系，盐析可使其沉淀析出。蛋白质的电荷分布受溶液 pH 值的影响，利用蛋白质的等电点不同可以对蛋白质进行纯化。

复习参考题

1. 简答题

（1）渗透浓度相等的溶液，其渗透压是否相等？渗透压相等的溶液，其物质的量浓度是否相等？

（2）医学上的低渗溶液、等渗溶液和高渗溶液是如何确定的？静脉大量输液时为什么必须输等渗溶液？

（3）溶胶和高分子溶液具有稳定性的主要原因是什么？用什么方法可以分别破坏它们的稳定性？

（4）蛋白质的带电状态与溶液的 pH 值有什么关系？某蛋白质的等电点为 6.5，如溶液的 pH 值为 8.6 时，该蛋白质的电泳方向如何？

2. 试排出在相同温度下，下列相同浓度的稀溶液渗透压由大到小的顺序。

（1）NaCl　（2）Na_3PO_4　（3）Na_2HPO_4　（4）$C_6H_{12}O_6$

3. 在 90g 质量分数为 0.15 的 NaCl 溶液里加入 10g 水或 10g NaCl，分别计算用这两种方法配制的 NaCl 溶液的质量分数。

4. 欲配制 65%（mL/mL）乙醇溶液 500mL，须用市售 95%（mL/mL）的乙醇多少毫升？

5. 20℃，将 350g $ZnCl_2$ 溶于 650g 水中，溶液的体积为 739.5mL，求此溶液的物质的量浓度和质量摩尔浓度。

6. 静脉注射用 KCl 溶液的极限质量浓度 ρ_B 为 $2.7g \cdot L^{-1}$。若在 250mL 葡萄糖溶液中加入 10mL $100g \cdot L^{-1}$ KCl 溶液，所得混合溶液中 KCl 的质量浓度 ρ_B 是否超过了极限值？

7. 糖尿病人和健康人血浆中所含葡萄糖的质量浓度分别是 $1.80g \cdot L^{-1}$ 和 $0.85g \cdot L^{-1}$。假定糖尿病人和健康人血浆的渗透压的差异仅仅是由于糖尿病人血浆中含有较高浓度的葡萄糖所致，试计算在正常体温（37℃）时此渗透压的差值。

8. 用 $0.010mol \cdot L^{-1}$ $AgNO_3$ 溶液 40mL 与 $0.020mol \cdot L^{-1}$ KI 溶液 30mL 制备 AgI 溶胶，写出 AgI 溶胶的胶团结构式，并指出胶核、吸附层、扩散层及胶粒结构。

第二章　电解质溶液

2

学习目标

掌握	质子酸碱的概念；共轭酸碱解离平衡常数之间的关系；一元弱酸、弱碱的 pH 值计算；缓冲溶液的作用原理及缓冲溶液 pH 值的计算。
熟悉	同离子效应、盐效应的概念；缓冲溶液的配制。
了解	正常人各种体液的 pH 值范围、血液中的缓冲对及在稳定血液 pH 值过程中的作用。

第一节　电解质的基本概念

电解质(electrolyte)是指在水溶液中或在熔融状态下能够导电的化合物，这些化合物的水溶液称为电解质溶液。人体体液如血浆、胃液、泪水和尿液中含有许多电解质离子，如 Na^+、K^+、Ca^{2+}、Mg^{2+}、Cl^-、HCO_3^-、CO_3^{2-}、$H_2PO_4^-$、HPO_4^{2-} 等，这些离子是维持体液渗透平衡、pH 值及其他生理功能必需的成分，对神经、肌肉等组织的生理、生化功能起着重要的作用。因此，掌握电解质溶液的基本理论、基本特性及变化规律等知识，是学习医学的重要基础。

根据电解质在水溶液中的解离情况，可把电解质分为强电解质和弱电解质两类。在水溶液中能完全解离成离子的化合物为强电解质(strong electrolyte)，如 HCl、NaOH、NaCl 等。在水溶液中只能部分解离为离子，大部分还是以分子的形式存在的化合物为弱电解质(weak electrolyte)，如 HAc、$NH_3 \cdot H_2O$、$Pb(Ac)_2$ 等。

从结构上区分，强电解质包括离子型化合物(如 NaCl、KCl)和强极性共价化合物(如 HCl)。它们在水溶液中全部解离成离子，不存在解离平衡。例如：

$$KCl \longrightarrow K^+ + Cl^- \text{（离子型化合物）}$$

$$HCl \longrightarrow H^+ + Cl^- \text{（强极性共价化合物）}$$

弱电解质在水溶液中解离为离子的过程是可逆的动态平衡。例如醋酸的解离：

$$HAc \rightleftharpoons H^+ + Ac^-$$

电解质的解离程度可以定量地用解离度(α)来表示。解离度(degree of dissociation)是指电解质达到解离平衡时，已解离的分子数和原有的分子总数之比。

$$\alpha = \frac{\text{已解离的分子数}}{\text{原有分子总数}} \times 100\%$$

一般地，把质量摩尔浓度为 $0.1mol \cdot kg^{-1}$ 溶液中解离度小于 5% 的电解质称为弱电解质。

第二节　酸碱质子理论

酸和碱是两类重要的电解质。在化学发展史上，人们提出过各种不同的酸碱理论，其中比较重要的有电离理论、质子理论和电子理论。1887 年，阿伦尼乌斯(Arrhenius S A)根据电解质在水中的解离情况提出了酸碱电离理论。酸碱电离理论认为：在水溶液中解离时所生成的阳离子全部是 H^+ 的化合物是酸；所生成的阴离子全部是 OH^- 的化合物是碱，酸碱反应的实质是酸和碱反应生成水。电离理论成功地揭示了含有 H^+ 和 OH^- 的物质在水溶液中的酸碱性，但它把酸碱反应局限于水溶液中，把酸碱限制在能解离出 H^+ 或 OH^- 的物质，它不能解释非水溶剂中的酸碱反应，也不能解释氨气等物质的碱性。

1923 年丹麦的布朗斯特(Brønsted J N)与英国的劳莱(Lowry T M)提出了酸碱的质子理论。

一、酸碱的定义

酸碱质子理论(proton theory of acid and base)认为:凡是能给出质子(H^+)的物质都是酸(acid),凡是能接受质子的物质都是碱(base)。即酸是质子的给予体,碱是质子的接受体。例如 HCl、HAc、NH_4^+ 等都能够给出质子,都是酸,常称为质子酸;Cl^-、Ac^-、NH_3 等都可以结合质子,都是碱,常称为质子碱。

根据酸碱质子理论,酸和碱不是孤立的,酸给出一个质子后余下的部分就是碱,碱接受一个质子后就变成酸,酸与碱是共轭关系。用简式表示如下:

$$HA \rightleftharpoons H^+ + A^-$$

共轭酸　　　共轭碱

$$HCl \rightleftharpoons H^+ + Cl^-$$

$$HAc \rightleftharpoons H^+ + Ac^-$$

$$H_2CO_3 \rightleftharpoons H^+ + HCO_3^-$$

$$HCO_3^- \rightleftharpoons H^+ + CO_3^{2-}$$

$$NH_4^+ \rightleftharpoons H^+ + NH_3$$

$$H_3O^+ \rightleftharpoons H^+ + H_2O$$

像这样表示酸碱之间转化关系的式子称为酸碱半反应(half reaction of acid-base),通过一个质子联系起来的酸和碱称为共轭酸碱对(conjugated pair of acid-base)。在上述酸碱半反应中,左边的 HA 是酸,右边的 A^-是碱。酸释放一个质子形成其共轭碱(conjugate base),碱结合一个质子形成其共轭酸(conjugate acid)。

还有一类物质,如 HCO_3^-、H_2O 等,在某个共轭酸碱对中是酸,但在另一个共轭酸碱对中却是碱,这类物质称为两性物质(amphoteric substance)。H_2O 对于 OH^-来说是酸,但对于 H_3O^+来说却是碱;HCO_3^- 对 CO_3^{2-} 来说是酸,但对 H_2CO_3 来说却是碱。$H_2PO_4^-$、HPO_4^{2-}、氨基酸等都是两性物质。

相对于酸碱电离理论,质子理论大大扩大了酸碱的范围。在电离理论中,酸和碱只能是中性分子,而按照质子理论,酸和碱既可以是中性分子,如 H_2CO_3、NH_3,还可以是阴离子或阳离子,如 NH_4^+、CO_3^{2-}。

酸碱质子理论中没有盐的概念,如 Na_2CO_3,在电离理论中称为盐,但在酸碱质子理论中,CO_3^{2-} 为质子碱,Na^+是非酸非碱物质,因而 Na_2CO_3 属于碱,它的水溶液显碱性。

问题与思考　　*按照酸碱质子理论,下列各组物质哪些互为共轭酸碱对?*

①H_2CO_3 与 CO_3^{2-};②H_3O^+ 与 OH^-;③PO_4^{3-} 与 HPO_4^{2-};④H_2S 与 S^{2-}

二、酸碱反应与酸碱强度

(一)酸碱反应的实质

酸碱半反应仅是酸碱共轭关系的表达形式,并非实际反应式,共轭酸碱对自身不能进行反应。例如 HAc 分子不能自发地解离为 Ac^- 和 H^+，因为质子（H^+）非常小，电荷密度非常大，在溶液中不能单独存在，但在醋酸水溶液中确实存在 Ac^-。那么，Ac^- 是怎样得到的呢？

$$\text{HAc} + \text{H}_2\text{O} \rightleftharpoons \text{Ac}^- + \text{H}_3\text{O}^+ \quad (\text{H}^+: \text{HAc} \rightarrow \text{H}_2\text{O})$$

HAc 将质子传递给 H_2O，HAc 转化成 Ac^-，H_2O 转变成 H_3O^+。如果没有 HAc 与 H_2O 之间的质子传递，HAc 就不能发生解离反应。欲使酸表现出酸性，成为质子的给予体，必须有一种物质来接受质子。当酸将质子传递给碱以后，酸变成其共轭碱，而碱接受质子变成其共轭酸。可见，酸碱反应的实质是质子在两对共轭酸碱对之间的传递，即酸$_1$ 把质子传递给碱$_2$，自身转变为其共轭碱$_1$；碱$_2$ 接受质子后转变为其共轭酸$_2$：

$$\underset{\text{酸}_1}{\text{HA}} + \underset{\text{碱}_2}{\text{B}^-} \rightleftharpoons \underset{\text{酸}_2}{\text{HB}} + \underset{\text{碱}_1}{\text{A}^-}$$

电离理论中水的解离、酸碱的解离、酸碱中和反应、盐类的水解等都可以归结为质子传递的酸碱反应。例如：

$$\text{H}_2\text{O} + \text{H}_2\text{O} \rightleftharpoons \text{OH}^- + \text{H}_3\text{O}^+ \quad (\text{H}^+)$$

$$\text{H}_2\text{O} + \text{NH}_3 \rightleftharpoons \text{OH}^- + \text{NH}_4^+ \quad (\text{H}^+)$$

$$\text{H}_2\text{O} + \text{Ac}^- \rightleftharpoons \text{OH}^- + \text{HAc} \quad (\text{H}^+)$$

$$\text{HCl(g)} + \text{NH}_3\text{(g)} \rightleftharpoons \text{NH}_4\text{Cl(g)} \quad (\text{H}^+)$$

酸碱质子理论摆脱了酸碱必须在水中发生反应的局限性，给酸碱反应在非水溶剂中或气相中进行提供了理论依据，从而扩大了酸碱反应的范围。

（二）酸碱强度与酸碱反应的方向

在水溶液中，酸的强度取决于它将质子给予水分子的能力。酸给出质子的能力愈强，其本身酸性愈强，而其共轭碱则愈弱，反之亦然。例如，HCl 是强酸，其共轭碱 Cl^- 是弱碱；H_2O 是弱酸，则其共轭碱 OH^- 是强碱。

酸碱的强弱是相对的，如 HAc 相对于 H_2O 是弱酸，而相对于 NH_3 来说则是强酸，这是由于 NH_3 比 H_2O 更容易接受来自 HAc 的质子。

酸碱反应的方向及程度取决于酸碱的相对强弱。酸碱反应总是较强的酸和较强的碱作用，生成较弱的酸和较弱的碱。相互作用的酸和碱愈强，反应就进行得愈完全。

第三节　水溶液中的酸碱平衡

一、水的质子自递反应

水分子是一种两性物质，在水分子之间也可发生质子传递反应，这种发生在同种分子之间的质子传递反应称为质子自递反应（proton self-transfer reaction）。水的质子自递反应如下：

$$H_2O + H_2O \rightleftharpoons H_3O^+ + OH^-$$

该反应的平衡常数为：

$$K = \frac{[H_3O^+][OH^-]}{[H_2O][H_2O]}$$

水是极弱的电解质，在整个反应的过程中，水分子浓度基本不变，可以看成是一常数，将它与 K 合并，则

$$K_w = [H_3O^+][OH^-] \tag{2-1}$$

K_w 称为水的质子自递平衡常数（proton self-transfer constant），又称水的离子积（ion product of water），其数值与温度有关，K_w 在常温下受温度变化影响不大，因此常温下可认为 $K_w = 1.0 \times 10^{-14}$。水的离子积是平衡常数的一种，不仅适用于纯水，也适用于所有稀水溶液。

二、弱酸和弱碱的解离平衡

酸碱质子传递的反应可以用下式表示

$$\underset{\text{酸}_1}{HA} + \underset{\text{碱}_2}{B^-} \rightleftharpoons \underset{\text{酸}_2}{HB} + \underset{\text{碱}_1}{A^-}$$

酸$_1$ 将质子传递给碱$_2$ 生成酸$_1$ 的共轭碱（碱$_1$）和碱$_2$ 的共轭酸（酸$_2$），碱$_1$、酸$_2$ 也是质子酸碱，两者之间也可以发生质子传递，因此，酸碱反应为可逆反应。可逆反应达到平衡后，各种物质的浓度不再随时间的延长而改变，并且产物浓度幂次方的乘积与反应物浓度幂次方的乘积之比为一常数，即

$$K = \frac{[A^-][HB]}{[HA][B^-]}$$

K 是酸碱质子传递平衡常数。与其他平衡常数相同：①K 可以表示反应的完成程度，K 值愈大，说明反应进行得愈彻底；②平衡常数与反应的本性和温度有关，在一定温度下，对于给定的反应来说 K 值是一定的；③在平衡常数的表达式中，每一种物质的浓度指的是平衡体系中该物质的总浓度，而不仅仅是某一个反应提供的。

在水溶液中，一元弱酸 HA 与 H_2O 的质子传递反应达平衡时，可用下式表示：

$$HA + H_2O \rightleftharpoons A^- + H_3O^+$$

其平衡常数为：

$$K_a = \frac{[H_3O^+][A^-]}{[HA]} \tag{2-2}$$

K_a 称为酸的解离平衡常数（dissociation constant of acid），又称酸常数。它是酸在水溶液中

酸性强弱的量度，对于同种类型的分子来说，K_a 值愈大，酸性愈强；K_a 值愈小，酸性愈弱。例如 HAc、NH_4^+ 和 HCN 的 K_a 分别为 1.74×10^{-5}、5.59×10^{-10} 和 6.16×10^{-10}，所以，这三种酸的强弱顺序为 HAc > HCN > NH_4^+。

同样，弱碱 A^- 在水溶液中存在下列平衡：

$$A^- + H_2O \rightleftharpoons HA + OH^-$$

$$K_b = \frac{[HA][OH^-]}{[A^-]} \tag{2-3}$$

K_b 称为碱的解离平衡常数(dissociation constant of base)，又称碱常数。K_b 值可以表示碱在水中接受质子能力的大小，对于同种类型的分子来说，K_b 值愈大，接受质子能力越强，碱性愈强；K_b 值越小，接受质子能力越弱，碱性越弱。

问题与思考　一元弱酸 HA 在水溶液中解离达平衡时，其解离平衡常数表达式中的 $[H_3O^+]$ 是溶液中的总浓度还是仅来自于弱酸的解离？

一些弱酸、弱碱的 K_a、K_b 值非常小，为使用方便，也常用 pK_a 或 pK_b 表示，它是酸或碱的解离平衡常数的负对数，即

$$pK_a = -\lg K_a;pK_b = -\lg K_b$$

pK_a 越小，说明酸的酸性越强，pK_b 越大，说明碱的碱性越弱。表 2-1 列出一些最常用的弱酸的 K_a 值，更多的数据列在附录中。

表 2-1　在水溶液中的共轭酸碱对和 pK_a 值(25℃)

	共轭酸 HA	K_a(aq)	pK_a(aq)	共轭碱 A^-	
	H_3O^+	1	0	H_2O	
	$H_2C_2O_4$	5.6×10^{-2}	1.25	$HC_2O_4^-$	
	H_2SO_3	1.4×10^{-2}	1.85	HSO_3^-	
	HSO_4^-	1.0×10^{-2}	1.99	SO_4^{2-}	
	H_3PO_4	6.9×10^{-3}	2.16	$H_2PO_4^-$	
	HF	6.3×10^{-4}	3.20	F^-	
	HNO_2	5.6×10^{-4}	3.25	NO_2^-	
	HCOOH	1.8×10^{-4}	3.75	$HCOO^-$	
↑	$HC_2O_4^-$	1.5×10^{-4}	3.81	$C_2O_4^{2-}$	碱
酸	HAc	1.75×10^{-5}	4.76	Ac^-	性
性	H_2CO_3	4.5×10^{-7}	6.35	HCO_3^-	增
增	H_2S	8.9×10^{-8}	7.05	HS^-	强
强	HSO_3^-	6.0×10^{-8}	7.2	SO_3^{2-}	↓
	$H_2PO_4^-$	6.1×10^{-8}	7.21	HPO_4^{2-}	
	HCN	6.2×10^{-10}	9.21	CN^-	
	NH_4^+	5.6×10^{-10}	9.25	NH_3	
	HCO_3^-	4.7×10^{-11}	10.33	CO_3^{2-}	
	HS^-	1.2×10^{-13}	12.90	S^{2-}	
	HPO_4^{2-}	4.8×10^{-13}	12.32	PO_4^{3-}	
	H_2O	1.0×10^{-14}	14.0	OH^-	

三、共轭酸碱解离平衡常数的关系

酸的解离平衡常数 K_a 与其共轭碱的解离平衡常数 K_b 之间存在确定的对应关系。例如，在弱酸 HA 及其共轭碱 A^-共存的水溶液中，存在如下质子传递反应

$$HA + H_2O \rightleftharpoons A^- + H_3O^+ \qquad K_a(HA) = \frac{[H_3O^+][A^-]}{[HA]}$$

$$A^- + H_2O \rightleftharpoons HA + OH^- \qquad K_b(A^-) = \frac{[HA][OH^-]}{[A^-]}$$

溶液中同时存在水的质子自递平衡

$$H_2O + H_2O \rightleftharpoons OH^- + H_3O^+ \qquad K_w = [H_3O^+][OH^-]$$

由以上关系式可得

$$K_a(HA) \cdot K_b(A^-) = K_w \tag{2-4}$$

式(2-4)表示，K_a 与 K_b 成反比，说明酸愈强，其共轭碱愈弱；酸愈弱，其共轭碱愈强。如果已知酸的解离平衡常数 K_a，就可求出共轭碱的解离平衡常数 K_b，反之亦然。

例 2-1　已知 NH_3 的 K_b 为 1.8×10^{-5}，试求 NH_4^+ 的 K_a。

解　NH_4^+ 是 NH_3 的共轭酸，故

$$K_a(NH_4^+) = \frac{K_w}{K_b(NH_3)} = \frac{10^{-14}}{1.8 \times 10^{-5}} = 5.6 \times 10^{-10}$$

例 2-2　写出 H_3PO_4 各级解离平衡常数之间的关系。

解　H_3PO_4 为三元弱酸，其质子传递平衡分三步进行：

第一步　$H_3PO_4 + H_2O \rightleftharpoons H_2PO_4^- + H_3O^+$

$$K_{a1} = \frac{[H_2PO_4^-][H_3O^+]}{[H_3PO_4]} = 7.6 \times 10^{-3}$$

第二步　$H_2PO_4^- + H_2O \rightleftharpoons HPO_4^{2-} + H_3O^+$

$$K_{a2} = \frac{[HPO_4^{2-}][H_3O^+]}{[H_2PO_4^-]} = 6.3 \times 10^{-8}$$

第三步　$HPO_4^{2-} + H_2O \rightleftharpoons PO_4^{3-} + H_3O^+$

$$K_{a3} = \frac{[PO_4^{3-}][H_3O^+]}{[HPO_4^{2-}]} = 4.4 \times 10^{-13}$$

在以上各步反应中，反应方程式左边的 H_3PO_4、$H_2PO_4^-$、HPO_4^{2-} 都是酸，它们相对应的共轭碱分别为 $H_2PO_4^-$、HPO_4^{2-}、PO_4^{3-}，其质子传递平衡为：

$$PO_4^{3-} + H_2O \rightleftharpoons HPO_4^{2-} + OH^-$$

$$K_{b1} = \frac{[HPO_4^{2-}][OH^-]}{[PO_4^{2-}]} = \frac{K_W}{K_{a3}} = \frac{1.0 \times 10^{-14}}{4.4 \times 10^{-13}} = 2.3 \times 10^{-2}$$

$$HPO_4^{2-} + H_2O \rightleftharpoons H_2PO_4^- + OH^-$$

$$K_{b2} = \frac{[H_2PO_4^-][OH^-]}{[HPO_4^{2-}]} = \frac{K_W}{K_{a2}} = \frac{1.0 \times 10^{-14}}{6.3 \times 10^{-8}} = 1.6 \times 10^{-7}$$

$$H_2PO_4^- + H_2O \rightleftharpoons H_3PO_4 + OH^-$$

$$K_{b3} = \frac{[H_3PO_4][OH^-]}{[H_2PO_4^-]} = \frac{K_W}{K_{a1}} = \frac{1.0 \times 10^{-14}}{7.6 \times 10^{-3}} = 1.3 \times 10^{-12}$$

四、酸碱平衡移动

水溶液中的酸碱解离平衡和其他化学平衡一样都是暂时的、有条件的动态平衡。一旦外界条件有变化,化学平衡即发生移动,最终又建立新的平衡。除温度变化对 K 稍有影响外,影响酸碱解离平衡移动的因素主要有浓度、同离子效应及盐效应。

1. 浓度对酸碱解离平衡的影响　在弱酸的解离平衡体系中,浓度的变化将引起平衡的移动。以弱酸 HA 为例,HA 在水溶液中的质子传递平衡为:

$$HA + H_2O \rightleftharpoons H_3O^+ + A^-$$

平衡建立后,若增大溶液中 HA 的浓度,则平衡被破坏,向着弱酸解离的方向移动,H_3O^+ 和 A^- 的浓度增大,直至建立新的平衡。反之,若减小 HA 的浓度,则平衡向着生成 HA 的方向移动。

2. 同离子效应　在 HAc 溶液中,加入一定量的含有相同离子的强电解质 NaAc 时,由于 NaAc 在水溶液中全部解离,溶液中 Ac^- 的浓度大大增加,使 HAc 在水中的解离平衡向左移动,从而降低了 HAc 的解离度,即溶液中的 H_3O^+ 浓度下降。

$$HAc + H_2O \rightleftharpoons H_3O^+ + \boxed{Ac^-}$$
$$\xleftarrow{\text{平衡移动方向}}$$
$$NaAc \longrightarrow Na^+ + \boxed{Ac^-}$$

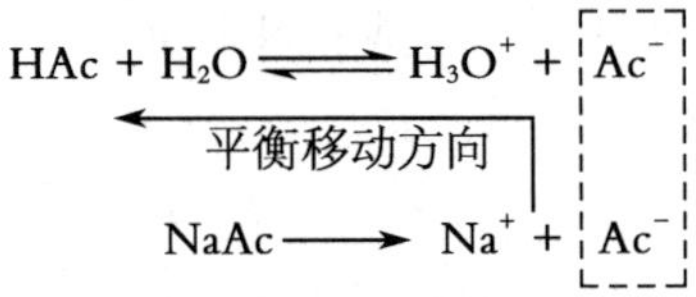

同理,在 $NH_3 \cdot H_2O$ 中,若加入少量含有相同离子的强电解质 NH_4Cl,则弱碱在水中的质子传递平衡将向着生成 $NH_3 \cdot H_2O$ 分子的方向移动,导致 $NH_3 \cdot H_2O$ 的解离度降低。即

$$NH_3 + H_2O \rightleftharpoons OH^- + \boxed{NH_4^+}$$
$$\xleftarrow{\text{平衡移动方向}}$$
$$NH_4Cl \longrightarrow Cl^- + \boxed{NH_4^+}$$

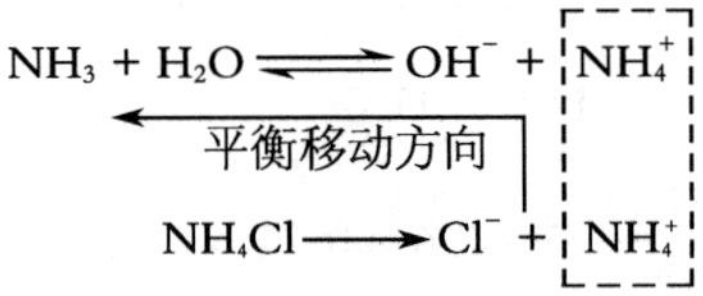

这种在弱酸(或弱碱)的水溶液中,加入与弱酸(或弱碱)含有相同离子的易溶性强电解质,使弱酸(或弱碱)的解离度降低的现象称为同离子效应(common-ion effect)。

3. 盐效应　在弱酸(或弱碱)的水溶液中,加入与其不含相同离子的强电解质,该弱酸(或弱碱)的解离度将有所增大,这种作用称为盐效应(salt effect)。由于强电解质的加入,使离子总浓度增大,离子相互之间的牵制作用增大,从而降低了离子的活度,离子间相互碰撞结合成分子的机会减小,其结果使弱酸(或弱碱)的解离度增大。

应该注意的是,同离子效应发生的同时必然伴随有盐效应,但是与同离子效应相比,盐效应的影响较小。因此,对于很稀的溶液来说,一般情况下不必考虑盐效应。

第四节　溶液的 pH 值

一、氢离子浓度和 pH 值

在水溶液中同时存在 H_3O^+ 和 OH^-,它们的含量不同,溶液的酸碱性也不同。室温时

$$[H_3O^+]=[OH^-]=1.0\times10^{-7}mol\cdot L^{-1}\qquad 中性溶液$$

$$[H_3O^+]>1.0\times10^{-7}mol\cdot L^{-1}>[OH^-]\qquad 酸性溶液$$

$$[H_3O^+]<1.0\times10^{-7}mol\cdot L^{-1}<[OH^-]\qquad 碱性溶液$$

在生产和科学研究中，经常使用一些 H_3O^+ 浓度很小的溶液，如血清中 $[H_3O^+]=3.98\times10^{-3}mol\cdot L^{-1}$，书写十分不便。为此，常用 pH 值即氢离子浓度的负对数值来表示溶液的酸碱性，即

$$pH=-\lg[H_3O^+]$$

溶液的酸碱性也可用 pOH 表示，pOH 是 OH^- 离子浓度的负对数值

$$pOH=-\lg[OH^-]$$

在 298.15K 时，水溶液中 $[H_3O^+][OH^-]=1.0\times10^{-14}$，故有 pH + pOH = 14。

当溶液中的 H_3O^+ 浓度为 $1\sim10^{-14}mol\cdot L^{-1}$ 时，pH 值范围在 0～14。如果溶液中的 H_3O^+ 浓度或 OH^- 浓度大于 $1mol\cdot L^{-1}$ 时，可直接用 H_3O^+ 或 OH^- 的浓度来表示溶液的酸碱性。

pH 值在医学上具有非常重要的作用。生物体中的一些生物化学变化，只能在一定的 pH 值范围内才能正常进行，各种生物催化剂——酶也只有在一定的 pH 值时才有活性。人体的各种体液都有各自的 pH 值范围，表 2-2 列出了正常人各种体液的 pH 值范围。

表 2-2 人体各种体液的 pH 值

体液	pH 值	体液	pH 值
血清	7.35～7.45	大肠液	8.3～8.4
成人胃液	0.9～1.5	乳汁	6.0～6.9
婴儿胃液	5.0	泪水	～7.4
唾液	6.35～6.85	尿液	4.8～7.5
胰液	7.5～8.0	脑脊液	7.35～7.45
小肠液	～7.6		

二、酸碱溶液 pH 值的计算

在误差允许范围内，一元弱酸或弱碱水溶液 pH 值的计算，可使用简化公式。例如，在浓度为 $c_a(mol\cdot L^{-1})$ 的弱酸 HA 的水溶液中，存在着两种质子传递平衡。

$$HA+H_2O\rightleftharpoons H_3O^++A^-$$

$$K_a=\frac{[H_3O^+][A^-]}{[HA]}$$

$$H_2O+H_2O\rightleftharpoons H_3O^++OH^-$$

$$K_w=[H_3O^+][OH^-]$$

H_3O^+、A^-、OH^- 和 HA 四种物质的浓度都是未知的，要精确求得 $[H_3O^+]$，计算相当麻烦。因此，我们可考虑采用下面的近似处理。

（1）当 $K_ac_a\geq20K_w$ 时，可忽略水的质子自递平衡，认为溶液中的 $[H_3O^+]$ 主要来源于弱酸 HA 的解离，即

$$[H_3O^+]=[A^-],[HA]=c_a-[H_3O^+]$$

$$HA + H_2O \rightleftharpoons H_3O^+ + A^-$$

平衡时浓度 $c_a - [H_3O^+]$ $[H_3O^+]$ $[H_3O^+]$

$$K_a = \frac{[H_3O^+][A^-]}{[HA]} = \frac{[H_3O^+]^2}{c_a - [H_3O^+]}$$

整理得
$$[H_3O^+] = \frac{-K_a + \sqrt{K_a^2 + 4K_a c_a}}{2} \tag{2-5}$$

式(2-5)为一元弱酸溶液中计算$[H_3O^+]$的近似式。

(2) 当 $K_a c_a \geqslant 20K_w$，且 $c_a/K_a \geqslant 500$ 时，溶液中弱酸 HA 的解离程度极小，$[HA] = c_a - [H_3O^+] \approx c_a$，即

$$K_a = \frac{[H_3O^+][A^-]}{[HA]} = \frac{[H_3O^+]^2}{c_a - [H_3O^+]} \approx \frac{[H_3O^+]^2}{c_a}$$

$$[H_3O^+] = \sqrt{K_a c_a} \tag{2-6}$$

式(2-6)是计算一元弱酸溶液中$[H_3O^+]$的最简式。采用最简式计算，误差不大于5%。同理可导出一元弱碱溶液酸度的计算公式

当 $K_b c_b \geqslant 20K_w$ 时，$[OH^-] = \dfrac{-K_b + \sqrt{K_b^2 + 4K_b c_b}}{2}$

当 $K_b c_b \geqslant 20K_w$，且 $c_b/K_b \geqslant 500$ 时，$[OH^-] = \sqrt{K_b c_b}$

必须注意，仅当弱酸（或弱碱）的 $K_a c_a$（或 $K_b c_b$）$\geqslant 20K_w$，并且同时满足 c_a/K_a（或 c_b/K_b）$\geqslant 500$，才能使用最简式进行计算，否则将造成较大的误差。

例 2-3 计算 0.100mol·L^{-1}HCN 溶液的 pH 值。

解 HCN 为一元弱酸，查表知 $K_a = 6.2 \times 10^{-10}$

因为 $K_a c_a = 6.2 \times 10^{-11} \geqslant 20K_w$，$c_a/K_a = 0.100/(6.2 \times 10^{-10}) > 500$，故可用最简式进行计算

$$[H_3^+O] = \sqrt{K_a \cdot c_a} = \sqrt{6.2 \times 10^{-10} \times 0.100} = 7.8 \times 10^{-6} (mol \cdot L^{-1})$$

$$pH = 5.11$$

例 2-4 计算 0.100mol·L^{-1} $CH_2ClCOOH$（一氯乙酸）溶液的 pH 值（已知 $K_a = 1.4 \times 10^{-3}$）。

解 $CH_2ClCOOH$ 为一元弱酸，因为 $K_a c_a = 1.4 \times 10^{-3} \times 0.100 = 1.4 \times 10^{-4} \geqslant 20K_w$，$c_a/K_a = 0.100/(1.4 \times 10^{-3}) < 500$，故应采用近似式计算

$$[H_3O^+] = \frac{-1.4 \times 10^{-3} + \sqrt{(1.4 \times 10^{-3})^2 + 4 \times 1.4 \times 10^{-3} \times 0.100}}{2} = 1.1 \times 10^{-2} (mol \cdot L^{-1})$$

$$pH = 1.95$$

例 2-5 计算 0.100mol·L^{-1}NaAc 溶液的 pH 值。

解 NaAc 为一元弱碱，已知 $K_a(HAc) = 1.75 \times 10^{-5}$，HAc 与 Ac^-为共轭酸碱对，则

$$K_b(Ac^-) = \frac{K_w}{K_a(HAc)} = \frac{1.0 \times 10^{-14}}{1.75 \times 10^{-5}} = 5.8 \times 10^{-10}$$

由于 $K_b c_b \geqslant 20K_w$，$c_b/K_b = 0.100/(5.8 \times 10^{-10}) > 500$，

故 $[OH^-] = \sqrt{K_b c_b} = \sqrt{5.8 \times 10^{-10} \times 0.100} = 7.6 \times 10^{-6} (mol \cdot L^{-1})$

$pOH = 5.11$

$pH = 14 - 5.11 = 8.89$

第五节　缓冲溶液

一、缓冲溶液的组成和作用原理

（一）缓冲溶液和缓冲作用

298K 时纯水的 pH 值为 7.0，若向 1L 纯水中加入 0.01mol HCl，其 pH 值则由 7.0 下降至 2.0，减小 5 个单位；若改为加入 0.01mol NaOH，其 pH 值则由 7.0 上升至 12.0，增加 5 个单位。这说明纯水的 pH 值不易保持稳定，容易受外界因素的影响而发生改变。然而，向 1L 含 HAc 和 NaAc（浓度均为 $0.10mol \cdot L^{-1}$）的混合溶液中，加入相同量的 HCl 或 NaOH 后，溶液的 pH 值从 4.75 下降到 4.66 或上升到 4.84，pH 值仅仅改变了 0.09 个单位。若向 HAc 和 NaAc 的混合溶液中加入少量水稀释时，其 pH 值也基本不变。这种能抵抗少量外来强酸、强碱或有限稀释而保持溶液的 pH 值基本不变的溶液称为缓冲溶液（buffer solution）。缓冲溶液对强酸、强碱或稀释的抵抗作用称为缓冲作用（buffer action）。

（二）缓冲溶液的组成

缓冲溶液一般是由具有一定浓度的一对共轭酸碱组成。组成缓冲溶液的共轭酸碱对叫缓冲系（buffer system）或缓冲对（buffer pair）。常见的缓冲系主要有三种类型：弱酸及其共轭碱；弱碱及其共轭酸；两性物质及其对应的共轭酸（碱）。一些常用缓冲系列于表 2-3 中。

表 2-3　常见的缓冲系

缓冲系	弱酸	共轭碱	质子传递平衡	pK_a(25℃)
HAc - NaAc	HAc	Ac^-	$HAc + H_2O \rightleftharpoons Ac^- + H_3O^+$	4.76
$H_2CO_3 - NaHCO_3$	H_2CO_3	HCO_3^-	$H_2CO_3 + H_2O \rightleftharpoons HCO_3^- + H_3O^+$	6.35
$H_3PO_4 - NaH_2PO_4$	H_3PO_4	$H_2PO_4^-$	$H_3PO_4 + H_2O \rightleftharpoons H_2PO_4^- + H_3O^+$	2.16
Tris · HCl - Tris	$Tris \cdot H^+$	Tris	$Tris \cdot H^+ + H_2O \rightleftharpoons Tris + H_3O^+$	7.85
$NH_4Cl - NH_3$	NH_4^+	NH_3	$NH_4^+ + H_2O \rightleftharpoons NH_3 + H_3O^+$	9.25

（三）缓冲作用原理

缓冲溶液为什么具有缓冲作用呢？现以 HAc - NaAc 缓冲溶液为例来说明。

在 HAc - NaAc 混合溶液中，HAc 是弱电解质，在水溶液中存在解离平衡，NaAc 是强电解质，在溶液中完全解离，以 Na^+、Ac^- 存在。由于 Ac^- 的同离子效应，使得 HAc 几乎完全以分子状态存在。当达到新的平衡时，系统中存在着足量的 HAc（共轭酸）分子和 Ac^-（共轭碱）。

$$HAc + H_2O \rightleftharpoons H_3O^+ + Ac^-$$

$$NaAc \longrightarrow Na^+ + Ac^-$$

当向此溶液中加少量强酸时，溶液中的共轭碱 Ac^- 与加入的 H_3O^+ 结合成难解离的 HAc 和 H_2O 分子，使平衡向左移动，达到新平衡时，溶液中 $[H_3O^+]$ 无明显增大，从而保持 pH 值基本不变，Ac^- 起到抵抗少量外来酸的作用，在溶液中 Ac^- 为抗酸成分。

如果向溶液中加入少量强碱，强碱产生的 OH^- 就会与溶液中的 H_3O^+ 结合生成 H_2O，引起 $[H_3O^+]$ 减少，促使平衡向右移动，体系中 HAc 分子解离，补充被消耗掉的 H_3O^+，当达到新的平衡时，$[H_3O^+]$ 浓度无明显下降，即仍保持 pH 值基本不变。HAc 分子起到抵抗少量外来强碱的作用，故 HAc 是抗碱成分。

可见，缓冲作用是在有足量抗酸成分和抗碱成分共存的缓冲体系中，通过自身共轭酸碱对的质子传递平衡来实现的。

当然，如果向缓冲溶液中加入大量的强酸强碱，缓冲溶液中的抗酸成分及抗碱成分耗尽，缓冲溶液也就不具有缓冲能力了。

二、缓冲溶液 pH 值的计算

弱酸（HB）及其共轭碱（B^-）组成的缓冲溶液中，HB 和 B^- 之间存在如下质子传递平衡关系：

$$HB + H_2O \rightleftharpoons B^- + H_3O^+$$

在稀溶液中，H_2O 的浓度可看作常数，达到平衡时：

$$K_a = \frac{[H_3O^+][B^-]}{[HB]}$$

$$[H_3O^+] = K_a \times \frac{[HB]}{[B^-]}$$

等式两边取负对数得

$$pH = pK_a + \lg\frac{[B^-]}{[HB]}$$

即

$$pH = pK_a + \lg\frac{[共轭碱]}{[共轭酸]} \tag{2-7}$$

式（2-7）就是计算缓冲溶液 pH 值的亨德森-塞尔巴赫（Henderson-Hasselbalch）方程式，也称缓冲公式。式中 pK_a 为弱酸解离平衡常数的负对数，$[HB]$ 和 $[B^-]$ 均为平衡浓度，$[B^-]/[HB]$ 称为缓冲比（buffer-component ratio）。缓冲溶液中的共轭酸是弱酸，溶液中又有足量的共轭碱存在，同离子效应使 HB 的解离度更小，因此 $[B^-]$ 和 $[HB]$ 也可以看作是所配缓冲溶液中共轭碱和共轭酸的初始浓度，用 $c(HB)$ 和 $c(B^-)$ 来表示，故式（2-7）也可表示成：

$$pH = pK_a + \lg\frac{c(B^-)}{c(HB)} \tag{2-8}$$

若以 $n(HB)$ 和 $n(B^-)$ 分别表示体积 V 的缓冲溶液中所含共轭酸碱的物质的量，则有

$$pH = pK_a + \lg\frac{n(B^-)/V}{n(HB)/V} = pK_a + \lg\frac{n(B^-)}{n(HB)} \tag{2-9}$$

由以上各式可知：

（1）缓冲溶液的 pH 值首先取决于缓冲系中弱酸的 pK_a，其次是缓冲比（$[B^-]/[HB]$）。

若缓冲系选定，则 pK_a 一定，缓冲溶液的 pH 值随缓冲比的改变而改变。缓冲比等于 1 时，$pH = pK_a$。

（2）弱酸的解离平衡常数 K_a 与温度有关，所以温度对缓冲溶液的 pH 值也有影响。

（3）缓冲溶液在一定范围内加水稀释时，缓冲比不变，则 pH 值不变，即缓冲溶液有一定的抗稀释能力。如果过分稀释，使共轭酸碱的浓度大大下降，不能维持缓冲系的足够浓度，从而丧失缓冲能力。

例 2-6　计算 $0.10mol \cdot L^{-1} NH_3$ 50mL 和 $0.20mol \cdot L^{-1} NH_4Cl$ 30mL 混合溶液的 pH 值。

解　查表得 $pK_b(NH_3) = 4.75$，则 $pK_a(NH_4^+) = 14 - 4.75 = 9.25$

$$pH = pK_a(NH_4^+) + \lg\frac{n(NH_3)}{n(NH_4^+)}$$

$$= 9.25 + \lg\frac{0.10 \times 50}{0.20 \times 30} = 9.17$$

例 2-7　计算 50mL $0.10mol \cdot L^{-1} Na_2HPO_4$ 和 $0.10mol \cdot L^{-1} NaH_2PO_4$ 缓冲溶液的 pH 值，并分别计算在该溶液中加入 0.05mL $1.0mol \cdot L^{-1}$ HCl 或 $1.0mol \cdot L^{-1}$ NaOH 后的 pH 值的变化（$H_2PO_4^-$ 的 $pK_a = 7.21$）。

解

（1）$[H_2PO_4^-] = 0.10mol \cdot L^{-1}$，$[HPO_4^{2-}] = 0.10mol \cdot L^{-1}$，代入式（2-7）得

$$pH = pK_a + \lg\frac{0.10}{0.10} = 7.21 + \lg\frac{0.10}{0.10} = 7.21$$

（2）加入 HCl 后，H_3O^+ 与溶液中的 HPO_4^{2-} 结合生成 $H_2PO_4^-$，故

$$[H_2PO_4^-] = 0.10 + \frac{1.0 \times 0.05 \times 10^{-3}}{50.05 \times 10^{-3}} = 0.101(mol \cdot L^{-1})$$

$$[HPO_4^{2-}] = 0.10 - \frac{1.0 \times 0.05 \times 10^{-3}}{50.05 \times 10^{-3}} = 0.099(mol \cdot L^{-1})$$

$$pH = pK_a + \lg\frac{[HPO_4^{2-}]}{[H_2PO_4^-]} = 7.21 + \lg\frac{0.099}{0.101} = 7.21 - 0.0088 = 7.20$$

溶液的 pH 值比原来降低约 0.01 单位。

（3）加入 NaOH 后，OH^- 与溶液中的 $H_2PO_4^-$ 结合生成 HPO_4^{2-}，故

$$[H_2PO_4^-] = 0.10 - \frac{1.0 \times 0.05 \times 10^{-3}}{50.05 \times 10^{-3}} = 0.099(mol \cdot L^{-1})$$

$$[HPO_4^{2-}] = 0.10 + \frac{1.0 \times 0.05 \times 10^{-3}}{50.05 \times 10^{-3}} = 0.101(mol \cdot L^{-1})$$

$$pH = pK_a + \lg\frac{[HPO_4^{2-}]}{[H_2PO_4^-]} = 7.21 + \lg\frac{0.101}{0.099} = 7.21 + 0.0086 = 7.22$$

溶液的 pH 值比原来升高了约 0.01 单位。

三、缓冲容量和缓冲范围

（一）缓冲容量

任何缓冲溶液的缓冲能力都有一定的限度，1922 年，Slyke V 提出用缓冲容量（buffer capacity）β 作为衡量缓冲能力大小的量度。缓冲容量定义为：单位体积（1L 或 1mL）缓冲溶液的 pH

值改变1个单位所需加入一元强酸或一元强碱的物质的量(1mol或1mmol)。其表示式为

$$\beta \overset{\text{def}}{=\!=\!=} \frac{\mathrm{d}\,n}{V\,|\mathrm{dpH}\,|} \tag{2-10}$$

式中 V 是缓冲溶液的体积,dn 是缓冲溶液中加入的微小量一元强酸(dn_a)或一元强碱(dn_b)的物质的量,|dpH|为缓冲溶液pH值的微小改变量。由式(2-10)可知,β 为正值,单位是"mol·L^{-1}·pH^{-1}"。在dn和V一定的条件下,pH值的改变|dpH|愈小,β愈大,缓冲溶液的缓冲能力愈强。

缓冲容量的大小主要取决于缓冲溶液的总浓度和缓冲比。缓冲溶液的总浓度 $c_{总}$ = [HB]+[B^-]。例如,向50.0mL总浓度为0.2mol·L^{-1} HAc - Ac^-的缓冲溶液中,加入0.05mL 1.0mol·L^{-1}的NaOH溶液,根据不同缓冲比时各溶液pH值的变化情况,可算出相应的β,见表2-4。

表2-4 Hac-Ac^-的缓冲容量β与总浓度$c_{总}$和缓冲比[Ac^-]/[HAc]的关系

编号	$c_{总}$/(mol·L^{-1})	[Ac^-]/[HAc]	加入前pH值	加入后pH值	ΔpH	β/(mol·L^{-1}·pH^{-1})
1	0.2	1:1	4.75	4.76	0.01	0.10
2	0.2	1:9	3.80	3.83	0.03	0.034
3	0.2	9:1	5.70	5.72	0.02	0.05
4	0.02	1:1	4.75	4.83	0.08	0.013

从表2-4可知:

1. 对于同一缓冲系,缓冲比一定时,总浓度越大,缓冲容量越大,反之,总浓度较小时,缓冲容量也较小。一般情况下,缓冲溶液的总浓度以0.05~0.2mol·L^{-1}为宜。

2. 对于同一缓冲系,当总浓度一定时,缓冲比越接近1,缓冲容量越大;缓冲比越偏离1,缓冲容量越小。当缓冲比等于1(此时pH=pK_a)时,缓冲系有最大缓冲容量。

(二)缓冲范围

当缓冲比大于10或小于1/10,即缓冲溶液的pH>pK_a+1或pH<pK_a-1时,可认为缓冲溶液失去缓冲能力。因此,当缓冲比在1:10~10:1之间时,即缓冲溶液的pH值在(pK_a-1)~(pK_a+1)的范围内,缓冲溶液才可以发挥缓冲作用。此范围称为缓冲溶液的缓冲范围(buffer effective range),简写为pH=pK_a±1。不同缓冲系,因各自弱酸的pK_a不同,所以缓冲范围也各不相同;同时,实际的缓冲范围与理论缓冲范围也不一定完全相同。

需要说明的是,浓强酸或浓强碱溶液虽然不属于共轭酸碱组成的缓冲溶液,但它们的缓冲能力却很强,这是由于溶液中H_3O^+或OH^-浓度很大,外加的少量强酸或强碱对溶液pH值影响不大。

问题与思考

已知H_3PO_4的三级解离常数分别为:pK_{a1}=2.12,pK_{a2}=7.21,pK_{a3}=12.67。试问由NaH_2PO_4与Na_2HPO_4组成的缓冲溶液的缓冲范围?

四、缓冲溶液的配制

配制缓冲溶液的原则和步骤如下：

1. 选择合适的缓冲系 选择缓冲系时应考虑两个因素：一是使所需配制的缓冲溶液的pH值在所选缓冲系的缓冲范围（$pK_a \pm 1$）之内，并尽量接近于弱酸的pK_a，以使所配缓冲溶液有较大的缓冲容量。另一个因素是所选缓冲系的物质必须对主反应无干扰，不产生沉淀、配合等副反应。对医用缓冲系，还应无毒、具有一定的热稳定性，对酶稳定，能透过生物膜等。例如硼酸－硼酸盐缓冲系有毒，不能作为培养细菌，或用作注射液、口服液的缓冲溶液；碳酸－碳酸氢盐缓冲系则因碳酸容易分解，通常不宜采用。

2. 配制的缓冲溶液的总浓度要适当 总浓度太低，缓冲容量过小；总浓度太高，渗透压力过高而不适用，另一方面造成试剂的浪费。因此，在实际工作中，一般使总浓度在0.05～0.2mol·L^{-1}范围内为宜。

3. 计算所需缓冲系的量 选择好缓冲系之后，就可根据Henderson-Hasselbalch方程式计算所需弱酸及其共轭碱的量或体积。为配制方便，常常使用相同浓度的弱酸和共轭碱来配制。此时缓冲比也等于共轭碱与共轭酸的体积比。即

$$pH = pK_a + \lg\frac{V_{B^-}}{V_{HB}} \qquad (2\text{-}11)$$

4. 校正 按照Henderson-Hasselbalch方程的计算值来配制缓冲溶液，由于未考虑离子强度等因素的影响，计算结果与实测值有差别。因此，某些对pH值要求严格的实验，还需在pH计监控下，用加入酸或碱的方法，对所配缓冲溶液的pH值加以校正。

例2-8 如何配制pH＝5.00的缓冲溶液500mL。

解

（1）选择缓冲系：查表得HAc的$pK_a = 4.75$，与所配缓冲溶液的pH值接近，故选择HAc-NaAc缓冲系。

（2）确定总浓度：一般要求缓冲溶液具备一定的缓冲能力，考虑计算方便，选用0.1mol·L^{-1}HAc和0.1mol·L^{-1}NaAc，根据式(2-9)得

$$5.00 = 4.75 + \lg\frac{V_{NaAc}}{V_{HAc}}$$

$$\lg\frac{V_{NaAc}}{V_{HAc}} = 0.25 \qquad \frac{V_{NaAc}}{V_{HAc}} = 1.78$$

$$V_{HAc} + V_{NaAc} = 500mL$$

解得 $V_{HAc} = 179.9mL$ $V_{NaAc} = 320.1mL$

将0.1mol·L^{-1}Hac 179.9mL和0.1mol·L^{-1}NaAc 320.1mL混合，即得pH＝5.00缓冲溶液500mL。

为了能准确而又方便地配制所需pH的缓冲溶液，科学家们曾对缓冲溶液的配制进行了精密的系统研究，并制订了许多配制具有准确pH值缓冲溶液的配方。在医学上广泛使用的三(羟甲基)甲胺及其盐酸盐（Tris和Tris·HCl）缓冲系的配方见表2-5。

Tris是一种弱碱，其性质稳定，易溶于体液且不会使体液中的钙盐沉淀，对酶的活性几乎无影响，因而广泛应用于生理、生化研究中。在Tris缓冲溶液中加入NaCl是为了使溶液与生理盐水等渗。

表2-5　Tris和Tris·HCl组成的缓冲溶液

缓冲溶液组成/(mol·kg^{-1})			pH值	
Tris	Tris·HCl	NaCl	25℃	37℃
0.02	0.02	0.14	8.220	7.904
0.05	0.05	0.11	8.225	7.908
0.006667	0.02	0.14	7.745	7.428
0.01667	0.05	0.11	7.745	7.427
0.05	0.05		8.173	7.851
0.01667	0.05		7.699	7.382

常把已知准确pH值的缓冲溶液，称为标准缓冲溶液，其pH值是在一定温度下通过实验准确测定的。标准缓冲溶液性质稳定，有一定的缓冲容量和抗稀释能力。通常是由规定浓度的某些标准解离平衡常数较小的单一两性物质或由共轭酸碱对组成。一些常用标准缓冲溶液的pH值及温度系数列于表2-6。

表2-6　标准缓冲溶液

溶液	浓度/(mol·L^{-1})	pH/(25℃)	温度系数/(ΔpH·℃$^{-1}$)*
$KHC_4H_4O_6$	饱和，25℃	3.557	−0.001
$KHC_8H_4O_4$	0.05	4.008	+0.001
$KH_2PO_4-Na_2HPO_4$	0.025，0.025	6.865	−0.003
$KH_2PO_4-Na_2HPO_4$	0.008695，0.03043	7.413	−0.003
硼砂($Na_2B_4O_7\cdot10H_2O$)	0.01	9.180	−0.008

*温度系数>0时，表示缓冲溶液的pH随温度的升高而增大；温度系数<0，则表示缓冲溶液的pH随温度的升高而减小。

五、缓冲溶液在医学中的应用

缓冲溶液在医学上具有很重要的意义。正常人体内各种体液都有一定的pH值范围，如胃液的pH值范围为1.0～3.0，尿液的pH值范围为4.7～8.4，相比之下血液的pH值范围最窄，为7.35～7.45。若血液的pH值小于7.35，则发生酸中毒(acidosis)；若血液的pH值大于7.45，则发生碱中毒(alkalosis)。血液能保持如此狭窄的pH值范围，主要原因是血液中存在可保持pH值基本恒定的多种缓冲系。血液中存在的缓冲系主要有：

血浆中：$H_2CO_3-HCO_3^-$、$H_2PO_4^--HPO_4^{2-}$、$H_nP-H_{n-1}P^-$(H_nP代表蛋白质)。

红细胞中：H_2b-Hb^-(H_2b代表血红蛋白)、$H_2bO_2-HbO_2^-$(H_2bO_2代表氧合血红蛋白)、$H_2CO_3-HCO_3^-$、$H_2PO_4^--HPO_4^{2-}$等。

在这些缓冲系中，碳酸缓冲系的浓度最高，缓冲能力最强，对维持血液正常的pH值发挥的作用最重要。H_2CO_3在血液中主要以溶解的CO_2形式存在，与HCO_3^-存在以下平衡：

$$CO_{2(溶解)}+H_2O \rightleftharpoons H_2CO_3 \rightleftharpoons H^+ + HCO_3^-$$

正常人血浆中$[HCO_3^-]$与$[CO_2]_{溶解}$的比率为24mmol·L^{-1}∶1.2mmol·L^{-1}，即20∶1。在体温37℃时，经校正后的$pK'_{a1}=6.10$，血浆的pH为：

$$pH=pK'_{a1}+\lg\frac{[HCO_3^-]}{[CO_2]_{溶解}}=6.10+\lg\frac{0.024}{0.0012}=6.10+\lg\frac{20}{1}=7.40$$

当人体各组织、细胞代谢产生非挥发性酸进入血浆时，血液中大量存在的HCO_3^-便发挥了抗酸作用，HCO_3^- 与 H_3O^+ 结合生成 H_2CO_3，上述平衡向左移动，生成的 H_2CO_3 经肺脏以 CO_2 形式呼出，消耗的 HCO_3^- 则由肾脏的生理调节而得到补充。因此，血浆的 pH 值可基本维持恒定。

当体内碱性物质增加时，血浆中的 H_3O^+ 与碱结合生成水，上述平衡向右移动，使大量存在的抗碱成分 H_2CO_3 解离，以补充消耗掉的 H_3O^+。减少的 H_2CO_3 可由肺脏控制对 CO_2 的呼出量来补偿，HCO_3^- 增多的部分则通过肾脏加速排出体外，从而使血浆的 pH 值可基本维持恒定。

虽然血浆中 HCO_3^- $-CO_2$（溶解）缓冲系的缓冲比为 20∶1，已超出体外缓冲溶液有效缓冲比（10∶1～1∶10）的范围，但碳酸缓冲系仍然具有较强的缓冲能力，这是因为人体是一个“敞开系统”，当缓冲系发生缓冲作用后，HCO_3^- 或 CO_2（溶解）浓度的改变可由肺的呼吸作用和肾脏的生理功能来调节，使血液中碳酸缓冲系的 HCO_3^- 和 CO_2（溶解）的浓度始终保持相对稳定。

总之，由于血液中各种缓冲系的缓冲作用和肺、肾的共同调节作用，正常人血液的 pH 值才得以维持在 7.35～7.45 的狭小范围之内。

相关链接

酸碱平衡是体内环境调节的重要因素，也是维持正常生理活动的重要条件。正常人血液的酸碱度为 pH =7.35～7.45，呈弱碱性。机体虽然不断地摄入或在代谢过程中不断地产生酸性和碱性的物质，但依靠各种缓冲系以及肺、肾的调节功能，血液的酸碱度总是保持相对稳定。如果某种原因破坏了体液的酸碱平衡，便会引起体内酸碱平衡紊乱，导致酸中毒或碱中毒，严重的会危及生命。

如果血液的 pH 值小于 7.35 则发生酸中毒，酸中毒分代谢性酸中毒和呼吸性酸中毒。支气管炎、肺炎、肺气肿引起的肺部换气不足等病理情况下，会因为血液中溶解状态的 CO_2，即碳酸含量增加而引起呼吸性酸中毒；摄食过多酸性食物、碳水化合物、高脂肪食物，以及糖尿病、腹泻等引起代谢酸的增加，则会导致代谢性酸中毒，代谢性酸中毒是临床上酸碱平衡紊乱最常见的一种类型。代谢性酸中毒比呼吸性酸中毒更危险，延误治疗会引起昏迷，甚至死亡。

如果血液的 pH 值大于 7.45 则发生碱中毒，碱中毒分代谢性碱中毒和呼吸性碱中毒。癔症、高烧、气喘换气过度可导致呼吸性碱中毒；摄入过多的碱性物质、严重呕吐或过量服用缓解胃灼热的解酸药等情况都会引起血液碱增加，从而导致代谢性碱中毒。碱中毒会引起肌肉痉挛、惊厥等严重后果。

（高宗华）

学习小结

电解质分为强电解质和弱电解质。强电解质在水溶液中完全解离，弱电解质的解离度 <5%。

酸碱质子理论认为，凡能给出质子(H^+)的物质都是酸，凡能接受质子的物质都是碱；酸碱反应的实质是质子在两个共轭酸碱对之间的传递。共轭酸碱对之间相差一个质子，共轭酸碱的 K_a 和 K_b 符合 $K_a(HA) \cdot K_b(A^-) = K_w$。

在误差允许范围内，一元弱酸或弱碱水溶液的 pH 值计算可以使用简化式。一元弱酸、一元弱碱的最简计算式分别为：$[H_3O^+] = \sqrt{K_a c_a}$；$[OH^-] = \sqrt{K_b c_b}$。

由足够浓度、适当比例的共轭酸碱对组成的溶液，具有缓冲作用；缓冲溶液的 pH 值计算公式为 $pH = pK_a + \lg\frac{[B^-]}{[HB]}$；影响缓冲容量的主要因素有缓冲溶液的总浓度和缓冲比，缓冲溶液的缓冲范围为 $pH = pK_a \pm 1$；$H_2CO_3 - HCO_3^-$ 是人体中最重要的缓冲系。

复习参考题

1. 根据酸碱质子理论，判断下列物质在水溶液中哪些是酸，哪些是碱，哪些是两性物质？

H_2SO_4，HCO_3^-，$H_2PO_4^-$，NH_4^+，S^{2-}，Ac^-，H_2O

2. 写出下列各酸的共轭碱。

H_3PO_4，HCO_3^-，HPO_4^{2-}，NH_4^+，HS^-，HNO_3，H_2O

3. 写出下列各碱的共轭酸。

HCO_3^-，NH_3，HS^-，Ac^-，SO_4^{2-}，PO_4^{3-}，CO_3^{2-}，H_2O

4. 将下列溶液按酸性由强到弱的顺序排列。

(1) $[H^+] = 10^{-5}mol \cdot L^{-1}$；(2) $[OH^-] = 10^{-3}mol \cdot L^{-1}$；(3) $pH = 8$；(4) $pH = 2$；(5) $[OH^-] = 10^{-10}mol \cdot L^{-1}$

5. 计算常温下 $0.100mol \cdot L^{-1}$ NH_4Cl 溶液的 pH 值。

6. 正常成人胃液的 pH 值为 1.4，婴儿胃液的 pH 值为 5.0，问成人胃液的 H_3O^+ 浓度是婴儿胃液的多少倍？

7. 三位住院患者的化验报告如下：

(1) 甲：$[HCO_3^-] = 24.00mmol \cdot L^{-1}$，$[H_2CO_3] = 1.20mmol \cdot L^{-1}$

(2) 乙：$[HCO_3^-] = 21.60mmol \cdot L^{-1}$，$[H_2CO_3] = 1.35mmol \cdot L^{-1}$

(3) 丙：$[HCO_3^-] = 56.00mmol \cdot L^{-1}$，$[H_2CO_3] = 1.40mmol \cdot L^{-1}$

在血浆中校正后的 $pK'_{a1}(H_2CO_3) = 6.10$，计算三位患者血浆的 pH 值，并判断是否正常。

8. 计算下列混合溶液的 pH 值。

(1) 20mL $0.2mol \cdot L^{-1}$ HCl 与 20mL $0.2mol \cdot L^{-1}$ NaOH

(2) 20mL $0.20mol \cdot L^{-1}$ HCl 与 20mL $0.20mol \cdot L^{-1}$ $NH_3 \cdot H_2O$

(3) 20mL $0.20mol \cdot L^{-1}$ HAc 与 20mL $0.20mol \cdot L^{-1}$ NaOH

9. 求下列缓冲溶液的 pH 值。

(1) $0.10mol \cdot L^{-1}$ HAc 和 $0.20mol \cdot L^{-1}$ NaAc 等体积混合

(2) $0.10mol \cdot L^{-1}$ $NaHCO_3$ 和 $0.10mol \cdot L^{-1}$ Na_2CO_3 等体积混合

(3) $0.50mol \cdot L^{-1}$ NH_3 和 $0.10mol \cdot L^{-1}$ HCl 各 100mL 混合

10. 配制 1.0L pH = 10 的 $NH_3 - NH_4Cl$ 缓冲溶液，用去 $15mol \cdot L^{-1}$ 氨水 350mL，问需要 NH_4Cl 多少克？

第三章 化学反应速率

3

学习目标

掌握 化学反应速率的表示方法;质量作用定律;具有简单级数的反应速率方程式及其特征。

熟悉 反应的碰撞理论和过渡态理论;温度对反应速率的影响,阿伦尼乌斯方程的意义及有关计算。

了解 催化剂、催化反应以及酶催化的特征。

化学反应速率属于化学动力学的研究内容。化学动力学是以运动的观点探讨化学反应速率的影响因素，揭示其反应机制。化学反应速率与生命科学、医学的关系十分密切，临床上使用的药物，常常希望速效或长效，氨咖黄敏胶囊、长效青霉素就是基于这样的目的研制出来的。因此，学习化学反应速率的基本知识，对于掌握医学基础理论，认识人体内的生理、生化反应和药物在体内的吸收、消除（排泄、生物转化及储存）等变化具有重要的意义。

第一节　化学反应速率及其表示方法

化学反应速率（rate of a chemical reaction）用于衡量化学反应进行的快慢，通常用单位时间内反应物浓度的减少或生成物浓度的增加来表示。对绝大多数反应而言，反应速率随着反应的进行而不断改变，因而反应速率又分为平均速率和瞬时速率。

平均速率（average rate）是指在一段时间间隔内，反应物或生成物浓度的变化量随时间的变化率，用 $\bar{v}$ 表示。

$$\bar{v} = \pm\frac{\Delta c}{\Delta t} \tag{3-1}$$

式中，Δc 为相应时间间隔 Δt 内浓度的变化量。为了保证速率为正值，以生成物浓度增加的量表示反应速率时取正号，以反应物浓度减少的量表示反应速率时取负号。浓度单位常以 $mol \cdot L^{-1}$ 表示，时间单位则根据反应的快慢用 s、min 或 h 等表示。因此，反应速率的单位可以是 $mol \cdot L^{-1} \cdot s^{-1}$、$mol \cdot L^{-1} \cdot min^{-1}$ 或 $mol \cdot L^{-1} \cdot h^{-1}$ 等。

对于反应 $aA + bB = dD + eE$，用不同物质表示的平均速率之间有以下关系：

$$-\frac{1}{a}\frac{\Delta c(A)}{\Delta t} = -\frac{1}{b}\frac{\Delta c(B)}{\Delta t} = \frac{1}{d}\frac{\Delta c(D)}{\Delta t} = \frac{1}{e}\frac{\Delta c(E)}{\Delta t}$$

瞬时速率（instantaneous rate）是指时间间隔 Δt 趋近于零时平均速率的极限值，用 v 表示。

$$v = \lim_{\Delta t \to 0} \bar{v} = \pm\frac{dc}{dt} \tag{3-2}$$

式中，dc 表示在 dt 瞬间内反应物或生成物浓度的变化量。

瞬时速率可通过作图法求得。例如在一定条件下，H_2O_2 分解反应为：

$$H_2O_2(aq) \rightleftharpoons H_2O(l) + \frac{1}{2}O_2(g)$$

选择不同反应时间测定反应体系中 H_2O_2 的浓度，数据见表 3-1。

表 3-1　反应不同时间后 H_2O_2 的浓度

时间/min	0	20	40	60	80
浓度/($mol \cdot L^{-1}$)	0.80	0.40	0.20	0.10	0.050

以 H_2O_2 浓度 c 为纵坐标，反应时间 t 为横坐标，绘制 $c \sim t$ 曲线，得图 3-1。

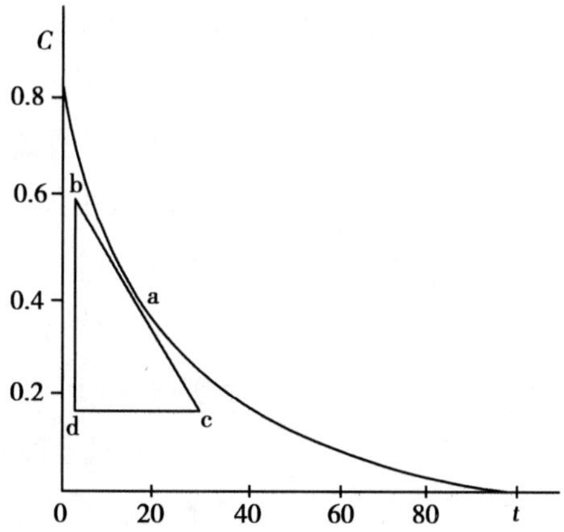

图 3-1　H_2O_2 浓度与时间的关系

过曲线上任意一点 a 做切线，其斜率为$\frac{dc(H_2O_2)}{dt} = -\nu(H_2O_2)$，曲线上任意一点斜率的负值，就等于该点所对应时刻的反应速率。

问题与思考　　化学反应速率的表达方式有几种？分别如何表示？

第二节　化学反应速率理论简介

反应速率理论是从分子的运动和分子结构的微观角度来寻找化学反应速率的规律，阐明反应进行快慢的原因及其影响因素。其中比较成熟的有碰撞理论和过渡态理论。

一、碰撞理论和活化能

1918 年路易斯（Lewis）运用气体分子运动论的研究成果，提出了反应速率的碰撞理论。该理论认为，化学反应发生的先决条件是反应物分子之间的相互碰撞，如果反应物分子互不接触，那就不可能发生反应。但反应物分子间的碰撞并非每一次都能发生反应，只有少数的碰撞发生了反应，这种能发生化学反应的碰撞称为有效碰撞（effective collision）。而大多数的碰撞并不能发生化学反应，不能引发反应的无效碰撞称为弹性碰撞（elastic collision）。

发生有效碰撞的分子必须具备下列两个条件：

1. 具有足够的能量　在反应体系中，只有那些具有足够能量的分子在相互碰撞时，才能使旧键断裂，新键形成。

2. 具有合适的方向　碰撞必须发生在引发反应的有效部位，例如反应：

$$CO(g) + NO_2(g) \longrightarrow CO_2(g) + NO(g)$$

在 CO 和 NO_2 分子相互碰撞时，CO 分子中的碳原子和 NO_2 分子中的氧原子迎头相碰，有利于碳原子和氧原子之间形成新的化学键，使反应有可能发生，如图 3-2 所示。一般来说，

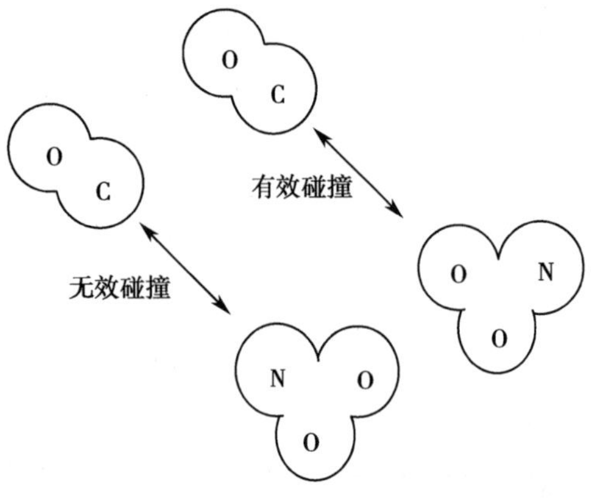

图 3-2　分子碰撞的不同取向

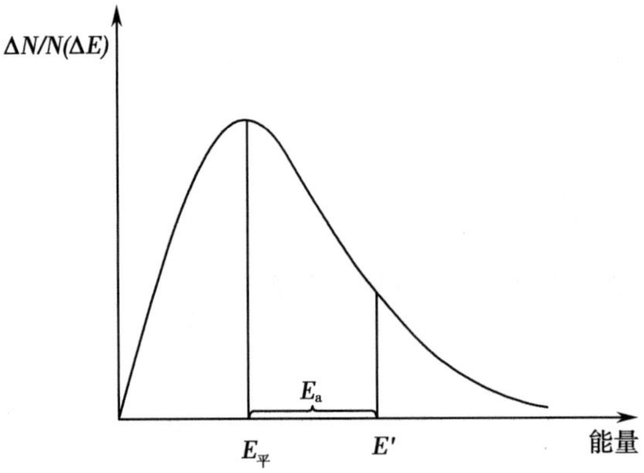

图 3-3　气体分子能量分布曲线

当反应条件一定时，反应物分子结构越复杂，这种取向合适的碰撞发生的概率越低。

能发生有效碰撞的分子称为活化分子(activated molecule)，它比普通分子具有更高的能量，通常它只占分子总数中的小部分。

根据对气体分子运动规律的研究，一定温度时，由于气体分子间的不断碰撞等原因，使分子的能量参差不齐且不断变化。但从统计的观点看，体系中气体分子的能量分布是一定的。一定条件下气体分子的能量分布曲线如图 3-3 所示。图中横坐标 E 代表气体分子能量，纵坐标为 $\Delta N/(N\Delta E)$，其中 $\Delta N/N$ 表示在一定能量范围区间(ΔE)的分子数(ΔN)占分子总数(N)的比值，$\Delta N/(N\Delta E)$ 则表示单位能量范围内的分子比值。可见，体系中大部分分子其能量接近于体系的平均能量($E_平$)，高能量分子和低能量分子所占的比值相对较少。图中 E' 表示活化分子的最低能量，只有那些能量高于 E' 值的分子才能发生有效碰撞。通常把活化分子具有的最低能量与反应物分子的平均能量之差称为活化能(activation energy)，用符号 E_a 表示，单位为 $kJ \cdot mol^{-1}$。

化学反应速率与反应的活化能有关。在一定温度下，反应的活化能越小，活化分子分数越大，发生有效碰撞的次数越多，反应速率越快。因此，活化能是决定化学反应速率的主要因素。

二、过渡态理论

1935 年艾林(Eyring)等人在统计力学和量子力学的基础上，提出了反应速率的过渡态理论。过渡态理论(theory of transition state)又叫活化配合物理论，该理论认为，化学反应并不是通过反应物分子间的简单碰撞完成的，而是要经过一个中间过渡状态，即反应物分子间首先形成活化配合物。活化配合物的特点是能量高、不稳定、寿命短，它一经形成，就很快分解。如 CO 和 NO_2 的反应：

$$CO(g) + NO_2(g) \longrightarrow CO_2(g) + NO(g)$$

CO 与 NO_2 分子互相以适当的取向充分靠近时，首先形成了一种活化配合物(图 3-4)。

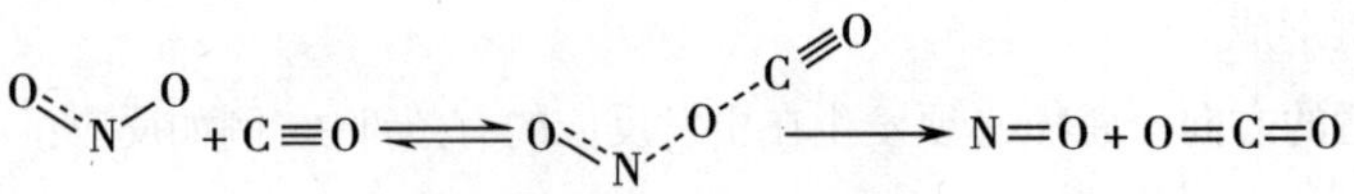

活化配合物(过渡状态)

图 3-4　NO_2 和 CO 的反应过程

在活化配合物中，N—O 键被削弱，而 C═O 新键尚未形成，是一种不稳定的过渡状态，与反应物和生成物比较，这是一种能量相对更高的状态。三者的势能关系如图 3-5 所示。A 点和 C 点分别代表反应物和生成物的平均势能，B 点表示活化配合物的平均势能。活化配合物处于比反应物和生成物都要高的能量状态，形成“能垒”。活化配合物一旦形成，很快分解为生成物或反应物分子。因此，反应物分子只有吸收足够的能量，才能越过“能垒”转化为生成物，反应才会发生。由稳定的反应物分子过渡到活化配合物的过程，称为活化过程，活化过程中所吸收的能量称为活化能。反应的活化能越大，则反应进行时所需越过的能垒就越高，反应速率就越慢；反之，反应的活化能越小，能垒越低，反应速率就越快。

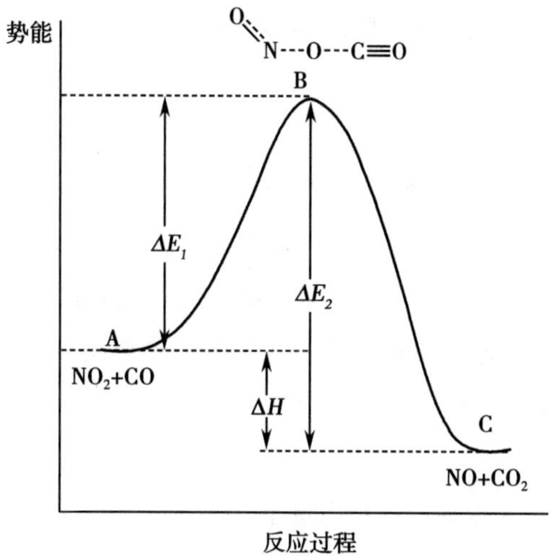

图 3-5　反应过程的势能图

问题与思考　　反应物分子发生有效碰撞的必要条件是什么？

第三节　化学反应速率的影响因素

化学反应速率除受反应物质本性的影响外，还与浓度、温度、催化剂等因素有关。

一、浓度对反应速率的影响

（一）基元反应和复杂反应

化学反应方程式表示了反应物和产物及其计量关系，但它不能说明反应实际发生的过程。反应所经历的途径或具体步骤称为反应机制（reaction mechanism）或反应历程。对化学反应机制的研究表明，有些反应从反应物到生成物一步完成，而更多的反应可能是分成多步完成的。我们把一步完成的反应称为基元反应（elementary reaction）或简单反应。如下列反应为基元反应：

$$CO(g) + NO_2(g) \longrightarrow CO_2(g) + NO(g)$$

$$2NO_2(g) \longrightarrow 2NO(g) + O_2(g)$$

经过多步完成的反应称为复杂反应（complex reaction）。例如 $I_2(g) + H_2(g) \longrightarrow 2HI(g)$，该反应实际上是分两步完成的，其反应机制是：

第 1 步：$I_2(g) \longrightarrow 2I(g)$　　（快反应）

第 2 步：$H_2(g) + 2I(g) \longrightarrow 2HI(g)$　　（慢反应）

每一步均为一个基元反应，第 2 步反应相对来说速率比较慢，总反应的反应速率主要取决于各基元反应中速率最慢的一步。因此，速率最慢的基元反应称为该反应的速率控制步骤（rate controlling step）。

（二）质量作用定律

对基元反应速率的研究发现，当温度一定时，基元反应的反应速率与各反应物浓度幂（以化学反应计量方程式中相应的系数为指数）的乘积成正比。这一规律称为质量作用定律（law of mass action）。表明反应物浓度与反应速率之间定量关系的数学表达式称为速率方程（rate equation）。如基元反应：

$$aA + bB = cC + dD$$

根据质量作用定律，其速率方程为：

$$v = k\,c^{a}(A)c^{b}(B) \tag{3-3}$$

式中，k 为反应速率常数（rate constant），数值上相当于各反应物浓度均为 $1\text{mol}\cdot\text{L}^{-1}$ 时的反应速率，又称比速率。k 值与反应物本性、温度和催化剂等因素有关，而与反应物浓度无关。

在应用质量作用定律或书写速率方程式时应注意：

（1）质量作用定律仅适用于基元反应。若不能确定某反应是否为基元反应，则只能根据实验来确定反应速率方程，而不能根据质量作用定律直接得出。

（2）纯固态和纯液态反应物的浓度可视为常数，不写入速率方程式。

（3）在稀溶液中有溶剂参与的反应，因溶剂量大，它的浓度几乎维持不变，故也不写入速率方程式中。

（三）反应级数

反应速率方程中各反应物浓度幂次数之和称为反应级数（order of reaction）。对一般的化学反应：

$$aA + bB \rightarrow 产物$$

实验测得其速率方程为：

$$v = kc^{\alpha}(A)c^{\beta}(B)$$

式中，α 为反应物 A 的级数，β 为反应物 B 的级数，该反应的总反应级数为 $n = (\alpha + \beta)$。一般而言，反应级数均指总反应级数，它由实验确定，其值可以是整数，也可以是分数或零。以下讨论具有简单级数的反应及其特征。

1. 一级反应 反应速率与反应物浓度的一次方成正比的反应称为一级反应（first-order reaction）。其速率方程为：

$$v = -\frac{dc}{dt} = kc \tag{3-4}$$

式中，c 表示反应物在 t 时刻的浓度，若以 c_0 表示 $t=0$ 时反应物的起始浓度，在时间从 $0\rightarrow t$，反应物浓度从 $c_0\rightarrow c$ 区间内，将上式移项并进行定积分得：

$$\ln c = \ln c_0 - kt \tag{3-5}$$

$$\ln\frac{c_0}{c} = kt \tag{3-6}$$

或

$$\lg \frac{c_0}{c} = \frac{kt}{2.303} \tag{3-7}$$

上述公式揭示了一级反应的反应物浓度与反应时间的关系。由此,可推出一级反应的特征:

(1) 一级反应的 $\ln c$ 与时间 t 呈线性关系(图 3-6),若以 $\ln c$ 对时间 t 作图,可得一直线。直线的斜率为 $-k$,截距为 $\ln c_0$。

(2) 一级反应速率常数的单位为[时间]$^{-1}$。因此,速率常数的数值与浓度采用的单位无关。

(3) 把反应物浓度消耗一半所需要的时间定义为半衰期(half-life),用 $t_{1/2}$ 表示。一级反应的半衰期可由式(3-6)求得:

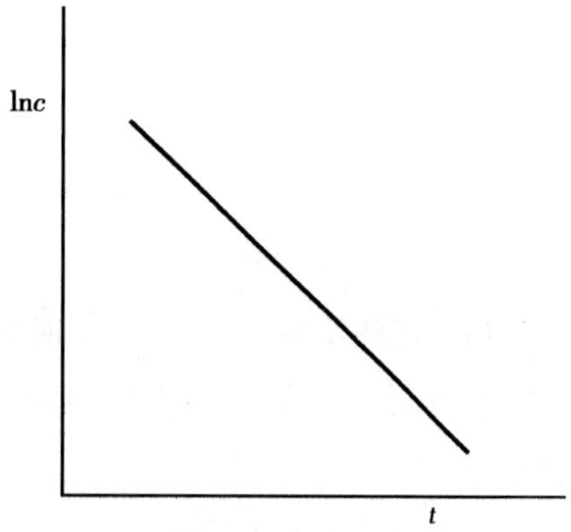

图 3-6 一级反应的 ln$c$-t 图

$$kt_{1/2} = \ln \frac{c_0}{c_0/2} = \ln 2$$

$$t_{1/2} = \frac{0.693}{k}$$

由上式可见,一级反应的半衰期与速率常数成反比,而与反应物的初始浓度无关。半衰期越长,速率常数越小,反应就越慢。常见药物在体内的半衰期,如阿司匹林为 0.25h,二甲双胍为 1.7~4.5h,卡铂为 2.6~5.9h,氧氟沙星为 4~7h,阿奇霉素为 35~48h。药物的半衰期反映了药物在体内消除的速率,表示了药物在体内的时间与血药浓度间的关系,它是决定给药剂量、次数的主要依据。因此,了解药物的半衰期,对于合理用药有着重要意义。

一级反应很多,许多药物的水解反应,酶的催化反应,多数热分解反应,放射性元素的衰变以及药物在体内的代谢等都是一级反应。

例 3-1 某药物分解 30% 即为失效。药物初始质量浓度为 5.0mg · mL^{-1},在室温下放置 20 个月后浓度降为 4.2mg · mL^{-1}。设此药物分解为一级反应,计算:(1)药物的半衰期;(2)标签上注明使用的有效期。

解

(1) 此药物分解反应为一级反应,故

$$k = \frac{2.303}{t}\lg\frac{c_0}{c} = \frac{2.303}{20}\lg\frac{5.0}{4.2} = 8.7\times10^{-3}(\text{月}^{-1})$$

$$t_{1/2} = \frac{0.693}{k} = \frac{0.693}{8.7\times10^{-3}} = 79.6(\text{月})$$

(2) 标签上注明使用的有效期为

$$t = \frac{2.303}{k}\lg\frac{c_0}{c} = \frac{2.303}{8.7\times10^{-3}}\lg\frac{5.0}{5.0\times(1-30\%)} = 41(\text{月})$$

2. 二级反应 反应速率与反应物浓度的二次方成正比的反应称为二级反应(second-order reaction)。二级反应通常有两种类型:

①2A→产物

②A + B→产物

在第二种类型中,若 $c(\text{A}) = c(\text{B})$,且在反应过程中始终按等计量反应,则两种类型的速率方程式相同：

$$v = -\frac{dc}{dt} = kc^2$$

对上式定积分得

$$\frac{1}{c} - \frac{1}{c_0} = kt \qquad (3\text{-}8)$$

二级反应具有以下特征：

（1）二级反应的 $1/c$ 与反应时间 t 呈线性关系，以 $1/c$ 对 t 作图为一直线（图3-7），其斜率等于速率常数 k，截距为 $1/c_0$。

（2）速率常数 k 的单位为[浓度]$^{-1}$·[时间]$^{-1}$，k 的数值与采用的时间单位和浓度单位有关。

（3）半衰期 $t_{1/2} = \frac{1}{kc_0}$。与一级反应不同，二级反应的半衰期不仅与反应速率常数成反比，也与初始浓度成反比。

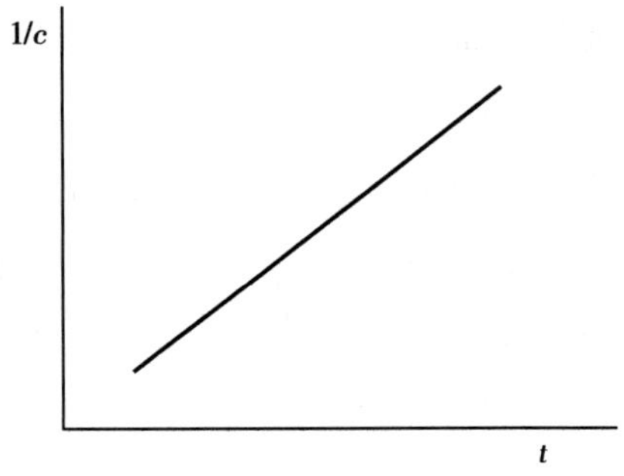

图3-7　二级反应的 $\frac{1}{c}-t$ 图

二级反应是一类常见的反应，溶液中的许多有机反应，如加成、取代及消去反应等都是二级反应。

例3-2　乙酸乙酯在298K时的皂化反应为二级反应：

$$CH_3COOC_2H_5 + NaOH \longrightarrow CH_3COONa + C_2H_5OH$$

若乙酸乙酯与氢氧化钠的起始浓度均为0.0100mol·L^{-1}，反应20分钟后，碱的浓度已消耗0.00566mol·L^{-1}。试求：（1）反应的速率常数；（2）反应的半衰期。

解

（1）$k = \frac{1}{t}\left(\frac{1}{c} - \frac{1}{c_0}\right) = \frac{1}{20}\left(\frac{1}{0.0100 - 0.00566} - \frac{1}{0.0100}\right) = 6.52(\text{L}\cdot\text{mol}^{-1}\cdot\text{min}^{-1})$

（2）$t_{1/2} = \frac{1}{kc_0} = \frac{1}{6.52 \times 0.0100} = 15.3(\text{min})$

3. 零级反应　反应速率与反应物浓度无关的反应称为零级反应（zero-order reaction）。一定温度时反应速率为一常数，其速率方程为：

$$v = -\frac{dc}{dt} = k$$

由定积分可得

$$c_0 - c = kt \qquad (3\text{-}9)$$

零级反应具有以下特征：

（1）反应物浓度 c 与时间 t 呈线性关系，c 对 t 作图为一条直线，斜率为 $-k$。

（2）速率常数 k 的单位为[浓度]·[时间]$^{-1}$，k 的数值与时间单位和浓度单位有关。

（3）半衰期 $t_{1/2} = \frac{c_0}{2k}$，即半衰期与速率常数成反比，与初始浓度成正比。

近年来发展的一些缓释长效药，其释药速率在相当长的时间范围内比较恒定，即属零级反应。如国际上应用较广的一种皮下植入剂，内含女性避孕药左旋18-甲基炔诺酮，每天约释药30μg，可一直维持5年左右。

具有简单级数的反应特征总结于表 3-2 中。

表 3-2　简单级数反应的特征

反应级数	微分式	积分方程式	半衰期($t_{1/2}$)	k的单位
一级	$v=-\frac{dc}{dt}=kc$	$\ln\frac{c_0}{c}=kt$	$\frac{0.693}{k}$	[时间]$^{-1}$
二级	$v=-\frac{dc}{dt}=kc^2$	$\frac{1}{c}-\frac{1}{c_0}=kt$	$\frac{1}{kc_0}$	[浓度]$^{-1}$·[时间]$^{-1}$
零级	$v=-\frac{dc}{dt}=k$	$c_0-c=kt$	$\frac{c_0}{2k}$	[浓度]·[时间]$^{-1}$

二、温度对反应速率的影响

（一）范特霍夫规则

温度对化学反应速率的影响较大，对大多数化学反应来说，反应速率随温度的升高而加快。1884 年，荷兰化学家范特霍夫(van't Hoff)根据实验结果总结出一条近似规则：当反应物浓度不变时，温度每升高 10℃，反应速率大约增加 2~4 倍。利用这一规则，可以粗略地估计温度对反应速率的影响。

温度升高使反应速率加快的主要原因是分子的平均能量增加，体系中许多能量较低的分子获得足够的能量而成为活化分子。图 3-8 表示温度由 T_1 升高至 T_2 时，分子的能量分布的变化。温度升高，曲线明显右移，峰高降低，活化分子分数增加(图中的阴影面积)，有效碰撞的次数增多，因而反应速率加快。

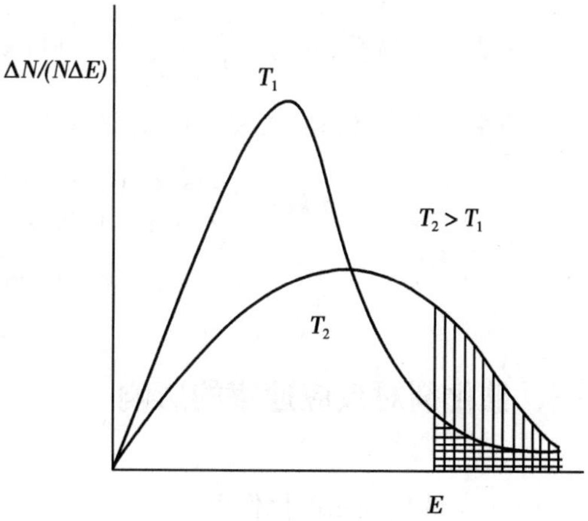

图 3-8　温度升高，活化分子数增多

（二）阿伦尼乌斯方程

温度对反应速率的影响，主要是体现在速率常数 k 上。1889 年瑞典化学家阿伦尼乌斯(S. A. Arrhneius)提出了一个较为精确的描述速率常数 k 与反应温度 T 之间关系的经验公式：

$$k=Ae^{-\frac{E_a}{RT}} \tag{3-10}$$

上式称为阿伦尼乌斯方程。式中 e 为自然对数的底数；A 为频率因子，它是给定反应的特性常数；R 为摩尔气体常数；E_a 为反应的活化能。

在阿伦尼乌斯方程中，温度 T 和活化能 E_a 都与速率常数 k 呈指数关系，可见两者对速率常数 k 的影响很大，温度和活化能的微小变化，将引起 k 值的显著变化。温度越高或活化能越低，反应的速率常数 k 越大，反应速率越快。

为了计算方便，也可将式(3-10)写成对数形式：

$$\ln k=-\frac{E_a}{RT}+\ln A \tag{3-11}$$

对于一个给定的反应，温度变化不大时，E_a 和 A 可视为常数。若反应在 T_1 时速率常数为 k_1，在温度 T_2 时速率常数为 k_2，则有：

$$\ln k_1 = -\frac{E_a}{RT_1} + \ln A$$

$$\ln k_2 = -\frac{E_a}{RT_2} + \ln A$$

两式相减，得：

$$\ln \frac{k_2}{k_1} = \frac{E_a}{R}\left(\frac{1}{T_1} - \frac{1}{T_2}\right) = \frac{E_a}{R}\left(\frac{T_2 - T_1}{T_2 T_1}\right) \qquad (3\text{-}12)$$

式(3-12)是阿伦尼乌斯方程的另一种形式。如果已知两个温度下的速率常数，可用式(3-12)计算反应的活化能。反之，已知反应的活化能和某一温度下的速率常数，也可计算另一温度下的速率常数。

例3-3　某药物在水溶液中分解。在323K和343K时测得该分解反应的速率常数分别为$7.08 \times 10^{-4} h^{-1}$和$3.55 \times 10^{-3} h^{-1}$，求该反应活化能和298K时的速率常数。

解　由式(3-12)得，$E_a = R\left(\frac{T_1 T_2}{T_2 - T_1}\right)\ln \frac{k_2}{k_1}$

$$= 8.314 \times \left(\frac{323 \times 343}{343 - 323}\right) \times \ln \frac{3.55 \times 10^{-3}}{7.08 \times 10^{-4}}$$

$$= 7.425 \times 10^{-4}(J \cdot mol^{-1}) = 74.25(kJ \cdot mol^{-1})$$

由式(3-12)得，$\ln k_2 = \frac{E_a}{R}\left(\frac{T_2 - T_1}{T_2 T_1}\right) + \ln k_1$

将求得的 E_a 值和323K时的 k_1 值代入上式，

$$\ln k_2 = \frac{7.425 \times 10^4}{8.314}\left(\frac{298 - 323}{323 \times 298}\right) + \ln 7.08 \times 10^{-4} = -9.572$$

$$k_2 = 6.96 \times 10^{-5}(h^{-1})$$

三、催化剂对反应速率的影响

（一）催化剂和催化作用

催化剂(catalyst)是一种能够改变化学反应速率，而本身的质量和化学组成在反应前后不发生变化的物质。凡能加快反应速率的催化剂称为正催化剂；而能减慢反应速率的催化剂称为负催化剂。通常所说的催化剂一般指正催化剂。催化剂改变化学反应速率的作用称为催化作用(catalysis)。

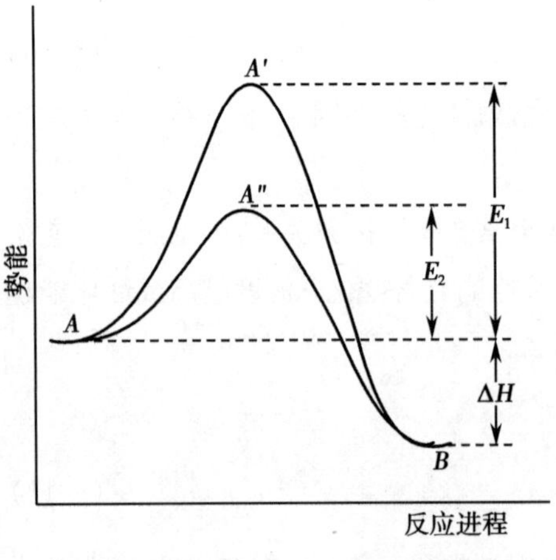

图3-9　催化剂降低反应活化能示意图

催化剂之所以能加快反应速率，是由于催化剂参与了化学反应，改变了反应历程，降低了反应的活化能，使更多的反应物分子成为活化分子，导致反应速率显著增大。图3-9形象地表示出有催化剂存在时，改变了反应历程，使反应沿着活化能较低的途径进行。图中 E_1 为非催化反应活化能，E_2 为催化反应活化能。

催化剂具有以下特点：

（1）催化剂在化学反应前后的质量和化学组成不变。催化剂用量少，能起显著作用。

（2）催化剂能同等程度地改变正反应速率和逆反应速率，但不能使化学平衡发生移动，不会改变平衡常数。

（3）催化剂只能改变化学反应的速率，不能改变化学反应的方向。

（4）催化剂具有选择性。一种催化剂通常只能加速一种或少数几种反应，同样的反应物使用不同的催化剂可得到不同产物。

（二）生物催化剂——酶

生物体在其特定的条件下（如一定的 pH 值和温度等），进行着许多复杂的化学反应，几乎所有的化学反应都是由特定的酶（enzyme）作催化剂并在特定的条件下完成的。酶的本质为蛋白质。如果生物体内缺少了某些酶，则会影响这些酶参与的所有反应，严重时将危及健康。被酶所催化的物质称为底物（substrate）。酶不仅具有一般催化剂的特点，还具有下列特征：

（1）酶具有高度的特异性：一种酶只对某一种或某一类的生化反应起催化作用。如淀粉酶只对淀粉催化水解，对脂肪、蛋白质的水解则不起催化作用。

（2）酶具有高度的催化活性：对同一反应，酶的催化能力常常比非酶催化高 $10^6 \sim 10^{10}$ 倍。如蛋白质的消化（即水解），在体外需用浓的强酸或强碱，并煮沸相当长的时间才能完成，但食物中蛋白质在酸碱性都不强，温度仅 37℃的人体消化道中，却能迅速消化，就因为消化液中有蛋白酶等起着催化作用。

（3）酶的温度效应和 pH 值范围：酶通常在一定 pH 值范围及一定温度范围内才能有效地发挥作用。酶的活性常常在某一 pH 值范围内最大，称为酶的最适 pH 值。如 pH 值过高或过低会使酶变性而失活，体内大多数酶的最适 pH 值接近中性。同样，酶对温度具有特殊的敏感性。反应速率最大时的温度称为酶的最适温度，人体大多数酶的最适温度在 37℃左右。

酶分布在人体的各种器官和体液中，酶的活性与酶量具有可调节性。机体对酶促反应速率的调节包括对酶的活性、酶的含量及底物浓度等进行调节。从化学反应的角度看，人体是一个极其复杂而又高度协调的酶催化系统。在人体内已发现 3000 多种酶，其中 60% 以上含有铜、锌、铁、锰等微量元素，这些元素参与了酶的组成与激活，能使体内复杂的生化反应顺利进行。

（赵全芹）

学习小结

化学反应速率用于衡量化学反应进程的快慢，通常用反应式中物质的浓度改变来表示。反应速率分为平均速率和瞬时速率。

化学反应速率理论主要有碰撞理论和过渡态理论。碰撞理论和过渡态理论分别以发生有效碰撞所需的能量及形成过渡态活化配合物的势能的观点，说明了活化能与反应速率的关系。

化学反应速率的影响因素有浓度、温度、催化剂等。质量作用定律和速率方程表明了反应速率与反应物浓度之间的关系，具有简单级数反应的速率方程式及其特征表明了反应物浓度与反应时间的关系；阿伦尼乌斯方程式表明了反应速率常数与温度之间的关系，利用阿伦尼乌斯方程可计算反应的活化能 E_a、速率常数 k 等物理量；催化剂能显著地提高反应的速率，其作用是改变反应的历程，降低反应的活化能，使反应按活化能较低的途径进行。

复习参考题

1. 解释下列名词：

（1）化学反应速率　（2）基元反应　（3）有效碰撞　（4）活化能

（5）速率常数　（6）反应级数　（7）半衰期　（8）催化剂

2. 什么是质量作用定律？应用质量作用定律应注意什么问题？

3. 下列情况下，某一反应的反应速率和速率常数是否相同？

（1）温度相同，起始浓度不同。

（2）温度不同，起始浓度相同。

4. 气体 A 的分解反应为 A(g)→产物，当 A 的浓度为 $0.50\text{mol}\cdot\text{L}^{-1}$ 时，反应速率为 $0.014\text{mol}\cdot\text{L}^{-1}\cdot\text{s}^{-1}$。如果该反应分别属于①零级反应；②一级反应；③二级反应，则当 A 的浓度等于 $1.0\text{mol}\cdot\text{L}^{-1}$ 时，反应速率分别是多少？

5. 某药物的分解反应为一级反应，在体温 37℃时，反应的速率常数为 0.46h^{-1}，若服用该药物 0.16g，计算该药物在胃中分解 90% 所需要的时间及药物的半衰期。

6. 已知反应 $NO_2(g)\rightarrow NO(g)+\frac{1}{2}O_2(g)$ 为二级反应。当 NO_2 的浓度从 $0.800\text{mol}\cdot\text{L}^{-1}$ 降到 $0.0104\text{mol}\cdot\text{L}^{-1}$ 时，所需反应时间为 125s。计算：

（1）反应的速率常数。

（2）当 NO_2 的初始浓度为 $0.500\text{mol}\cdot\text{L}^{-1}$ 时，反应的半衰期是多少？

7. 某一反应 A→B＋C，速率常数 $k=3.6\times10^{-5}\text{mol}\cdot\text{L}^{-1}\cdot\text{s}^{-1}$。试问：

（1）该反应的级数是多少？

（2）反应物 A 的初始浓度为 $0.096\text{mol}\cdot\text{L}^{-1}$，反应经过 30.0min 后，A 的浓度是多少？

8. 某酶催化反应的活化能是 $50.0\text{kJ}\cdot\text{mol}^{-1}$。试估算此反应在发烧至 40℃的病人体内比正常人（37℃）加快的倍数（不考虑温度对酶活性的影响）。

第四章 氧化还原反应与电极电势

4

04章

学习目标

掌握 氧化值的概念；原电池的组成；电极电势的产生；电极电势的计算。

熟悉 标准电极电势表；电极电势的应用；电势法测定溶液的 pH 值。

了解 氧化还原反应的配平；标准氢电极。

人类的生命活动与氧化还原反应紧密相关。煤、石油、木柴等的燃烧发热，是当前人类所依赖的主要能源；营养物质的消化、吸收，是人体内部能量供应的主要途径。这些都属于氧化还原过程。在人体内进行的一系列化学反应中，有许多也是氧化还原反应。因此，对一名医护工作者来说，要了解生命现象的本质及其变化规律，掌握一些氧化还原反应的理论知识是必要的。

第一节　氧化还原反应

一、氧化值与氧化还原反应

（一）氧化值

氧化值（oxidation number）是一种人为规定的数值，用来表示元素的氧化态。1970 年国际纯粹与应用化学联合会（IUPAC）对氧化值的定义是：将分子里的成键电子指定给电负性较大的原子时，某元素一个原子的形式电荷数。

例如，在 HCl 中，Cl 的电负性比 H 大，因此 Cl 的氧化值为 −1，H 的氧化值为 +1。确定元素氧化值的规则如下：

1. 在单质中，元素的氧化值为零。
2. 在电中性的化合物中，所有元素氧化值的代数和为零。
3. 单原子离子的氧化值等于它所带的电荷数；多原子离子所有元素原子的氧化值的代数和等于该离子所带的电荷数。
4. 碱金属的氧化值为 +1；碱土金属的氧化值为 +2。
5. H 在化合物中的氧化值一般为 +1，但在金属氢化物中（如 NaH，CaH_2）为 −1。O 在化合物中的氧化值一般为 −2，但在过氧化物（如 H_2O_2，Na_2O_2，BaO_2）中为 −1；在超氧化物（如 KO_2）中为 $-\frac{1}{2}$；在氟的氧化物如 OF_2 和 O_2F_2 中分别为 +2 和 +1。F 在化合物中的氧化值均为 −1。

根据以上规则，可求算一些复杂化合物中元素的氧化值。

例 4-1　分别求 Na_2CO_3、Fe_3O_4、H_5IO_6 中 C、Fe、I 的氧化值。

解　（1）设 Na_2CO_3 中 C 的氧化值为 x，因为 O 的氧化值为 −2，Na 的氧化值为 +1，所以

$$1\times2+x+(-2)\times3=0$$

$$x=+4$$

（2）设 Fe_3O_4 中 Fe 的氧化值为 x，因为 O 的氧化值为 −2，所以

$$3x+(-2)\times4=0$$

$$x=+\frac{8}{3}$$

（3）设 H_5IO_6 中 I 的氧化值为 x，因为 O 的氧化值为 −2，H 的氧化值为 +1，所以

$$1\times5+x+(-2)\times6=0$$

$$x=+7$$

由例 4-1 可见，元素的氧化值可以是整数，也可以是分数或小数。

（二）氧化还原反应

元素原子的氧化值发生变化的化学反应称为氧化还原反应（oxidation-reduction reaction）。元素的氧化值的改变与反应中电子的得失（转移或偏移）相关联。

在氧化还原反应中，某物质的元素失去电子，则其氧化值升高，发生的是氧化反应，该物质称为还原剂（reducing agent）；相反，某物质的元素得到电子，则其氧化值降低，发生的还原反应，该物质称为氧化剂（oxidizing agent）。例如，氧化还原反应：

$$Zn+Cu^{2+}\rightleftharpoons Zn^{2+}+Cu$$

反应中，Zn 失去两个电子，氧化值由 0 升到 +2，发生氧化反应，因此 Zn 是还原剂；而 Cu^{2+} 得到两个电子，氧化值有 +2 降到 0，发生还原反应，因此 Cu^{2+} 是氧化剂。

二、氧化还原电对

任何氧化还原反应都可以根据电子的转移方向，分成氧化和还原两个半反应（redox half-reaction）。例如上述 Zn 与 Cu^{2+} 的反应可分为

氧化半反应：$Zn-2e^-\rightleftharpoons Zn^{2+}$

还原半反应：$Cu^{2+}+2e^-\rightleftharpoons Cu$

在半反应中，同一元素的两个不同氧化值的物种组成了电对。由 Zn^{2+} 和 Zn 所组成的电对可表示为 Zn^{2+}/Zn；由 Cu^{2+} 和 Cu 所组成的电对可表示为 Cu^{2+}/Cu。电对中氧化值较高的物质称为氧化型物质，用符号 Ox 表示；氧化值较低的物质称为还原型物质，用符号 Red 表示。电对表达式可写为 Ox/Red。

在氧化还原反应中，失电子和得电子是同时进行的，氧化半反应和还原半反应是同时存在的，且反应过程中得失电子的数目相等。

氧化还原半反应可用通式写作：

$$Ox+ne^-\rightleftharpoons Red$$

当溶液中的介质参与半反应时，虽然它们在反应中未得失电子，也应写入半反应中。如半反应：

$$MnO_4^-+8H^++5e^-\rightleftharpoons Mn^{2+}+4H_2O$$

式中电子转移数为 5，氧化型包括 MnO_4^- 和 H^+，还原型为 Mn^{2+} 和 H_2O。

三、氧化还原反应方程式的配平

氧化还原反应体系一般较为复杂，除氧化剂和还原剂外还有介质参与，普通观察法常常难以配平。氧化还原反应常用的配平法有氧化值法和离子-电子法。氧化值法中学已有介绍，下面介绍离子-电子法。

离子-电子法配平氧化还原反应方程式首先要明确两个氧化还原半反应，再根据物质守恒

和电荷守恒原则进行配平。现以硫化亚铁在硝酸中的反应为例说明离子-电子法配平氧化还原反应式的步骤。

1. 根据实验事实写出相应的离子方程式。

$$FeS_2 + H^+ + NO_3^- \rightleftharpoons Fe^{3+} + SO_4^{2-} + NO_2$$

2. 根据氧化还原电对，将离子方程式拆分成氧化半反应和还原半反应。

氧化半反应：$FeS_2 \rightleftharpoons Fe^{3+} + SO_4^{2-}$

还原半反应：$NO_3^- \rightleftharpoons NO_2$

3. 根据物质守恒，使半反应式两边各原子的数目相等。若反应式两侧的 O 原子数目不等，可通过 H_2O、H^+、OH^-来配平，但要注意反应的酸碱性。此反应在酸性介质中进行，则在多 n 个 O 的一边加 2n 个 H^+，另一边加 n 个 H_2O。

氧化半反应：$FeS_2 + 8H_2O \rightleftharpoons Fe^{3+} + SO_4^{2-} + 16H^+$

还原半反应：$NO_3^- + 2H^+ \rightleftharpoons NO_2 + H_2O$

若在碱性介质中反应则在多 n 个 O 的一边加 n 个 H_2O，另一边加 2n 个 OH^-。

4. 根据电荷守恒，在半反应式的一边配以适当数量的电子，使反应式两边电荷总量相等。

氧化半反应：$FeS_2 - 15e^- + 8H_2O \rightleftharpoons Fe^{3+} + 2SO_4^{2-} + 16H^+$ (1)

还原半反应：$NO_3^- + e^- + 2H^+ \rightleftharpoons NO_2 + H_2O$ (2)

5. 配平方程式。根据氧化剂和还原剂得失电子数相等的原则，两式分别乘以一定系数后相加，得到配平的离子反应方程式。

(1) $FeS_2 - 15e^- + 8H_2O \rightleftharpoons Fe^{3+} + 2SO_4^{2-} + 16H^+$

(2) ×15

$$15NO_3^- + 15e^- + 30H^+ \rightleftharpoons 15NO_2 + 15H_2O$$

$$FeS_2 + 14H^+ + 15NO_3^- \rightleftharpoons Fe^{3+} + 2SO_4^{2-} + 15NO_2 + 7H_2O$$

离子-电子法的特点是不需要计算元素的氧化值，但此法仅适用于水溶液中进行的反应，而且要特别注意有含氧酸根参与的半反应在不同介质中的配平方法。

第二节 原电池与电极电势

一、原电池的概念

将锌片浸在 $CuSO_4$ 溶液中时，很快会观察到锌片慢慢溶解，红色的金属铜不断地沉积在锌片上，蓝色的 $CuSO_4$ 溶液颜色逐渐变浅。说明锌与 $CuSO_4$ 之间发生了氧化还原反应，其反应式如下：

$$Zn + Cu^{2+} \rightleftharpoons Zn^{2+} + Cu$$

该反应发生了电子的转移，但由于 Zn 与 $CuSO_4$ 是直接接触的，电子就从 Zn 直接转移到 Cu^{2+}上，无法形成电流，反应中释放出来的化学能转变成了热能。

如果采用图 4-1 所示的装置，在两个清洁的烧杯中分别盛入 $ZnSO_4$ 溶液和 $CuSO_4$ 溶液。在盛有 $ZnSO_4$ 溶液的烧杯中放一块 Zn 片，在盛有 $CuSO_4$ 溶液的烧杯中放一块 Cu 片，将两个烧杯的溶液用一个充满电解质溶液（一般用饱和 KCl 溶液和琼脂做成冻胶状，可使溶液不至于流出，而离子则可以在其中自由移动）的盐桥连接起来。在 Zn 片和 Cu 片间通过导线串联一个检流计，连通后可以观察到检流计的指针发生偏转，表明有电流通过。这种将氧化还原反应的化学能转化为电能的装置称为原电池（primary cell），简称电池。从理论上讲，任何一个氧化还原反应都可以设计成一个原电池。

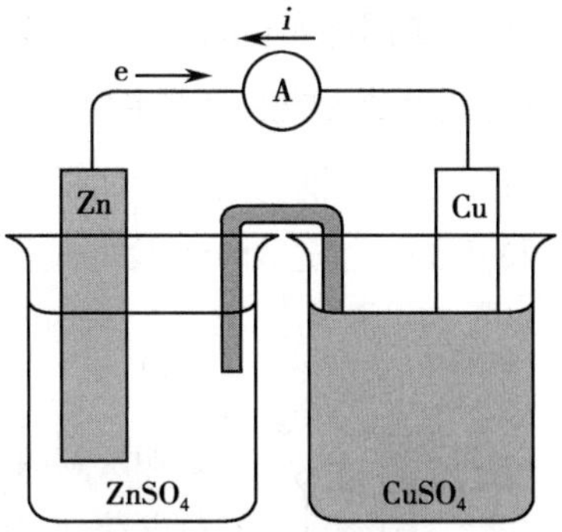

图 4-1　原电池结构示意图

在原电池中，氧化还原反应的两个半反应被分在两处进行，形成两个半电池。$ZnSO_4$ 溶液和 Zn 片构成 Zn 半电池，$CuSO_4$ 溶液和 Cu 片构成 Cu 半电池。半电池中的电子导体称为电极（electrode）。根据检流计指针的偏转可判断，电子通过外电路由 Zn 电极向 Cu 电极进行转移。Zn 电极输出电子，是原电池的负极，发生氧化反应；Cu 电极输入电子，是原电池的正极，发生还原反应。电极反应可表示为：

负极反应　$Zn - 2e^- \rightleftharpoons Zn^{2+}$

正极反应　$Cu^{2+} + 2e^- \rightleftharpoons Cu$

由负极反应和正极反应所构成的总反应，就是电池反应。

$$Zn + Cu^{2+} \rightleftharpoons Zn^{2+} + Cu$$

为了书写方便，原电池常用电池组成式来表示原电池的装置，例如：Cu-Zn 原电池的组成式为：

$$(-)Zn(s) \mid Zn^{2+}(c_1) \parallel Cu^{2+}(c_2) \mid Cu(s)(+)$$

电池组成式的书写规则：

1. 负极在左，以“(－)”表示；正极在右，以“(＋)”表示。

2. “｜”表示两相之间的界面，“‖”表示盐桥。

3. 同一相中的不同物质用“，”分开。

4. 当气体或液体不能和普通导线相连时，应用不活泼的惰性导体，如：铂片或碳棒作电极极板起导电作用。

5. 纯气体、液体和固体如 $H_2(g)$、$Br_2(l)$ 和 $I_2(s)$ 等紧靠电极板。

6. 电极中各物质的物理状态应标出，若为溶液应注明浓度，当浓度为 $1mol \cdot L^{-1}$ 时，可以不标注。

例如由标准氢电极和 Fe^{3+}/Fe^{2+} 电极所组成的原电池，其电池符号可以表示为：

$$(-)Pt, H_2(p^{\ominus}) \mid H^+(1mol \cdot L^{-1}) \parallel Fe^{3+}(c_1), Fe^{2+}(c_2) \mid Pt(+)$$

二、电极电势的产生及电池电动势

铜锌原电池中，实验测得电流是从 Cu 片经外电路流向 Zn 片，即 Cu 电极的电极电势高于 Zn 电极的电极电势。为何不同电极具有不同的电势？电极电势是如何产生的？1889 年德国化学家 Nernst 用双电层理论对此做了说明。

将金属置入它的盐溶液中时，存在两个相反的变化过程。一方面金属表面的原子由于本身的热运动及极性溶剂水分子的作用，进入溶液生成溶剂化离子，同时将电子留在金属表面的过程。另一方面，溶液中的金属离子受电极板上电子的吸引，变为金属原子重新沉积于金属表面的倾向。当这两个相反的过程的速率相等时，即达到了动态平衡，可用下式表示：

$$M(s) \underset{析出}{\overset{溶解}{\rightleftharpoons}} M^{n+}(aq) + ne^-$$

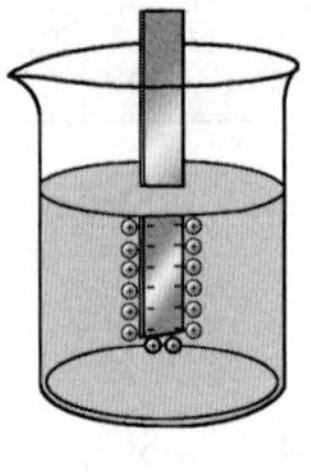

图 4-2　双电层结构示意图

如果金属溶解的趋势大于金属离子沉积的趋势，达到平衡时，金属表面带负电荷，而金属表面的溶液带有正电荷；反之，如果金属离子沉积的趋势大于金属溶解的趋势，金属表面带正电荷，而溶液带负电荷。无论是上述哪一种现象，在金属表面与溶液之间都会形成双电层结构（图 4-2），双电层之间存在电势差，称为电极电势（electrode potential），用符号"$\varphi_{ox/red}$"表示。

电极电势的高低与金属的活泼性有关，也与溶液中金属离子的浓度以及温度等因素有关。金属愈活泼，金属溶解趋势就愈大，平衡时金属表面负电荷过剩愈多，该金属电极的电极电势就愈低；金属愈不活泼，金属溶解趋势就愈小，平衡时金属表面负电荷过剩愈少，该金属电极的电极电势就愈高。

原电池中，两个半电池之间的电势差称为原电池的电动势，常用符号"E"表示：

$$E = \varphi_+ - \varphi_- \tag{4-1}$$

用电位计可测定原电池的电动势，并能确定哪个电极是正极，哪个电极是负极，但是不能确定某一电极的电极电势的绝对数值。

三、标准氢电极和标准电极电势

由于单个电极的电极电势绝对值是无法测定的，因此，必须选择一个人们所公认的相对标准，再测定由此相对标准与待测电极所组成的原电池的电动势，即可求出待测电极的电极电势。IUPAC 选定标准氢电极（standard hydrogen electrode, SHE）作为电极电势的比较标准，以确定各种电极的相对电极电势值。

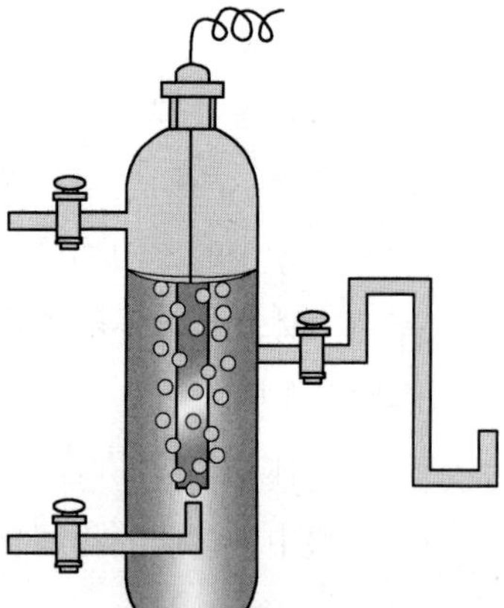

图 4-3　标准氢电极示意图

（一）标准氢电极

标准氢电极的组成如图 4-3 所示。通入 H_2 的压力为 100kPa，H^+ 的浓度（严格地说应当是活度）为 1mol · L^{-1}。用覆盖铂黑的铂片作为电极。铂黑由颗粒细小的铂粉构成，它对 H_2 吸附能力很强。当铂黑为 H_2 饱和时，电极就与溶液间达成平衡：

$$\underset{溶液中}{2H^+(2mol \cdot L^{-1})} + 2e^- \rightleftharpoons \underset{铂黑极板上}{H_2(100kPa)}$$

这时，电极与溶液界面上产生的电势差，就是标准氢电极的电极电势。IUPAC 规定，在任何温度下，标准氢电极的电极电势都为零，即 φ_{SHE} = 0.0000V。

问题与思考　　实验室能否制作出标准氢电极？为什么？

（二）标准电极电势的测定

根据 IUPAC 的建议，定义任何电极的标准电极电势为以下电池的标准电动势：

$$(-)Pt, H_2(100kPa) \mid H^+(a=1mol \cdot L^{-1}) \parallel M^{n+}(a=1mol \cdot L^{-1}) \mid M(s)(+)$$

并规定电子从外电路由标准氢电极流向待测电极的电极电势为正号，电子通过外电路由待测电极流向标准氢电极的电极电势为负号。

例如，标准氢电极与铜电极组成原电池，当 Cu^{2+} 浓度为 $1mol \cdot L^{-1}$ 时，测得电池电动势 $E_{池}=0.3419V$，铜电极为正极，氢电极为负极。因此铜电极的标准电极电势为 0.3419V，即 $\varphi^{\ominus}(Cu^{2+}/Cu)=0.3419V$。其他电极的标准电极电势也可以用类似方法测定。部分常见氧化还原电对的标准电极电势见表 4-1，其他氧化还原电对的标准电极电势数据见本书附录或相关物理化学手册。

表 4-1　一些常见的氧化还原半反应和标准电极电势（298.15K）

电极反应	$\varphi^{\ominus}/V$
$Li^+(aq)+e^- \rightleftharpoons Li(s)$	−3.0401
$Na^+(aq)+e^- \rightleftharpoons Na(s)$	−2.71
$Zn^{2+}(aq)+2e^- \rightleftharpoons Zn(s)$	−0.7618
$Fe^{2+}(aq)+2e^- \rightleftharpoons Fe(s)$	−0.447
$Ni^{2+}(aq)+2e^- \rightleftharpoons Ni(s)$	−0.257
$Sn^{2+}(aq)+2e^- \rightleftharpoons Sn(s)$	−0.1375
$Pb^{2+}(aq)+2e^- \rightleftharpoons Pb(s)$	−0.1262
$2H^+(aq)+2e^- \rightleftharpoons H_2(g)$	0.00000
$Sn^{4+}(aq)+2e^- \rightleftharpoons Sn^{2+}(aq)$	0.151
$AgCl(s)+e^- \rightleftharpoons Ag(s)+Cl^-(aq)$	0.22233
$Hg_2Cl_2(s)+2e^- \rightleftharpoons 2Hg(l)+2Cl^-(aq)$	0.26808
$Cu^{2+}(aq)+2e^- \rightleftharpoons Cu(s)$	0.3419
$I_2(s)+2e^- \rightleftharpoons 2I^-(aq)$	0.5355
$2HgCl_2(aq)+2e^- \rightleftharpoons Hg_2Cl_2(s)+2Cl^-(aq)$	0.63
$O_2(g)+2H^+(aq)+2e^- \rightleftharpoons H_2O_2(aq)$	0.695
$Fe^{3+}(aq)+e^- \rightleftharpoons Fe^{2+}(aq)$	0.771
$Ag^+(aq)+e^- \rightleftharpoons Ag(s)$	0.7996
$Br_2(l)+2e^- \rightleftharpoons 2Br^-(aq)$	1.066
$Cl_2(g)+2e^- \rightleftharpoons 2Cl^-(aq)$	1.35827
$Cr_2O_7^{2-}(aq)+14H^+(aq)+6e^- \rightleftharpoons 2Cr^{3+}(aq)+7H_2O(l)$	1.36
$MnO_4^-(aq)+8H^+(aq)+5e^- \rightleftharpoons Mn^{2+}(aq)+4H_2O(l)$	1.507
$F_2(g)+2e^- \rightleftharpoons 2F^-(aq)$	2.866

氧化剂的氧化能力增强（↓）　还原剂的还原能力增强（↑）

（三）标准电极电势表的使用说明

1. 标准电极电势表的适用范围

（1）标准电极电势是指在标准状态下的电极电势，应在满足标准态的条件下使用。

（2）由于该表中的数据是在水溶液中求得的，因此不能用于非水溶液或高温下的固相反应。

（3）表 4-1 所列数据为 298.15K 时的标准电极电势。由于温度的改变对电极电势的影响不大，因此在其他温度下的标准电极电势亦可用该表所列数据。

2. 电极电势的数值不因反应系数的改变而改变 电极电势的数值反映的是氧化还原电对得失电子的趋向，与物质的量无关。例如：

$$Zn^{2+} + 2e^- \rightleftharpoons Zn \qquad \varphi^{\ominus}(Zn^{2+}/Zn) = -0.7618V$$

$$2Zn^{2+} + 4e^- \rightleftharpoons 2Zn \qquad \varphi^{\ominus}(Zn^{2+}/Zn) = -0.7618V$$

3. 标准电极电势是一种平衡电势 电极电势的数值不因电极反应的书写方向而改变。例如：

$$Zn^{2+} + 2e^- \rightleftharpoons Zn \qquad \varphi^{\ominus}(Zn^{2+}/Zn) = -0.7618V$$

$$Zn - 2e^- \rightleftharpoons Zn^{2+} \qquad \varphi^{\ominus}(Zn^{2+}/Zn) = -0.7618V$$

4. 表中标准电极电势 $\varphi^{\ominus}$ 值愈高的电极，其氧化还原电对中的氧化型愈易得到电子，氧化能力越强；$\varphi^{\ominus}$ 值愈低的电极，其氧化还原电对中的还原型愈易失去电子，还原能力愈强。

表中标准电极电势 $\varphi^{\ominus}$ 值自上而下依次增加，表明氧化型的氧化能力自上而下依次增强，还原型的还原能力自上而下依次减弱。因此，在表 4-1 中，F_2 是最强的氧化剂，F^- 则是最弱的还原剂。Li 是最强的还原剂，Li^+ 则是最弱的氧化剂。

问题与思考 同种离子的不同浓度的溶液，能否组成原电池？这种电池的电极反应应该怎么写？

第三节 能斯特方程式及影响电极电势的因素

一、能斯特方程

标准电极电势是在标准状态下测定的，但绝大多数氧化还原反应都是在非标准状态下进行。如果把非标准状态下的氧化还原反应组成原电池，其电极电势及电池的电动势也是非标准状态的。影响电极电势的因素很多，除了电极的本性外，主要和温度、反应物浓度及溶液的酸碱性有关，若有气体参与反应，气体分压对电极电势也有影响。这些影响因素由**能斯特方程**（Nernst 方程）联系起来。

对于任意的电极反应：

$$a\mathrm{Ox} + ne^- \rightleftharpoons b\mathrm{Red}$$

其电极电势通过能斯特方程式表示为

$$\varphi(\mathrm{Ox/Red}) = \varphi^{\ominus}(\mathrm{Ox/Red}) + \frac{RT}{nF}\ln\frac{c^a(\mathrm{Ox})}{c^b(\mathrm{Red})} \qquad (4\text{-}2)$$

式中 n 表示电极反应中的电子转移数；F 为法拉第常数 96 485C · mol^{-1}，$c(\mathrm{Ox})$ 和 $c(\mathrm{Red})$ 分别代表电对中氧化态和还原态及相关介质的物质的量浓度，但纯液体、纯固体物质和溶剂不写入方程，若为气体则用其分压除以 100kPa 表示；*a* 和 *b* 分别代表一个已配平的氧化还原半反应中氧化型和还原型各物质前的系数。

当 T =298. 15K，将相关常数代入上式得：

$$\varphi(Ox/Red) = \varphi^{\ominus}(Ox/Red) + \frac{0.05916}{n}\lg\frac{c^a(Ox)}{c^b(Red)} \tag{4-3}$$

根据已配平的半反应可以方便地写出电极电位的 Nernst 方程式，例如 298. 15K 时：

半反应	Nernst 方程式
$Cu^{2+} + 2e^- \rightleftharpoons Cu$	$\varphi(Cu^{2+}/Cu) = \varphi^{\ominus}(Cu^{2+}/Cu) + \frac{0.05916}{2}\lg\frac{c(Cu^{2+})}{1}$
$Cl_2(g) + 2e^- \rightleftharpoons 2Cl^-$	$\varphi(Cl_2/Cl^-) = \varphi^{\ominus}(Cl_2/Cl^-) + \frac{0.05916}{2}\lg\frac{p(Cl_2)/p^{\ominus}}{c^2(Cl^-)}$

$MnO_4^- + 8H^+ + 5e^- \rightleftharpoons Mn^{2+} + 4H_2O$

$$\varphi(MnO_4^-/Mn^{2+}) = \varphi^{\ominus}(MnO_4^-/Mn^{2+}) + \frac{0.05916}{5}\lg\frac{c(MnO_4^-)c^8(H^+)}{c(Mn^{2+})}$$

二、影响电极电势的因素

（一）溶液浓度对电极电势的影响

现以 Fe^{3+}/Fe^{2+} 电对为例，讨论氧化剂和还原剂浓度的改变对电极电势的影响。

$$Fe^{3+} + e^- \rightleftharpoons Fe^{2+} \qquad \varphi^{\ominus}(Fe^{3+}/Fe^{2+}) = 0.771V$$

$$\varphi(Fe^{3+}/Fe^{2+}) = \varphi^{\ominus}(Fe^{3+}/Fe^{2+}) + \frac{0.05916}{1}\lg\frac{c(Fe^{3+})}{c(Fe^{2+})}$$

由上式可知，若增大氧化型的浓度或减少还原型的浓度，则电极电势升高；反之，若减少氧化型的浓度或增大还原型的浓度，则电极电势降低。

表 4-2 列出在 298. 15K 时所测得的 Fe^{3+}/Fe^{2+} 电极电势值，可见当氧化型与还原型的浓度之比发生改变时，电极电势必将发生相应的改变。

表 4-2 Fe^{3+}/Fe^{2+} 电对的电极电势与各物质浓度之间的关系（298. 15K）

$c_{Fe^{3+}}/c_{Fe^{2+}}$	0. 001	0. 01	0. 1	1	10	100	1000
φ(V)	0. 594	0. 653	0. 712	0. 771	0. 830	0. 889	0. 948

（二）溶液酸度对电极电势的影响

若电极反应中有 H_3O^+ 和 OH^- 参加，溶液酸度变化会对电极电势产生较大的影响。

例 4-2　298. 15K 时，下列电极反应：

$$Cr_2O_7^{2-} + 14H^+ + 6e^- \rightleftharpoons 2Cr^{3+} + 7H_2O$$

$\varphi^{\ominus} = 1.36V$。若平衡时 $Cr_2O_7^{2-}$ 和 Cr^{3+} 的物质的量浓度均为 $1.00mol \cdot L^{-1}$，当 pH =0 及 pH = 3. 0 时，电极电势各为多少？

解　该电对的 Nernst 方程式为：

$$\varphi(Cr_2O_7^{2-}/Cr^{3+}) = \varphi^{\ominus}(Cr_2O_7^{2-}/Cr^{3+}) + \frac{0.05916}{6}\lg\frac{c(Cr_2O_7^{2-})c^{14}(H^+)}{c^2(Cr^{3+})}$$

当 pH =0 时：

已知　$c(Cr_2O_7^{2-})=c(Cr^{3+})=1.00mol \cdot L^{-1}$，pH =0，$c(H^+)=1.00mol \cdot L^{-1}$

所以　$$\varphi(Cr_2O_7^{2-}/Cr^{3+})=1.36+\frac{0.05916}{6}\lg\frac{1\times1^{14}}{1^2}=1.36V$$

当 pH =3.0 时，$c(H^+)=1.0\times10^{-3}$，电极电势为：

$$\varphi(Cr_2O_7^{2-}/Cr^{3+})=1.36+\frac{0.05916}{6}\lg\frac{1\times(10^{-3})^{14}}{1^2}=0.946V$$

计算结果说明含氧酸盐中氧化型物质的氧化能力受溶液酸度的影响较大。酸度降低其氧化能力减弱，酸度升高其氧化能力增强。

第四节　电极电势的应用

一、比较氧化剂和还原剂的相对强弱

标准电极电势值 $\varphi^\ominus$(Ox/Red)越高，表示氧化还原电对中氧化型 Ox 得电子能力越强，是较强的氧化剂，其对应的还原型 Red 失电子的能力就越弱，是较弱的还原剂。标准电极 $\varphi^\ominus$(Ox/Red)电势值越低，表示氧化还原电对中还原型 Red 失电子能力越强，是较强的还原剂，其对应的氧化型 Ox 得电子的能力就越弱，是较弱的氧化剂。

例如　因为 $\varphi^\ominus(MnO_4^-/Mn^{2+})=1.507V>\varphi^\ominus(Cr_2O_7^{2-}/Cr^{3+})=1.36V$

所以氧化能力 $MnO_4^- > Cr_2O_7^{2-}$，还原能力 $Mn^{2+} < Cr^{3+}$。

对于非标准状态下的电极反应，按已知条件用 Nernst 方程式计算出非标准状态下的电极电势 φ(Ox/Red)值，然后根据电极电势 φ(Ox/Red)值的高低判断氧化剂和还原剂的相对强弱。

二、计算电池电动势

对于任意一个氧化还原反应

$$Ox_1+Red_2 \rightleftharpoons Red_1+Ox_2$$

把它设计成原电池，其电池电动势

$$E=\varphi(Ox_1/Red_1)-\varphi(Ox_2/Red_2) \tag{4-4}$$

例 4-3　298.15K 时，将氧化还原反应：

$$2KMnO_4+16HCl \rightleftharpoons 2KCl+2MnCl_2+5Cl_2+8H_2O$$

设计成原电池，计算

(1) 原电池的标准电动势 $E^\ominus$。

(2) 当 H^+离子浓度为 0.10mol · L^{-1}、其他各离子浓度为 1.0mol · L^{-1}、Cl_2 分压为 100kPa 时原电池的电动势 E。

已知：

$$MnO_4^- + 8H^+ + 5e^- \rightleftharpoons 2Mn^{2+} + 4H_2O \qquad \varphi^\ominus(MnO_4^-/Mn^{2+}) = 1.507V$$

$$Cl_2(g) + 2e^- \rightleftharpoons 2Cl^- \qquad \varphi^\ominus(Cl_2/Cl^-) = 1.35827V$$

解　(1) 由于 $\varphi^\ominus(MnO_4^-/Mn^{2+}) > \varphi^\ominus(Cl_2/Cl^-)$，因此在标准状态下将电对 MnO_4^-/Mn^{2+} 和 Cl_2/Cl^- 组成原电池时，电对 MnO_4^-/Mn^{2+} 为正极，电对 Cl_2/Cl^- 为负极。其电池组成式为：

$$(-)Pt, Cl_2(100kPa) \mid Cl^-(1.0mol \cdot L^{-1}) \parallel$$

$$MnO_4^-(1.0mol \cdot L^{-1}), Mn^{2+}(1.0mol \cdot L^{-1}), H^+(1.0mol \cdot L^{-1}) \mid Pt(+)$$

原电池的标准电动势为：

$$E^\ominus = \varphi_+^\ominus - \varphi_-^\ominus = \varphi^\ominus(MnO_4^-/Mn^{2+}) - \varphi^\ominus(Cl_2/Cl^-) = 1.507V - 1.35827V = 0.149V$$

(2) 当 $c(H^+) = 0.10mol \cdot L^{-1}$、其他离子浓度为 $1.0mol \cdot L^{-1}$、$p(Cl_2) = 100kPa$ 时，电对 MnO_4^-/Mn^{2+} 和 Cl_2/Cl^- 的电极电势分别为：

$$\varphi(MnO_4^-/Mn^{2+}) = \varphi^\ominus(MnO_4^-/Mn^{2+}) + \frac{0.05916}{5}\lg\frac{c(MnO_4^-)c^8(H^+)}{c(Mn^{2+})}$$

$$= 1.507V + \frac{0.05916}{5}\lg(0.10)^8 = 1.41V$$

$$\varphi(Cl_2/Cl^-) = \varphi^\ominus(Cl_2/Cl^-) = 1.35827V$$

$$E = \varphi_+ - \varphi_- = \varphi(MnO_4^-/Mn^{2+}) - \varphi(Cl_2/Cl^-) = 1.41V - 1.35827V = 0.052V$$

三、判断氧化还原反应的方向

一个氧化还原反应总是发生在较强的氧化剂和较强的还原剂之间，生成较弱的还原剂和较弱的氧化剂。因此，在一般情况下，根据给定的两个电对的电极电势的大小或由其组成的原电池电动势的大小，即可判断氧化还原反应的方向。

在标准状态下：$E^\ominus > 0$，反应正向自发进行；$E^\ominus = 0$，反应达到平衡；$E^\ominus < 0$，反应逆向自发进行。

在非标准状态下：$E > 0$，反应正向自发进行；$E = 0$，反应达到平衡；$E < 0$，反应逆向自发进行。

特别注意的是：

(1) 在进行计算时，应按给定的正向反应来确定氧化剂和还原剂，$\varphi_+^\ominus$ 是氧化剂所在电对的标准电极电势；$\varphi_-^\ominus$ 是还原剂所在电对的标准电极电势。两者不能混淆，否则就将导致错误的结论。

(2) 若非标准状态，则先用 Nernst 方程式求出电极电势，再进行非标准状态下电池电动势的计算，最后根据计算结果作出判断。

例 4-4　判断下列反应 $Hg^{2+} + 2Ag \rightleftharpoons Hg + 2Ag^{2+}$

(1) 在标准态下能否自发进行。

(2) $c(Hg^{2+}) = 0.0010mol \cdot L^{-1}$，$c(Ag^+) = 1mol \cdot L^{-1}$ 反应能否自发进行。

已知：　$\varphi^\ominus_{(Hg^{2+}/Hg)} = 0.851V$，$\varphi^\ominus_{(Ag^+/Ag)} = 0.7996V$

解　(1) $E^\ominus = \varphi^\ominus_{(Hg^{2+}/Hg)} - \varphi^\ominus_{(Ag^+/Ag)} = 0.851V - 0.7996V = 0.051V$

$E^{\ominus} > 0$，因此，在标准状态下正向反应自发进行。

（2）当 $c(Hg^{2+}) = 0.0010mol \cdot L^{-1}$，$c(Ag^{+}) = 1mol \cdot L^{-1}$时，电对 Hg^{+}/Hg 和 Ag^{+}/Ag 的电极电势分别为：

$$\varphi_{(Hg^{2+}/Hg)} = \varphi^{\ominus}_{(Hg^{2+}/Hg)} + \frac{0.05916}{2}\lg\frac{c(Hg^{2+})}{1}$$

$$= 0.851V + \frac{0.05916}{2}\lg\frac{0.001}{1} = 0.762V$$

$$\varphi_{(Ag^{+}/Ag)} = \varphi^{\ominus}_{(Ag^{+}/Ag)} = 0.7996V$$

$$E = \varphi_{(Hg^{2+}/Hg)} - \varphi_{(Ag^{+}/Ag)} = 0.762V - 0.7996V = -0.038V$$

因 $E < 0$，正向反应不能自发进行。反应物 Hg^{2+} 浓度降低了 1000 倍，使氧化还原反应的方向发生改变，即 $Hg + 2Ag^{+} \rightleftharpoons Hg^{2+} + 2Ag$。

从电池电动势的 Nernst 方程式可看出，在浓度变化不大的情况下电池电动势主要取决于 $E^{\ominus}$；因此，在非标准状态下，仍可用电池的标准电动势 E 估计氧化还原反应进行的方向。通常情况下当 $E > 0.3V$ 时，正向反应自发进行；$E < -0.3V$ 时，正向反应不能自发进行，逆向反应自发进行；E 值在 $-0.3V$ 与 $0.3V$ 之间时，不可忽略浓度对电动势的影响，要根据 Nernst 方程式计算电池电动势 E，并根据其的符号判断自发反应的方向。

第五节　电势法测定溶液的 pH 值

一、参比电极和指示电极

利用 Nernst 方程可以计算电极电势与待测物质含量的关系，但单个电极的电势是无法测量的，可以与另一电极组成原电池，若原电池中一个电极的电极电势是已知且恒定的，称为参比电极（reference electrode）；则可以通过测量电池电动势求得另一个电极的电极电势，此电极的电极电势与溶液中待测物质浓度之间的定量关系符合 Nernst 方程，称为指示电极（indicator electrode）。这种测定物质含量的方法称为电势法。

（一）常用参比电极

由于标准氢电极难以制作，实验中常用参比电极是甘汞电极和氯化银电极。

1. 甘汞电极　甘汞电极（calomel electrode）是由 Hg，Hg_2Cl_2（甘汞）和 KCl 溶液组成的电极，其电极组成式为：

$$Pt(s) \mid Hg_2Cl_2(s) \mid Hg(l) \mid Cl^{-}(c)$$

电极反应：

$$Hg_2Cl_2 + 2e^{-} \rightleftharpoons 2Hg + 2Cl^{-}$$

电极电势表达式：

$$\varphi = \varphi^{\ominus} + \frac{RT}{2F}\ln\frac{1}{c^2(Cl^{-})}$$

甘汞电极的电极电势随 KCl 溶液的浓度变化而变化。若 KCl 为饱和溶液,则称为饱和甘汞电极(saturated calomel electrode,SCE),298.15K 时,$\varphi_{SCE}=0.2412V$。

甘汞电极在给定温度下的电极电势比较稳定,并且容易制备,使用方便,但其温度系数较大,即电极电势随温度变化较大。

2. AgCl/Ag 电极 AgCl/Ag 电极是在装有 KCl 溶液的玻璃管中插入一根镀有 AgCl 的银丝构成的,其电极组成式:

$$Ag(s) \mid AgCl(s) \mid Cl^-(c)$$

电极反应:

$$AgCl + e^- \rightleftharpoons Ag + Cl^-$$

电极的能斯特方程为:

$$\varphi = \varphi^{\ominus} + \frac{RT}{F}\ln \frac{1}{c(Cl^-)}$$

298.15K 时,$\varphi_{(AgCl/Ag)} = 0.2223V + 0.5916\lg \frac{1}{c(Cl^-)}$

298.15K 时,若 KCl 溶液为饱和溶液、$1.0mol \cdot L^{-1}$ 和 $0.1mol \cdot L^{-1}$ 时,$\varphi_{(AgCl/Ag)}$ 分别为 0.1971V、0.2223V 和 0.288V。此电极对温度变化不敏感,在 80℃以上也可以使用。

(二)指示电极

电极电势对 H^+ 离子浓度的变化符合 Nernst 方程的电极,称为 pH 指示电极,如氢电极。温度 298.15K 时,保持氢气分压为 100kPa,氢电极的电极电势和 H^+ 离子浓度的变化关系为

$$\varphi(H^+/H_2) = \varphi^{\ominus}(H^+/H_2) + \frac{0.05916V}{2}\lg \frac{c^2(H^+)}{p(H_2)/p^{\ominus}}$$

$$= 0.0000V + 0.05916V \lg c(H^+) = -0.05916pH$$

测出电极电势就可计算出电极溶液的 H^+ 离子浓度和 pH 值,氢电极由于存在制作麻烦、操作条件苛刻等缺点,实际应用很少。使用最广泛的 pH 指示电极是玻璃电极(glass electrode)。

玻璃电极的结构如图 4-4 所示。下端是用特殊的玻璃制成的半球型玻璃薄膜球(约为 0.1mm),膜内装有一定 pH 值的盐酸溶液,并用氯化银-银电极作内参比电极。

图 4-4 玻璃电极

玻璃电极的电极电势能斯特方程可表示为

$$\varphi_{玻} = K_{玻} + \frac{RT}{F}\ln c(H^+) = K_{玻} - \frac{2.303RT}{F}pH$$

式中 $K_{玻}$ 在理论上说是常数,但实际上是一个未知数,因为玻璃电极在制造过程中玻璃表面存在一定的差异,不同的玻璃电极可能有不同的 $K_{玻}$ 值,即使是同一支玻璃电极在使用过程中 $K_{玻}$ 也有可能会发生缓慢变化,因此每次使用前必须进行校正。

二、复合电极

将指示电极和参比电极组装在一起就构成复合电极(combination electrode)。测定 pH 值使用的复合电极通常由玻璃电极-AgCl/Ag 电极或玻璃电极-甘汞电极组合而成。复合电极的

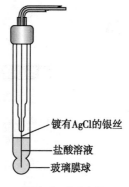

优点在于使用方便，并且测定值较稳定。

三、电势法测定溶液的 pH 值

电势法测定溶液 pH 值时，通常以玻璃电极作指示电极，饱和甘汞电极作参比电极，插入待测溶液组成原电池。

(－)玻璃电极 | 待测溶液 | SCE(＋)

电池电动势为：

$$E=\varphi_{SCE}-\varphi_{玻璃}=\varphi_{SCE}-\left(K_{玻}-\frac{2.303RT}{F}pH\right)$$

在一定温度下，φ_{SCE}为常数，令 $K_E=\varphi_{SCE}-K_{玻}$

$$E=K_E+\frac{2.303RT}{F}pH \tag{4-5}$$

式中有两个未知数 K_E 和 pH，需先将玻璃电极和饱和甘汞电极插入 pH 值为 pH_s 的标准缓冲溶液中进行测定，测定的电池电动势为 E_s

$$E_s=K_E+\frac{2.303RT}{F}pH_s \tag{4-6}$$

合并式(4-6)和式(4-5)，消去 K_E，即得待测溶液的 pH 值

$$pH=pH_s+\frac{(E-E_s)F}{2.303RT} \tag{4-7}$$

测定溶液 pH 值的仪器(酸度计)就是根据此原理制作而成的。

（于　昆）

学习小结

元素的氧化态用氧化值表示。氧化值发生变化的反应称为氧化还原反应，氧化是指氧化值增高的过程，还原是指氧化值降低的过程。

自发进行的氧化还原反应，可以设计成为一原电池。原电池中发生的总反应称为电池反应，它由两个电极反应(半电池反应)构成。在金属表面与溶液之间会形成双电层结构，双电层之间存在电势差，称为电极电势 φ。当电路中电流趋近零时，原电池两极间的电势差为电池的电动势 $E=\varphi_+-\varphi_-$。盐桥用于导电并消除液接电势。原电池可用电池符号表示。

以标准氢电极作为参比，规定 $\varphi_{SHE}=0.00000V$，可确定各种电极的标准电极电势 $\varphi^\ominus$。标准电极电势 $\varphi^\ominus$ 用于比较在标准状态下，各种氧化剂和还原剂的相对强弱。

非标准状态下的电极电势可由 Nernst 方程式求得：

$$\varphi(Ox/Red)=\varphi^\ominus(Ox/Red)+\frac{RT}{nF}\ln\frac{c^a(Ox)}{c^b(Red)}$$

标准状态下，可根据电池电动势 E 判断氧化还原反应的方向。非标准状态下，需用 E 判断反应进行的方向。$E>0$ 时，正向反应自发进行；$E<0$ 时，正向反应不能自发

进行。

以玻璃电极做指示电极，饱和甘汞电极做参比电极，制作原电池，通过测量电池电动势计算溶液 pH 值。

复习参考题

1. 指出下列各物质中划线元素的氧化数：

$\underline{Fe}_2O_3$ $H_2\underline{O}_2$ $\underline{S}_2O_4^{2-}$ $\underline{N}_2H_4$ $\underline{N}_2O_5$ $K_2\underline{Mn}O_4$ $\underline{Mn}O_4^-$

2. 配平下列各反应方程式：

（1）$KMnO_4 + HCl \rightleftharpoons KCl + MnCl_2 + Cl_2 + H_2O$

（2）$K_2Cr_2O_7 + KI + H_2SO_4 \rightleftharpoons K_2SO_4 + Cr_2(SO_4)_3 + I_2 + H_2O$

（3）$Cl_2(g) + NaOH(aq) \rightleftharpoons NaCl(aq) + NaClO_3(aq)$

3. 根据标准电极电势表的数据，按氧化性或还原性强到弱的顺序给下列每一组中的氧化剂和还原剂排序（均为标准状态）：

（1）Hg^{2+}/Hg_2^{2+}，Ni^{2+}/Ni，Zn^{2+}/Zn　　（2）Cl_2/Cl^-，Br_2/Br^-，I_2/I^-

4. 写出 298.15K 时下列电极反应的能斯特方程式：

（1）$Cr^{3+} + e^- \rightleftharpoons Cr^{2+}$

（2）$AgCl + e^- \rightleftharpoons Ag + Cl^-$

（3）$Cr_2O_7^{2-} + 14H^+ + 6e^- \rightleftharpoons 2Cr^{3+} + 7H_2O$

5. 计算 298.15K 时下列电池的电动势，标明正、负极，列出电极反应式和电池反应式：

（1）$Pt \mid Sn^{4+}(0.1mol \cdot L^{-1}), Sn^{2+}(0.01mol \cdot L^{-1}) \parallel Cd^{2+}(0.1mol \cdot L^{-1}) \mid Cd$

（2）$Pt \mid H_2(100kPa), H^+(0.01mol \cdot L^{-1}) \parallel Cl^-(0.1mol \cdot L^{-1}) \mid AgCl(s), Ag$

6. 设溶液中 MnO_4^- 离子和 Mn^{2+} 离子的浓度相等（其他离子均处于标准状态，$T = 298.15K$），问在下列酸度：（1）$pH = 0.00$；（2）$pH = 5.5$，MnO_4^- 离子能否氧化 I^- 和 Br^- 离子？

第五章　原子结构与分子结构

5

05章

学习目标

掌握	四个量子数的取值限制及其物理意义；多电子原子的近似能级图；基态原子核外电子排布遵守的三条规律；现代价键理论、杂化轨道理论的基本要点及 σ 键和 π 键的特征。
熟悉	原子轨道、电子云的角度分布图；原子的电子组态；化学键的形成；分子的空间构型及分子间作用力。
了解	电子的波粒二象性；测不准原理；波函数、概率密度、元素周期律及分子的极性与极化。

一般来说，物质由分子组成，分子由原子组成，原子由原子核和核外电子组成。物质在不同条件下表现出来的各种性质，都与结构有关。分子是决定物质性质的基本单位，分子的性质又取决于原子内结构和原子间的结合力。对化学反应来说，通常情况下，原子核并不发生变化，仅是分子中原子的重新组合、核外电子的运动状态及排布发生了变化。学习原子结构和分子结构的基本知识，是现代生命科学研究的必要基础。

第一节　原子结构

一、核外电子的运动

为了掌握物质性质及其变化规律，人们在不断地研究、探讨物质的基本结构。

19 世纪初，近代原子学说的奠基人——英国科学家道尔顿（J. Dalton）在通过化学分析法研究物质的组成时，提出了著名的原子学说，认为物质世界的最小单位是原子，原子是单一的、独立的、不可被分割的，在化学变化中保持着稳定的状态，同类原子的属性也是一致的。

19 世纪末，电子和放射性的发现，使人类打开了原子结构的大门。英国剑桥大学汤姆逊（J. J Thomson）应用磁性弯曲技术证明阴极射线是带负电的微粒——电子。在此基础上，1904 年，他提出了原子“枣糕模型”，即原子是一个平均分布着正电荷的粒子，其中镶嵌着许多带负电的电子的模型。该模型打破了原子不可分割的观点，并以此获得了 1906 年诺贝尔物理学奖。

卢瑟福（E. Rutherford）用带正电的氦离子流（α 粒子）穿过金箔时，发现绝大部分 α 粒子穿过金箔而不发生偏转，但也有一些产生偏斜，极小部分（约两万分之一）有严重偏斜，个别粒子竟被反射回来。根据这一实验事实，他于 1911 年提出了“行星系式”原子模型：中心有一个带正电荷的原子核，绝大部分的原子质量集中在核上，而带负电荷的电子质量极小，且在核周围高速运转，原子中绝大部分是空的。这个模型所得到的推论应该是“绕核运动的电子应该不停地连续地辐射，得到连续光谱”，并且“电子能量不断减少，电子运动轨道的半径也将不断减少，最终电子堕入核内，原子毁灭”。但事实是原子光谱不是连续光谱而是线性的，原子也不会毁灭。

1913 年，波尔（N. Bohr）冲破了经典物理传统观念的束缚，在卢瑟福提出的“行星系式”原子模型的基础上，用量子论的思想解决微观原子世界的结构难题，以量子化和能级的观点提出了“定态跃迁原子模型”。

（一）玻尔理论

玻尔理论的基本要点如下：

1. 氢原子核外的电子只能沿着某些特定的符合一定量子化条件的轨道运动。电子在这些轨道上运动时不吸收也不辐射能量，这种状态称为定态（stationary state），每个定态的能量值都对应一个能级（energy level），能量最低的定态称为基态（ground state），其他能量较高的状态均

称为激发态(excited state)。根据量子化条件,原子核外轨道能量公式可表示为

$$E = -\frac{Z}{n^2} \times 2.18 \times 10^{-18} \mathrm{J} (n = 1, 2, 3, 4, \cdots) \quad (5\text{-}1)$$

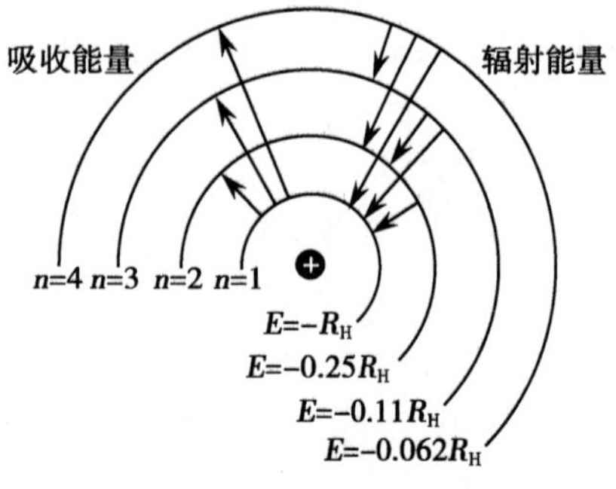

图 5-1　玻尔氢原子能级图

式中,E 为能量,Z 为核电荷数,n 为主量子数。图 5-1 是氢原子的部分能级。

2. 氢原子核外的电子通常处于能量最低的基态,当氢原子从外界获得能量时,电子就会跃迁到能量较高的激发态,由于激发态不稳定,电子会自发地返回能量较低的基态,同时将能量以光的形式发射出来。由于轨道的能量是不连续的,所以发射出来的光的频率也是不连续的,电子跃迁所吸收或辐射光子的能量等于电子跃迁后的能级(E_2)与跃迁前的能级(E_1)的能量差:

$$\Delta E = |E_2 - E_1| = h\nu \quad (5\text{-}2)$$

式中,ν 是光子的频率,h 为普朗克常数(6.626×10^{-34} J·s)。

玻尔理论运用量子化观点,成功地解释了氢原子的稳定性和氢光谱的不连续性。但玻尔理论没有完全摆脱经典力学的束缚,没有认识到电子运动的另一个重要特性——波动性,不能解释多电子原子光谱,甚至不能说明氢原子光谱的精细结构。

(二)电子的波粒二象性

受光具有波粒二象性的启发,1924 年法国物理学家德布罗意(de Broglie)大胆预言:电子、原子等微观粒子也具有波粒二象性,并提出微观粒子具有波动性的德布罗意关系式①。1927 年,美国物理学家戴维逊(Davisson)和革末(Germer)用一束强的电子流穿越晶体投射到照相底片上,可得到电子的衍射图像(图 5-2(c)),证实了微观粒子具有波动性,且其波长与德布罗意关系式结论相一致。如果电子流很微弱,几乎让电子一个一个射出,只要时间足够长,也可形成同样的衍射图像,如图 5-2(a)、(b)。换言之,一个电子每次到达底片上的位置是随机的,不能预测的,但多次重复以后,电子到达底片上某个位置的概率就显现出来。衍射图像上,亮斑强度大的地方,电子出现的概率大;反之,电子出现概率小的地方,亮斑强度就弱。所以,电子波是概率波(probability wave),空间任意一点的波强度和电子在该点出现的概率成正比。

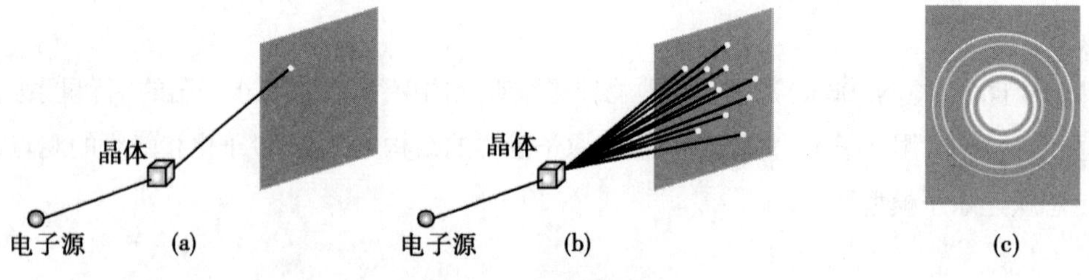

图 5-2　电子衍射图像

具有波粒二象性的电子,能否像经典力学中确定宏观物体的运动状态一样,用位置和动量

① 德布罗意关系式:$\lambda = \frac{h}{p} = \frac{h}{m\nu}$,式中,λ 为粒子波的波长,p 为粒子的动量,m 为质量,v 为速率。

同时来准确确定运动轨迹呢？1927 年，德国科学家海森堡（Heisenberg）给出了否定的答案：不可能同时准确地确定微观粒子运动的位置和动量。它的位置测得越准确，其动量测得就越不准确，反之亦然。这就是著名的测不准原理（uncertainty principle）①。测不准原理说明了微观粒子无确定的轨迹，不遵守经典力学规律，它的运动规律只能用量子力学来描述。

（三）量子数

根据电子具有波粒二象性的特征，奥地利物理学家薛定谔（E. Schrödinger）提出了描述电子在空间坐标(x,y,z)运动规律的二阶线性偏微分方程——薛定谔方程②，这个方程的求解比较复杂，我们只需理解方程的一些重要结论。

薛定谔方程的解是一个空间直角坐标 x,y,z 或球极坐标 r,θ,φ 的函数式，用符号 $\psi(x,y,z)$或 $\psi(r,\theta,\varphi)$ 表示，称为波函数（wave function）。量子力学用波函数 ψ 来描述核外电子的运动状态，并称为原子轨道函数，简称原子轨道（atomic orbital）。波函数本身的物理意义并不明确，但是波函数绝对值的平方 $|\psi|^2$ 却有着明确的物理意义，表示在原子核外空间某点 $P(r,\theta,\varphi)$处电子出现的概率密度（probability density），即在该点处单位体积中电子出现的概率。

在求解薛定谔方程的过程中，为使波函数 $\psi(r,\theta,\varphi)$ 的解具有特定的物理意义，须引入三个取值受到一定限制的量子化参数：n、l、m。这三个量子数的取值一定时，就确定了一个波函数 $\psi(r,\theta,\varphi)$，与另一量子数 m_s 一同来描述核外电子的运动状态。

1. 主量子数（principal quantum number）　常用符号 n 表示。它决定电子在核外空间出现概率最大的区域离核的平均距离。n 可以取值 1，2，3，……，n 为正整数；在光谱学中其对应符号为 K，L，M，……。分别代表第一电子层（K 层）、第二电子层（L 层）、第三电子层（M 层），……。n 值越大，能量越高；n 值越小，能量越低。n 是决定能量的主要因素。氢原子或类氢离子核外只有一个电子，能量只由主量子数决定。

2. 角动量量子数（angular momentum quantum number）　简称角量子数，常用符号 l 表示。它决定原子轨道的形状，并在多电子原子中与主量子数 n 一起决定电子的能量。l 的取值受主量子数限制，取值为 0，1，2，3，……，$(n-1)$，共可取 n 个值，可给出 n 种不同形状的轨道。在光谱学中其对应符号为 s，p，d，f……，分别称为 s 亚层，p 亚层，d 亚层，f 亚层，……

在多电子原子中，电子的能量在一定程度上取决于主量子数 n 和角量子数 l。在同一电子主层 n 中，l 越大，电子的能量越高。用主量子数和亚层符号表示为

$$E_{ns} < E_{np} < E_{nd} < E_{nf}$$

3. 磁量子数（magnetic quantum number）　常用符号 m 表示。它决定原子轨道在空间的伸展方向。m 的取值受角量子数限制，可以取 0、±1、±2，…… $\pm l$，共$(2l+1)$个数值，每个数值分别代表一个不同空间伸展方向的原子轨道。例如当 $n=1$，$l=0$ 时，m 只能取 0 一个值，表示在第一主层 s 亚层只有一个轨道，即电子只有一种空间运动状态，记做 1s。当 $n=3$，$l=1$ 时，m 可

---

① 测不准原理数学关系式：$\Delta x \cdot \Delta p_x \geq \frac{h}{4\pi}$，式中，$\Delta x$ 为微观粒子在 x 方向的位置测不准值，Δp_x 为微观粒子在 x 方向上的动量测不准值。

② 薛定谔方程是一个二阶偏微分方程：$\frac{\partial^2\psi}{\partial x^2}+\frac{\partial^2\psi}{\partial y^2}+\frac{\partial^2\psi}{\partial z^2}+\frac{8\pi^2 m}{h^2}(E-V)\psi=0$，式中 m 是粒子的质量，E 是总能量，V 是势能，h 为普朗克常量。

取0、+1和-1三个值，表示在第三主层p亚层有三种不同空间伸展方向的轨道，分别为$3p_x$、$3p_y$和$3p_z$。电子能量与磁量子数无关，由量子数n和l决定，因此，这3个p轨道的能量相等，处于同一能级，被称为简并轨道或等价轨道(equivalent orbital)。此外，5个d轨道，7个f轨道也分别为等价轨道。

4. **自旋量子数**(spin quantum number)　常用符号m_s表示。它决定电子自旋的方向，取值为$+\frac{1}{2}$和$-\frac{1}{2}$两个值，分别代表电子是顺时针或逆时针两种不同的自旋方向，常用箭头符号↑和↓表示。两个电子的自旋方向相同称为平行自旋，方向相反称为反平行自旋。由于m_s只有两个取值，因此，每一个原子轨道最多只能容纳两个电子，其能量相等。m_s不是为解薛定谔方程而设定的，是研究原子光谱精细结构时，提出电子除了空间运动外，本身还有自旋运动。

综上所述，原子中任何一个电子的运动状态，都能用四个量子数来确定，四者缺一不可。量子数n、l、m、m_s的合理组合，可以确定一个电子的运动状态。每个电子层的轨道总数为n^2，每电子层最多容纳的电子总数为$2n^2$。表5-1列出了电子主层、电子亚层、原子轨道与量子数之间的关系。

表5-1　电子主层、电子亚层、原子轨道与量子数之间的关系

<table>
<tr><th>主量子数
n</th><th>电子层</th><th>角量子数
l</th><th>磁量子数
m</th><th>波函数
ψ</th><th>同一电子层的
轨道数(n^2)</th><th>同一电子层最
多容纳电子数($2n^2$)</th></tr>
<tr><td>1</td><td>K</td><td>0</td><td>0</td><td>ψ_{1s}</td><td>1</td><td>2</td></tr>
<tr><td rowspan="3">2</td><td rowspan="3">L</td><td>0</td><td>0</td><td>ψ_{2s}</td><td rowspan="3">4</td><td rowspan="3">8</td></tr>
<tr><td rowspan="2">1</td><td>0</td><td>ψ_{2p_z}</td></tr>
<tr><td>±1</td><td>ψ_{2p_x}、ψ_{2p_y}</td></tr>
<tr><td rowspan="6">3</td><td rowspan="6">M</td><td>0</td><td>0</td><td>ψ_{3s}</td><td rowspan="6">9</td><td rowspan="6">18</td></tr>
<tr><td rowspan="2">1</td><td>0</td><td>ψ_{3p_z}</td></tr>
<tr><td>±1</td><td>ψ_{3p_x}、ψ_{3p_y}</td></tr>
<tr><td rowspan="3">2</td><td>0</td><td>$\psi_{3d_{z^2}}$</td></tr>
<tr><td>±1</td><td>$\psi_{3d_{xz}}$、$\psi_{3d_{yz}}$</td></tr>
<tr><td>±2</td><td>$\psi_{3d_{xy}}$、$\psi_{3d_{x^2-y^2}}$</td></tr>
</table>

(四)波函数和电子云

$\psi_{n,l,m}(r,\theta,\varphi)$是由$n$、$l$和$m$三个量子数确定的波函数，直接描绘它的图像很困难。但是$\psi_{n,l,m}(r,\theta,\varphi)$可以分解成径向部分$R_{n,l}(r)$和角度部分$Y_{l,m}(\theta,\varphi)$的函数：

$$\psi_{n,l,m}(r,\theta,\varphi)=R_{n,l}(r)\cdot Y_{l,m}(\theta,\varphi) \tag{5-3}$$

式中$R_{n,l}(r)$称为径向波函数(radial wave function)，是电子离核距离r的函数，只与n和l两个量子数有关，表示电子出现的概率随半径的变化情况。$Y_{l,m}(\theta,\varphi)$称为角度波函数(angular wave function)，是方位角θ和φ的函数，只与l和m两个量子数有关，表示原子轨道在核外空间的取向。对$R_{n,l}(r)\sim r$及$Y_{l,m}(\theta,\varphi)\sim\theta,\varphi$作图，可分别得到波函数(或原子轨道)的径向分布图和角度分布图。虽然每一部分并不能代表完整的波函数，但是将这两方面的描述综合考虑，即可建立波函数的微观模型。波函数的角度分布图对波函数的整体影响较大，而且对研究原子之间形成共价键具有重要意义。

1. **原子轨道的角度分布图**　波函数的角度分布图又称原子轨道角度分布图。每一个原子轨道都有一个相应的波函数，根据不同的波函数，可以得到不同原子轨道的角度分布图。图5-3 是氢原子的 s、p、d 轨道的角度分布图形：所有 s 轨道的角度分布图都是球形对称的；所有 p 轨道的角度分布图都是哑铃形的；p 轨道在空间有三种取向，分别为 p_x、p_y，p_z，它们图形完全相同；d 轨道的角度分布图，形似四叶花瓣，在空间有五种取向，分别为 d_{xy}，d_{yz}，d_{xz}，d_{z^2}，$d_{x^2-y^2}$，前三种四叶花瓣与坐标轴呈 45°角方向伸展，d_{z^2}，$d_{x^2-y^2}$分别沿坐标轴方向伸展，d_{z^2}在 z 轴上有两个较大的花瓣，而围绕 z 轴在 xy 平面上有一个圆形环。$d_{x^2-y^2}$的四叶花瓣处在 x 和 y 轴上。f 轨道角度分布图十分复杂，这里不做介绍了。

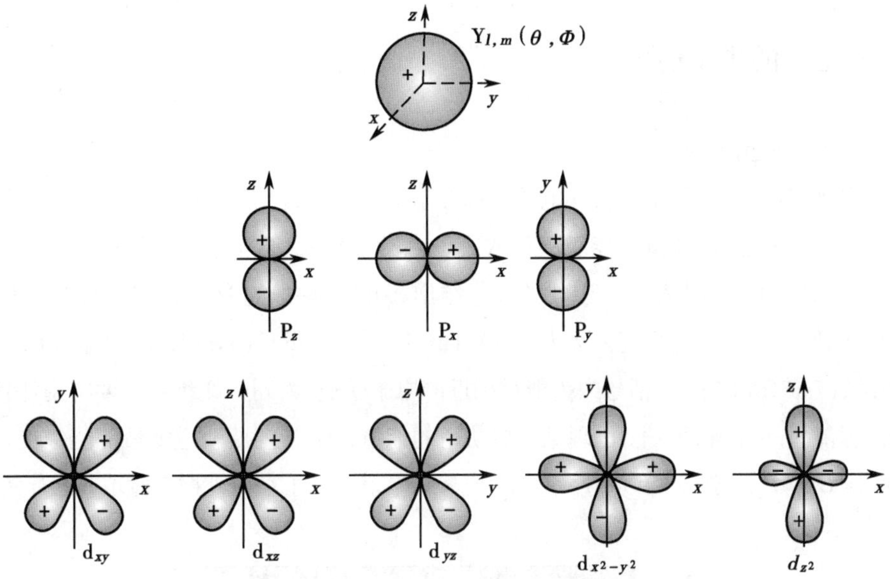

图 5-3　氢原子的 s、p、d 轨道的角度分布图

2. 电子云的角度分布图　电子出现的概率密度与方位角的关系图称为电子云的角度分布图。图 5-4 是氢原子 s、p、d 轨道的电子云角度分布图，它描述电子在空间出现的概率密度随方位角 θ 和 φ 的变化情况，从角度的侧面描述电子概率密度分布的方向性。

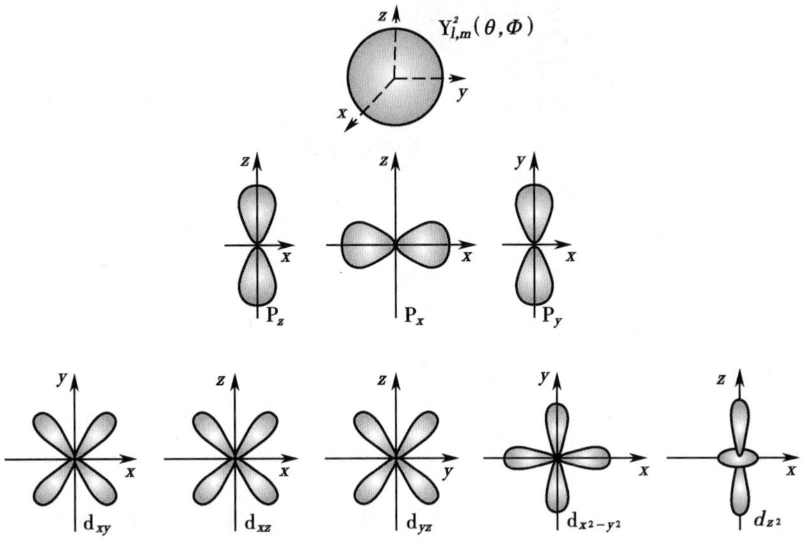

图 5-4　氢原子的 s、p、d 电子云的角度分布图

比较原子轨道角度分布图和相对应的电子云角度分布图可知：

（1）原子轨道的角度分布图和电子云的角度分布图，都是表示只与 l 和 m 两个量子数有关的、随方位角 θ 和 φ 变化情况的描述。若 l、m 相同，则它们的角度分布图就完全相同，如 1s、2s、3s 的角度分布图图形相同。

（2）原子轨道角度分布图有正、负号之分，其反映了波函数的正与负，对应一个波动的位相，不能理解为电荷的符号，这一点在讨论化学键的形成时有重要意义。电子云的角度分布图与原子轨道的角度分布图图形基本相似，只是图形略“瘦”一些，且无正负号之分。

二、核外电子的排布规律

（一）原子轨道能级图

除氢以外，其他元素原子的核外电子数都多于 1 个电子，这些原子称为多电子原子。在多电子原子中，原子轨道的能量或能级不仅取决于主量子数 n，还与角量子数 l 有关。美国化学家鲍林（L. Pauling）根据大量的光谱数据，总结出多电子原子的原子轨道近似能级顺序，如图 5-5 所示，原子能级由低到高依次为：（1s），（2s，2p），（3s，3p），（4s，3d，4p），（5s，4d，5p），（6s，4f，5d，6p），（7s，5f，6d，7p）。括号内为能量相近的原子轨道，为同一能级组。要特别注意的是：在这个近似能级的排列顺序上，出现某外层轨道的能量低于某内层轨道能量的能级交错现象，如 3d 和 4s，$E_{4s} < E_{3d}$。这个能级顺序是多电子基态原子的电子在核外排布时填充顺序的依据。

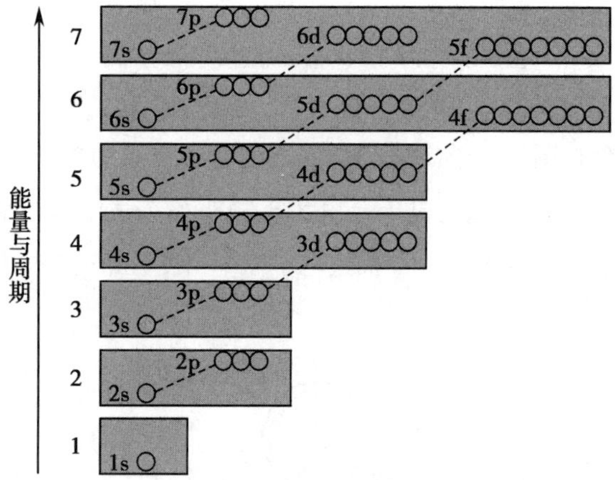

图 5-5　原子轨道的近似能级图

（二）核外电子的排布

原子核外电子的排布，称为原子的电子构型或电子组态（electronic configuration）。根据光谱实验数据，基态原子的电子在核外的排布遵守以下三条原则：

1. 泡利不相容原理　在同一原子中，不可能存在四个量子数完全相同的电子，即一个原子轨道最多容纳 2 个自旋相反的电子。这一规律称为泡利不相容原理（Pauli exclusion principle）。

问题与思考　　同一轨道上的两个电子为什么必须自旋反平行才能和谐共处？

2. 能量最低原理　在遵守泡利不相容原理的原则下，核外电子尽可能占据能量最低的轨道。当低能量轨道占满后，才排入高能量的轨道，以使整个原子处于能量最低状态，这一规律称为能量最低原理，又称构造原理（building-up principle）。轨道能量的高低顺序依据近似能级图。

3. 洪特规则 电子在能量相同的轨道（即简并轨道）上排布时，将尽可能分占各个简并轨道，且自旋方向相同，因为这样的排布方式总能量最低，这就是洪特规则（Hund's rule）。

作为洪特规则的特例，量子力学理论和光谱实验证明：简并轨道在全充满（p^6、d^{10}、f^{14}），半充满（p^3、d^5、f^7）或全空（p^0、d^0、f^0）的状态时，原子的能量最低、最稳定。例如，$_{29}Cu$ 的电子排布式是 $1s^2 2s^2 2p^6 3s^2 3p^6 3d^{10} 4s^1$，而不是 $1s^2 2s^2 2p^6 3s^2 3p^6 3d^9 4s^2$。

在书写基态原子的电子排布式时要注意：虽然电子填充时按近似能级顺序填充，但书写电子排布式时必须按电子层顺序排列。在填充电子时，4s 比 3d 能量低，但形成离子时，是先失去最外层的 4s 电子，3d 仍然是内层轨道。例如 Fe 原子的电子排布式是 $1s^2 2s^2 2p^6 3s^2 3p^6 3d^6 4s^2$，电离时 Fe 失去 2 个 4s 电子，而不是 3d 电子。Fe^{2+} 的电子排布式是 $1s^2 2s^2 2p^6 3s^2 3p^6 3d^6$。

为简化电子排布式的书写，通常将内层已达到稀有气体元素电子层结构的部分，用稀有气体的元素符号加方括号表示，并称为原子芯（atomic core）。例如 $_{24}Cr$ 的电子排布式用原子芯方式可表示为 [Ar] $3d^5 4s^1$，其方框图可写成：

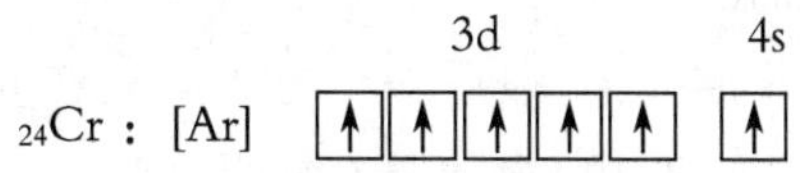

离子的电子排布式也可仿照原子电子组态的方式书写，例如 Fe^{3+}：[Ar] $3d^5$。

问题与思考 核外电子只要尽先占据低能量的轨道就一定能使原子的总能量最低吗？

第二节 元素周期律

一、元素周期表

元素周期律是元素性质随着核电荷数的递增而呈现周期性变化的规律，原子核外电子层结构的周期性变化是元素周期律的基础。元素周期表是元素周期律的具体表现形式。目前包括 7 个周期，16 个族，5 个区，如图 5-6 所示。

1. 周期 元素周期表中的每一横行称为一个周期（period），目前共有七个周期。每个周期对应一个能级组，元素所在周期表中的周期数等于该元素原子最外层的主量子数 n（46 号元素 Pd 除外），各周期所含元素的数目等于相应能级组中轨道所能容纳的电子数目。各周期中元素的数目按 2、8、8、18、18、32 的顺序增加。一般将第一至第三周期称为短周期，其余均称为长周期。

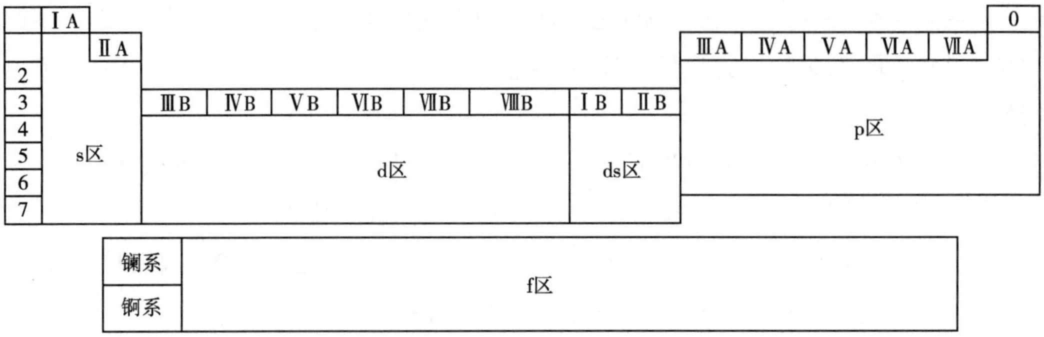

图5-6　周期表中周期、族、区的分布图

2. 族和区　周期表将原子的价层电子组态相同或相近、化学性质相似的元素排成列，共18个纵列，16个族(group)。凡包含短、长周期元素的各纵列称为主族(A族)，主族共有8个，即ⅠA到ⅧA族，ⅧA族又称0族；仅包含长周期元素的各纵列称为副族(B族)，副族也有8个，即ⅠB到ⅧB族。第ⅧB族又称Ⅷ族，比较特殊，包括三纵列12种元素。

根据原子价层电子组态的特征，可将周期表中的元素分为5个区：

s区元素：包括ⅠA和ⅡA族元素，最后一个电子填充在ns轨道上，价层电子组态为ns^1或ns^2。除氢原子以外，其他都是活泼金属。

p区元素：包括ⅢA～ⅧA族元素，最后一个电子填充在np轨道上，价层电子组态为$ns^2np^{1\sim6}$。它们大部分是非金属元素，ⅧA族是稀有气体元素。

d区元素：包括ⅢB～ⅧB族元素，最后一个电子大多数填充在(n－1)d轨道上，价层电子组态一般为$(n-1)d^{1\sim9}ns^{1\sim2}$，但也有例外(如Pd：$4d^{10}$)。它们都是金属元素，也称为过渡元素(transition element)。

ds区元素：包括ⅠB和ⅡB族，最后一个电子填充在(n－1)d轨道上，并达到d^{10}状态，价层电子组态为$(n-1)d^{10}ns^{1\sim2}$。它不同于d区元素，次外层(n－1)d轨道是充满的，都是过渡金属元素。

f区元素：包括镧系和锕系元素，最后一个电子填充在(n－2)f轨道上，价层电子组态一般为$(n-2)f^{0\sim14}(n-2)d^{0\sim1}ns^2$。它们的最外层和次外层电子数目基本相同，只有(n－2)f层电子数目不同，所以又称为内过渡元素。f区每个系内各元素的化学性质极为相似，都是金属。

二、原子结构与元素性质的关系

由于原子的电子层结构呈周期性变化，故元素的一些基本性质，如原子半径、元素电负性也随之呈现周期性的变化。

(一)原子半径

一般所说的原子半径(atomic radius)有三种：以共价单键结合的两个相同原子核间距离的一半称为共价半径(covalent radius)(图5-7中实线距离)；单质分子晶体中相邻分子间两个非键合原子核间距离的一半称为范德华半径(van der Waals radius)(图5-7中虚线距离)；金属单质的晶体中相邻两个原子核间距离的一半称为

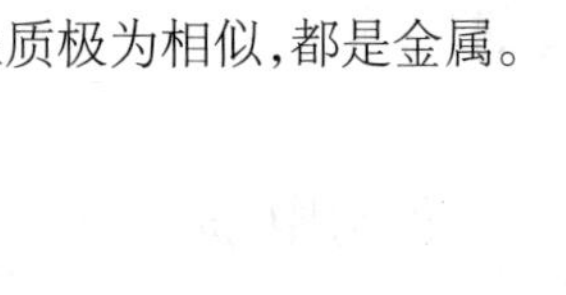

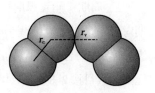

图5-7　原子半径示意图

r_c：共价半径　r_v：范德华半径

金属半径(metallic radius)。显然共价半径小于范德华半径。第一至第六周期元素原子的共价半径列于表 5-2。

表 5-2　原子半径/pm

H 37																	He 32
Li 157	Be 125											B 90	C 77	N 75	O 73	F 71	Ne 69
Na 191	Mg 160											Al 140	Si 118	P 110	S 102	Cl 99	Ar 95
K 235	Ca 197	Sc 164	Ti 147	V 135	Cr 129	Mn 137	Fe 126	Co 125	Ni 125	Cu 128	Zn 137	Ga 153	Ge 122	As 122	Se 117	Br 114	Kr 110
Rb 250	Sr 215	Y 182	Zr 160	Nb 147	Mo 136	Tc 135	Ru 134	Rh 134	Pd 137	Ag 144	Cd 152	In 167	Sn 140	Sb 143	Te 135	I 133	Xe 130
Cs 272	Ba 224		Hf 159	Ta 143	W 141	Re 138	Os 135	Ir 136	Pt 139	Au 144	Hg 155	Tl 171	Pb 175	Bi 182	Po 153	At 145	Rn 145

La 188	Ce 182	Pr 182	Nd 181	Pm 181	Sm 180	Eu 199	Gd 179	Tb 176	Dy 175	Ho 174	Er 173	Tm 173	Yb 194	Lu 172

从表 5-2 可以看出,同一周期的主族元素,随着原子序数的递增,核电荷数增加而电子层数不变,造成原子核对外层电子的吸引力增强,原子半径逐渐减小(稀有气体例外)。同一周期的副族元素,随着原子序数的递增,增加的电子排布在次外层,与增加的核电荷可抵消掉一部分,造成原子半径的减小缓慢,原子半径略有减小。同一主族元素,从上而下原子半径一般是增大的。因为同一主族的原子由上而下电子层数增多,虽然核电荷是增加的,但由于内层电子的屏蔽,相比之下电子层数增多使原子半径增大。同一副族元素的原子半径的变化与主族元素的变化趋势相同,但由于增加的电子排布在次外层(n −1)d 轨道或内层(n −2)f 轨道,使得原子半径增大的幅度减小。

(二)元素的电负性

元素的原子在分子中吸引成键电子对的能力,称为元素的电负性(electronegativity),常用符号 X 表示。1932 年鲍林(Pauling)根据实验数据提出了一套元素的相对电负性数值(见表 5-3)。

表 5-3　元素电负性

H 2.18																	He
Li 0.98	Be 1.57											B 2.04	C 2.55	N 3.04	O 3.44	F 3.98	Ne
Na 0.93	Mg 1.31											Al 1.61	Si 1.90	P 2.19	S 2.58	Cl 3.16	Ar
K 0.82	Ca 1.00	Sc 1.36	Ti 1.54	V 1.63	Cr 1.66	Mn 1.55	Fe 1.80	Co 1.88	Ni 1.91	Cu 1.90	Zn 1.65	Ga 1.81	Ge 2.01	As 2.18	Se 2.55	Br 2.96	Kr
Rb 0.82	Sr 0.95	Y 1.22	Zr 1.33	Nb 1.60	Mo 2.16	Tc 1.90	Ru 2.28	Rh 2.20	Pd 2.20	Ag 1.93	Cd 1.69	In 1.73	Sn 1.96	Sb 2.05	Te 2.10	I 2.66	Xe
Cs 0.79	Ba 0.89	La 1.10	Hf 1.30	Ta 1.50	W 2.36	Re 1.90	Os 2.20	Ir 2.20	Pt 2.28	Au 2.54	Hg 2.00	Tl 2.04	Pb 2.33	Bi 2.02	Po 2.00	At 2.20	Rn
Fr 0.70	Ra 0.90	Ac 1.10															

从表5-3可以看出，元素的电负性呈现周期性变化。同一周期元素，从左到右电负性逐渐增强；同一主族元素，从上到下电负性逐渐减小。副族元素的电负性没有明显的变化规律。元素的电负性值越大，表明原子在分子中吸引电子的能力越强，元素的非金属性越强；元素的电负性值越小，原子在分子中吸引电子的能力就越弱，元素的金属性就越强。因此，元素的电负性综合地反映了元素的原子得失电子能力的大小，较全面地反映元素金属性和非金属性的强弱。金属元素的电负性一般小于2，如87号元素钫的电负性最小，等于0.7，位于周期表的左下角，是金属性最强的元素；非金属元素的电负性一般大于2，如9号元素氟的电负性最大，等于3.98，位于周期表的右上角，是非金属性最强的元素。

元素的电负性应用广泛，除比较元素金属性和非金属性的相对强弱外，还可以帮助理解化学键的性质，解释或预测物质的某些理化性质等。

第三节　分子结构理论

研究分子结构主要包括两方面问题：一是分子或晶体中各个直接相连的原子或离子间是以什么方式结合的？这是化学键问题；二是分子或晶体中各个直接相连的原子或离子间是以什么顺序及空间构型排布的？这是分子的空间结构问题。分子中直接相邻的两原子（或离子）之间的强烈相互作用力称为化学键（chemical bond）。化学键有离子键、共价键（含配位键）和金属键三种类型。在这三种化学键中，以共价键结合的化合物占已知化合物的90%以上。另外，分子与分子间也存在着相对较弱的作用力。而物质的性质就是由它们的化学结构及分子间的作用力决定的。本节主要介绍共价键理论。

为了解决共价键理论的问题，1927年德国化学家海特勒（W. Heitler）和伦敦（F. London）应用量子力学处理氢分子结构，从理论上揭示了共价键的本质。鲍林（L. Pauling）、斯莱特（J. C. Slater）等在此基础上补充和发展了这一成果，建立了现代价键理论（简称VB法，又称为电子配对法）和杂化轨道理论。

一、现代价键理论

（一）氢分子的形成

用量子力学处理两个氢原子形成氢分子的过程，得到 H_2 的能量与核间距的关系曲线，如图5-8所示。当两个具有自旋方向相反电子的氢原子相互接近时，随着核间距的减小，两个1s原子轨道重叠部分的波函数 ψ 值相加，使得核间电子云密度变大，两个氢原子核被电子密度大的区域吸引，系统能量降低。当核间距降到74pm（理论值87pm）时，系统能量处于最低值，两个氢原子间形成了稳定的

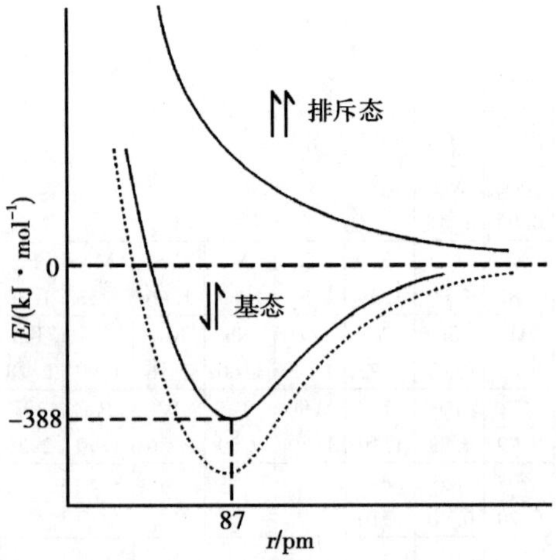

图5-8　H_2 的能量与核间距关系曲线

共价键，这种状态称为氢分子的基态。当核间距进一步缩小时，原子核之间斥力增大，系统能量迅速升高，排斥作用将氢原子推回基态位置。当两个具有自旋方向相同电子的氢原子相互接近时，两个1s原子轨道重叠部分的波函数 ψ 值相减，互相抵消，核间电子的概率密度几乎为零。从而增大了两核间的排斥力，核间距越小系统能量越高、越不稳定，两个氢原子不能成键，这种不稳定的状态称为氢分子的排斥态。将量子力学处理氢分子的过程，应用于处理其他的共价分子，就形成了现代价键理论。价键理论简称VB法，又称为电子配对法。

（二）现代价键理论

现代价键理论（valence bond theory）的基本要点如下：

1. 共价键的形成条件 两个原子相互接近时，自旋方向相反的两个单电子可以相互配对，其所处的两原子轨道重叠（轨道重叠部分的波函数符号相同），使核间电子云密度增大，系统能量降低，形成稳定的共价键。

2. 共价键的饱和性 自旋方向相反的单电子配对形成共价键后，不能再与其他原子的单电子配对成键。一个原子有几个未成对电子，则可形成几个共价单键。这就是共价键的饱和性。也就是说，未成对电子成对了，就饱和了。

3. 共价键的方向性 成键的两原子轨道重叠越多，两核间电子云密度越大，形成的共价键就越牢固。因此两个原子轨道总是采取原子轨道最大重叠的方向成键，这称为原子轨道最大重叠原理。除s轨道（呈球形对称）与s轨道成键没有方向性限制外，其他轨道成键时，只有沿着一定的方向接近，才有最大程度的重叠，这就是共价键的方向性。例如HCl分子是由氢原子的1s轨道和氯原子的 $3p_x$ 轨道重叠成键的。1s轨道与 $3p_x$ 轨道可以有许多种重叠方式（图5-9），其中只有1s轨道沿 $3p_x$ 轨道的对称轴（x 轴）方向进行靠近，才会最大程度重叠，形成稳定的共价键，如图5-9（a）。而其他的重叠方式均不能有效地重叠，不能形成共价键，如图5-9（b）和（c）。

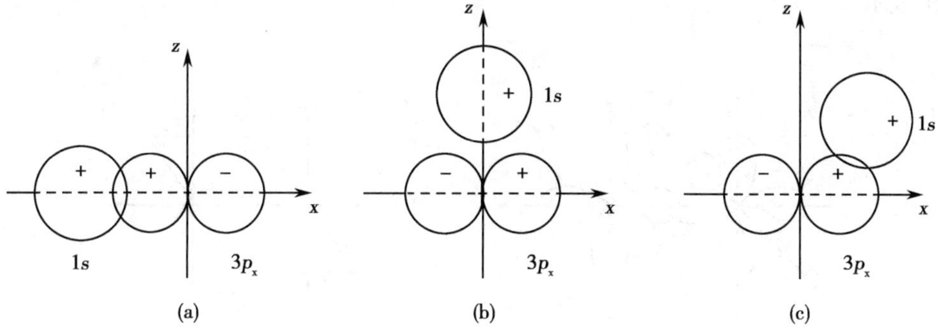

图5-9 HCl分子的 p_x - s轨道重叠示意图

（三）共价键的类型

按原子轨道重叠方式不同共价键分为σ键和π键。

1. σ键 两个成键原子轨道沿键轴（即两原子核间连线，设为 x 轴）方向以“头碰头”方式进行重叠形成的共价键。轨道的重叠部分沿键轴呈圆柱形对称分布，形成σ键的电子称为σ电子。σ键沿 x 轴方向上下对折，轨道的图形重合、符号相同。对于只含有s单电子和p单电子的原子，可以通过s - s、s - p_x 或 p_x - p_x 轨道沿 x 轴进行重叠形成σ键，如图5-10（a）所示。

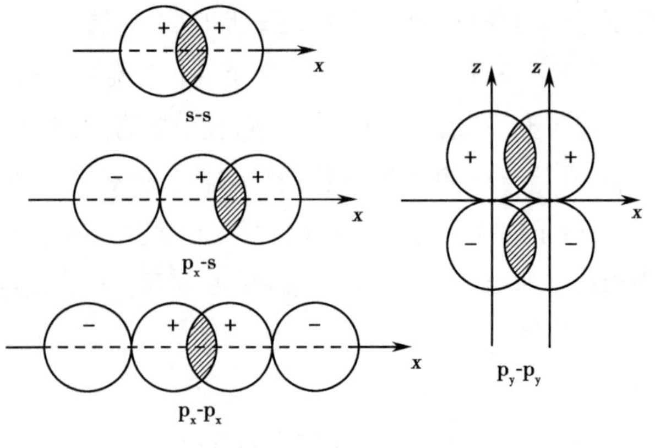

图5-10　σ 键和 π 键形成示意图

2. *π* **键**　两个成键原子轨道沿键轴方向以"肩并肩"方式进行重叠形成的共价键。轨道的重叠部分垂直于键轴并呈镜面反对称分布(原子轨道在镜面两边波瓣的符号相反),*xy* 平面或 *xz* 平面为对称镜面,形成 π 键的电子称为 π 电子。π 键沿 *x* 轴方向上下对折,轨道的图形重合、符号相反。可以发生这种重叠的原子轨道有 p_y-p_y、p_z-p_z,如图 5-10(b)所示。由于形成 σ 键比形成 π 键时轨道重叠程度大,因而 σ 键的稳定性比 π 键高。σ 键是构成分子的骨架,可单独存在于两原子间。π 键比 σ 键活泼,较易断开,不能单独存在,只能与 σ 键共存于含双键或三键的两原子间。通常共价单键都是 σ 键,而双键、三键中,σ 键只有一个,其余的都是 π 键。

例如,氮原子有三个单电子,分别占据三个互相垂直的 2p 轨道。当两个氮原子结合成 N_2 分子时,各以一个 $2p_x$ 轨道沿键轴以"头碰头"方式重叠形成一个 σ 键,其余的两个 $2p_y$ 和两个 $2p_z$ 轨道只能分别以"肩并肩"方式进行重叠,形成两个相互垂直的 π 键,如图 5-11 所示。所以,两个氮原子以共价三键形成 N_2 分子,分子中有一个 σ 键和两个 π 键,其分子结构式可用 N≡N 表示。

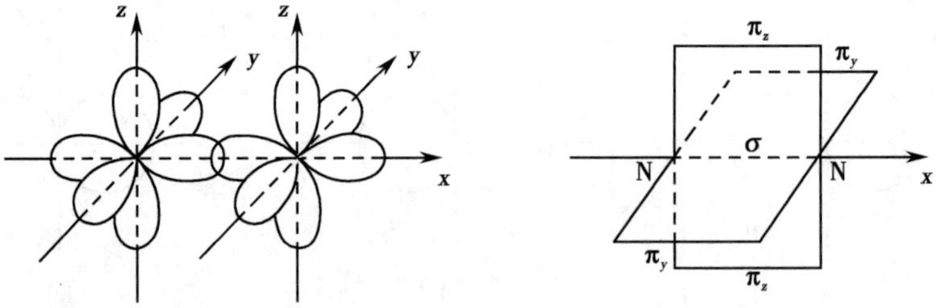

图5-11　N_2 分子形成示意图

3. **配位键**　根据成键原子的共用电子对提供的方式不同,共价键分为普通共价键和配位共价键:若共价键的共用电子对,是由两个成键原子各提供一个未成对电子形成,称为普通共价键。若共价键的共用电子对,是由两成键原子中的一个原子单独提供,并进入另一个原子的空轨道而成键,这种共价键称为配位共价键,简称配位键(coordination bond)。形成配位键时,提供电子对的原子称为电子对的给予体,接受电子对的原子称为电子对的接受体。配位键用"→"表示(箭头方向由电子对给予体指向电子对接受体),以区别于普通共价键。例如,在 CO

分子中,氧原子除了以两个2p单电子与碳原子的两个2p单电子形成一个σ键和一个π键外,氧原子还有一对孤对电子可与碳原子的一个2p空轨道形成一个配位键,可表示为:

$$:\dot{\underset{\cdot}{C}}\cdot + \cdot\ddot{O}: \longrightarrow :C \Lleftarrow\!\!= O:$$

形成配位键的条件是:电子对给予体的原子的价电子层有孤对电子,电子对接受体的原子的价电子层有空轨道。虽然配位键的形成方式与普通共价键不同,但在成键以后,两者没有区别。如 NH_4^+ 的4个N—H是完全等同的。

二、杂化轨道理论

价键理论成功地阐明了共价键的形成及其本质,初步解释了共价键的方向性和饱和性,但对多原子分子的共价键形成及其空间构型却不能作出合理的说明。例如,碳原子的电子排布为 $1s^2 2s^2 2p_x^{\ 1} 2p_y^{\ 1}$,只有两个单电子,根据价键理论能与氢原子形成两个C—H键,键角应该是90°。但实验证实碳原子能与四个氢原子结合生成 CH_4 分子,空间构型为正四面体。四个C—H键的键角均为109°28′,且共价键的性质也完全相同。为了解释共价分子的空间构型,1931年鲍林等人在价键理论的基础上提出了杂化轨道理论(hybrid orbital theory)。杂化轨道理论实质上仍属于现代价键理论,但在成键能力、分子的空间构型等方面丰富和发展了现代价键理论。

(一)杂化轨道理论的基本要点

1. 在成键过程中,由于原子间的相互影响,同一原子中参加成键的几个能量相近的不同类型的原子轨道重新进行组合,重新分配能量和空间方向,组成数目相等、能量相同的新的原子轨道,这种轨道重新组合的过程称为轨道杂化,简称杂化(hybridization),杂化后形成的新轨道称为杂化轨道(hybrid orbital)。

2. 杂化轨道成键时,要满足轨道最大重叠原理。由于杂化后的轨道形状发生了很大变化,电子云分布更有利于原子轨道间的最大重叠,成键能力更强。

3. 杂化轨道成键时,要满足化学键间最小排斥原理。即杂化轨道之间力图在空间取最大夹角分布,以使相互间的排斥能最小。不同类型的杂化轨道之间的夹角不同,成键后所形成的分子空间构型也不同。

(二)轨道杂化类型及空间构型

根据参与杂化的原子轨道种类和数目不同,可以组成不同类型的杂化轨道。

1. sp杂化 由一个ns轨道和一个np轨道杂化,形成两个sp杂化轨道的过程,称为sp杂化。每个sp杂化轨道均含有$\frac{1}{2}$的s轨道成分和$\frac{1}{2}$的p轨道成分,sp杂化轨道间的夹角为180°,呈直线型。由两个sp杂化轨道与其他原子的轨道重叠成键形成的分子,其空间构型为直线形。

例如,气态 $BeCl_2$ 分子的形成。铍原子的价层电子组态为 $2s^2$,无单电子(基态)。在形成 $BeCl_2$ 分子的过程中,铍原子的一个2s电子首先被激发到2p空轨道上,产生两个单电子(激发态)。这两个各带一个单电子的2s和2p轨道进行sp杂化,形成夹角为180°、形状为一头大一头小的、能量相同的sp杂化轨道(杂化态)。Be原子通过这两个sp杂化轨道与两个Cl原子3p

轨道重叠成键，形成两个 sp－p 的 σ 键，从而形成空间构型为直线形的 $BeCl_2$ 分子（化合态）（图 5-12）。

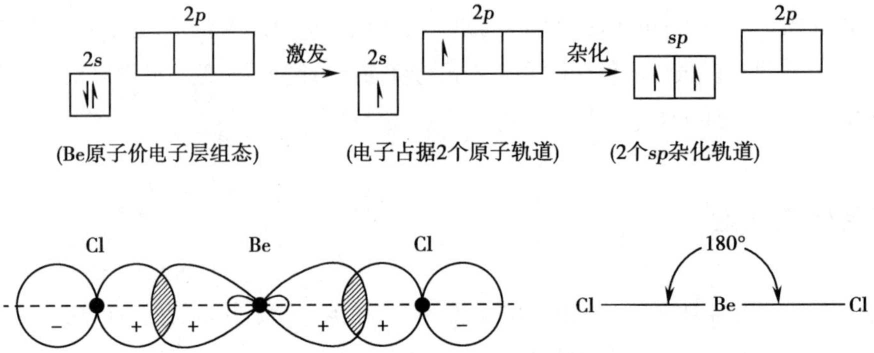

图 5-12　$BeCl_2$ sp 杂化轨道的形成及分子的空间构型示意图

2. sp^2 杂化　由一个 ns 轨道与两个 np 轨道杂化，形成三个 sp^2 杂化轨道的过程，称为 sp^2 杂化。每个 sp^2 杂化轨道含有 $\frac{1}{3}$ 的 s 轨道成分和 $\frac{2}{3}$ 的 p 轨道成分，三个 sp^2 杂化轨道呈平面三角形分布，夹角为 120°。三个 sp^2 杂化轨道分别与其他三个原子的轨道重叠成键形成分子，其空间构型为平面三角形。

例如，BF_3 分子的形成。硼原子价层电子组态为 $2s^22p^1$，在形成 BF_3 分子的过程中，硼原子的 2s 轨道上的一个电子被激发到 2p 空轨道，一个 2s 轨道和两个 2p 轨道进行 sp^2 杂化，形成夹角均为 120°的三个能量完全等同的 sp^2 杂化轨道。当它们各与一个氟原子的 2p 轨道重叠时，形成三个 sp^2－p 的 σ 键。故 BF_3 分子的空间构型是平面三角形（图 5-13）。

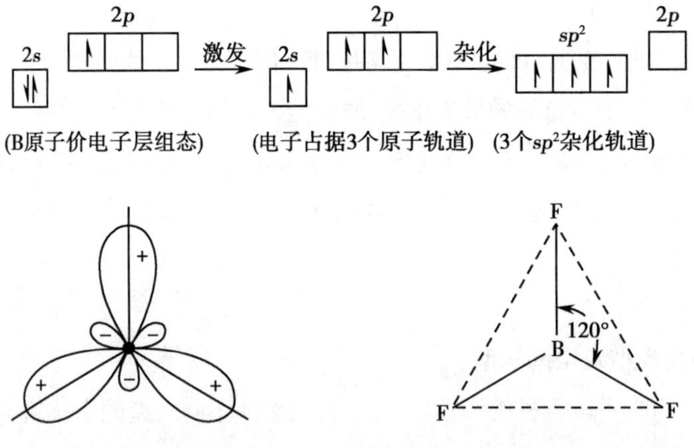

(a) 3个 sp^2 杂化轨道　　(b) 平面三角形构型的 BF_3 分子

图 5-13　BF_3 杂化轨道的形成及分子的空间构型示意图

3. sp^3 杂化　由一个 ns 轨道和三个 np 轨道组合形成四个 sp^3 杂化轨道的过程，称为 sp^3 杂化。每个 sp^3 杂化轨道能量完全相同，均含有 $\frac{1}{4}$ 的 s 轨道成分和 $\frac{3}{4}$ 的 p 轨道成分，四个 sp^3 杂化轨道分别指向正四面体的四个顶角，每个杂化轨道之间的夹角为 109°28′，空间构型为正四面体。四个 sp^3 杂化轨道分别与其他四个原子的轨道重叠成键形成分子，其空间构型为正四面体。

例如，CH_4 分子的形成。碳原子价层电子组态为 $2s^2 2p^2$，在形成 CH_4 分子的过程中，碳原子的一个 2s 电子被激发到 2p 空轨道，这四个各含一个单电子的轨道进行杂化，形成夹角为 109°28′的四个完全等同的 sp^3 杂化轨道。当它们分别与四个氢原子的 1s 轨道重叠时，形成四个 sp^3-s 的 σ 键。故 CH_4 分子的空间构型为正四面体（图 5-14）。

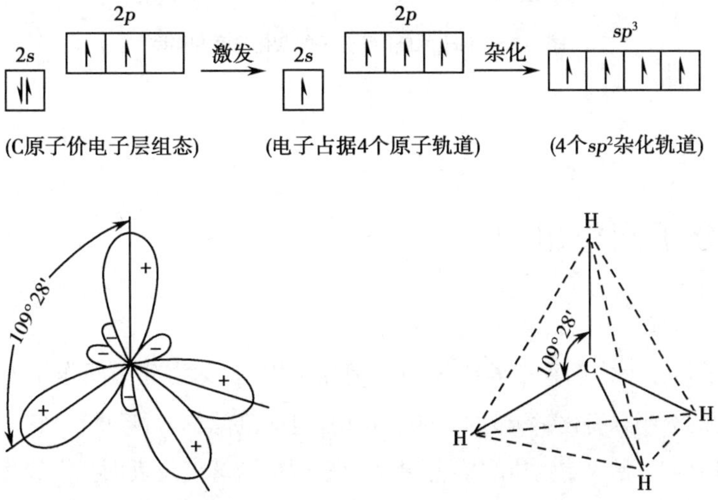

(a) 4个 sp^3 杂化轨道　　(b) 正四面体构型的 CH_4 分子

图 5-14　CH_4 杂化轨道的形成及分子的空间构型示意图

以上所列，原子轨道进行杂化时，参与杂化的轨道中都含有单电子或都是空轨道，杂化后所形成的各杂化轨道，含原来轨道成分的比例相等、能量相同，这种杂化形式称为等性杂化（equivalent hybridization）。在 sp^3 杂化轨道中，还有一种杂化形式，即参与杂化的原子轨道中有被孤对电子占据的轨道，杂化后所形成的各杂化轨道所含原来轨道成分的比例不相等，能量也不完全相同，这种杂化形式称为不等性杂化（nonequivalent hybridization）。例如 NH_3、H_2O 分子的形成。

NH_3 分子中的氮原子，其价层电子组态为 $2s^2 2p^3$。在形成 NH_3 分子的过程中，氮原子轨道进行 sp^3 不等性杂化。由于参与轨道杂化的氮原子的 2s 轨道被孤电子对占据，形成的四个 sp^3 杂化轨道所含的 s、p 成分不完全相同。其中有一个 sp^3 杂化轨道含有较多的 s 轨道成分，并且被孤电子对占据，其不再参与成键。其余的三个 sp^3 杂化轨道各有一个单电子，分别与三个氢原子的 1s 轨道重叠形成三个 sp^3-s 的 σ 键。由于孤对电子的电子云较密集于氮原子周围，它对成键电子对产生排斥作用，使 N—H 键的夹角被压缩至 107°18′（小于 109°28′），所以 NH_3 分子的空间构型为三角锥形，见图 5-15（a）。

H_2O 分子中的氧原子，其价层电子组态为 $2s^2 2p^4$。在形成 H_2O 分子的过程中，氧原子以 sp^3 不等性杂化形成四个 sp^3 不等性杂化轨道，其中有单电子的两个 sp^3 杂化轨道，分别与一个氢原子的 1s 轨道重叠，形成两个 sp^3-s 的 σ 键，其余两个 sp^3 杂化轨道各被一对孤对电子占据，对成键电子对的排斥作用比 NH_3 分子更大，使 O—H 键夹角压缩至 104°45′（比 NH_3 分子的键角还小），故 H_2O 分子的空间构型为角形，见图 5-15（b）。

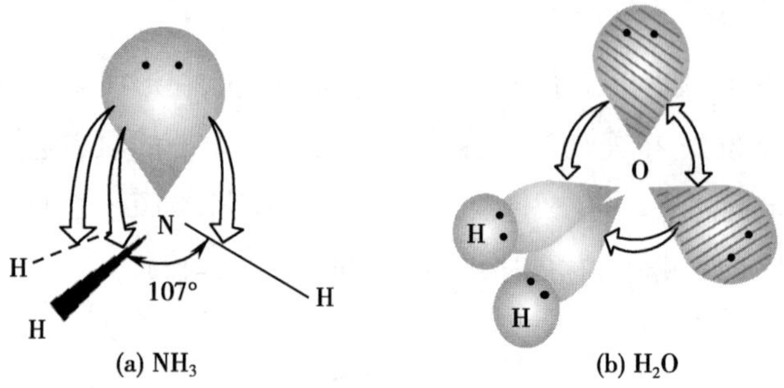

图 5-15 NH_3 和 H_2O 分子的杂化与空间构型

第四节 分子间作用力

物质的分子与分子之间存在着比较弱的相互作用力，称为分子间作用力(intermolecular force)。这种力的大小只有化学键的 1/100～1/10，包括范德华力和氢键。它的产生与分子的极性和极化密切相关，是决定物质的熔点、沸点、汽化热、溶解度及表面张力等物理性质的重要因素。

一、分子的极性与极化

（一）分子的极性

每个分子都可看成由带正电荷的原子核和带负电荷的电子所组成的系统。整个分子是电中性的。但从分子内部电荷的分布看，可认为正、负电荷各集中于一点，称为电荷重心。正、负电荷重心相重合的分子称为非极性分子(nonpolar molecule)，不重合的分子称为极性分子(polar molecule)。

对于双原子分子，分子的极性与键的极性相一致。由非极性共价键构成的分子一定是非极性分子，由极性共价键构成的分子一定是极性分子。如 H_2、F_2 和 O_2 等分子，由于它们是同核(同种元素的原子形成)双原子分子，成键原子的电负性相等，两原子间共用电子对不发生偏移，正、负电荷重心重合，形成非极性共价键(nonpolar covalent bond)，故分子为非极性分子。又如 HCl、HF 等分子，由于它们是异核(不同种元素的原子形成)双原子分子，成键原子的电负性不相等，两原子间共用电子对向电负性较大的原子一端偏移，正、负电荷重心不重合，形成极性共价键(polar covalent bond)，故分子为极性分子。

对于多原子分子，分子的极性与键的极性不一定一致。分子是否有极性，不仅取决于组成分子的元素的电负性，而且也与分子的空间构型有关。例如 CO_2、CH_4 分子中，虽然都是极性键，但前者是直线构型，后者是正四面体构型，键的极性相互抵消，因此它们是非极性分子。而在 V 形构型的 H_2O 分子和三角锥形构型的 NH_3 分子中，键的极性不能抵消，它们是极性分子。

分子极性的大小可用分子的电偶极矩(electric dipole moment)来衡量。分子的电偶极矩 μ

等于正、负电荷重心的距离 d 与正电荷重心或负电荷重心的电量 q 的乘积：

$$\mu = q \cdot d \tag{5-4}$$

式中，μ 的单位为 10^{-30} C·m(库仑·米)，电偶极矩是一个矢量，规定其方向是从正电荷重心指向负电荷重心。电偶极矩为零的分子是非极性分子，电偶极矩越大表示分子的极性越强。

（二）分子的极化

极性分子具有的偶极称为永久偶极(permanent dipole)。无论分子有无极性，在外电场作用下，正、负电荷重心都将发生变化：非极性分子产生偶极矩，而极性分子的偶极矩增大，这种现象称为分子的极化。这种在外电场作用下产生的偶极称为诱导偶极(induced dipole)，用 $\Delta\mu$ 表示(图 5-16)。显然，外电场越强，分子产生的诱导偶极越大，外电场消失，诱导偶极也随之消失。值得注意的是无论是离子还是极性分子，它们具有的永久偶极就是一个电场，可使其周围的分子发生不同程度的极化，产生诱导偶极。这种分子间的相互极化，正是分子间存在作用力的重要原因。

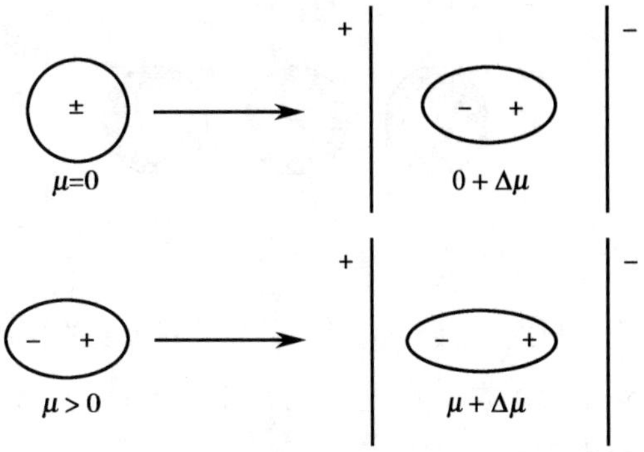

图 5-16　外电场对分子极化影响示意图

二、范德华力

荷兰物理学家范德华(van der Waals)在研究理想气体性质时，首先提出了分子间存在着作用力，故称为范德华力(van der Waals force)。范德华力可分为取向力、诱导力和色散力。

1. 取向力　发生在极性分子之间。当两个极性分子相互接近时，由于它们具有永久偶极，同极相斥异极相吸，分子将发生相对转动，做有秩序的定向排列(图 5-17)。因极性分子的永久偶极产生的这种分子间静电作用力称为取向力(orientation force)。

2. 诱导力　发生在极性分子与非极性分子以及极性分子之间。当极性分子与非极性分子接近时，极性分子的永久偶极相当于一个外电场，诱导非极性分子极化而产生诱导偶极，如图 5-18 所示。同样当两个极性分子互相接近时，彼此的永久偶极的相互影响，也会产生诱导偶极。这种由永久偶极与诱导偶极之间的作用力称为诱导力(induction force)。

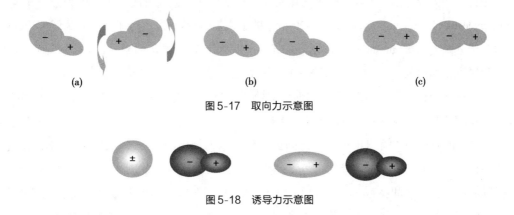

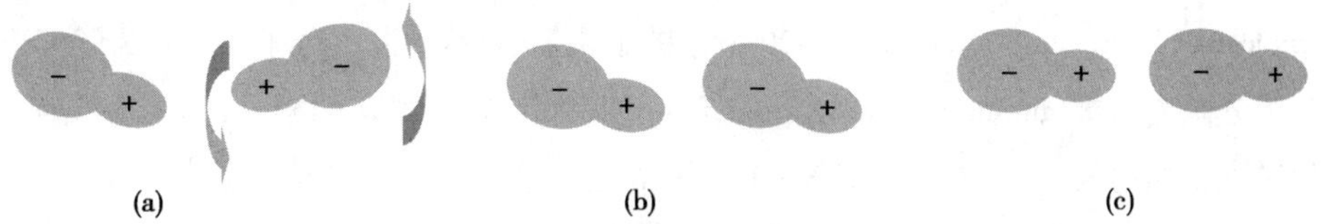

图 5-17　取向力示意图

图 5-18　诱导力示意图

3. **色散力** 发生在极性分子之间、非极性分子之间及极性分子与非极性分子之间。不论是极性分子还是非极性分子，其分子内部的电子都在不断地运动，各原子核也在不断地振动，使整个分子的正负电荷重心不断地发生瞬时的相对位移，从而产生瞬时偶极。瞬时偶极又可诱导相邻分子极化产生瞬时诱导偶极(图5-19)。这种由瞬时偶极所产生的分子间作用力称为色散力(dispersion force)。虽然瞬时偶极存在的时间极短，但是不断地重复发生，又不断地相互诱导和吸引，因此色散力始终存在。一般来说，分子的相对分子质量越大，色散力就越大。

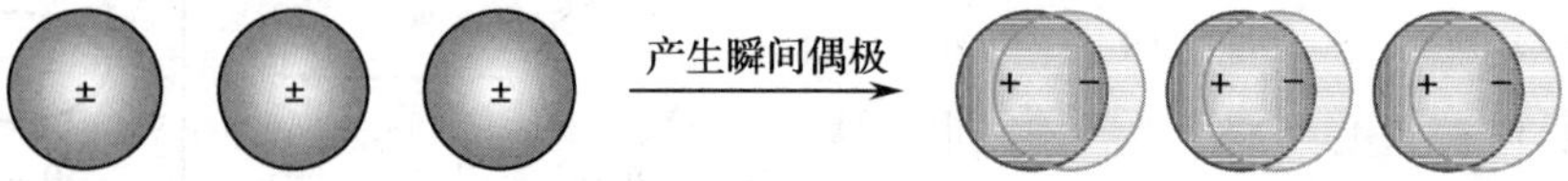

图5-19 色散力示意图

总之，范德华力是一种分子间较弱的作用力，不具有方向性和饱和性，不属于化学键范畴。对于大多数分子，色散力是主要的；只有极性大的分子，取向力才比较显著，诱导力通常都很小。

三、氢键

当氢原子与电负性很大、半径很小的原子X(如F、O、N原子)形成共价键X—H时，由于X原子强烈地吸引两核间的共用电子对，使氢原子几乎成为裸露的质子。这种几乎裸露的质子与另一个电负性大、半径小并在外层含有孤对电子的Y原子(如F、O、N原子)，定向吸引产生静电作用，形成X—H…Y结构的氢键(hydrogen bond)。X、Y可以是同种元素的原子，如O—H…O，F—H…F；也可以是不同元素的原子，如N—H…O。

氢键的键能很小，比化学键弱得多，与范德华力在一个数量级，但比范德华力稍强。氢键与范德华力不同的是氢键具有饱和性和方向性。氢键的饱和性是指当氢原子形成一个共价键后，通常只能再形成一个氢键。这是因为氢原子比X、Y原子小得多，当形成氢键后，第二个Y原子再靠近氢原子时，将会受到已形成氢键的Y原子电子云的强烈排斥。氢键的方向性是指以氢原子为中心的三个原子X—H…Y尽可能在一条直线上。这样X原子与Y原子间的距离较远、斥力较小，形成的氢键稳定。常见的氢键强弱顺序为：

F—H…F > O—H…O > O—H…N > N—H…N > O—H…Cl > O—H…S

氢键可分为分子间氢键和分子内氢键两种。分子与分子之间形成的氢键称为分子间氢键(intermolecular hydrogen bond)，如图5-20所示的氟化氢、氨水。同一分子内不同原子间形成的氢键称为分子内氢键(intramolecular hydrogen bond)，如图5-21所示的硝酸、邻硝基苯酚。由于受其他原子键角的限制，分子内氢键X—H…Y的三个原子并不在一条直线上。

氢键存在于许多化合物之中，它的形成对物质的物理性质影响很大。因为破坏氢键需要能量，所以在同类化合物中能形成分子间氢键的物质，其沸点、熔点比不能形成分子间氢键的要高很多，如NH_3、H_2O和HF的沸点比同族其他元素的氢化物沸点高。若分子内形成氢键，一般会使化合物的沸点和熔点降低。氢键的形成也影响物质的溶解度，若溶质和溶剂间形成分子间氢键，可使溶解度增大；若溶质形成分子内氢键，则在极性溶剂中溶解度减小，而在非极性溶剂中溶解度增大。如邻硝基苯酚可形成分子内氢键，对硝基苯酚因硝基与羟基相距较远不能形成分子内氢键，但能与水分子形成分子间氢键，所以邻硝基苯酚在水中的溶解度比对硝基苯酚的小。

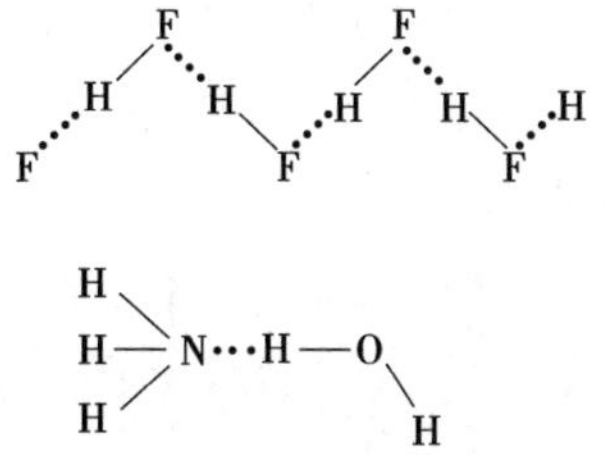

图 5-20　氟化氢、氨水中的分子间氢键

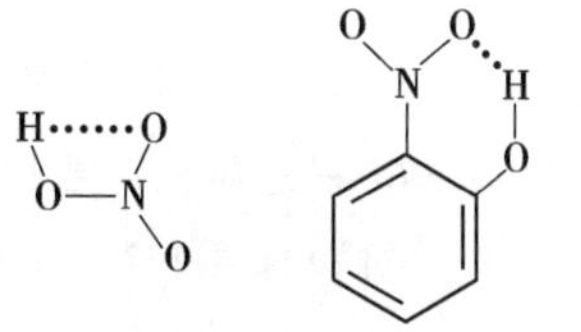

图 5-21　硝酸、邻硝基苯酚中的分子内氢键

氢键在生命过程中起重要作用。一些生物大分子（如蛋白质与核酸）中均有分子内氢键存在，它是保持大分子稳定性的关键因素。DNA 分子中的两条多核苷酸链靠碱基之间形成氢键配对维系 DNA 的双螺旋结构，一旦氢键被破坏，DNA 会解链变性，生物功能就会丧失。

问题与思考　　HCl、HBr、HI 均为强酸，HF 是 HX 中唯一的弱酸，为什么？

（刘国杰）

学习小结

波函数绝对值的平方 $|\psi|^2$ 描述在原子核外空间某点处电子出现的概率密度。通过四个量子数的合理组合，可以确定一个电子的运动状态。多电子原子的电子在核外排布时，填充顺序须依据原子轨道近似能级图及三个基本原理（泡利不相容原理、能量最低原理、洪特规则）。

元素周期律是元素性质随着核电荷数的递增而呈现周期性变化的规律。元素周期表是元素周期律的具体表现形式，目前包括七个周期，16 个族，5 个区。

化学键有离子键、共价键（含配位键）和金属键三种类型。现代价键理论认为，只有自旋方向相反的两个单电子可以相互配对形成共价键。共价键具有饱和性和方向性，可分为 σ 键和 π 键。杂化轨道理论认为，同一原子中参加成键的几个能量相近的不同类型的原子轨道重新进行组合，可组成杂化轨道。轨道杂化分为 sp 杂化，sp^2 杂化，sp^3 杂化。杂化又分为等性杂化和不等性杂化。

分子间作用力包括范德华力和氢键，范德华力包括取向力、诱导力和色散力，没有方向性和饱和性，不属于化学键范畴。氢键是一种具有饱和性、方向性的分子间力，键能很小，与范德华力在一个数量级但比范德华力稍强。

复习参考题

1. 写出下列各能级或轨道的名称。

（1）$n=2, l=1$　　（2）$n=3, l=2$　　（3）$n=5, l=3$

（4）$n=2, l=1, m=-1$　　（5）$n=4, l=0, m=0$

2. 补充合理的量子数。

（1） $n=?, l=2, m=0, m_s=+1/2$　　（2） $n=2, l=?, m=-1, m_s=-1/2$

（3） $n=2, l=0, m=?, m_s=-1/2$　　（4） $n=4, l=2, m=2, m_s=?$

3. 氮的价层电子排布是 $2s^2 2p^3$，试用 4 个量子数分别表明每个电子的运动状态。

4. 某元素的原子核外有 27 个电子，它在周期表中属于哪一周期、哪一族、什么区？

5. 写出下列离子的电子排布式：Ag^+、Zn^{2+}、Fe^{3+}、Cu^+。

6. 基态原子价层电子排布满足下列条件之一的是哪一类或哪一个元素？

（1） 具有 2 个 p 电子。

（2） 有 2 个量子数为 n=4，l=0 的电子，有 6 个量子数为 n=3 和 l=2 的电子。

（3） 3d 为全充满，4s 只有一个电子的元素。

7. 用杂化轨道理论说明下列分子或离子的中心原子可能采取的杂化类型及分子空间构型。

（1） BCl_3　　（2） $SiCl_4$　　（3） AsF_3　　（4） $HgCl_2$

8. BF_3 的空间构型为正三角形而 NF_3 却是三角锥形，试用杂化轨道理论予以说明。

9. 下列物质中哪些是极性分子，哪些是非极性分子？

$$CCl_4, CHCl_3, CO_2, SO_2, H_2O$$

10. 判断下列各组分子间存在着哪种分子间作用力。

（1） 苯和四氯化碳　　（2） 乙醇和水　　（3） 苯和乙醇　　（4） 液氨

第六章 配位化合物

6

学习目标

掌握	配位化合物的基本组成和命名；配位平衡移动的基本原理。
熟悉	螯合物和螯合效应。
了解	配位化合物的价键理论；螯合物在医学中的应用。

配位化合物(coordination compound)是一类组成比较复杂、应用极为广泛的化合物,简称配合物,也叫络合物。配合物与医学的关系极为密切,许多必需金属元素在人体内都是以配合物的形式存在,它们或作为酶的活性中心,或作为某些生物大分子的结构稳定因子,发挥着重要的生物作用。有的配合物就是临床上用于治疗和预防疾病的药物,有的药物是通过在体内形成配合物而发挥其疗效。此外,在生化检验、环境检测及药物分析等方面,配合物也有广泛的应用。因此,了解配合物的结构与性质是十分必要的。

第一节　配位化合物的组成及命名

一、配位化合物的基本概念

向盛有少量 $CuSO_4$ 稀溶液的试管中逐滴加入 6mol · L^{-1} 氨水,边滴加边振荡试管,开始时有天蓝色 $Cu(OH)_2$ 沉淀生成,继续滴加氨水时,沉淀逐渐消失,得深蓝色透明溶液。反应方程式可表示如下:

$$CuSO_4 + 4NH_3 \rightleftharpoons [Cu(NH_3)_4]SO_4$$

向该溶液中再滴入少量 NaOH 溶液,没有天蓝色 $Cu(OH)_2$ 沉淀和 NH_3 生成;而滴入 $BaCl_2$ 溶液时,则有白色 $BaSO_4$ 沉淀生成。说明在深蓝色溶液中含有大量 SO_4^{2-},而 Cu^{2+} 含量很低。如果将得到的深蓝色溶液用酒精进行处理,可得到深蓝色的 $[Cu(NH_3)_4]SO_4$ 晶体。在 $[Cu(NH_3)_4]SO_4$ 溶液中,除了水合的 SO_4^{2-} 离子和深蓝色的 $[Cu(NH_3)_4]^{2+}$ 离子外,几乎检查不出 Cu^{2+} 离子和 NH_3 分子的存在。但加入 Na_2S 溶液,仍可得到溶解度很小的棕黑色 CuS 沉淀。由此可见,$[Cu(NH_3)_4]^{2+}$ 与弱电解质一样,只能部分解离出 Cu^{2+} 离子和 NH_3 分子,绝大部分仍以复杂离子——$[Cu(NH_3)_4]^{2+}$ 的形式存在。通常把金属离子(或原子)与一定数目的中性分子或阴离子结合形成的难解离的复杂离子称为配离子,如 $[Cu(NH_3)_4]^{2+}$。含有配离子的化合物以及中性配位分子统称为配合物,如 $[Cu(NH_3)_4]SO_4$。配合物可以是盐、酸、碱,也可以是电中性的配位分子,如 $H_2[PtCl_6]$、$[Ag(NH_3)_2]OH$、$[Ni(CO)_4]$。习惯上也把配离子称为配合物。

配合物的结构是复杂的,但是结构复杂的不一定是配合物,如复盐明矾 $[KAl(SO_4)_2 \cdot 12H_2O]$ 溶液中所含有的三种离子都容易用简单的化学方法检验其存在;而 $[Cu(NH_3)_4]^{2+}$ 配离子很稳定,在溶液中只有极少的部分解离成简单离子。

二、配位化合物的组成

配位化合物在组成上一般包括内界和外界两部分。组成内界(即配离子)的金属离子(或原子)统称为中心原子,在其周围与其紧密结合的中性分子或阴离子称为配体。以配合物 $[Cu(NH_3)_4]SO_4$ 为例,其组成可表示为:

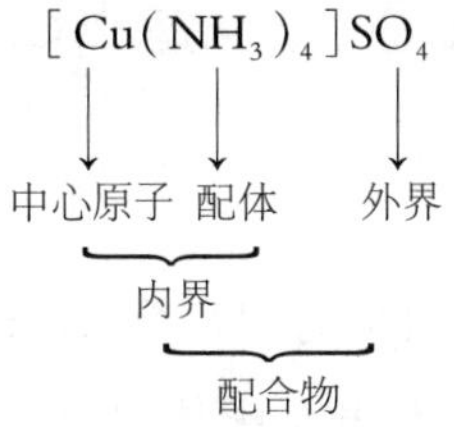

（一）内界和外界

配离子是配合物的特征部分。配合物的内界（inner sphere）由中心原子（离子）和配体组成，通常把内界写在方括号之内。配合物的外界（outer sphere）是指在配合物中与配离子（内界）带相反电荷的离子。配合物的内界与外界之间以离子键结合，在水溶液中完全解离，配离子则很难解离。配合物可以只有内界而无外界，如配位分子$[Ni(CO)_4]$。

（二）中心原子

处于配离子（或配位分子）中心位置的阳离子或原子称为中心原子（central atom）。中心原子是能够接受电子的原子或离子，通常是过渡金属元素，如$[Cu(NH_3)_4]^{2+}$中的Cu^{2+}离子、$[Ag(NH_3)_2]^+$中的Ag^+离子和$[Ni(CO)_4]$中的Ni原子都是配合物的中心原子。

（三）配体和配位原子

配体（ligand）是能够给出孤对电子的阴离子或中性分子，它们以一定的空间构型排列在中心原子周围，与中心原子以配位键相结合。如$[Cu(NH_3)_4]^{2+}$中的NH_3分子、$[Ni(CO)_4]$中的CO和$[SiF_6]^{2-}$中的F^-都是配体。

配体中直接与中心原子形成配位键的原子称为配位原子（ligating atom），配位原子的最外电子层都有孤对电子，如NH_3中的N、CO中的C、F^-中的F等。常见的配位原子是电负性较大的非金属原子，其最外电子层至少有一对孤对电子，如F、Cl、Br、I、N、O、C、S等。

根据配体中配位原子的数目，可将配体分为单齿配体和多齿配体。只含有一个配位原子的配体称为单齿配体（monodentate ligand）。如NH_3、H_2O、CN^-、Cl^-等，其配位原子分别为N、O、C、Cl，虽然有的配位原子有一对以上的孤对电子，但每一原子只能与中心原子形成一个配位键；含有两个或两个以上配位原子的配体称为多齿配体（multidentate ligand）。如下面结构式所示的乙二胺（ethylenediamine，简写为en）为双齿配体，乙二胺四乙酸根（ethylene diamine tetraacetate ion，简称EDTA，可用符号Y^{4-}表示）为六齿配体。

$$NH_2—CH_2—CH_2—NH_2$$

乙二胺

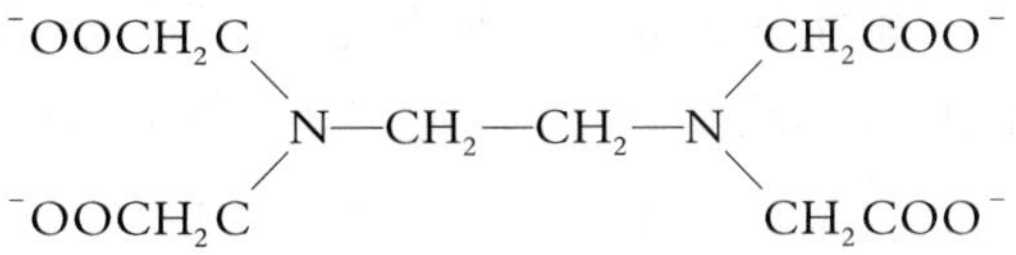

乙二胺四乙酸根

有少数配体虽有两个配位原子，但由于两个配位原子靠得太近，无法同时与一个中心原子结合，只能选择其中一个原子为配位原子与中心原子成键，所以仍属单齿配体，如硫氰酸根离子中的S和N都可作配位原子，S配位时称为硫氰酸根（SCN^-）、N配位时称为异硫氰酸根

(NCS^-)。又如硝基 NO_2^- 的 N 是配位原子、亚硝酸根 ONO^- 的 O 是配位原子等。

(四)配位数

一个中心原子所具有的配位键数目称为配位数(coordination number)。若配合物中的所有配体均为单齿配体,则中心原子的配位数与配体的数目相等;若配体中有多齿配体,则中心原子的配位数不等于配体的数目。例如,配离子 $[Cu(NH_3)_4]^{2+}$ 中 Cu^{2+} 离子的配位数是 4,NH_3 是单齿配体,配位数等于配体数;而配离子 $[Cu(en)_2]^{2+}$ 中的配体 en 是双齿配体,1 个 en 分子中有 2 个 N 原子与 Cu^{2+} 形成配位键,因此,Cu^{2+} 离子的配位数不等于配体数,其配位数是 4 而不是 2。

一般中心原子的配位数为 2、4、6。表 6-1 列出了一些常见金属离子的配位数。

表 6-1 常见金属离子的配位数

配位数	金属离子	实例
2	Ag^+、Cu^+、Au^+	$[Ag(NH_3)_2]^+$、$[Cu(CN)_2]^-$、$[Au(CN)_2]^-$
4	Cu^{2+}、Zn^{2+}、Cd^{2+}、Hg^{2+}、Sn^{2+}、Pb^{2+}、Co^{2+}、Ni^{2+}、Pt^{2+}、Fe^{2+}、Fe^{3+}、Al^{3+}	$[Cu(NH_3)_4]^{2+}$、$[HgI_4]^{2-}$、$[Zn(CN)_4]^{2-}$、$[Pb(NH_3)_2Cl_2]$、$[Cd(NH_3)_4]^{2+}$
6	Co^{2+}、Ni^{2+}、Fe^{2+}、Fe^{3+}、Cr^{3+}、Al^{3+}、Co^{3+}、Pt^{4+}、Pb^{4+}	$[Fe(CN)_6]^{3-}$、$[Ni(NH_3)_6]^{2+}$、$[PtCl_6]$ $[Co(NH_3)_3(H_2O)Cl_2]^-$、$[Cr(NH_3)_4Cl_2]^+$

(五)配离子的电荷

由于配合物是电中性的,配离子的电荷总数和外界离子的电荷总数相等,符号相反,因此可由外界离子的电荷推断出配离子的电荷及中心原子的氧化值。配离子的电荷数应等于中心原子和配体总电荷的代数和。例如,在 $[Cu(NH_3)_4]^{2+}$ 中,NH_3 是中性分子,所以配离子的电荷就等于中心原子的电荷数,为 +2。在 $[PtCl_4]^{2-}$ 中,配离子的电荷数 $=1\times(+2)+4\times(-1)=-2$。

三、配位化合物的命名

配合物的命名与一般无机化合物的命名原则相同,但因含有配离子,故命名又有它的特殊性。

(一)配合物内、外界的命名

带正、负电荷的配离子分别称为配阳离子和配阴离子。可将配阳离子当作简单金属离子、将配阴离子当作含氧酸根,配合物的命名原则与一般无机化合物中的酸、碱、盐命名原则相同:阴离子在前、阳离子在后,称为"某酸"、"氢氧化某"和"某酸某"、"某化某"。

(二)配合物内界(中心原子与配体)的命名

1. 配离子及配位分子的命名是将配体名称列在中心原子之前,配体的数目用二、三、四等数字表示,复杂配体名称写在圆括号中以免混淆,不同配体之间以中圆点"·"分开,在最后一种配体名称之后缀以“合”字，中心原子后以加括号的罗马数字表示其氧化值。即内界命名为：

配体数+配体名称+“合”+中心原子名称（氧化值）

2. 如果有多个配体，配体命名时按如下顺序确定：

（1）既有无机配体又有有机配体时，则无机配体在前，有机配体在后。

（2）若同是无机配体或有机配体时，则阴离子在前，中性分子在后。

（3）再若同为阴离子或同为中性分子时，按配位原子的元素符号的英文字母顺序列出。

一些配合物的命名实例见表6-2。

表6-2　一些配合物的命名

配合物或配离子	命名
$[Cu(NH_3)_4]SO_4$	硫酸四氨合铜（Ⅱ）
$[Ag(NH_3)_2]Cl$	氯化二氨合银（Ⅰ）
$H_2[PtCl_6]$	六氯合铂（Ⅳ）酸
$[Ni(CO)_4]$	四羰基合镍（0）
$K_4[Fe(CN)_6]$	六氰合铁（Ⅱ）酸钾
$[Fe(en)_3]Cl_3$	三氯化三（乙二胺）合铁（Ⅲ）
$[CoCl_2(NH_3)_4]^+$	二氯·四氨合钴（Ⅲ）离子
$[CoCl_2(NH_3)_2(H_2O)_2]Cl$	氯化二氯·二氨·二水合钴（Ⅲ）
$K[Co(NO_2)_4(NH_3)_2]$	四硝基·二氨合钴（Ⅲ）酸钾

第二节　配位化合物价键理论简介

配合物的化学键理论目前主要有价键理论、晶体场理论、分子轨道理论和配位场理论，本节只介绍价键理论。

一、价键理论的基本要点

1931年，美国化学家Pauling把杂化轨道理论应用到配合物中，提出了配合物的价键理论。其理论要点如下：

（1）中心原子与配体中的配位原子之间以配位键相结合，即配体中的配位原子提供孤对电子，填充到中心原子价电子层的空轨道中，从而形成配位键，配位键的本质仍是共价键。

（2）为了增强成键能力和形成结构匀称的配合物，在成键时，中心原子的空轨道首先进行杂化，形成数目相同、能量相等并具有一定空间伸展方向的杂化轨道。中心原子的杂化轨道与配位原子的孤对电子轨道沿键轴方向重叠成键。

（3）配合物的空间构型取决于中心原子杂化轨道的类型和数目。

配合物价键理论的核心是“轨道杂化”，特别是过渡金属元素的d轨道参与了杂化。表6-3给出了一些中心原子常见的杂化轨道类型和配合物的空间构型。

表6-3 中心原子的杂化轨道类型和配合物的空间构型

配位数	杂化类型	空间结构	实例
2	sp	直线形	$[Ag(NH_3)_2]^+$、$[Au(CN)_2]^-$、$[AgCl_2]^-$
4	sp^3	正四面体	$[Zn(NH_3)_4]^{2+}$、$[Cd(CN)_4]^{2-}$、$[Ni(CO)_4]$
6	dsp^2	平面正方形	$[Ni(CN)_4]^{2-}$、$[HgI_4]^{2-}$、$[Pt(NH_3)_2Cl_2]$
	d^2sp^3	正八面体	$[Fe(CN)_6]^{3-}$、$[Co(NH_3)_6]^{3+}$、$[PtCl_6]^{2-}$
	sp^3d^2	正八面体	$[FeF_6]^{3-}$、$[Ni(NH_3)_6]^{2+}$、$[Fe(NCS)_6]^{3-}$

在很多情况下，配合物的空间构型和中心原子杂化类型还不能用价键理论来预测，往往是用价键理论来解释实验获得的配合物的空间构型及磁性等数据。例如：实验测得$[Zn(NH_3)_4]^{2+}$配离子中4个Zn←N键的键长、键能都是相等的。Zn^{2+}离子的外层电子构型为$3d^{10}$，最外层有4*s*、4*p*共4个空轨道。当Zn^{2+}离子与NH_3分子结合时，Zn^{2+}离子的一个4*s*轨道和3个4*p*轨道进行杂化，形成4个等价的sp^3杂化轨道，4个NH_3分子的N原子各提供一对孤电子对填入Zn^{2+}离子的sp^3杂化轨道，形成4个配位键，这些sp^3杂化轨道对应的空间构型为正四面体形。

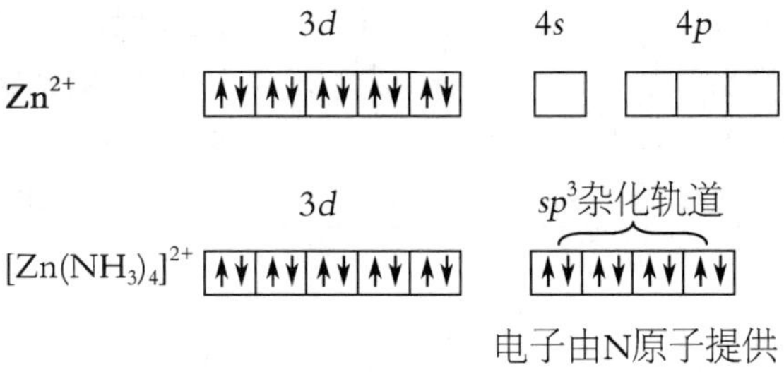

二、内轨配合物和外轨配合物

过渡元素作为中心原子时，其价电子空轨道除了最外层ns、np轨道之外，还包括次外层的(n－1)d轨道。根据中心原子杂化时所提供的空轨道所属电子层的不同，配合物可分为两种类型。若中心原子全部用最外层价电子空轨道(ns、np、nd)进行杂化，如中心原子采取sp、sp^3、sp^3d^2杂化所形成的配合物称为外轨型配合物(outer-orbital coordination compound)。若中心原子以次外层(n－1)d和最外层的ns、np轨道进行杂化，如中心原子采取dsp^2或d^2sp^3杂化所形成的配合物称为内轨型配合物(inner-orbital coordination compound)。价键理论认为，不论外轨配合物还是内轨配合物，配体与中心原子间的价键本质上均属共价键。

影响生成内/外轨型配合物的主要因素是中心原子的价电子数目和配体的性质：

(1) 若中心原子的d电子数≤3，该空d轨道数则≥2，总是生成内轨型配合物。

(2) 若中心原子的d电子数为8～10，该空d轨道数则≤2，总是生成外轨型配合物。

(3) 若中心原子的d电子数为4～7，则取决于配体的性质。配体的配位能力较弱、不易给出孤对电子，对中心原子价层d电子影响较小时，生成外轨型配合物；配体的配位能力较强、容易给出孤对电子，对中心原子价层d电子排布影响较大时，会强制d电子配对空出价层d轨道，生成内轨型配合物。

例如，Fe^{3+}离子的外层电子构型为$3d^5$，当它与H_2O分子形成$[Fe(H_2O)_6]^{3+}$配离子时，外层1个4s轨道、3个4p轨道和2个4d轨道进行sp^3d^2杂化，形成6个sp^3d^2杂化轨道，与6个

H_2O 分子形成 6 个配位键，由于中心原子的杂化轨道全由最外层空轨道杂化而成，故属外轨配离子。

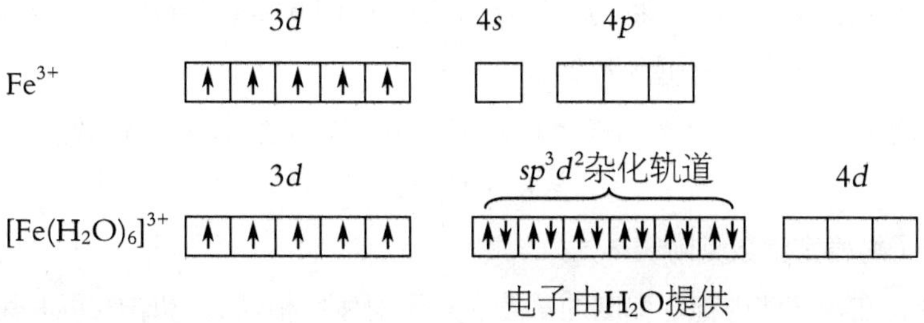

当 Fe^{3+} 离子与 CN^- 离子形成 $[Fe(CN)_6]^{3-}$ 配离子时，在配体 CN^- 离子的影响下，Fe^{3+} 离子 3d 轨道上的电子发生重排，5 个电子合并在 3 个 3d 轨道中，空出 2 个 3d 轨道，进行 d^2sp^3 杂化，然后与 6 个 CN^- 中的 C 原子形成 6 个配位键，由于中心原子的杂化轨道由次外层的 d 轨道参加了杂化，故属内轨配离子。

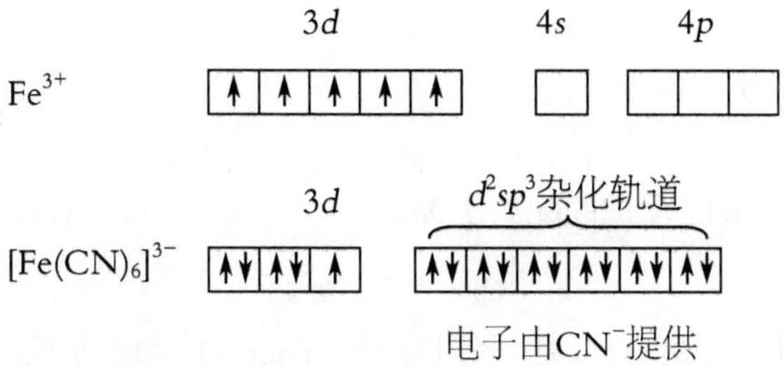

实验表明，内轨型配合物比相应的外轨型配合物更稳定，这是因为内轨型配合物有能量较低的次外层轨道参与了杂化。

第三节　配位平衡

一、配位平衡常数

向含有 Cu^{2+} 的水溶液中加入过量氨水，会生成深蓝色的 $[Cu(NH_3)_4]^{2+}$ 离子，同时，极少部分 $[Cu(NH_3)_4]^{2+}$ 离子发生解离。即解离反应和配合反应同时存在，当两者反应速率相等时，达到平衡状态，称为配位平衡（coordination equilibrium）。依据化学平衡原理，其平衡常数表达式为

$$Cu^{2+} + 4NH_3 \underset{\text{解离}}{\overset{\text{配合}}{\rightleftharpoons}} [Cu(NH_3)_4]^{2+}$$

$$K_s = \frac{[Cu(NH_3)_4^{2+}]}{[Cu^{2+}] \cdot [NH_3]^4} \tag{6-1}$$

配位平衡的平衡常数用 K_s 表示，称为配合物的稳定常数（stability constant），K_s 的数值越大，说明形成的配离子越不容易解离，配离子越稳定。

从解离的角度考虑，同样存在着解离平衡：

$$K_{is} = \frac{[Cu^{2+}] \cdot [NH_3]^4}{[Cu(NH_3)^{2+}]} \tag{6-2}$$

这时的平衡常数 K_{is} 称为配合物的不稳定常数(instability constant), K_{is} 的数值越大,说明形成的配离子越容易解离,配离子越不稳定。

由两个平衡可以看出,配合物的稳定常数 K_s 与不稳定常数 K_{is} 互为倒数关系,即

$$K_s \cdot K_{is} = 1 \tag{6-3}$$

常见配离子的稳定常数见附表 2-3。

K_s 是配合物在水溶液中稳定程度的量度。对于配体数相同的配离子,可利用 K_s 的大小来判定配离子的稳定性,即 K_s 值越大配离子越稳定;对于配体数不等的配离子,必须通过计算才能比较配离子的稳定性。例如,298.15K 时, $[Ag(CN)_2]^-$ 和 $[Ag(NH_3)_2]^+$ 的 K_s 分别为 1.3×10^{21} 和 1.1×10^7 ,所以 $[Ag(CN)_2]^-$ 离子比 $[Ag(NH_3)_2]^+$ 离子稳定。 $[CuY]^{2-}$ 和 $[Cu(en)_2]^{2+}$ 的 K_s 值分别为 5.0×10^{18} 和 1.0×10^{21} ,实际上 $[CuY]^{2-}$ 比 $[Cu(en)_2]^{2+}$ 更稳定。

二、配位平衡的移动

金属离子 M^{n+} 和配体 L^- 生成的配离子 $ML_x^{(n-x)+}$ 在水溶液中存在以下平衡:

$$M^{n+} + xL^- \rightleftharpoons ML_x^{(n-x)+}$$

配位平衡与其他化学平衡一样,是一种相对的、有条件的动态平衡,若改变平衡系统的条件,平衡就会发生移动。溶液的酸度变化、沉淀剂、氧化剂或还原剂以及其他配体的存在,均有可能导致配位平衡发生移动甚至转化。

(一)溶液酸度的影响

1. 酸效应 根据酸碱质子理论,很多配体如 F^- 、 CN^- 、 SCN^- 、 OH^- 、 $C_2O_4^{2-}$ 、 NH_3 等都是质子碱,它们能与外加的酸生成难解离的共轭酸而使配位平衡向解离方向移动。如:

$$Cu^{2+} + 4NH_3 \rightleftharpoons [Cu(NH_3)_4]^{2+}$$

$$+$$

$$4H^+$$

$$\Updownarrow$$

$$4NH_4^+$$

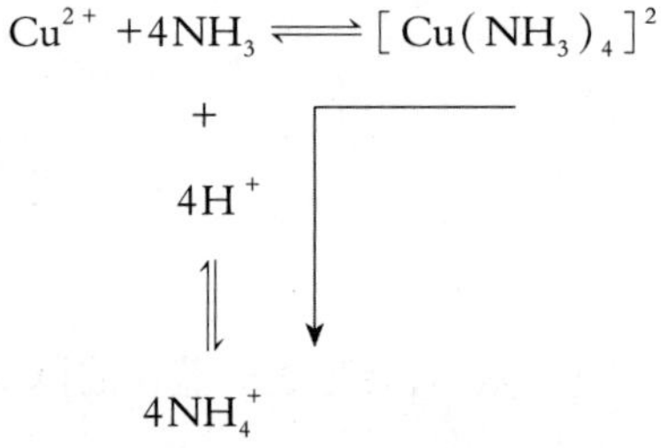

这种因溶液酸度增大而导致配离子解离的作用称为酸效应(acid effect)。当溶液的酸度一定时,配体的碱性愈强,配离子愈不稳定。配离子的 K_s 值愈大,配离子抗酸能力愈强。

2. 水解效应 金属离子特别是过渡金属离子在水溶液中往往发生水解作用,导致中心原子浓度降低,配位反应向解离方向移动。如:

$$Fe^{3+} + 6F^- \rightleftharpoons [FeF_6]^{3-}$$

$$+$$

$$3OH^-$$

$$\Updownarrow$$

$$Fe(OH)_3 \downarrow$$

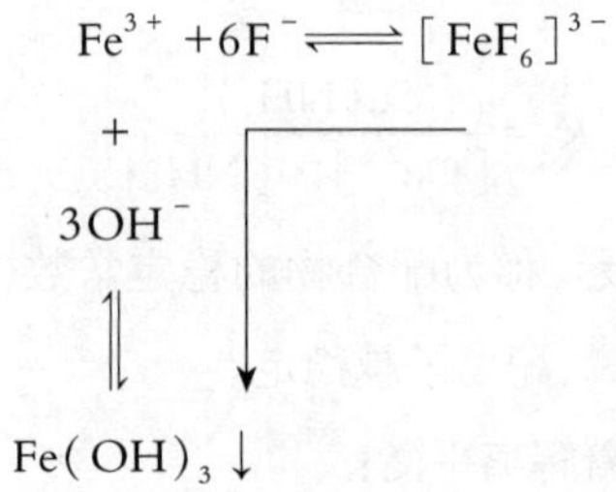

这种因金属离子与溶液中的OH^-结合而导致配离子解离的作用称为水解效应(hydrolysis effect)。溶液的碱性愈强,愈容易发生中心原子的水解反应。

综上所述,溶液酸度对配位平衡的影响要从酸效应和水解效应两个方面考虑。为使配离子稳定,从避免中心原子水解角度考虑,pH值愈低愈好;从配离子抗酸能力考虑,则pH值愈高愈好。一般在不发生水解的前提下,提高溶液的pH值有利于增加配离子的稳定性。

(二)沉淀平衡的影响

若在配离子溶液中加入沉淀剂,会导致金属离子与沉淀剂生成沉淀,使配位平衡向解离方向移动;反之,若在沉淀中加入能与金属离子形成配合物的配体,则沉淀可转化为配离子而溶解。

在AgCl沉淀中加入氨水,可使白色AgCl沉淀溶解生成$[Ag(NH_3)_2]^+$配离子;若再向该溶液中加入KBr溶液,$[Ag(NH_3)_2]^+$解离生成淡黄色AgBr沉淀,反应如下:

$$
\begin{array}{ccc}
AgCl\downarrow + 2NH_3 & \rightleftharpoons & [Ag(NH_3)_2]^+ + Cl^- \\
 & & \upharpoonleft\downharpoonright \\
 & & Ag^+ + 2NH_3 \\
 & & + \\
 & & Br^- \\
 & & \upharpoonleft\downharpoonright \\
 & & AgBr\downarrow
\end{array}
$$

(三)配位平衡与氧化还原平衡的关系

如果在配离子溶液中加入能与中心原子或配体发生氧化还原反应的物质时,金属离子或配体的浓度将降低,导致配位平衡向解离方向移动。例如I^-可将$[FeCl_4]^-$配离子中的Fe^{3+}还原成Fe^{2+},使配位平衡转化为氧化还原平衡,配离子$[FeCl_4]^-$解离:

$$
\begin{array}{ccc}
Fe^{3+} + 4Cl^- & \rightleftharpoons & [FeCl_4]^- \\
+ & & \\
I^- & & \\
\upharpoonleft\downharpoonright & & \\
Fe^{2+} + 1/2\ I_2\downarrow & &
\end{array}
$$

反之,配位平衡也可影响氧化还原平衡,使原来不可能发生的氧化还原反应在配体存在下发生,或由于金属离子浓度降低而使电极电位发生变化。

(四)配位平衡之间的转化

在某一配位平衡系统中,加入另一种能与该中心原子形成更稳定配离子的配位剂时,则前一种配离子可转化为后一种配离子,这是两种配体同时竞争一种中心原子的过程。如果溶液中有两种配体都可与同一种中心原子形成配离子,则平衡总是向着生成K_s值相对大的配离子方向移动。

第四节　螯合物及其在医学中的应用

一、螯合物与螯合效应

甲胺 CH_3NH_2 是单齿配体，乙二胺 $H_2NCH_2CH_2NH_2$ 是双齿配体，它们可分别与 Cd^{2+} 生成配离子，其结构如图 6-1 所示：

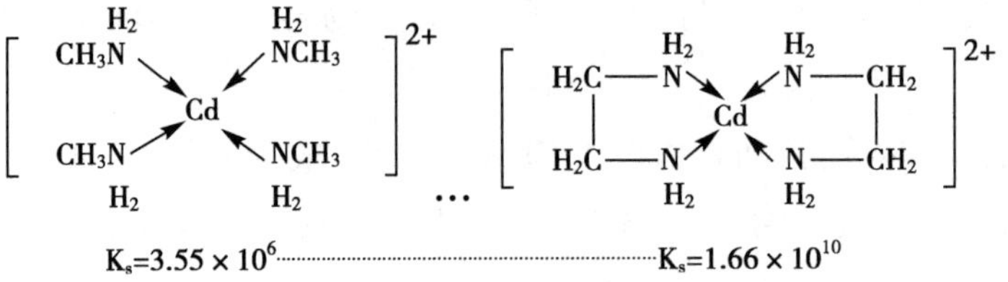

图 6-1　$[Cd(CH_3NH_2)_4]^{2+}$ 和 $[Cd(en)_2]^{2+}$ 的结构

两者的配位数相同，都有 4 个 Cd—N 配位键，所不同的是双齿配体乙二胺中的两个 N 各提供一对孤对电子与 Cd^{2+} 形成配位键，犹如螃蟹以双螯钳住中心原子而形成五元环状结构，将中心原子嵌在了中间。两种配离子的稳定常数也明显不同，$[Cd(en)_2]^{2+}$ 的 $K_s = 1.66 \times 10^{10}$，$[Cd(CH_3NH_2)_4]^{2+}$ 的 $K_s = 3.55 \times 10^6$，因此，$[Cd(en)_2]^{2+}$ 的稳定性远大于 $[Cd(CH_3NH_2)_4]^{2+}$。

这种由中心原子与多齿配体所形成的环状结构配合物称为螯合物（chelate）。由于生成螯合物而使配合物稳定性大大增加的作用称为螯合效应（chelating effect）。能与中心原子形成螯合物的多齿配体称为螯合剂。螯合剂必须具备两个条件：①配体中要含有两个或两个以上能提供孤对电子的配位原子；②配体的配位原子之间一般要间隔 2～3 个其他原子，以形成稳定的五元环或六元环。常见的螯合剂大多是有机化合物，配位原子主要为氨基 N 和羧基 O。

螯合物的特殊稳定性与形成环的大小及数目有关。绝大多数的螯合物中以五元环最稳定，六元环次之，但具有共轭体系的螯合剂形成的六元环螯合物则很稳定；螯合物中的环愈多愈稳定。另外，对于组成和结构相似的多齿配体，配体可动用的配位原子愈多，与同种中心原子形成的螯合环就愈多，配体脱离中心原子的机会就愈小，螯合物就愈稳定。

二、螯合剂 EDTA 及其应用

乙二胺四乙酸（ethylenediamine tretraacitic acid），简称 EDTA，结构式如下：

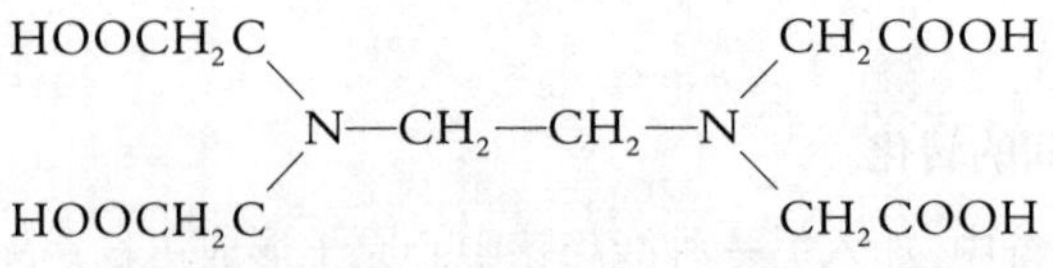

它是一种六齿配体的氨羧螯合剂，被广泛用于食品、药物、洗涤用品、有机合成、印刷纺织等领域中。EDTA 为一种白色晶状固体，属于四元酸，常用 H_4Y 表示，它在水溶液中可逐级离解为 H_3Y^-、H_2Y^{2-}、HY^{3-} 和 Y^{4-} 等形式，由于 EDTA 水溶性差，常用其二钠盐 Na_2H_2Y ·

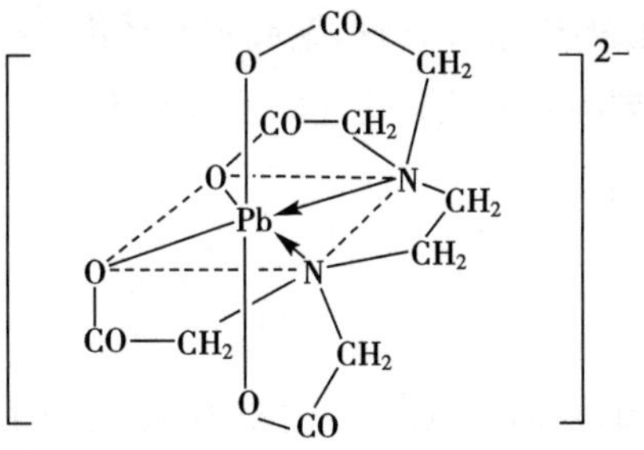

图 6-2　铅与 EDTA 结合形成的螯合物

$2H_2O$。EDTA 的酸根 Y^{4-} 几乎能与所有的金属离子结合形成配合物。由于 Y^{4-} 是六齿配体，可满足配位数为 2～6 的金属离子的配位要求，所以 Y^{4-} 能与大多数金属离子按 1∶1 的化学计量关系结合，形成最多可有 5 个螯合环的稳定性很高的螯合物。图 6-2 是铅与 EDTA 形成的螯合物。

从图中可以看出，在 PbY^{2-} 的结构中形成了 5 个五元环，将 Pb^{2+} 离子牢牢地包裹在配合物的中心，使其与周围环境隔离开来。因此 Y^{4-} 的金属配合物稳定常数都较大，稳定性都较高。

临床上将 EDTA 的二钠钙盐（$CaNa_2Y$）用作金属中毒治疗的药物，它可与体内许多有毒金属离子形成水溶性配离子，从患者血液和体液中清除铅以及其他重金属。由于 Y^{4-} 也可与人体内必需元素结合，所以用 $CaNa_2Y$ 进行金属中毒治疗的副作用之一就是铜、铁、锌等必需微量元素的缺失，因此，在治疗期间要特别注意必需微量元素的补充。此外，EDTA 的钙盐也是排除体内 U、Th、Pu、Sr 等放射性元素的高效解毒剂。

三、生物配体与配合物药物

人体内有多种微量金属元素，配合物是这些微量过渡金属元素在体内的主要存在形式。能与这些金属元素形成配合物的离子或分子称为生物配体（bio-ligand）。重要的含金属的生物分子主要是蛋白质和酶。蛋白质作为多齿配体与金属离子结合时，一般以扭曲多面体构型与金属离子配位，形成具有一定结构和特定功能的金属蛋白和金属酶。

（一）血红蛋白

由金属离子与卟啉结合成的配合物统称金属卟啉，体内很多金属均可与卟啉形成配合物。在体内与呼吸作用密切相关的血红素是 Fe^{2+} 离子的卟啉类螯合物，结构式如图 6-3 所示：

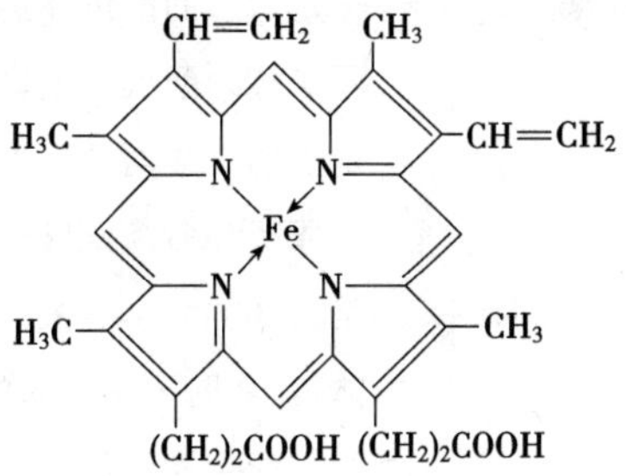

图 6-3　血红素分子结构

在血红素分子中，Fe^{2+} 位于中心，卟啉环提供的处于同一平面的四个 N 原子占据 4 个配位位置，第 5 个配体是球蛋白（图中未画出）分子，与血红素结合为血红蛋白（Hb），第 6 个配位位置在不同 O_2 的分压下能和 O_2 迅速地结合与解离 $Hb + O_2 \rightleftharpoons HbO_2$，达到在体内摄取和输送氧气的作用。当 CO 分子或 CN^- 离子进入体内，由于它们的结合力比氧与血红蛋白的结合力大数百倍，取代了 O_2 而与 Hb 结合，破坏了血红蛋白的输氧功能，造成肌肉麻痹甚至死亡，这就是煤气中毒和氰化物中毒的原因所在。临床上常采用高压氧气疗法抢救 CO 中毒患者，高压的氧气可使溶于血液的氧气增多，打破 CO 与 Hb 结合的平衡反应，达到治疗 CO 中毒之目的。

（二）金属酶

含金属的蛋白质酶在体内起着重要的催化作用。例如水解酶有含镁、锌或铜的磷酸酯酶，含镁或锌的氨基肽酶；氧化还原酶有含铁、铜或锰的超氧化物歧化酶，含铁、铜或钼的羟化酶；异构酶有含钴的维生素 B_{12} 辅酶等等。非蛋白质金属酶主要参与光致氧化还原反应和金属的储存与转运，如含镁的叶绿素；含锌的调节糖代谢的胰岛素等。

（三）配合物药物

配合物药物在临床上主要应用在重金属的促排解毒剂、杀菌、抗癌以及一些其他疾病的治疗。

许多抗微生物药物属于配体，和金属配位后往往能增加其活性。如丙基异烟肼与一些金属生成的配合物的抗结核杆菌能力比纯配体强。β-羟基喹啉和铁单独存在时均无抗菌活性，但形成的配合物却有很强的抗菌作用。以1，10-菲饶啉或其他乙酰丙酮为配体的金属离子配合物，可防止病毒在细胞内的再生，阻止病毒的增殖，从而起到抗病毒的药物作用。

有的药物本身就是配合物。如治疗血吸虫病的酒石酸钾、治疗糖尿病的胰岛素（含锌螯合物）、抗恶性贫血的维生素 B_{12}（含钴螯合物）等。

另外，以生物配体（包括蛋白质、核酸、氨基酸、微生物等）的配合物作为研究对象的新兴边缘学科——生物无机化学正在蓬勃发展中。

（周昊霏）

学习小结

配合物的组成一般包括内界和外界两部分，内界和外界间通过离子键结合，配合物溶解于水时，内界和外界间可以发生完全解离。配合物的内界一般是由中心原子与一定数目的配位体通过配位键结合而形成的。在内界中与中心原子以配位键结合的原子称为配位原子，中心原子结合的配位原子总数称为该中心原子的配位数。可同时提供两个或两个以上的配位原子与中心原子形成共价键的配位体称为多齿配体。中心原子与多齿配体结合形成的配合物称为螯合物，螯合物的稳定性与螯合环的数目和螯合环的大小有关。配合物的命名规则和无机酸、碱、盐类似，一个配合物中有多种配体，命名时多个配体的排列需要遵循一定的规则。

配合物的价键理论认为中心原子与配位原子之间通过配位键结合，配位原子提供孤对电子，而中心原子提供杂化空轨道。当中心原子采用外层轨道进行杂化与配位原子结合而形成的配合物称为外轨型配合物；而中心原子采用次外层（$n-1$）d 轨道杂化与配位原子结合而形成的配合物称为内轨型配合物。

配合物中配离子的形成与解离形成配位平衡，其平衡常数表达为稳定常数 K_s，其值的大小可以衡量配离子的稳定性。溶液的酸度变化、沉淀剂、氧化剂或还原剂以及其他配体存在，均可能导致配位平衡发生移动甚至转化。

复习参考题

1. 举例说明下列名词的含义。

（1）配合物　（2）中心原子　（3）配体　（4）配位原子　（5）配位数

（6）内(外)轨型配合物　（7）单(多)齿配体

2. 指出下列各配合物的内界、外界、中心原子、配体、配位原子和配位数。

（1）$Na_3[AlF_6]$　（2）$[PtCl_4(NH_3)_2]$　（3）$[Co(en)_3]Cl_3$

（4）$H_2[PtCl_6]$　（5）$K_3[Fe(CN)_6]$　（6）$[Cr(NH_3)_4Cl_2]Cl$

3. 命名下列配合物或写出化学结构式。

（1）$K_2[PtCl_6]$　（2）$[Cd(NH_3)_4]SO_4$　（3）$Na_3[Ag(S_2O_3)_2]$

（4）三氯化三(乙二胺)合铁(Ⅲ)　（5）五氨・水合钴(Ⅲ)离子

（6）四硝基・二氨合铬(Ⅲ)酸钾　（7）氢氧化二氨合银(Ⅰ)

4. 什么是螯合物？螯合物有何特点？影响螯合物稳定性的因素有哪些？

5. 解释下列现象。

（1）在$[Cu(NH_3)_4]^{2+}$溶液中加入H_2SO_4，溶液的深蓝色变浅。

（2）AgCl沉淀不能溶解在NH_4Cl中，却能溶解在$NH_3 \cdot H_2O$中。

（3）在血红色的$[Fe(SCN)_6]^{3+}$溶液中加入EDTA后溶液的颜色变浅。

（4）螯合剂EDTA可作为一些重金属的解毒剂。

第七章 酸碱滴定分析

7

07章

学习目标

掌握	滴定分析的基本概念和常用术语;滴定反应必须具备的条件;滴定的基本原理;标准溶液及其配制。
熟悉	酸碱滴定分析的相关计算;指示剂的变色原理和选择原则;误差和偏差;精密度和准确度的关系。
了解	有效数字及其运算;滴定曲线;酸碱滴定的应用。

滴定分析法(titrimetric analysis)是化学定量分析的重要方法之一。它是将一种已知准确浓度的试剂溶液(标准溶液)滴加到被测物质的溶液中,直到滴加的试剂与被测物质按照化学计量关系定量反应为止,再根据所加溶液的浓度和体积以及被测溶液的体积,计算出被测物质的量。滴定分析法具有简便、快速及准确度高等特点,因而得到广泛应用。

第一节 滴定分析概述

一、滴定分析的基本概念

(一)基本概念

滴定分析时,通常将被测物溶液定量置于锥形瓶中,将标准溶液由滴定管滴入被测物中从而对被测物质的浓度进行测定,这一过程称为滴定。当滴入的滴定剂与被测物按确定的化学反应式恰好反应完全时,就达到了化学计量点(stoichiometric point),简称计量点。计量点是理论上的一个概念,许多滴定反应在到达计量点时并没有明显的现象,人眼无法准确判断反应进行的程度,因此通常需加入能发生颜色变化的试剂来指示计量点的到达,被加的这种能指示终点的试剂称为指示剂(indicator)。在滴定时,指示剂颜色改变就停止滴定,这一点称为滴定终点(titration end point)。通常情况下滴定终点和计量点不会完全重合,由此造成的误差称为滴定终点误差(titration end point error),简称终点误差。

(二)滴定分析法的分类及滴定反应条件

按滴定方式的不同,滴定分析法可分为直接滴定法、返滴定法、置换滴定法和间接滴定法。按滴定反应的不同,滴定分析法可分为酸碱滴定法、配位滴定法、氧化还原滴定法和沉淀滴定法。

滴定反应必须具备以下条件:

1. 反应必须按确定的反应式进行,反应物之间有明确的化学计量关系。
2. 反应必须迅速,对有些速度慢的反应,可通过加入催化剂或加热来加速。
3. 反应必须进行彻底,通常要求反应程度达 99.9% 以上。
4. 反应必须要有恰当的方法来确定终点。

二、基准物质和标准溶液的配制

(一)标准溶液和基准物质

标准溶液(standard solution)是指已知其准确浓度的溶液。基准物质(primary standard)是能用于直接配制标准溶液或标定标准溶液的物质。作为基准物质,必须满足下列条件:

1. 物质的组成和它的化学式完全一致。若含结晶水,如 $H_2C_2O_4 \cdot 2H_2O$ 等,结晶水的含量应与化学式相符。

2. 稳定性高，不易受空气中的氧气、水分、二氧化碳等气体的影响。

3. 有足够高的纯度，一般需99.9%以上，且所含杂质不影响分析的准确性。

4. 参与反应时，应按反应式定量进行，没有副反应。

5. 有较大的摩尔质量，这样可减小称量误差。

（二）标准溶液的配制

标准溶液的配制通常有两种方法。

1. 直接配制法 准确称取一定量的基准物质，溶解后于容量瓶中配成溶液，根据物质的质量和溶液的体积，可计算出溶液的准确浓度。

例7-1 在分析天平上称取0.5313g基准物质 Na_2CO_3，用水溶解后转移至100mL容量瓶中，加水至刻度，计算配成的标准溶液的浓度是多少？

解 $$c(Na_2CO_3)=\frac{n}{V}=\frac{0.5313\times1000}{100\times106}=0.05012(mol\cdot L^{-1})$$

2. 间接配制法 有很多物质不适宜直接配制标准溶液，可先配制成近似于所需浓度的溶液，然后再用其他的基准物质或标准溶液滴定来测定它的准确浓度（这种测定方法称为标定）。

三、滴定分析的相关计算

若某滴定反应式如下：

$$aA+bB\rightleftharpoons dD+eE$$

各物质之间存在以下计量关系：

$$\frac{1}{a}n(A)=\frac{1}{b}n(B)=\frac{1}{d}n(D)=\frac{1}{e}n(E) \tag{7-1}$$

式中n为物质的量。依据 $n=cV=\frac{m}{M}$，可进行各种类型的滴定的计算。

例7-2 取未知浓度的 H_2SO_4 溶液20.00mL，用0.2000mol·L^{-1}NaOH标准溶液滴定，至终点时消耗NaOH 25.00mL，计算 H_2SO_4 溶液的物质的量浓度。

解 NaOH与 H_2SO_4 的化学反应为：

$$2NaOH+H_2SO_4\rightleftharpoons Na_2SO_4+2H_2O$$

$$\frac{1}{2}n(NaOH)=n(H_2SO_4)$$

即

$$c(NaOH)\times V(NaOH)=2c(H_2SO_4)\times V(H_2SO_4)$$

$$c(H_2SO_4)=\frac{0.2000\times25.00}{2\times20.00}=0.1250(mol\cdot L^{-1})$$

第二节 误差、偏差和有效数字

分析测定过程中，由于仪器试剂、人为操作或其他不确定的因素，使得测量值永远与真实值不一致，即误差的存在是客观事实。无法消除误差，只能尽量减小它。

一、误差的分类

按照产生误差的原因，可将误差分为系统误差和偶然误差。

（一）系统误差

系统误差（systematic error）又叫可定误差（determinate error），是由某些固定的因素造成的，大致有三类：①由于分析方法不够完善造成的误差叫方法误差，如有副反应、指示剂不合适等造成的误差；②由于仪器不够准确等而造成的误差叫仪器误差，如仪器没有经过校准、蒸馏水不合格等造成的误差；③由于操作人员主观因素造成的误差叫操作误差，如对指示剂颜色不敏感等造成的误差。操作误差不等同于操作错误，前者是按照正确的操作规程操作而产生的，误差较小，后者则是失误产生的，数据不能使用。

系统误差的大小、正负是可以预测的，当测定重复进行时，它会重复出现，是可以消除的误差。

（二）偶然误差

由一些难以预料的偶然因素产生的误差称为偶然误差（accidental error），又称随机误差（random error）或不可定误差。如读数时由于电压和温度的微小波动产生的误差等。

偶然误差的正负、大小等都难以预料，是不可避免的。但它的出现符合统计规律。在消除系统误差的前提下，适当增加测量次数可有效减小偶然误差。

二、减小误差的方法

1. **选择恰当的分析方法**　分析常量组分，可用化学分析法，而分析微量组分则考虑用灵敏度更高的仪器分析法。

2. **校准仪器**　通过校正仪器可消除或减小仪器误差。

3. **空白试验**　不加入试样，按照与测定试样相同的条件、方法和步骤进行的分析试验称为空白试验，测得的值称为空白值。从试样的分析结果中扣除空白值，可消除由于试剂、蒸馏水不纯或实验器皿引起的误差。

4. **对照试验**　将已知含量的标准试样与被测试样按照相同的条件和方法进行分析测定，称为对照试验。通过对照试验可判断是否存在系统误差，并可找出校正值。

5. **增加平行测定次数**　在消除系统误差的前提下，适当增加平行测定次数，取其平均值，可减少偶然误差。一般平行测量 3～5 次即可。

三、误差与偏差

1. **准确度与误差**　准确度（accuracy）是指测定值（x）与真实值（μ）接近的程度。二者之间的差值称为误差（error），用 E 表示：

$$E = x - \mu \tag{7-2}$$

误差 E 可正可负，x 愈接近 μ，E 的绝对值就愈小，准确度就愈高。

误差可分为绝对误差和相对误差两种。式(7-2)表示的是测量值与真实值之差，称为绝对误差(absolute error)。绝对误差与真实值的比值称为相对误差(relative error，RE)：

$$RE = \frac{E}{\mu} \times 100\% \tag{7-3}$$

相对误差反映了误差占真实值的比例，对于比较在各种情况下测量值的准确度更合理，因此在实际中应用更为广泛。

问题与思考

下列误差属于系统误差中的哪一类？

1. 砝码生锈；2. 天平称量时调零不准；3. 试剂中还有微量待测组分。

例 7-3　某反应需由滴定管中放出溶液，假设由于估读的原因而造成的读数误差为 0.02mL，放出 25.00mL 和 2.50mL 溶液的相对误差分别是多少？

解　两次放液的绝对误差是相同的，都为 0.02mL。相对误差分别为：

$$RE_1 = \frac{0.02}{25.00} \times 100\% = 0.08\%$$

$$RE_2 = \frac{0.02}{2.50} \times 100\% = 0.8\%$$

两次放液的绝对误差无差别，而相对误差却相差 10 倍。可见，当测量值的绝对误差恒定时，测定的试样量越大，相对误差就越小，准确度越高。

2. 精密度与偏差　精密度(precision)又称再现性，是平行测量的各测量值之间互相接近的程度。精密度可用来衡量测量值的可靠性，各测量值间越接近，测量的精密度越高。精密度好并不一定表示准确度高。

精密度的高低用偏差(deviation，d)来衡量。偏差可分为：

(1) 绝对偏差(absolute deviation)：平行测定值中的单个值 x_i 与平均值 $\bar{x}$ 的差称为绝对偏差 d_i。

$$d_i = x_i - \bar{x} \tag{7-4}$$

偏差可为正，也可为负。

(2) 平均偏差(average deviation，$\bar{d}$)：

$$\bar{d} = \frac{|d_1| + |d_2| + \cdots + |d_n|}{n} = \frac{\sum |d_i|}{n} \tag{7-5}$$

(3) 相对平均偏差(relative average deviation，Rd)：

$$Rd = \frac{\bar{d}}{\bar{x}} \times 100\% \tag{7-6}$$

(4) 标准偏差(standard deviation，S)：可以突出个别偏差较大的数据对整体数据分析结果的影响。

$$S = \sqrt{\frac{\sum d_i^2}{n-1}} \tag{7-7}$$

3. 准确度与精密度的关系 在分析工作中评价一项分析结果的优劣，应该从分析结果的准确度和精密度两方面入手，精密度是保证准确度的先决条件。精密度差，所得结果不可靠，也就谈不上准确度高。但是，精密度高并不一定保证准确度高。

四、有效数字及其运算规则

（一）有效数字

在测定工作中，为了得到准确的结果，不仅要准确地进行测量，而且还要正确地记录和处理数据。

以下是某实验的一段记录："在分析天平上分别称量 3 份试剂，结果为：1. 1138g，1. 1200g，1. 1115g"，该记录中出现了 4 个数字，其中"3"是表示份数，意思很明确。而另 3 个数则不同，它们是有效数字，表示称量的准确程度，如"1. 1138g"表示只有 1. 113g 是准确和可信的，而最后的"8"则有 ±1 的不确定性，这种表示方法表达了数字的有效性，因此称为有效数字（significant figure）。又比如移液管的读数 18. 16mL，18. 1mL 有刻度，是准确和可信的，而后面则没有刻度，0. 06 是估读的，因此是可疑的，有 ±0. 01mL 的不确定性。因此，估读数对分析结果会造成一定误差。

有效数字的书写非常重要，如上面的"1. 1200"，表示 1. 120 是准确的，若写为"1. 12"，则表示只有 1. 1 是准确的，这在分析实验中是不允许的，因此后面的两个"0"不能省略。

化学中常见的 pH、pK_a 等对数值，其有效数字的位数仅取决小数部分的有效位数。因为整数部分是相应真实数 10 的几次方，只起定位作用。例如，pH = 5. 00 为两位有效数字，因换算为 $c(H^+)$时，$c(H^+) = 1.0 \times 10^{-5} mol \cdot L^{-1}$。标准溶液的浓度一般要有 4 位有效数字表示（如 $0.1023 mol \cdot L^{-1}$、$0.09865 mol \cdot L^{-1}$等）。在用计算器计算结果时要注意，并不是位数越多越好，如计算出的溶液浓度的有效数字不能多于 4 位。

（二）有效数字的修约和运算

有效数字的修约，就是按照有效数字位数的要求对实验或计算的数字进行取舍。"四舍五入"就是常见的一种修约方法。

在分析测定中，常采用"四舍六入五留双"的修约规则。四舍六入指的是当多余尾数的第 1 位数字 a≤4 时舍去，a≥6 时进一位，五留双指的是当 a = 5 时，若 5 后面数字是不为 0 的任何数，则不论 5 前面的一个数为奇数还是偶数均进一位；若 5 后面数字为 0，则按 5 前面为偶数者舍去；为奇数者进一位。如 pH 的修约：3. 2746 修约为 3. 27，3. 2574 修约为 3. 26，3. 26501 修约为 3. 26，3. 2651 修约为 3. 27，3. 285 修约为 3. 28，3. 275 修约为 3. 28。只允许对原始数据进行一次修约，不能分次修约，如 3. 2548 不允许先修约为 3. 255，再进一步修约为 3. 26。为不使修约误差过分累积，可先用原始数据运算，然后再对运算结果进行修约。

加减运算时，有效数字的位数可按小数点后位数最少的数字取齐。如

$$0.0123 + 0.123 + 12.3 = 12.4$$

乘除运算时可直接乘除，再把结果按有效数字位数最少的数字进行修约。如

$$0.10 \times 12.35 \times 0.0328 = 0.040$$

第三节 酸碱滴定法

以酸碱反应为基础的滴定分析法称为酸碱滴定法。多数能发生酸碱反应的物质都可用酸碱滴定法分析来计算酸或碱的浓度。

一、酸碱指示剂

(一)酸碱指示剂的作用原理

常用的酸碱指示剂都是弱的有机酸或有机碱。随溶液 pH 值的不同,指示剂得到或失去质子,以酸式或碱式形式存在,从而显示出不同的颜色。例如酚酞,在酸性溶液中显示出酸色,在碱性溶液中显示出碱色,所以我们可通过颜色的变化来确定酸碱性。

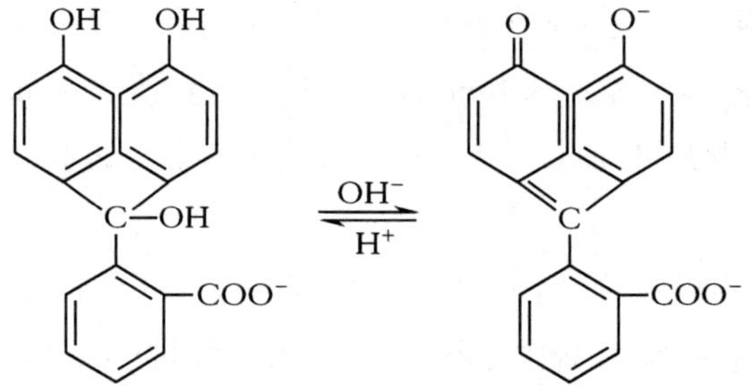

酸式(无色)　　　　碱式(红色)

(二)指示剂的变色范围和变色点

指示剂在水溶液中的质子转移平衡可用下式表示:

$$\underset{\text{酸式}}{HIn} \rightleftharpoons H^+ + \underset{\text{碱式}}{In^-}$$

根据化学平衡原理有

$$K_{HIn}=\frac{[In^-][H^+]}{[HIn]} \quad (7\text{-}8)$$

K_{HIn}是酸碱指示剂的酸解离常数,简称指示剂酸常数。在任何酸度都有$[In^-]$和$[HIn]$存在,即酸式和碱式总是共存的。人眼的辨色能力有限,通常当一种浓度超过另一种 10 倍时,只能看到浓度大的一种颜色,另一种被掩盖了;指示剂的酸式和碱式浓度比在 0.1~10 之间时,呈现的是酸式和碱式的混和色。

当酸式和碱式的量相同时,$pH=pK_{HIn}$,此时的 pH 称为变色点。对应于$0.1\leqslant\frac{[In^-]}{[HIn]}\leqslant 10$,有 $pK_{HIn}-1\leqslant pH\leqslant pK_{HIn}+1$,简写为 $pH=pK_{HIn}\pm1$,此 pH 值范围称为指示剂的变色范围(colour change interval)。不同指示剂由于 K_{HIn}不同导致变色范围不同。理论上变色范围在 pK_{HIn}左右各 1 个 pH 单位,但由于人眼对不同颜色的辨别能力不同,实际上指示剂的变色范围并不完全符合理论上的定义。如甲基橙的变色点为 3.45,变色范围为 3.1~4.4(理论上为 2.45~4.45)。常见指示剂的变色范围如表 7-1。

表 7-1 几种常见酸碱指示剂

指示剂	变色点 pK_{HIn}	变色范围	酸色	过渡色	碱色
百里酚蓝	1.7	1.2～2.8	红色	橙色	黄色
甲基黄	3.3	2.9～4.0	红色	橙色	黄色
甲基橙	3.4	3.1～4.4	红色	橙色	黄色
溴酚蓝	4.1	3.0～4.6	黄色	蓝紫色	紫色
溴甲酚绿	4.9	3.8～5.4	黄色	绿色	蓝色
甲基红	5.0	4.4～6.2	红色	橙色	黄色
溴百里酚蓝	7.3	6.2～7.6	黄色	绿色	蓝色
中性红	7.4	6.8～8.0	红色	橙色	黄橙
酚酞	9.1	8.0～10.0	无色	粉红色	红色
百里酚酞	10.0	9.4～10.6	无色	淡蓝色	蓝色

二、酸碱滴定曲线及指示剂的选择

在酸碱滴定过程中，溶液的 pH 值是不断变化的，而酸碱指示剂只是在一定的 pH 值时才显示出颜色的变化。为了减少滴定误差，必须选择合适的指示剂，使之恰好在化学计量点（或附近）变色，因此，必须了解滴定过程中溶液 pH 值的变化。为了更直观地表示这种变化，以计算得出的 pH 值对加入滴定剂的体积作图，得到的曲线称为酸碱滴定曲线（acid-base titration curve）。

（一）强酸和强碱的滴定

1. 滴定曲线 以 0.1000mol · L^{-1} NaOH 滴定 20.00mL 0.1000mol · L^{-1} HCl 溶液为例，根据加入的 NaOH 的量和剩余的 HCl 的量，可以计算出溶液的 pH 值，结果如表 7-2。

表 7-2 0.1000mol · L^{-1} NaOH 滴定 20.00mL 0.1000mol · L^{-1} HCl 时 pH 值的变化

加入 NaOH（mL）	剩余 HCl（mL）	反应比例%	过量 NaOH（mL）	$[H^+]$（mol · L^{-1}）	pH	
0.00	20.00	0.00		1.00×10^{-1}	1.00	
18.00	2.00	90.00		5.26×10^{-3}	2.28	
19.80	0.20	99.00		5.02×10^{-4}	3.30	
19.98	0.02	99.90		5.00×10^{-5}	4.30	滴定突跃
20.00	0.00	100.0		1.00×10^{-7}	7.00	滴定突跃
20.02			0.02	2.00×10^{-10}	9.70	滴定突跃
20.20			0.20	2.00×10^{-11}	10.70	
22.00			2.00	2.00×10^{-12}	11.70	
40.00			20.00	3.16×10^{-13}	12.50	

以加入滴定剂的量为横坐标、溶液 pH 值为纵坐标作图，得到滴定曲线图 7-1。

由表 7-2 和图 7-1 可看出，从滴定开始到加入 19.80mL NaOH，溶液的 pH 值只改变了 2.3 个单位，变化缓慢；继续滴加 0.18mL NaOH，pH 值改变 1 个单位，变化渐快；继续滴加 0.04mL（约 1 滴）NaOH，pH 值却改变了 5.4 个单位，变化最快；继续滴加，pH 值变化又渐渐缓慢。从

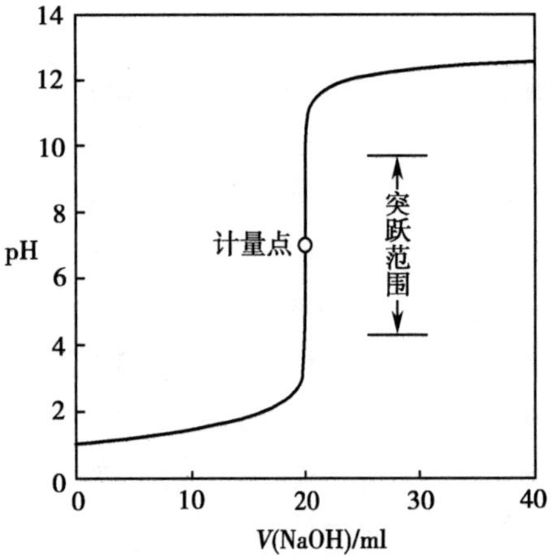

图7-1 0.1000mol · L^{-1} NaOH 滴定 20.00mL 0.1000mol · L^{-1} HCl

19.98～20.02mL，NaOH 只有 ±0.1% 加入量，但 pH 却有一个非常突然的变化，称为滴定突跃（titration jump），此 pH 值范围（4.30～9.70）称为突跃范围。

2. 指示剂的选择 滴定突跃范围是选择指示剂的依据，如果指示剂的变色范围全部或部分与滴定突跃范围重合，此指示剂可被选用。如上述滴定中，突跃范围为 4.3～9.7，酚酞、甲基红、甲基橙等都可选作指示剂，如图 7-2。

在实际滴定操作中，选用指示剂还应考虑人的视觉对颜色的敏感性。如用酚酞做指示剂，颜色由无色变为红色，人眼比较敏感，易于确定终点，反之则较难。

强酸滴定一元强碱与强碱滴定一元强酸的情况基本相似，但是滴定曲线是一条下行的曲线，如图 7-3（虚线）所示。

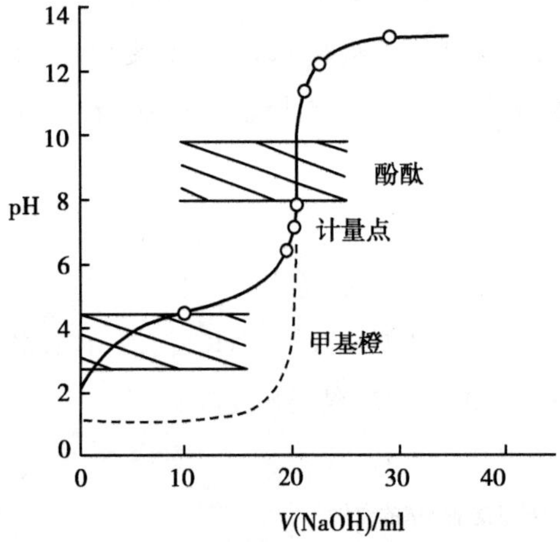

图7-2 0.1000mol · L^{-1} NaOH 滴定 20.00mL 0.1000mol · L^{-1} HAc

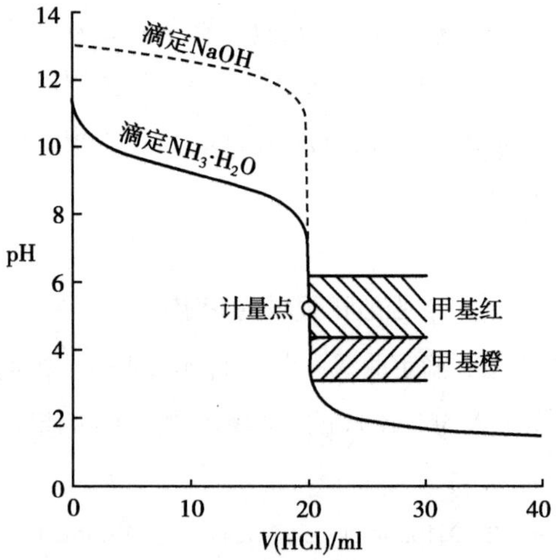

图7-3 0.1000mol · L^{-1} HCl 滴定 20.00mL 0.1000mol · L^{-1} $NH_3 \cdot H_2O$

（二）一元弱酸（碱）的滴定

1. 滴定曲线 弱酸只能用强碱来滴定。以 0.1000mol · L^{-1} NaOH 滴定 20.00mL 0.1000mol · L^{-1} HAc 为例。先计算滴定过程中 pH 值的变化，如表 7-3。

以加入 NaOH 的量为横坐标，溶液的 pH 值为纵坐标作图，即可得到 NaOH 滴定 HAc 的滴定曲线，如图 7-2。

比较图 7-1 和图 7-2，可以看出两者的不同之处主要在滴定开始到计量点这一段，这是由于 NaOH 滴定 HCl 时，溶液的[H^+]完全取决于剩余的 HCl 的量，而 NaOH 滴定 HAc 时，溶液的[H^+]则取决于剩余的 HAc 和生成的 NaAc 共同的量，其 pH 值的计算也更复杂。过了计量点后，溶液的[H^+]都取决于过量的 NaOH，所以曲线形状相同。

表7-3 0.1000mol·L^{-1} NaOH滴定20.00mL 0.1000mol·L^{-1}HAc时pH值的变化

加入NaOH(mL)	剩余HAc(mL)	反应比例(%)	过量NaOH(mL)	pH	
0.00	20.00	0.00		2.88	
10.00	10.00	50.00		4.75	
18.00	2.00	90.00		5.70	
19.80	0.20	99.00		6.74	
19.98	0.02	99.90		7.74	
20.00	0.00	100.0		8.72	滴定突跃
20.02			0.02	9.70	
20.20			0.20	10.70	
22.00			2.00	11.70	
40.00			20.00	12.50	

2. 指示剂的选择 由于突跃范围pH值为7.74～9.70,酚酞、百里酚酞可以选用,而甲基红、甲基橙则不能选用。

强酸滴定一元弱碱与强碱滴定一元弱酸的情况基本相似,只是滴定曲线是一条下行的曲线,如图7-3所示。

3. 影响滴定突跃范围的因素 强酸、强碱之间滴定的突跃范围大小与酸碱的浓度有关,浓度越大,突跃范围也越大(图7-4)。强碱与弱酸滴定的突跃范围除了受浓度的影响外,还受弱酸强度的影响。通常弱酸的酸性越弱,滴定的突跃范围就越小,当弱酸的酸性小到一定的程度时,突跃范围已经小到在实际中无法利用了,此时强碱无法准确滴定弱酸。能准确滴定一元弱酸的条件是$c_aK_a \geq 10^{-8}$。同理,能准确滴定一元弱碱的条件是$c_bK_b \geq 10^{-8}$。

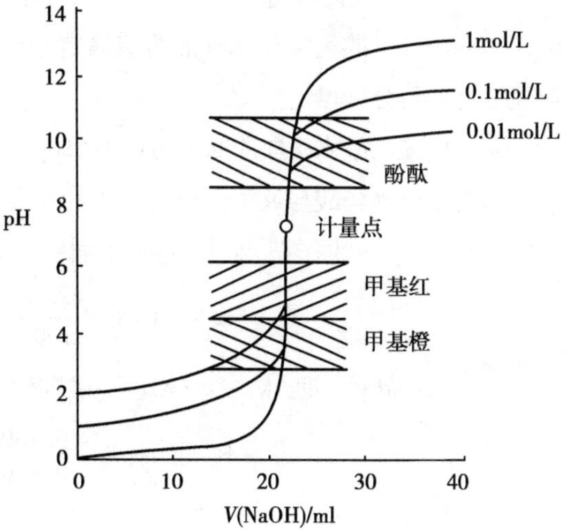

图7-4 NaOH滴定HCl时浓度对突跃范围的影响

问题与思考　酸碱滴定曲线最重要的部分是什么？指示剂的选择有哪些需要注意的事项？

三、酸碱标准溶液的配制与标定

酸碱滴定中的标准溶液大多是强酸和强碱,如HCl、NaOH等。

HCl标准溶液由浓HCl稀释而来,由于HCl易挥发不能采用直接配制法,只能先配制成近似浓度的溶液,再用基准物质标定。无水Na_2CO_3和硼砂是标定HCl溶液的常用基准物质。

NaOH标准溶液是由固体NaOH溶解得到的,由于NaOH易吸潮、易受空气中CO_2的影响,所以固体NaOH也不是基准物质。可先将NaOH配制成近似所需的浓度,然后用邻苯二甲酸氢钾、草酸等基准物质标定,选酚酞作指示剂。

四、酸碱滴定法的应用

由于酸碱滴定法操作简便、分析速度快、分析结果准确及试剂价廉易得,因此在生产实际中应用广泛。在临床检验常用来测定尿液的酸度,在卫生分析方面也常用来测定食品的酸度等。

食醋中总酸度测定:食醋约 3% ~5% 的 HAc,此外还有其他有机酸,当用 NaOH 滴定时,所得结果应为食醋中总酸度,通常用含量较多的 HAc 来表示。滴定反应为

$$HAc + NaOH \longrightarrow NaAc + H_2O$$

达到化学计量点时溶液显碱性,因此选择酚酞作指示剂。

乙酰水杨酸的测定:乙酰水杨酸(又称阿司匹林)是一种常用解热镇痛药,结构中有一个羧基($pK_a = 3.49$),可以用 NaOH 标准溶液直接滴定,用酚酞为指示剂。滴定反应如下:

$$\text{（）}\begin{matrix}OCOCH_3\\COOH\end{matrix} + NaOH \longrightarrow \text{（）}\begin{matrix}OCOCH_3\\COONa\end{matrix} + H_2O$$

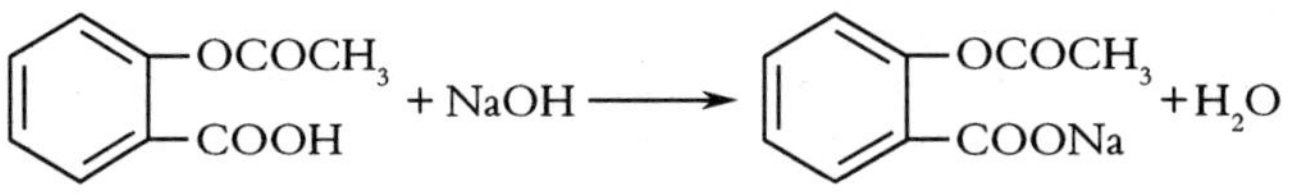

为防止阿司匹林水解,滴定应在中性乙醇溶液中进行。

例7-4 称取某阿司匹林片 0.4500g,加中性乙醇 20mL 溶解,加酚酞指示剂溶液 3 滴,用 0.1000mol·L^{-1} 的氢氧化钠标准溶液滴定,至终点时消耗氢氧化钠 10.00mL。计算此片剂中阿司匹林的百分含量。

解 已知乙酰水杨酸的摩尔质量为 180g·mol^{-1}

因为乙酰水杨酸与氢氧化钠是 1:1 的反应,故有

$$n(\text{阿司匹林}) = c(\text{阿司匹林}) \times V(\text{阿司匹林}) = c(\text{碱}) \times V(\text{碱})$$

$$= 0.1000 \times \frac{10.00}{1000} = 1.000 \times 10^{-3} (\text{mol})$$

$$m(\text{阿司匹林}) = n \times M(\text{阿司匹林}) = 1.000 \times 10^{-3} \times 180 = 0.1800 (\text{g})$$

$$\text{阿司匹林}\% = \frac{0.1800}{0.4500} \times 100\% = 40.0\%$$

（尚京川）

学习小结

标准溶液是指已知准确浓度的溶液,基准物质是能用于直接配制标准溶液或标定标准溶液的物质,基准物质必须具备一些基本条件;误差可分为系统误差和偶然误差,可以通过对照实验、空白实验、增加测定次数等方法减小误差;准确度是指测定值和真实值之间的接近程度,精密度是指多次测定数据之间的接近程度,精密度高不一定准确度高,但准确度高必定要求精密度高;实验数据的记录和计算结果都应讲求有效数字的科学、准确。

滴定反应必须具备 4 个基本条件;以加入滴定剂的量为横坐标,对应溶液的 pH 值为纵坐标作图得到酸碱滴定曲线,根据滴定曲线的突跃范围来选择酸碱指示剂,选择的依据是指示剂的变色范围全部或部分与滴定突跃范围重合;在实际滴定中常根据指

示剂的变色来判断滴定终点是否到达；当滴定达到终点时，可根据消耗的标准溶液的体积和浓度以及被测溶液的体积，依据反应的定量关系计算出被测物质的含量。

复习参考题

1. 滴定分析对反应的要求是什么？基准物质应满足哪些条件？

2. 下列数字的有效位数各是多少？

（1）0.09981　　（2）0.02580　　（3）pH = 8.32　　（4）1.8×10^{-5}

3. 误差有哪些类型？为消除误差通常有哪些可行的方法？

4. 设分析天平的称量误差为0.0002g，欲使称量结果的误差≤0.1%，至少应称取多少克的物质？

5. 下列滴定能否直接进行？若能进行，应各选用什么指示剂？（设各物质浓度都为$0.1mol \cdot L^{-1}$）。

（1）NaOH 滴定 HCl　　（2）NaOH 滴定 HAc

（3）HCl 滴定 $NaHCO_3$　　（4）HCl 滴定 NaH_2PO_4

6. 称取基准物质 Na_2CO_3 0.1580g，标定 HCl 溶液的浓度，消耗 HCl 的体积25.00mL，计算 HCl 溶液的浓度为多少？

7. 在滴定时消耗 $0.1mol \cdot L^{-1}$ 的 NaOH 25～30mL。问应该称取基准物质 $H_2C_2O_4 \cdot 2H_2O$ 多少克？如果改用邻苯二甲酸氢钾（$KHC_8H_4O_4$）作为基准物质，应该取多少克？

8. 用中性稀乙醇 25.00mL 溶解 0.2513g 苯甲酸，加酚酞 3 滴作指示剂，用$0.1015mol \cdot L^{-1}$的 NaOH 溶液滴定，消耗 NaOH 20.00mL，计算 $C_7H_6O_2$ 的百分含量。《中华人民共和国药典》规定苯甲酸中 $C_7H_6O_2$ 不得少于99.0%，问此样品的含量是否符合规定？

第八章 分光光度法简介

8

学习目标

掌握 朗伯-比尔定律及其应用；透光率与吸光度，摩尔吸光系数与质量吸光系数等概念。

熟悉 物质对光的选择性吸收及吸收光谱的意义；分光光度法的定量分析方法及测定条件的选择。

了解 光的基本性质；分光光度计的基本构造；分光光度法的误差。

分光光度法(spectrophotometry)是根据物质对光的选择性吸收而建立起来的分析方法，包括紫外-可见分光光度法、红外光谱法等。由于分光光度法具有灵敏度高、选择性好、操作简便、测定快速、准确度高等优点，所以在实际工作中得到了广泛的应用。本章主要介绍可见分光光度法。

第一节　分光光度法的基本原理

一、物质对光的选择性吸收

(一)光的基本性质

光是一种电磁波，具有一定的频率和波长，波长在200～400nm范围内的电磁波是常用的紫外线，400～760nm范围内的电磁波称为可见光。光的能量E、频率ν和波长λ之间的关系可用下式表示：

$$E = h\nu = h\frac{c}{\lambda} \tag{8-1}$$

可见光区的电磁波随着波长的不同，而呈不同的颜色。具有单一波长的光称为单色光(monochromatic light)。由不同波长光组成的混合光称为复色光(polychromatic light)。日光、白炽灯光等是复色光，通过棱镜可色散成红、橙、黄、绿、青、蓝、紫等多种色光。光具有互补性，如果把两种适当颜色的单色光按一定的强度比例混合也可得到白光，这两种颜色的光称为互补色光。如图8-1所示，图中处于一条直线的两种单色光，都属于互补色光。如绿色和紫色光、黄色和蓝色光等。

物质对光的吸收具有选择性。当白光通过有色溶液时，若溶液选择性地吸收了某种颜色的光，则溶液呈现所吸收光的互补色。如$CuSO_4$溶液吸收白光中的黄色光而呈现其互补色——蓝色。物质的颜色与吸收光颜色的互补关系见表8-1。

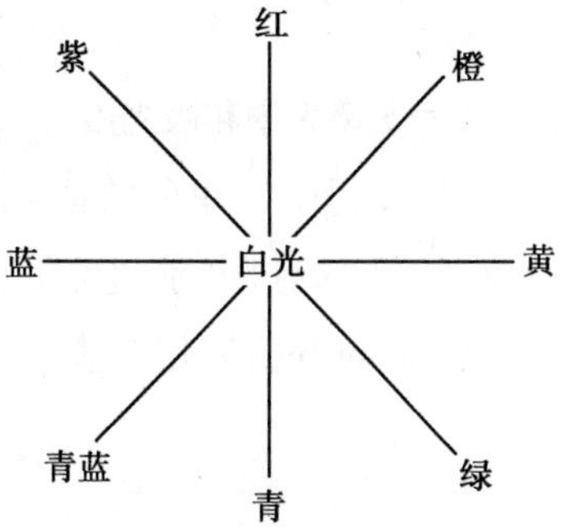

图8-1　互补色光示意图

表8-1　物质的颜色与吸收光颜色的关系

物质颜色	黄绿	黄	橙	红	紫红	紫	蓝	绿蓝	蓝绿
吸收光颜色	紫	蓝	绿蓝	蓝绿	绿	黄绿	黄	橙	红
波长/nm	400～450	450～480	480～490	490～500	500～560	560～580	580～600	600～650	650～760

(二)物质的吸收光谱

物质的分子中存在着电子的运动、原子之间的振动和分子的转动，这些运动都是量子化的，都有各自的能级。电子能级之间的差值在1～20eV(电子伏特)，相当于紫外到可见光的能量，一个电子能级中有几个振动能级，一个振动能级中有几个转动能级。当用光照射分子时，分子就会吸收与其电子能级相对应的光线，发生电子能级跃迁，与此同时，分子还会吸收与其振动能级和转动能级相对应的光线（能量更低），发生振动和转动能级的跃迁，因而产生分子吸收光谱。如以波长 λ 为横坐标，以分子对光的吸收程度（吸光度 A）或透光率 T 为纵坐标作图，可得到一条曲线，称为分子的吸收曲线（absorption curve）或称吸收光谱（absorption spectrum）。吸收曲线能更清楚地反映出吸光物质对不同波长光的吸收情况，图 8-2 为不同浓度 $KMnO_4$ 溶液的吸收曲线。

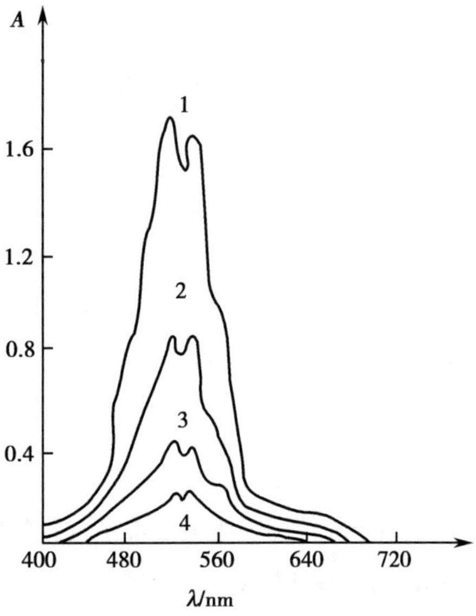

图 8-2　$KMnO_4$ 溶液的吸收曲线

吸收曲线中，吸光度最大处的波长为最大吸收波长，用 λ_{max} 表示。图 8-2 中 λ_{max} 为 525nm，说明 $KMnO_4$ 溶液对此波长的光（绿色光）最容易吸收，而对波长较长的红色光和波长较短的紫色光则吸收较弱。图中的几条曲线分别代表不同浓度 $KMnO_4$ 溶液的吸收曲线，其形状和 λ_{max} 的位置不变，但吸光度不同。溶液浓度愈大，吸收曲线的峰值愈高。在溶液最大吸收波长处测定吸光度，灵敏度最高。

问题与思考　　吸收光谱有何实际意义？如何绘制吸收光谱？

二、光吸收定律

（一）透光率和吸光度

当一束平行的单色光通过有色溶液时，光的一部分被吸收，一部分透过溶液，一部分被器皿反射。若入射光的强度为 I_0、透过光强度为 I_t，则透过光强度 I_t 与入射光强度 I_0 之比称为透光率（transmittance），用 T 表示。

$$T=\frac{I_t}{I_0} \tag{8-2}$$

透光率一般用百分比表示，介于 0% ～100% 之间。透光率愈大，溶液对光的吸收愈少；反之，透光率愈小，溶液对光的吸收愈多。

透光率的负对数称为吸光度（absorbance），用符号 A 表示。

$$A=-\lg T=\lg\frac{I_0}{I_t} \tag{8-3}$$

吸光度愈大，表示溶液对光的吸收程度愈大；反之，吸光度愈小，表示溶液对光的吸收程度愈小。

（二）朗伯-比尔定律

朗伯（Lambert）和比尔（Beer）分别于 1760 年和 1852 年研究了吸光度与液层厚度和溶液浓度之间的定量关系，综合他们的研究成果得出：在一定温度下，当一束平行单色光通过某一有

色溶液时，吸光度 A 与液层厚度和溶液浓度成正比，即

$$A = \varepsilon bc \tag{8-4}$$

此式为朗伯-比尔（Lambert-Beer）定律的数学表达式，也称为光的吸收定律。式中 b 为液层厚度，单位是 cm；c 为物质的量浓度，单位是 $mol \cdot L^{-1}$；ε 为摩尔吸光系数（molar absorptivity），单位为 $L \cdot mol^{-1} \cdot cm^{-1}$，它表示当溶液浓度为 $1mol \cdot L^{-1}$、液层厚度为 1cm 时该溶液的吸光度。在一定的溶剂、温度、入射光波长下，对于给定的化合物，其摩尔吸光系数为一定值，而与浓度无关。

不同物质对同一波长光的吸收程度不同，ε 愈大，表示物质对这一波长光的吸收愈强，测定的灵敏度就愈高。

例 8-1　用邻二氮菲法测定 Fe^{3+} 时，用 1cm 比色皿在 508nm 波长处，测得吸光度为 0.256，已知铁与邻二氮菲生成的配合物的摩尔吸光系数 ε 为 $1.1 \times 10^4 L \cdot mol^{-1} \cdot cm^{-1}$，求溶液中 Fe^{3+} 的浓度。

解　根据朗伯-比尔定律 $A = \varepsilon bc$，

$$c = \frac{A}{\varepsilon b} = \frac{0.256}{1.1 \times 10^4 \times 1} = 2.33 \times 10^{-5}(mol \cdot L^{-1})$$

吸光系数与浓度的单位有关。当浓度采用质量浓度 $\rho(g \cdot L^{-1})$，则 ε 用 a 表示，称为质量吸光系数（mass absorptivity），单位为 $L \cdot g^{-1} \cdot cm^{-1}$。它表示当溶液浓度为 $1g \cdot L^{-1}$，液层厚度为 1cm 时该溶液的吸光度。朗伯-比尔定律表达式可写为：

$$A = ab\rho \tag{8-5}$$

质量吸光系数 a 与摩尔吸光系数 ε 的关系为：

$$\varepsilon = aM_B \tag{8-6}$$

式中 M_B 为被测物质的摩尔质量。

另外，医药学上还常用比吸光系数（specific extinction coefficient）来代替摩尔吸光系数 ε。比吸光系数是指 100mL 溶液中含被测物质 1g，液层厚度为 1cm 时的吸光度值，用 $E_{1cm}^{1\%}$ 表示，它与 ε 的关系为：

$$\varepsilon = E_{1cm}^{1\%} \cdot \frac{M_B}{10} \tag{8-7}$$

问题与思考　　摩尔吸光系数 ε 的物理意义是什么？它和哪些因素有关？

第二节　分光光度计及定量分析方法

一、分光光度计

分光光度计（spectrophotometer）是测定溶液吸光度或透光率所用的仪器，其基本结构主要分为以下 5 个部分：

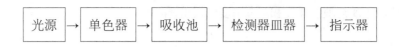

光源 → 单色器 → 吸收池 → 检测器皿器 → 指示器

（一）光源

光源（light source）是提供入射光的装置，应有足够辐射强度和稳定性，一般仪器中都配有电源稳压器。可见分光光度计中使用的光源一般为钨灯，可发射 320～3200nm 的连续光谱，适用范围为 360～1000nm。在可见光区有足够的光强和稳定性，成为可见分光光度计中主要的光源，现在许多仪器中已改用强度大、寿命长的卤钨灯。

紫外分光光度计中使用的是氢灯或氘灯，氘灯更为常用。

（二）单色器

单色器（monochromator）又称波长控制器，其作用是将光源发出的连续光按波长的长短顺序分散为单色光。单色器由入射狭缝和出射狭缝、准直镜、色散元件、聚焦镜等组成，其中色散元件是单色器的关键部分，有棱镜和光栅两种。图 8-3 为单色器光路示意图。

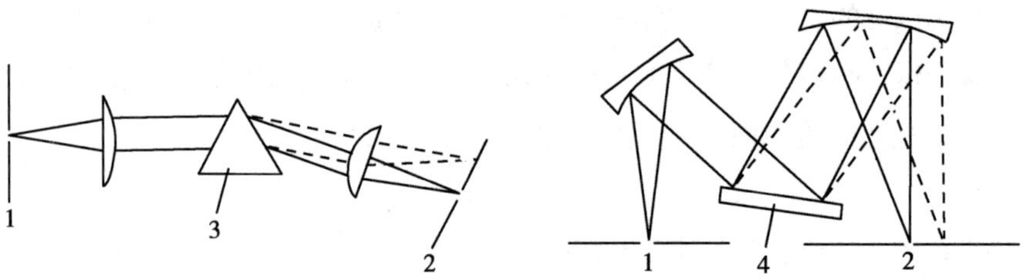

图 8-3　单色器光路示意图

1. 入射狭缝；2. 出射狭缝；3. 棱镜；4. 光栅

棱镜单色器是基于光在不同介质中折光率不同而形成色散光谱的，棱镜通常用玻璃、石英等制成。光栅单色器是基于光的衍射与干涉来分光的。其特点是适用波长范围宽，色散均匀，分辨率高，可用于可见光和紫外线的分光。

（三）吸收池

吸收池（absorption cell）又称为比色皿，是用来盛放待测溶液和参比溶液的容器，由无色透明、耐腐蚀的光学玻璃或石英材料制成。由于玻璃对紫外线有较强的吸收，因此，玻璃吸收池只能用于可见光区，石英吸收池适用于可见和紫外光区。在测定中同时配套使用的吸收池应相互匹配，即有相同的厚度和相同的透光性。吸收池的透光面必须严格平行并保持洁净，切勿直接用手接触。常用的吸收池有 0.5cm、1cm 和 2cm 等不同规格，可根据需要选择使用。

（四）检测器

检测器（detector）是基于光电效应将光信号转变为电信号，测量单色光透过溶液后光强度变化的装置。在分光光度计中常用光电管和光电倍增管等做检测器。

光电管是由一个阳极和涂有光敏材料的阴极组成的真空二极管，当足够能量的光照射到阴极时，光敏物质受光照射会发射出电子，向阳极流动形成光电流。光电流的大小取决于照射光强度，测量电流即可测得光强度的大小。光电倍增管是由多级倍增电极组成的光电管，灵敏度比光电管高，而且其本身有放大作用。目前分光光度计的检测器多使用光电倍增管。

（五）指示器

指示器（indicator）是把光电流信号放大并记录下来的装置。指示器一般有微安电表、记录器、数字显示和打印装置等。在微安电表的标尺上同时刻有吸光度和透光率。现代精密的分光光度计多带有微机，能在屏幕上显示操作条件、各项数据，并可对吸收光谱进行数据记录和处理，使测定快捷方便，数据更加准确可靠。

二、定量分析方法

分光光度法常用的定量分析方法有标准曲线法、标准对照法和比吸光系数比较法等。

（一）标准曲线法

标准曲线法是分光光度法中最为常用的方法。其方法是：首先配制一系列不同浓度的标准溶液，在选定波长处（通常为 λ_{max}），用同样厚度的吸收池分别测定其吸光度。以吸光度为纵坐标，溶液浓度为横坐标作图，得到一条经过坐标原点的直线——标准曲线（图 8-4）。再在相同条件下配制待测溶液，测其吸光度 A_x，由标准曲线上相应位置即可查出待测溶液浓度 c_x，也可由直线回归方程计算待测溶液的浓度。

该方法适用于经常性批量测定。在仪器、方法和条件都固定的情况下，标准曲线可多次使用而不必重新绘制，但需注意其溶液的浓度应在标准曲线的线性范围内。

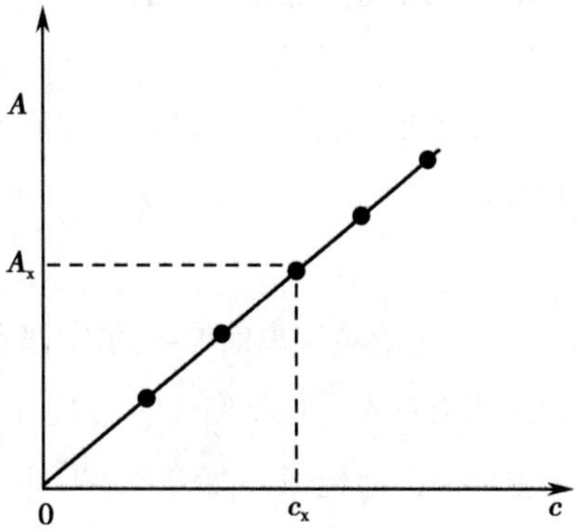

图 8-4 标准曲线

（二）标准对照法

标准对照法又称直接比较法。其方法是：在和待测溶液相同条件下配制一份标准溶液，在同一波长下分别测出它们的吸光度，根据朗伯-比尔定律，有如下关系：

$$A_s = \varepsilon b c_s$$

$$A_x = \varepsilon b c_x$$

s 代表标准溶液，x 代表待测溶液。由两式可得：

$$c_x = \frac{A_x}{A_s} \times c_s \qquad (8\text{-}8)$$

标准对照法操作简便、快速，但标准溶液应与被测试样的浓度相近，以免产生较大误差。此方法适用于非经常性的分析工作。

例 8-2　某一标准 Cd^{2+} 溶液浓度为 $1.034 \times 10^{-4} mol \cdot L^{-1}$，测其吸光度为 0.304。另一待测溶液在相同条件下的吸光度为 0.510，求待测溶液中 Cd^{2+} 的浓度。

解　根据式（8-8）：

$$c_x = \frac{A_x}{A_s} \times c_s = \frac{0.510}{0.304} \times 1.034 \times 10^{-4} = 1.735 \times 10^{-4} (\text{mol} \cdot \text{L}^{-1})$$

（三）比吸光系数比较法

比吸光系数比较法是利用标准的 $E_{1cm}^{1\%}$ 值进行定量测定的方法，《中华人民共和国药典》（2015 年版）规定部分药物采用此法测定。将试样的比吸光系数与标准物质的比吸光系数（从手册中查得）进行比较，可计算出试样的含量（质量分数或体积分数）。例如：抗菌药物呋喃妥因的 $E_{1cm}^{1\%}$（367nm）=766，相同条件下测得呋喃妥因试样 $E_{1cm}^{1\%}$（367nm）=739，故该试样中呋喃妥因的质量分数为$\frac{739}{766}=0.965$。

第三节　分光光度法的误差和测定条件的选择

一、分光光度法的误差

分光光度法的误差来源主要有两个方面：溶液偏离朗伯-比尔定律引起的误差和仪器测定的误差。

（一）溶液偏离朗伯-比尔定律引起的误差

溶液对光的吸收偏离朗伯-比尔定律时，A-c 曲线的线性较差，常出现弯曲现象。产生偏离的主要原因有化学方面和光学方面的因素。

1. 化学因素　溶液中吸光物质不稳定，因浓度改变而发生解离、缔合、溶剂化等现象致使溶液的吸光度改变。

2. 光学因素　朗伯-比尔定律仅适用于单色光，而实际上由分光光度计的单色器获得的是一个狭小波长范围（称为通带宽度）内的复色光，由于物质对各波长光的吸收能力不同，便可引起对光吸收定律的偏离，吸光系数差值越大，偏离越多。

另外，由于比色皿对入射光有反射、折射、散射等作用，试剂、蒸馏水等对入射光有轻微的吸收，也会给测定带来误差。

（二）仪器测定误差

在仪器测量过程中，光源的不稳定、检测器的灵敏度变化以及其他的一些偶然因素，都会带来测量误差，而透光率读数范围的不同，则可使这种误差放大或减小。设样品的透光率为 T，测量误差为 ΔT，浓度为 c，浓度误差为 Δc。若样品溶液服从朗伯-比尔定律，则可推导得出浓度的相对误差与透光率的关系式为：

$$\frac{\Delta c}{c} = \frac{0.434\Delta T}{T\lg T} \tag{8-9}$$

由上式可见,浓度测量的相对误差 $\Delta c/c$ 与透光率测量误差 ΔT 和透光率 T 有关,而一般仪器的透光率误差变化不大,则 $\Delta c/c$ 只与 T 有关。作 $\Delta c/c \sim T$ 曲线,得图 8-5。

由图 8-5 可见,曲线最低点,对应于 $T = 36.8\%$,$A = 0.434$,浓度测定的相对误差最小。溶液透光率很大或很小时,所产生的浓度相对误差都较大,只有在中间一段时,所产生的浓度相对误差较小,这就是分光光度分析中适宜的吸光度范围。

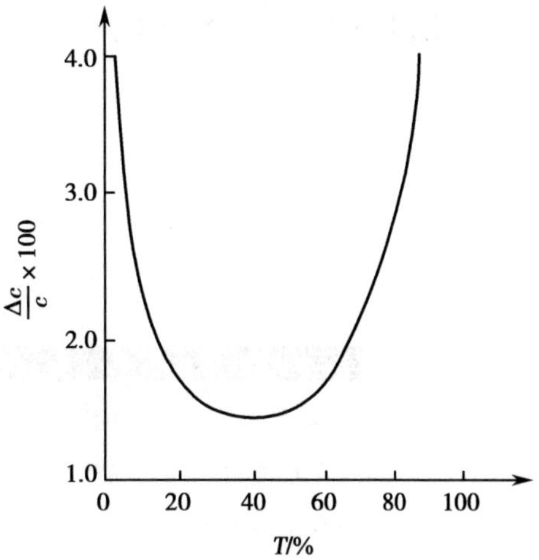

图 8-5 测量误差和透光率的关系

二、测定条件的选择

(一)入射光波长的选择

入射光波长选择的依据是吸收曲线,通常选择波长为 λ_{max} 的光作入射光,此时吸光系数最大,测定灵敏度最高。图 8-6 表明,选用 a 波段的单色光,吸光度 A 随波长变化小,与浓度 c 呈线性关系;而选用陡峭部分 b 波段的单色光,则因单色光不纯和吸光系数变化较大,吸光度 A 与浓度 c 不成线性关系,测定误差大。

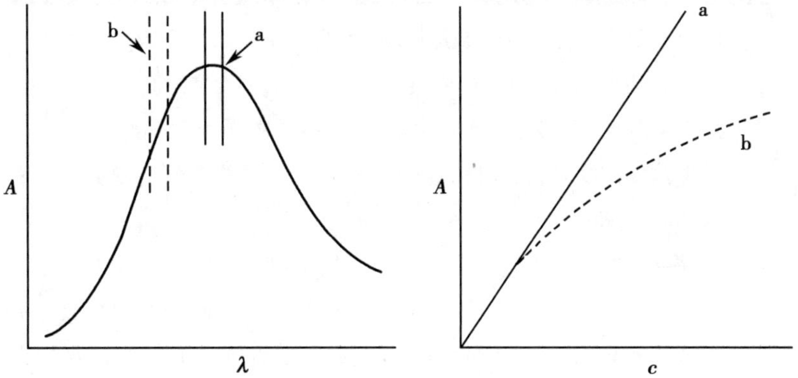

图 8-6 入射光波长的选择与误差

(二)透光率读数范围的选择

溶液透光率很大或很小时,测量误差都较大。因此,实际工作中常通过调节溶液浓度或选择适宜厚度的吸收池,将溶液透光率控制在 20% ~65%(即吸光度在 0.2 ~0.7)之间,测量误差较小。

(三)参比溶液的选择

选择参比溶液的原则是使试液的吸光度能真正反映待测物质的浓度。常用的参比溶液有溶剂空白、试剂空白和试样空白等,可根据实际情况合理选择。

测定时首先以参比溶液调节仪器,使其透光率为 100%,然后再测定样品的吸光度,这样可消除溶剂或其他试剂的吸收、器皿对入射光反射所带来的误差。需要注意的是,若测定中需改变入射光波长，则参比溶液也要在不同波长时分别调节 T 为100%。

（赵全芹）

学习小结

分光光度法是利用物质对光的选择性吸收而建立起来的分析方法。吸收光谱反映了物质对不同波长光的吸收能力，它是分光光度分析中选择测定波长的重要依据，通常选用最大吸收波长 λ_{max} 为测定波长。分光光度法用于定量分析的依据是朗伯-比尔定律，即当一束平行单色光通过某一有色溶液时，其吸光度与溶液浓度和液层厚度的乘积成正比。数学表达式为：$A=\varepsilon bc$。

分光光度计是用来测定物质吸光度或透光率的仪器。其主要部件有：光源、单色器、吸收池、检测器、指示器等。分光光度分析中，常用的定量分析方法有标准曲线法和标准对照法。这两种方法实际上都是以相同条件下标准溶液的吸光度为参照，计算试样溶液的浓度。比吸光系数比较法常用于药物分析中的含量测定。

分光光度法的误差主要有：溶液偏离朗伯-比尔定律引起的误差、仪器误差等。为了提高分析测定的灵敏度和准确度，应选择合适的测定条件。

复习参考题

1. 什么是吸收光谱？什么是标准曲线？各有什么实际应用？

2. 符合朗伯-比尔定律的某有色溶液，当溶液浓度增大时，λ_{max}、T、A 和 ε 各有何变化？当浓度不变而改变吸收池厚度时，上述物理量各有何变化？

3. 某溶液浓度为 c，测得其透光率为60%，在同样条件下浓度为 $2c$ 的同一物质的溶液，其透光率和吸光度应为多少？

4. 将纯品氯霉素（$M_B=323g\cdot mol^{-1}$）配成 $2.00\times10^{-2}g\cdot L^{-1}$ 的溶液，在波长278nm处，用1cm吸收池测得吸光度为0.614。试求氯霉素的摩尔吸光系数。

5. 强心药托巴丁胺（$M_B=270g\cdot mol^{-1}$）在260nm波长处有最大吸收，摩尔吸光系数 $\varepsilon(260nm)=703L\cdot mol^{-1}\cdot cm^{-1}$。取该片剂1片，溶于水稀释成2.00L，静置后取上清液用1.00cm吸收池于260nm波长处测得吸光度为0.687，计算该药片中含托巴丁胺多少克？

6. 浓度为 $7.7\times10^{-6}mol\cdot L^{-1}$ 的 Pb^{2+} 离子标准溶液，在波长520nm处测得其吸光度为0.721。某一含 Pb^{2+} 离子的样品溶液，在相同条件下测得透光率为23.0%，计算该样品溶液中 Pb^{2+} 离子的浓度。

有机化学

第九章　有机化学概述

9

学习目标

掌握　有机化合物结构式的表达；共价键的属性；共价键的断裂方式与有机化学反应类型。

熟悉　有机化合物的概念和特点；有机化合物中 C 原子的杂化。

了解　有机化合物的分类。

第一节　有机化合物与有机化学

（一）有机化合物和有机化学的概念

有机化合物最初是指来源于动植物体的化学物质，由于这类物质与生命有着密切的关系，与来源于矿物的无机化合物有着显著差别，因此将其赋予“有机”含义。大量研究表明，有机化合物分子中都含有碳元素和氢元素，此外也常含有氧、氮、卤素、硫和磷等元素，因此，人们把碳氢化合物及其衍生物称为有机化合物（organic compound），简称有机物。不过有些含碳的化合物如 H_2CO_3、碳酸氢盐（如 $NaHCO_3$）及氰化物（如 HCN）等因其性质与无机物相似而划归无机化合物。

有机化学（organic chemistry）是从分子层次上研究有机物的来源、命名、结构、性质、合成、应用及反应机制的一门科学。

（二）有机化合物的特点

1828 年德国化学家维勒（Wöhler F）在实验室浓缩无机物氰酸铵时偶然得到有机物尿素，证明有机物不一定来自有机体，也可在实验室人工合成出来。该事实也证明，有机物和无机物之间没有绝对的界限，二者可以相互转化，都遵循一般的化学规律。不过，由于碳原子在元素周期表中的特殊位置，决定了有机物特殊的成键方式，有机物中的化学键主要是共价键，所以有机物表现出很多不同于无机物的普遍特点：多数有机物易燃烧；熔点低；难溶于水，易溶于有机溶剂；不导电；有机化学反应速率慢，反应产物复杂；有机物种类多、数量大，同分异构现象普遍。

（三）学习有机化学的意义

有机化学已发展成一个庞大的学科，并广泛渗透到生命科学的各个领域。在医药学领域，研究的对象是人体，人体的组成除了水和无机盐外，绝大多数是有机化合物，例如糖类、脂类、蛋白质等；人体内的新陈代谢、生物的遗传变异都涉及有机化合物的转变，生命过程归根结底是一个有机化学问题，生命现象中越深层次的问题，越与有机化学相关；药物的合成以及药物在体内的变化绝大多数是有机反应，很多药物本身就是有机分子，如 2015 年诺贝尔生理医学奖获得者屠呦呦从黄花蒿中提取出了可以治疗疟疾的天然有机化合物青蒿素。这些使有机化学与各种医学课程发生了不可分割的联系，分子生物学、生物工程技术、组织生物学、生物化学、药理学以及揭露生命本质的人类基因组计划与病因的探索等都与有机化学直接相关。医学生应该学好有机化学，为进一步学习医药学课程及适应现代化医药发展打下坚实的基础。

第二节　有机化合物的结构

有机化合物的结构是指有机物分子的原子组成及各个原子间的结合方式和排列顺序。有机化合物的结构决定了它的性质，故学习有机物的结构是了解并掌握有机物性质和用途的基础。基础化学中学过的结构理论是有机化学结构理论的基础，有机物中的主要化学键是共价键。

一、碳原子的杂化

在有机化学反应过程中，由于原子间的相互影响，碳原子中几个能量相近、不同类型的原子轨道常常重新组合、相互混杂形成形状相同、能量相等的杂化轨道，杂化轨道有更强的成键能力，更利于形成共价键。碳原子的杂化有3种类型。

（一）sp^3 杂化

碳原子的1个2s轨道和3个2p轨道组合成4个sp^3杂化轨道的过程称为sp^3杂化，所形成的轨道称为sp^3杂化轨道。为使相互间的排斥力达到最小，轨道间的夹角为109°28′。4个sp^3杂化轨道与其他原子轨道重叠成键形成四面体型分子，比如甲烷。

（二）sp^2 杂化

若碳原子的1个2s轨道和2个2p轨道杂化，则会形成3个sp^2杂化轨道。为使相互间的排斥力达到最小，3个sp^2杂化轨道间的夹角呈120°，故当这些sp^2杂化轨道与其他原子轨道重叠成键后便形成平面型分子，比如乙烯。

（三）sp 杂化

当碳原子的1个2s轨道和1个2p轨道杂化，就会形成2个sp杂化轨道。为使相互间的排斥力达到最小，轨道间的夹角呈180°，故两sp杂化轨道与其他原子轨道重叠成键形成直线型分子，比如乙炔。

二、共价键的属性

共价键的属性包括键长、键角、键能和键的极性等。

（一）键长

键长（bond length）是指分子中两个成键原子核间距离，单位为pm（$=10^{-12}$m）。一些常见共价键键长见表9-1。

表9-1　常见共价键的键长

共价键	键长/pm	共价键	键长/pm
H—H（氢气）	74	C—Cl（一氯甲烷）	176
C—H（甲烷）	109	C═C（烯烃）	134
C—C（乙烷）	154	C═C（苯环）	139
C—N（甲胺）	147	C═O（丙酮）	122
C—O（甲醇）	143	C≡C（乙炔）	120
C—F（一氟甲烷）	141	C≡N（氢氰酸）	116

一般说来，结构相似的分子，共价键的键长越短，分子越稳定。

问题与思考 C—F 和 C—Cl 是同类型的键，根据上表中键长比较一氟甲烷和一氯甲烷在同等条件下发生水解反应的难易程度。

（二）键角

在多原子分子中，一个原子与另外两个原子所形成的两个共价键之间的夹角，称为键角（bond angle）。键角决定有机化合物分子的某些性质和空间结构，例如，CH_4 中的键角为 109°28′，因此，CH_4 的几何构型是正四面体；C_2H_2 中的键角为 180°，C_2H_2 的几何构型为直线形。

（三）键能

在标准状态（25℃，100kPa）下，使 1mol 气态双原子分子离解为气态原子所需要的能量，称为该双原子分子共价键的离解能或键能（bond energy），单位是 $kJ \cdot mol^{-1}$。

双原子分子的离解能等于键能，多原子分子离解能不等于键能，而是同一类共价键的平均离解能。例如，CH_4 中有 4 个 C—H 键，但每个键的离解能是不同的，CH_4 第一个键的离解能为 $435.1kJ \cdot mol^{-1}$，第二、三、四个键的离解能分别为 $443.5kJ \cdot mol^{-1}$、$443.5kJ \cdot mol^{-1}$ 和 $338.9kJ \cdot mol^{-1}$，CH_4 中的 C—H 键键能应为上述 4 个键离解能的平均值（$415.3kJ \cdot mol^{-1}$）。一些常见共价键键能见表 9-2。

表 9-2 常见共价键的键能

共价键	键能/$kJ \cdot mol^{-1}$	共价键	键能/$kJ \cdot mol^{-1}$
C—S（甲硫醇）	272	C—Cl（一氯甲烷）	339
C—H（甲烷）	415	C═C（乙烯）	611
C—C（乙烷）	347	C═N（Schiff 碱）	749
C—N（甲胺）	305	C═O（丙酮）	736
C—O（甲醇）	360	C≡C（乙炔）	837
C—F（一氟甲烷）	483	C≡N（氢氰酸）	880

键能是表征共价键稳定性大小的重要参数，键能越大，键越稳定。

（四）键的极性和极化

1. 键的极性 有机化合物中两个不同原子之间形成共价键时，由于电负性不同使得共用电子对偏向电负性较大的原子，正负电荷中心不重合产生极性，如 CH_4 中的 C—H 键就有极性。正、负电荷中心间的距离 d 和电荷中心所带电量 q 的乘积，称作偶极矩（dipole moment），数学表达式为 $\mu = qd$，单位是 D。不同的极性共价键极性不同，从而产生不同的偶极矩。一些常见共价键的偶极矩见表 9-3。

表9-3　常见共价键的偶极矩

共价键	μ/D	共价键	μ/D
C—H	0.40	H—N	1.31
C—N	1.15	H—O	1.50
C—O	1.50	H—S	0.68
C—Cl	2.30	H—Cl	1.03
C—Br	2.20	H—Br	0.78
C—I	2.00	H—I	0.38

共价键的极性是影响有机化合物分子的极性及其理化性质的主要因素。

问题与思考　　　　共价键的极性和共价化合物的极性有何区别？若甲烷中 C—H 键是极性键，则甲烷是极性分子吗？

2. 键的极化　在外界电场（极性试剂、极性溶剂等）影响下，共价键内电子云密度重新分布产生键的极化。成键原子电子云流动性越大，键的极化度也就越大。例如，碳卤键的极化度顺序为 C—I > C—Br > C—Cl > C—F。

键的极性和极化在决定分子的反应性能方面起着重要作用。

三、有机化合物结构式的表达

有机化合物分子结构的表示方法主要有路易斯结构式和凯库勒结构式。

（一）路易斯结构式

路易斯结构式（Lewis structure）是用"·"来表示电子，一个点代表一个电子，将组成分子的原子最外层电子全部表示出来的结构式。例如：

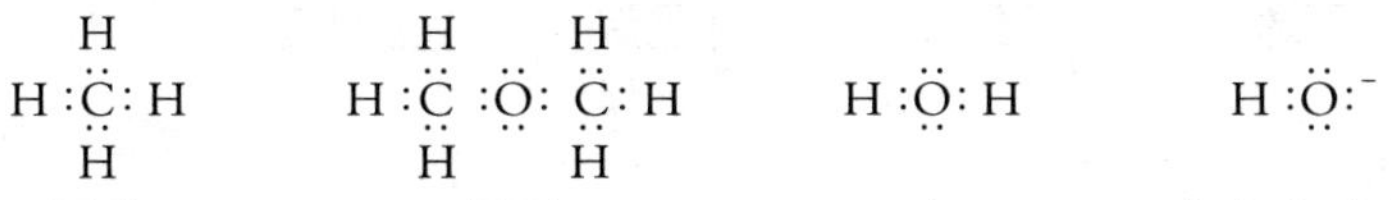

$$
\begin{array}{cccc}
\text{H} & \text{H} \quad \text{H} & & \\
\text{H} \ddot{\text{C}} \text{H} & \text{H} \ddot{\text{C}} \ddot{\text{O}} \ddot{\text{C}} \text{H} & \text{H} \ddot{\text{O}} \text{H} & \text{H} \ddot{\text{O}} \text{:}^{-} \\
\text{H} & \text{H} \quad \text{H} & & \\
\text{甲烷} & \text{甲醚} & \text{水} & \text{氢氧根离子}
\end{array}
$$

这样可以清楚地知道分子中每个原子价电子的成键情况，如甲醚和水分子中，氧原子具有两对孤对电子；氢氧根离子中的氧具有 3 对孤对电子且带有一个负电荷。这些信息对于理解化合物的反应特性是十分重要的。

在书写路易斯结构式时必须注意的是：除氢外，每个原子的最外层电子都应该满足 8 电子的稳定结构。所以在中性分子中，H 形成 1 个共价键，O 形成 2 个共价键，N 形成 3 个共价键，C 形成 4 个共价键，卤素（F、Cl、Br、I）形成 1 个共价键。

路易斯结构式可以简化表示，即用短线表示成键电子对，用"·"来表示未成对电子和孤对电子，因此上述几种物质可以简化为：

$$
\begin{array}{cccc}
\text{H} & \text{H} \quad \text{H} & & \\
\text{H—C—H} & \text{H—C—O—C—H} & \text{H—O—H} & \text{H—O:}^{-} \\
\text{H} & \text{H} \quad \text{H} & & \\
\end{array}
$$

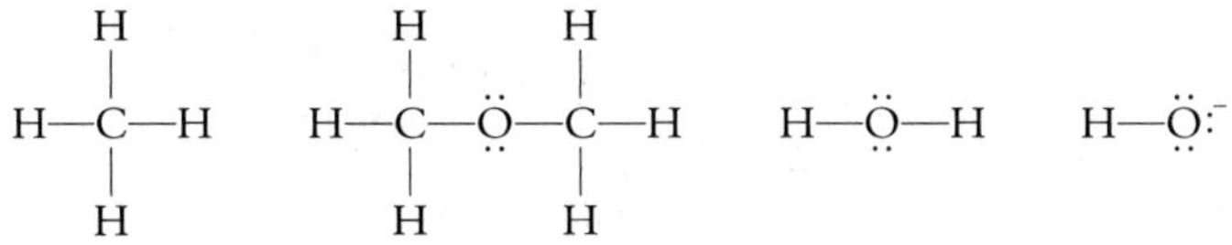

虽然使用路易斯结构式可以详细地表示分子中每个原子的最外层电子分布情况,但书写比较烦琐。在表示化合物结构时更常用的是凯库勒结构式。

(二)凯库勒结构式

凯库勒结构式(Kekulé structure)是以短线表示成键电子对,未成键电子略去不写的结构式。

凯库勒式

$$H-\overset{\overset{\displaystyle H}{|}}{\underset{\underset{\displaystyle H}{|}}{C}}-\overset{\overset{\displaystyle H}{|}}{\underset{\underset{\displaystyle H}{|}}{C}}-H \quad H-C\equiv C-H \quad H-\overset{\overset{\displaystyle H}{|}}{\underset{\underset{\displaystyle H}{|}}{C}}-O-H \quad H-\overset{\overset{\displaystyle H}{|}}{\underset{\underset{\displaystyle H}{|}}{C}}-\overset{\overset{\displaystyle H}{|}}{N}-H \quad H-\overset{\overset{\displaystyle O}{\|}}{C}-O-H$$

路易斯式

$$H-\overset{\overset{\displaystyle H}{|}}{\underset{\underset{\displaystyle H}{|}}{C}}-\overset{\overset{\displaystyle H}{|}}{\underset{\underset{\displaystyle H}{|}}{C}}-H \quad H-C\equiv C-H \quad H-\overset{\overset{\displaystyle H}{|}}{\underset{\underset{\displaystyle H}{|}}{C}}-\overset{..}{\underset{..}{O}}-H \quad H-\overset{\overset{\displaystyle H}{|}}{\underset{\underset{\displaystyle H}{|}}{C}}-\overset{\overset{\displaystyle H}{|}}{N}-H \quad H-\overset{\overset{\displaystyle :O:}{\|}}{C}-\overset{..}{\underset{..}{O}}-H$$

乙烷　　　　乙炔　　　　甲醇　　　　甲胺　　　　甲酸

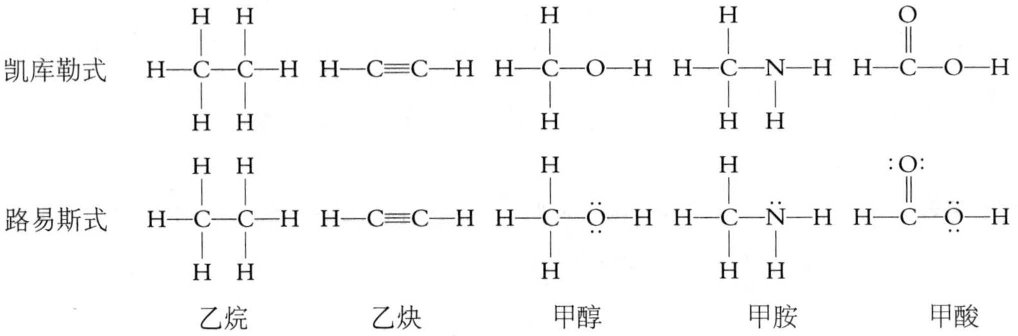

实际在书写化合物的结构式时,常用的是凯库勒式的简写式,即略去凯库勒式中的短线,并用下标表示连在同一个原子上的相同原子的数目。

键线式(skeletal formula),也称骨架式或碳架式,是另一种简化的凯库勒式的书写方式,即以短线"—"、"="和"≡"分别代表 C—C 单键、C=C 双键和 C≡C 三键,C—H 单键略去不写,再加上除碳氢原子外其他原子组成的官能团,每一个折点代表一个碳原子,一些特殊的端点上的氢(如乙醇、丙醛等)是不能省去的。例如:

简写式　　$CH_3CH=CH_2$　CH_3CH_2OH　（环己烷结构式）　CH_3CH_2CHO

键线式　　（丙烯）　　（乙醇OH）　　（环己烷）　　（丙醛CHO）

丙烯　　　　乙醇　　　　环己烷　　　　丙醛

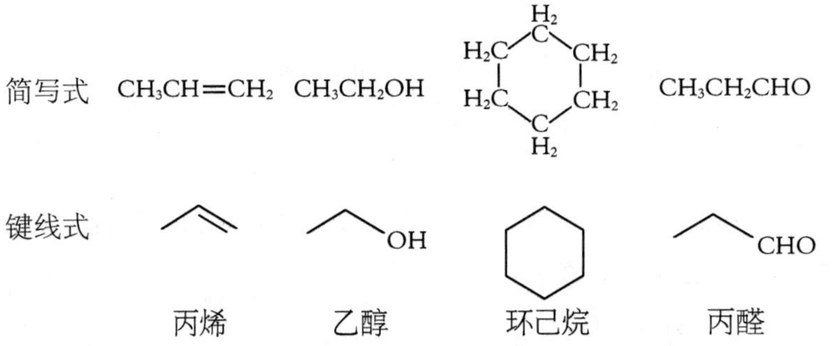

四、有机化合物的异构现象

在有机化学中,普遍存在同分异构现象。同分异构现象(isomerism)是指分子式相同而结构不同的现象。它是导致有机物数量庞大的重要原因之一。有机物的同分异构现象包括构造异构和立体异构。

同分异构
- 构造异构
  - 碳链异构
  - 位置异构
  - 官能团异构
  - 互变异构
- 立体异构
  - 构型异构
    - 顺反异构
    - 对映异构
  - 构象异构

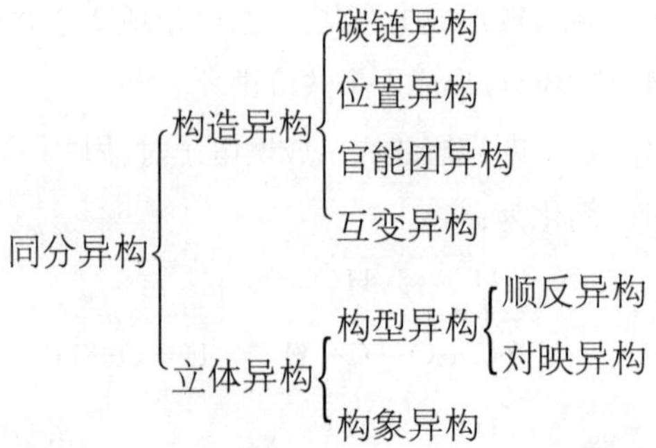

按照国际纯粹和应用化学协会(International Union of Pure and Applied Chemistry,IUPAC)建议规定:构造异构(structural isomerism)是指组成分子的原子或原子团的连接次序或方式的不同而引起的异构现象;立体异构(stereoisomerism)是指构造相同的有机物分子的组成原子或原子团在空间的伸展方向不同所引起的异构现象。这些异构现象会在后续相关章节具体介绍。

第三节　有机化学反应的基本类型

有机化学反应实际上是旧键的断裂和新键的形成过程。在有机化学反应中,共价键的断裂方式主要有均裂和异裂两种,由此可将有机反应分为自由基反应和离子型反应。

一、自由基反应

共价键断裂时,共价键的两个共用电子平均分配到两个键合原子上,这种断裂方式称为均裂(homolytic bond cleavage homolysis)。

$$X:Y \longrightarrow X\cdot + \cdot Y$$

均裂生成的带有未成对电子的原子或原子团,称为自由基(radical)或游离基。有自由基参与的反应称为自由基反应(radical reaction)或游离基反应。自由基反应通常在加热、光照或引发剂(如过氧化物)存在下进行。

自由基非常活泼,能很快反应生成产物。在生物体内产生自由基时,它易与氨基酸、蛋白质、糖等发生自由基反应,使这些物质的结构发生变化,从而对生物体产生不良影响或毒害作用。例如,由氧气产生的氧自由基是人体的代谢产物之一,可以造成生物膜系统损伤以及细胞某些功能障碍,是人体疾病、衰老和死亡的直接参与者,对人体的健康危害非常大。

二、离子型反应

共价键断裂时,共价键的两个电子被分配到其中一个成键原子上形成正、负离子,这种断裂方式称为异裂(heterolytic bond cleavage heterolysis)。

$$X:Y \longrightarrow X:^{-} + Y^{+}$$

$$X:Y \longrightarrow X^{+} + :Y^{-}$$

异裂产生的正离子或负离子也是较活泼的中间体,会进一步反应生成产物。经过离子中间体所进行的反应称为离子型反应(ion reaction)。离子型反应通常在酸、碱等催化下或在极性溶剂中进行。

根据反应试剂类型,离子型反应又可分为亲电反应和亲核反应。

（一）亲电反应

亲电反应（electrophilic reaction）：由缺少电子的试剂进攻反应物（底物）中电子云密度较高部位所发生的反应。这些缺电子试剂很需要电子，称为亲电试剂（electrophilic reagent）。

（二）亲核反应

亲核反应（nucleophilic reaction）：由供电子试剂进攻底物中电子云密度较低部位所发生的反应。这些能供给电子的试剂称为亲核试剂（nucleophilic reagent）。

除了自由基反应和离子型反应外，还有一类反应叫协同反应。协同反应（concerted reaction）是指旧共价键断裂和新共价键生成同时进行，反应过程中不生成自由基或离子。

第四节　有机化合物的分类

有机化合物的数目繁多、性质各异。为了便于学习，我们可以根据它们在结构或性质上的特点进行分类。

一、按碳架分类

根据分子中碳架进行分类，有机化合物可分为开链化合物和闭链化合物。

- 有机物
  - 开链化合物（脂肪族化合物）
  - 闭链化合物
    - 碳环化合物
      - 脂环族化合物
      - 芳香族化合物
    - 杂环化合物

（一）开链化合物

分子中的碳原子与碳原子或碳原子与其他原子连接形成开放链状结构的物质，称为开链化合物（open chain compound）。这些化合物最初是在油脂中发现的，所以也称为脂肪族化合物（aliphatic compound）。例如：

$CH_3CH_2CH_2CH_3$　　$CH_3CH=CH_2$　　$CH_3OCH_2CH_3$　　CH_3CH_2COOH

（二）闭链化合物

分子中的碳原子与碳原子或碳原子与其他原子连接构成环状结构的物质，称为闭链化合物（cyclic compound）。闭链化合物可以分为碳环化合物和杂环化合物。

1. 碳环化合物　由分子中的碳原子连接成环状结构的化合物称为碳环化合物（carbon cyclic compound）。碳环化合物可分为脂环族化合物和芳香族化合物。

（1）脂环族化合物：分子中的碳原子连接成环，性质与脂肪族化合物相似的化合物，称为脂环族化合物（alicyclic compound）。例如：

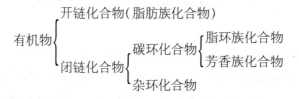

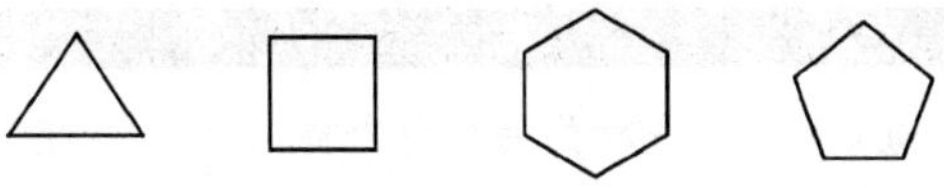

（2）芳香族化合物：分子中含有苯或稠苯体系的化合物，称为芳香族化合物（aromatic compound）。例如：

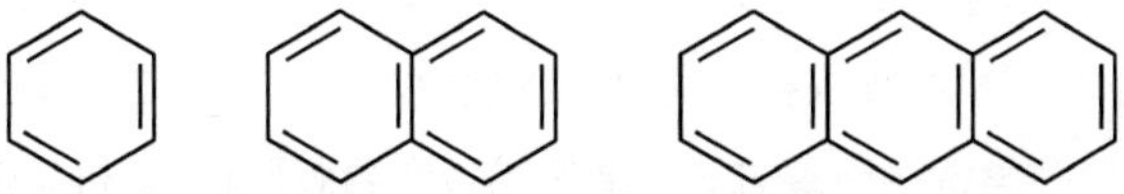

2. 杂环化合物　组成环的原子除碳原子外还含有其他元素的原子（如 N、O、S 等，这些原子称为杂原子）的化合物，称为杂环化合物（heterocyclic compound）。例如：

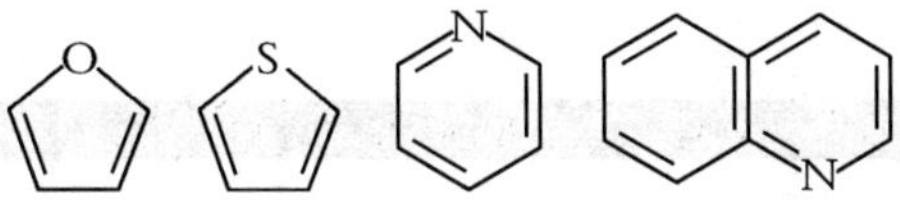

二、按官能团分类

决定某一类化合物一般性质的主要原子或原子团称为官能团（functional group）或功能基。含有相同官能团的化合物具有相似的化学性质。一些常见官能团及其名称见表 9-4。

表 9-4　常见官能团及其相关化合物

官能团名称	官能团结构	化合物类别	实例
碳碳双键	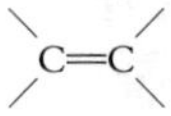	烯烃	$H_2C{=}CH_2$　乙烯
碳碳三键	—C≡C—	炔烃	HC≡CH　乙炔
卤素	—X（Cl、Br、I）	卤代烃	CHI_3　碘仿
羟基	—OH	醇、酚	CH_3OH　甲醇 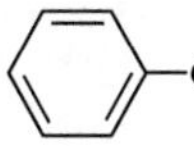—OH　苯酚
醛基	—CHO	醛	HCHO　甲醛
羰基	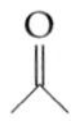	酮	CH_3COCH_3　丙酮
羧基	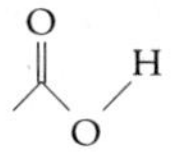	羧酸	CH_3COOH　乙酸
酯键	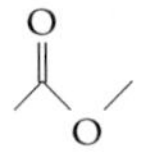	酯	CH_3COOCH_3　乙酸甲酯
氨基	$—NH_2$	胺	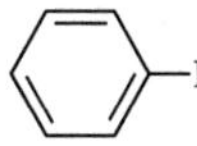$—NH_2$　苯胺
硝基	$—NO_2$	硝基化合物	$CH_3—NO_2$　硝基甲烷
磺酸基	$—SO_3H$	磺酸	$H_3C—$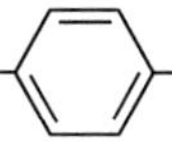$—SO_3H$　对甲苯磺酸

（陈莲惠）

学习小结

碳氢化合物及其衍生物称为有机化合物；有机化学是研究有机物的来源、命名、结构、性质、合成、应用及反应机制的一门学科；有机物中化学键以共价键为主，共价键的属性包括键长、键角、键能、键的极性和极化；有机物中碳原子的杂化有 sp^3、sp^2 和 sp 三种类型；有机物结构式的表示方法主要有路易斯式和凯库勒式，常用的是凯库勒简写式和键线式；有机物普遍存在同分异构现象。

有机物化学键的断裂方式主要有均裂和异裂两种，有机反应类型主要分为自由基反应和离子型反应两种；有机物可根据碳原子连接方式的不同分为开链化合物、闭链化合物，也可根据官能团的不同分为烷烃、烯烃、炔烃、醇、酚、醚等。

复习参考题

1. 键能和键的离解能有何异同？

2. 共价键的断裂方式主要有哪两种？试写出 CH_4 分子中碳氢键的均裂和异裂的产物及产物名称。

3. 名词解释：

（1）键长　（2）键角　（3）官能团　（4）亲核反应

4. 用键线式表示下列化合物的结构。

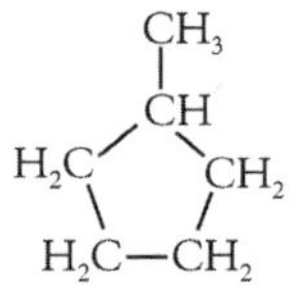
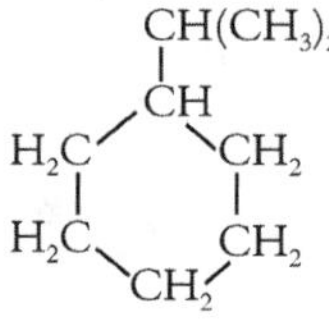
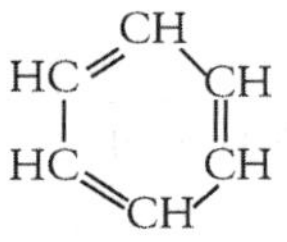
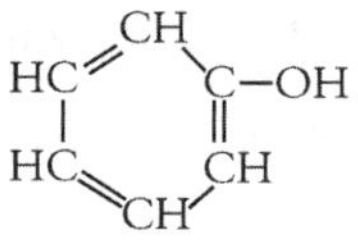

5. 下列有机物中碳原子分别采取什么杂化？

（1）甲烷　（2）乙烯　（3）乙炔

第十章 烷 烃

10

学习目标

掌握 烷烃的结构;烷烃的命名。

熟悉 烃的分类;烷烃的同分异构现象;烷烃的化学性质。

了解 烷烃的物理性质;烷烃自由基反应的机制;医药学中常见烷烃的性质和用途。

由碳氢两种元素组成的有机化合物称为烃(hydrocarbon)。烃是有机化合物的母体,其他各类有机化合物可视为烃的衍生物。根据碳原子连接方式的不同,可将烃分为链烃和环烃;根据碳原子间化学键的不同,可将链烃分为饱和烃和不饱和烃,环烃分为脂环烃和芳香烃:

- 烃
  - 链烃
    - 饱和烃　烷烃　如　CH_4
    - 不饱和烃
      - 烯烃　如　$CH_2{=}CH_2$
      - 炔烃　如　$CH{\equiv}CH$
  - 环烃
    - 脂环烃　如　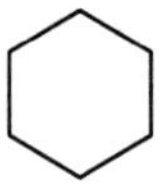
    - 芳香烃　如　

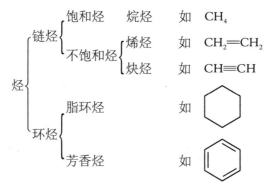

碳原子间以共价单键相连形成的链烃分子称为烷烃(alkane)。烷烃主要来源于石油和天然气,是重要的化工原料和能源物质。

第一节　烷烃的结构与同分异构现象

一、烷烃的结构

甲烷(CH_4)是烷烃中最简单的分子,分子中的碳原子以 4 个 sp^3 杂化轨道分别与 4 个氢原子的 s 轨道重叠,形成 4 个 C—H σ 键,在空间呈正四面体排布,键角 109°28′,键长 109pm,各氢原子间距离达到最远,相互间排斥力最小,能量最低,体系最稳定。如图 10-1 所示。

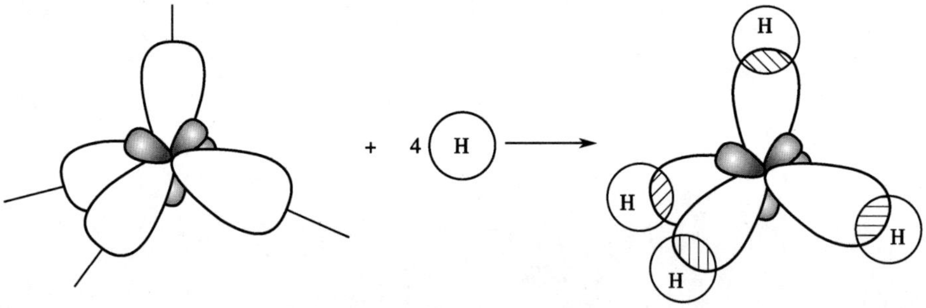

图 10-1　甲烷分子形成示意图

从乙烷(C_2H_6)开始,分子中除了具有 C—H σ 键外,还有碳原子的 sp^3 杂化轨道重叠形成的 C—C σ 键,键角都接近 109°28′,C—C 和 C—H 键平均键长约为 154pm 和 109pm。如图 10-2 所示。

烷烃分子可用通式 C_nH_{2n+2} 表示,从分子式来看,烷烃中每增加一个碳原子便同时增加两个氢原子。像这样,分子结构相似,组成上只相差整数个 CH_2 的一系列有机物称为同系列(homologous series);同系列中的各化合物互称为同系物(homology);相邻两个同系物在组成上的不变差数 CH_2 称为同系差(homologous difference)或系差。

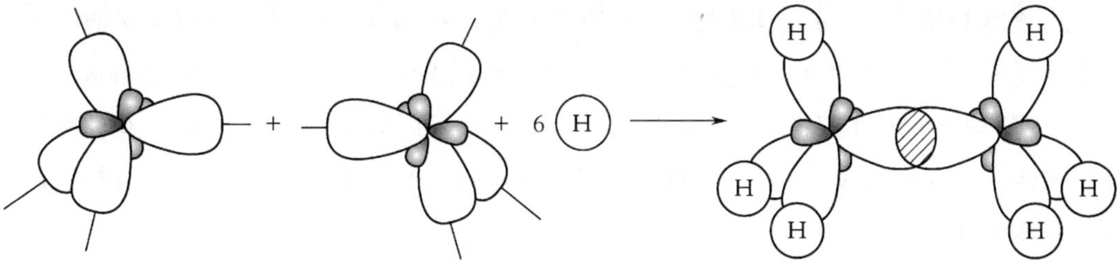

图 10-2　乙烷分子形成示意图

问题与思考　下列哪些物质属于烷烃？

1. C_7H_{16}　　2. C_7H_{12}　　3. C_8H_{16}　　4. $C_{29}H_{60}$　　5. $C_{100}H_{202}$

二、碳原子类型

烷烃中碳原子均以四个 σ 键与其他原子相连,根据与它直接相连的碳原子数目的不同可将碳原子分为伯、仲、叔、季碳原子四类。

伯碳原子(primary carbon)是只与一个碳原子相连的碳原子,也称为一级碳原子,用 1° 表示;仲碳原子(secondary carbon)是与两个碳原子相连的碳原子,也称为二级碳原子,用 2° 表示;叔碳原子(tertiary carbon)是与三个碳原子相连的碳原子,也称为三级碳原子,用 3° 表示;季碳原子(quaternary carbon)是与四个碳原子相连的碳原子,也称为四级碳原子,用 4° 表示。例如:

$$
\begin{array}{c}
\overset{1°}{CH_3} \quad \overset{1°}{CH_3} \\
\overset{1°}{CH_3}\!-\!\overset{3°}{CH}\!-\!\overset{4°}{C}\!-\!\overset{2°}{CH_2}\!-\!\overset{1°}{CH_3} \\
\overset{1°}{CH_3}
\end{array}
$$

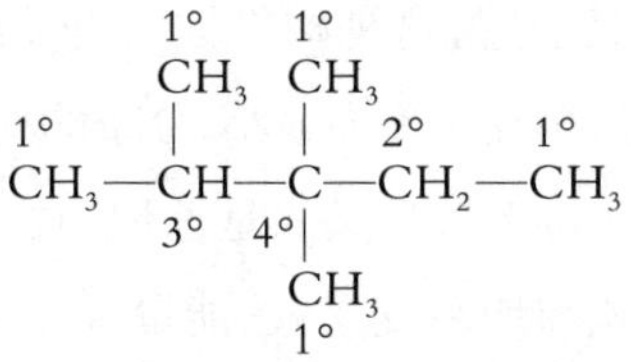

伯、仲、叔碳原子上的氢分别称为伯(1°)、仲(2°)、叔(3°)氢原子。不同类型的氢原子反应活性不同。

三、同分异构现象

1. 碳链异构　分子式相同,只因碳链结构不同而产生的同分异构现象称为碳链异构(chain isomerism),由碳链异构产生的同分异构体称为碳链异构体(carbon chain isomer)。含四个及四个以上碳原子的烷烃都有碳链异构体,如 C_4H_{10} 有 2 种不同异构体,C_5H_{12} 有 3 种异构体:

C_4H_{10}　　$CH_3CH_2CH_2CH_3$　　　　$CH_3CH(CH_3)CH_3$

　　　　　　　　正丁烷　　　　　　　　　异丁烷

C_5H_{12}　　$CH_3CH_2CH_2CH_2CH_3$　　$CH_3CH(CH_3)CH_2CH_3$　　$CH_3C(CH_3)_2CH_3$

　　　　　　　正戊烷　　　　　　　　异戊烷　　　　　　　　新戊烷

碳链异构体数目的增加远快于碳原子数的增加,如 C_6H_{14} 有 5 种碳链异构体,而 $C_{10}H_{22}$ 则有 75 种。

2. **构象异构** 由于 σ 键连接的两个碳原子可绕 C—C σ 键自由旋转，使两个碳原子连接的原子或基团在空间产生不同的排列从而引起的异构现象称为构象异构（conformational isomerism），每一种空间排布方式就是一种构象（conformation），因构象不同而产生的异构体称为构象异构体（conformational isomer）。构象异构体的分子构造相同，仅空间排布不同，故构象异构属于立体异构。

乙烷分子以 C—C σ 键为轴进行旋转，会使碳原子上的氢原子在空间的相对位置发生变化，产生无数个构象异构体。

不同的构象可用透视式或纽曼投影式（Newman protection formula）表示，重叠式和交叉式是乙烷的两种典型构象。

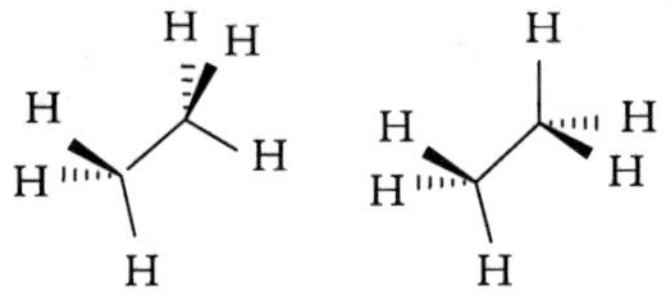

重叠式（Ⅰ）　交叉式（Ⅱ）

乙烷的透视式

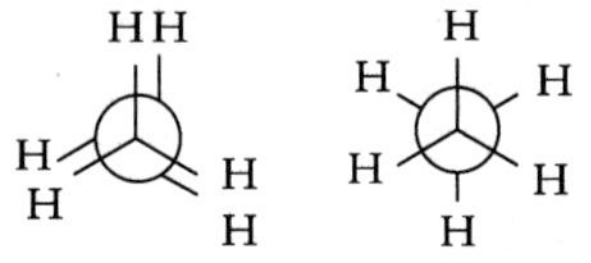

重叠式（Ⅰ）　交叉式（Ⅱ）

乙烷的 Newman 投影式

透视式是从分子的侧面观察分子，能直接反映碳原子和氢原子在空间的排列情况。Newman 投影式是沿着 C—C 键观察分子，从圆心引出的三条线，表示离观察者近的碳原子上的共价键，而从圆周向外引出的三条线，表示离观察者远的碳原子上的共价键。

在Ⅰ中两组氢原子两两相对重叠，这种构象称为重叠式（eclipsed form）。在重叠式构象中，前后两个碳原子上的氢原子相距最近，相互间的排斥力最大，分子的能量最高，是不稳定的构象。在Ⅱ中两组氢原子处于交叉位置，这种构象称为交叉式（staggered form）。在交叉式构象中，碳原子上的氢原子相距最远，相互间斥力最小，分子的能量最低，稳定性最好。交叉式构象的能量比重叠式构象低 12.6kJ·mol^{-1}，交叉式是乙烷的稳定构象，这种构象也称为优势构象。介于重叠式和交叉式之间的构象叫斜交叉式，能量也处于二者之间。室温下分子间的碰撞就可产生 83.8kJ·mol^{-1}的能量，足以使 C—C 键“自由”旋转，导致各构象迅速互变，所以乙烷分子是交叉式和重叠式以及介于它们之间的无数个斜交叉式的动态平衡混合物，无法分离出其中某一构象异构体。但大多数乙烷分子是以最稳定的交叉式构象状态存在（图 10-3）。

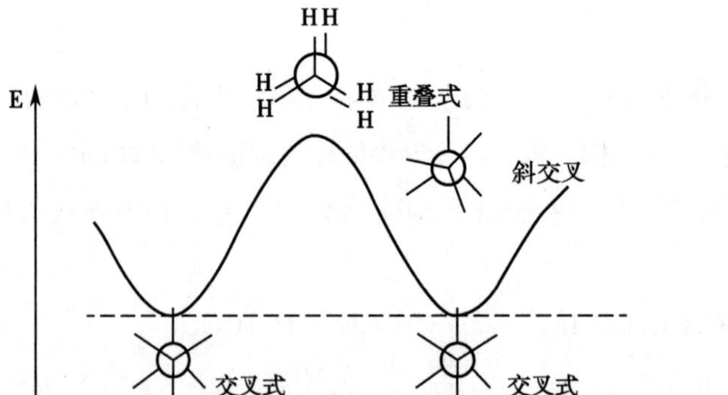

图 10-3　乙烷分子位能示意图

丁烷分子在围绕 C_2—C_3 键旋转时也形成多种构象异构体，典型的四种构象异构体如下：

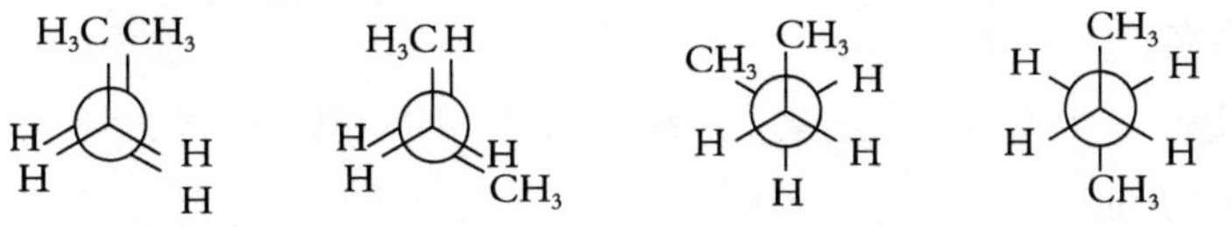

全重叠式　　　部分重叠式　　　邻位交叉式　　　对位交叉式

丁烷的 Newman 投影式

其中对位交叉式中两个体积较大的甲基处于对位,相距最远,分子的能量最低,为优势构象。在烷烃链状化合物中,优势构象都是类似于正丁烷对位交叉式构象,所以直链烷烃都呈锯齿状。

第二节　烷烃的命名

有机化合物种类繁多、数目庞大、同分异构体多,所以必须有一个适当的命名法用以识别各种有机化合物。烷烃的命名常用普通命名法和系统命名法。

一、普通命名法

普通命名法只适用于简单烷烃的命名。十个碳原子以下的烷烃,其碳原子数用天干数字(甲、乙、丙、丁、戊、己、庚、辛、壬、癸)表示。十个以上碳原子的烷烃用中文数字命名。例如:

$$CH_4 \qquad C_2H_6 \qquad C_3H_8 \qquad C_4H_{10} \qquad C_{11}H_{24}$$

甲烷　　　　乙烷　　　　丙烷　　　　丁烷　　　　十一烷

为了区分烷烃的异构体,直链烷烃常根据碳原子数称为"正某烷"("正"字可省略)。

在链的一端含有 $H_3C—\overset{\underset{|}{CH_3}}{CH}—$ 基团且无其他侧链的烷烃,按碳原子总数称为"异某烷"。

在链的一端含有 $H_3C—\overset{\underset{|}{CH_3}}{\underset{|}{\overset{CH_3}{C}}}—$ 且无其他侧链的称为"新某烷"。例如:

$$CH_3CH_2CH_2CH_2CH_3 \qquad\qquad H_3C—\overset{\underset{|}{CH_3}}{CH}—CH_2CH_3 \qquad\qquad H_3C—\overset{\underset{|}{CH_3}}{\underset{|}{\overset{CH_3}{C}}}—CH_3$$

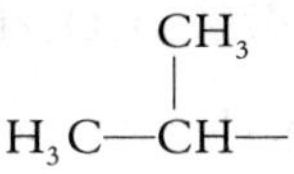

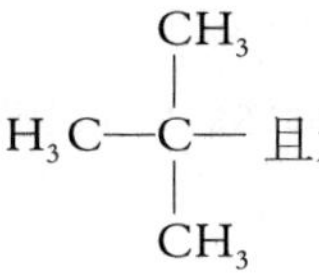

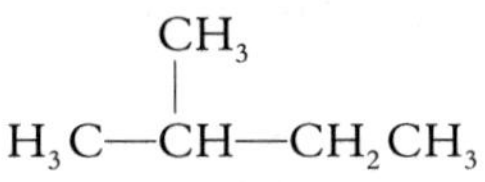

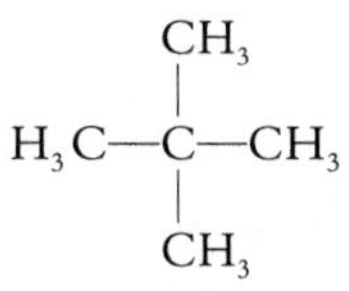

（正）戊烷　　　　　　　　　异戊烷　　　　　　　　　新戊烷

用正、异、新可以区别烷烃中碳原子数较少的同分异构体,对于结构比较复杂的烷烃,就必须采用系统命名法。

二、系统命名法

系统命名法是我国根据 IUPAC 的命名原则并结合汉字的特点制定出来的,它适用于各种有机化合物的命名。

1. 烃基 烃分子中去掉一个氢原子所剩下的基团叫烃基。烷烃去掉一个氢原子后所剩下的基团叫烷烃基(alkyl groups),常用 R－表示。芳香烃去掉一个氢原子后所剩下的基团叫芳香烃基,用 Ar－表示。常见的烷基的名称见表 10-1。

表 10-1　一些常见烷基的名称

烷基结构	烷基的名称	烷基结构	烷基的名称
CH_3—	甲基	$CH_3(CH_2)_2CH_2$—	正丁基
CH_3CH_2—	乙基	$CH_3CH(CH_3)CH_2$—	异丁基
$CH_3CH_2CH_2$—	正丙基	$CH_3CH_2CH(CH_3)$—	仲丁基
$(CH_3)_2CH$—	异丙基	$(CH_3)_3C$—	叔丁基

2. 次序规则 在一个分子中遇到不同基团时,往往需要"次序规则"排列出基团优先顺序。比较优先基团最主要的原则是比较原子序数的大小,其要点如下:

(1) 比较基团中与主链碳原子直接相连原子的原子序数,原子序数大的基团称为优先基团;若是同位素则比较质量数的大小,质量数大者为优先基团。例如:

$$—I > —Br > —Cl > —SH > —F > —OH > —NH_2 > —CH_3 > —D > —H$$

(2) 若几个取代基中与主链碳原子直接相连的原子也相同,须比较与该原子相连的其他原子,直到比较出大小为止。例如,—CH_3 和—CH_2CH_3,第一个原子都是碳原子,须比较后面的原子,在—CH_3 中,与碳原子相连的是 H、H、H,而—CH_2CH_3 中是 C、H、H,C 的原子序数大于 H,所以—CH_2CH_3 优先于—CH_3。故常见烷基的优先顺序为:

$$异丙基 > 丁基 > 丙基 > 乙基 > 甲基$$

(3) 若取代基中连有双键或三键时,把它看作与两个或三个其他原子以单键相连。如在—CH＝CH_2 中,与第一个碳原子相连的原子看做是 C、C、H,在 —C≡N 中与碳原子相连的原子可看做 N、N、N,在—CHO 中与碳原子相连的原子可看做是 O、O、H。据此有如下排列:

$$—COOH > —CHO > —C≡N > —CH＝CH_2 > —CH_2CH_3$$

3. 系统命名法 烷烃的系统命名原则可归纳为:

(1) 选主链:选择连续的最长碳链为主链,以此作为"母体烷烃",按主链碳原子数命名为某烷。例如:

$$\begin{array}{c} \boxed{CH_2CH_3} \\ CH_3CHCH_2CH_3 \end{array}$$

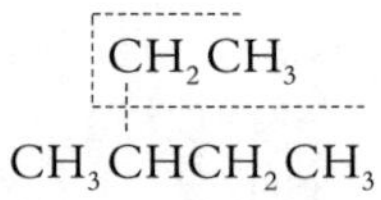

母体是戊烷,不是丁烷。

若分子中存在多条等长的最长碳链,则选择含取代基最多的碳链作为主链。

$$\begin{array}{c} CH_3 \\ | \\ CH_3CHCHCH_2CH_3 \\ | \\ CH_2CH_3 \end{array}$$

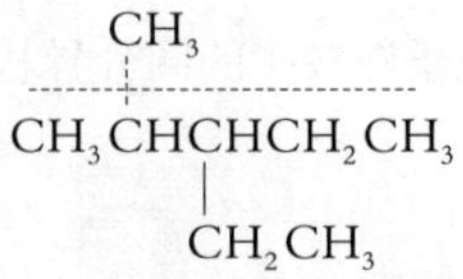

(2) 编号:主链上若有取代基,则从靠近取代基的一端用 1、2、3、4、5……标出主链碳原子的位次;若有两个不同的取代基位于相同位次,应根据次序规则对主链编号,次序优先的基团获得较大的编号。例如:

$$\overset{2}{C}H_2\overset{1}{C}H_3$$
$$|$$
$$CH_3\overset{3}{C}H\overset{4}{C}H\overset{5}{C}H_3$$

$$\overset{7}{C}H_3\overset{6}{C}H_2\overset{5}{C}H\overset{4}{C}H_2\overset{3}{C}H\overset{2}{C}H_2\overset{1}{C}H_3$$
$$| \qquad\qquad |$$
$$C_2H_5 \qquad CH_3$$

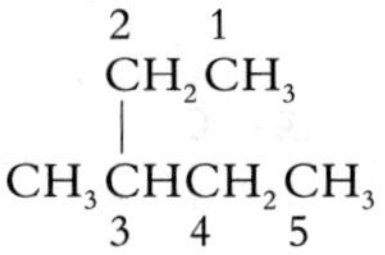

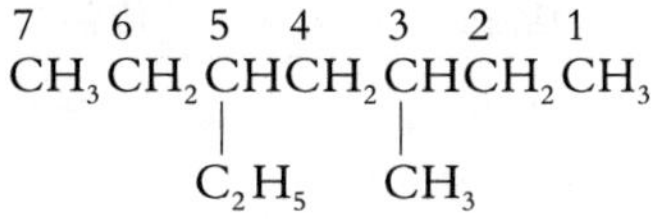

若有两个相同取代基位于相同位次,在对主链碳原子编号时应使第三个取代基的位次最小。例如:

$$\overset{1}{C}H_3-\overset{2}{C}H-\overset{3}{C}H-\overset{4}{C}H_2-\overset{5}{C}H-\overset{6}{C}H_3$$
$$| \qquad | \qquad\qquad |$$
$$CH_3 \quad CH_3 \qquad\quad CH_3$$

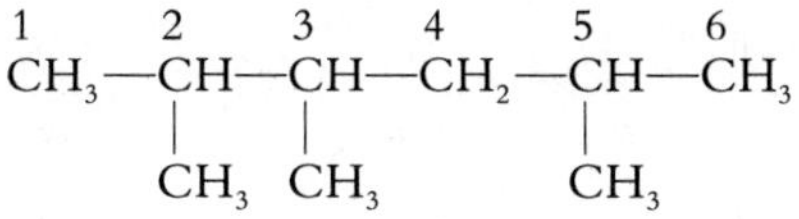

(3)命名:取代基的位次与名称之间用半字线"-"连接,写在母体化合物的名称前面。

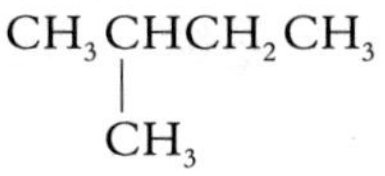

$$CH_3CHCH_2CH_3 \qquad CH_3CH_2CHCH_2CH_2CH_3$$
$$| \qquad\qquad\qquad\qquad |$$
$$CH_3 \qquad\qquad\qquad\quad C_2H_5$$

2-甲基丁烷 $\qquad\qquad$ 3-乙基庚烷

若主链上连有相同的取代基应将它们合并,在取代基名称前用二、三、四……表明取代基的个数,且标出各取代基的位次,表示位次的数字用","隔开;若主链上连有不同的取代基,应按次序规则,把优先基团列在后面。例如:

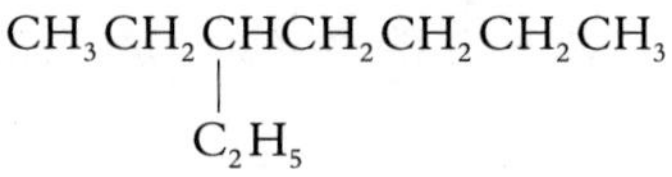

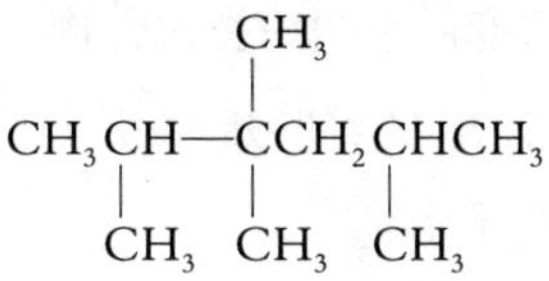

$$CH_3$$
$$|$$
$$CH_3CH-CCH_2CHCH_3 \qquad CH_3CH_2CHCH_2CHCH_2CH_3$$
$$| \quad | \quad | \qquad\qquad\qquad | \qquad |$$
$$CH_3 \ CH_3 \ CH_3 \qquad\qquad\quad C_2H_5 \quad CH_3$$

2,3,3,5-四甲基己烷 $\qquad\qquad$ 3-甲基-5-乙基庚烷

问题与思考 $\qquad$ 用 IUPAC 法命名下列化合物:

1. $CH_3CH_2CH_2CHCH_3$
   $\qquad\qquad\qquad |$
   $\qquad\qquad\qquad CH_3$

2. $(CH_3)_3CCH_2CH_3$

3. $CH_3CHCH_2CH_3$
   $\qquad |$
   $\qquad CH_2CH_3$

4. $CH_2CH_2CHCH_3$
   $\quad | \qquad |$
   $\quad Cl \qquad CH_3$

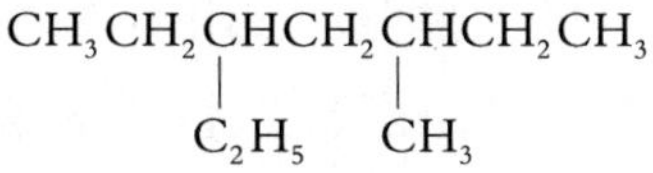

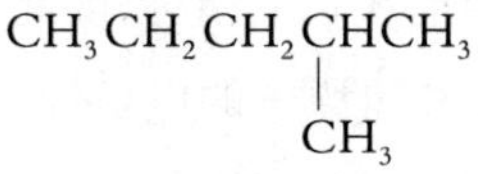

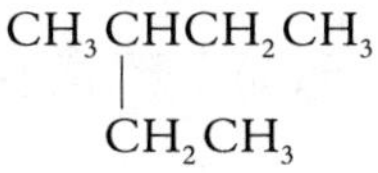

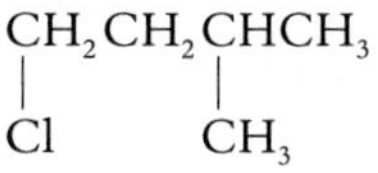

第三节 烷烃的性质

一、烷烃的物理性质

物质的物理性质与分子的组成和结构有密切关系,纯的有机物在一定条件下都有恒定的物理常数,故通过测定物质的物理参数可以鉴定化合物的纯度和分子结构。烷烃同系物的物理性质随碳原子数的增加而呈现规律性的变化(表10-2)。

表 10-2 一些烷烃的物理常数

烷烃	结构式	熔点/℃	沸点/℃	密度/g·cm^{-1}
甲烷	CH_4	-182.6	-161.6	0.424(-160℃)
乙烷	CH_3CH_3	-183	-88.5	0.546(-88℃)
丙烷	$CH_3CH_2CH_3$	-187.1	-42.1	0.582(-42℃)
丁烷	$CH_3(CH_2)_2CH_3$	-138	-0.5	0.597(0℃)
戊烷	$CH_3(CH_2)_3CH_3$	-129.7	36.1	0.626(20℃)
己烷	$CH_3(CH_2)_4CH_3$	-95	68.8	0.659(20℃)
十一烷	$CH_3(CH_2)_9CH_3$	-25.6	195.9	0.740(20℃)
二十烷	$CH_3(CH_2)_{18}CH_3$	36.4	343	0.789(20℃)

在室温和常压下，$C_1 \sim C_4$ 的直链烷烃是气体，$C_5 \sim C_{17}$的直链烷烃是液体，C_{18}和更高级的直链烷烃是固体。

直链烷烃的沸点随着碳原子的增多而呈现出有规律的升高。在碳原子数相同的烷烃异构体中，取代基越多，沸点越低。直链烷烃的熔点随着碳原子数的增多而升高，但其变化并不像沸点变化那样规律，支链烷烃的熔点除与分子间的作用有关外，还与结构的对称性有关。

直链烷烃的密度随着碳原子数的增多而增大，但在 0.8g·cm^{-3}左右时趋于稳定。所有烷烃的密度都小于 1g·cm^{-3}，烷烃是所有有机化合物中密度最小的一类化合物。

烷烃分子是非极性或弱极性的化合物，根据“相似相溶”的经验规律，烷烃易溶于非极性或极性较小的苯、氯仿、四氯化碳、乙醚等有机溶剂，而难溶于水。

二、烷烃的化学性质

化合物的结构决定化学性质，同系物具有相似的结构，因此化学性质十分相近。烷烃分子中只存在 C—C σ 键和 C—H σ 键，碳原子和氢原子的电负性相差小，σ 键电子云几乎均匀地分布在两个原子之间，所以烷烃具有高度的化学稳定性，室温下烷烃与强酸、强碱、强氧化剂、强还原剂都不发生反应。但在适宜的反应条件下，如光照、高温或催化剂的作用下，烷烃也能发生一些化学反应。

1. 氧化反应 甲烷在空气中完全燃烧生成二氧化碳和水，同时放出大量的热，是一种良好的气体燃料。

$$CH_4 + 2O_2 \longrightarrow CO_2 + 2H_2O \qquad Q = 878.6KJ \cdot mol^{-1}$$

2. 卤代反应 烷烃和氯气在黑暗的环境中几乎不反应。但在光照、高温或催化剂的作用下，烷烃分子中的氢原子能被其他的原子或原子团取代，即发生取代反应(substitution reaction)。若被卤素取代就发生卤代反应。

(1) 反应产物：在日光照射下甲烷和氯气发生取代反应，生成一氯甲烷、二氯甲烷、三氯甲烷(氯仿)及四氯甲烷(四氯化碳)等。

$$CH_4 \xrightarrow[\text{光}]{Cl_2} CH_3Cl \xrightarrow[\text{光}]{Cl_2} CH_2Cl_2 \xrightarrow[\text{光}]{Cl_2} CHCl_3 \xrightarrow[\text{光}]{Cl_2} CCl_4$$

烷烃的氯代反应是逐步进行的，每一步被取代的氢原子与另一个氯原子化合生成氯化氢。在反应开始时，甲烷与氯气作用产生一氯甲烷；随着反应的进行，甲烷的比例逐渐减少，而一氯甲烷逐渐增多，当一氯甲烷的浓度超过甲烷的浓度时，它就更容易与氯气作用生成二氯甲烷；大量二氯甲烷生成后，同样会进一步与氯气作用，生成三氯甲烷和四氯甲烷，所以反应的产物是四种氯代甲烷的混合物。各种氯代甲烷的沸点不同，可用分馏法分离。通过控制反应条件，用过量的甲烷与氯气反应，可使反应产物以一氯甲烷为主，但产率低。

不同卤素与烷烃反应活性不同，其活性顺序是：$F_2 > Cl_2 > Br_2 > I_2$，氟活性大，取代反应非常剧烈甚至难以控制，碘活性低，取代反应难以进行，因此，卤代反应一般是指氯代反应和溴代反应。

（2）反应机制（reaction mechanism）：也叫反应原理或反应机理，是用来描述某一化学变化所经历的全部基元反应，即描述反应物如何一步一步反应得到生成物。烷烃的卤代反应是自由基反应。自由基很不稳定，极易与其他化合物的分子发生反应变成稳定的分子，同时使其他化合物的分子产生自由基，引起一连串反应。自由基反应可分为链引发、链增长和链终止三个阶段。

1）链引发（chain-initiating step）：指分子吸收能量开始产生自由基的过程。氯分子可从光或热中获得能量，使 Cl—Cl 键均裂，生成高能量的氯原子 Cl·，即氯自由基。

$$Cl : Cl \xrightarrow{\text{光或热}} Cl\cdot + Cl\cdot$$

2）链增长（chain-propagating step）：指反应连续进行的阶段。其特点是消耗一个自由基又产生一个新的自由基，同时产生取代物。

自由基的反应活性很强，与甲烷分子碰撞，使甲烷分子中的 C—H 键均裂，并与氢原子生成氯化氢分子和新的甲基自由基 $CH_3\cdot$。

$$H_3C-H + Cl\cdot \longrightarrow \cdot CH_3 + HCl$$

活泼的甲基自由基与氯分子作用，生成稳定的一氯甲烷和新的氯自由基 Cl·，如此反应连锁发生。

$$\cdot CH_3 + Cl_2 \longrightarrow CH_3Cl + Cl\cdot$$

$$CH_3Cl + Cl\cdot \longrightarrow \cdot CH_2Cl + HCl$$

$$\cdot CH_2Cl + Cl_2 \longrightarrow CH_2Cl_2 + Cl\cdot$$

……

$$\cdot CCl_3 + Cl_2 \longrightarrow CCl_4 + Cl\cdot$$

3）链终止（chain-terminating step）：指自由基相互结合，自由基消除的过程。两个活泼的自由基相互结合生成稳定的分子，使链反应速率减慢或终止。

$$Cl\cdot + Cl\cdot \longrightarrow Cl_2$$

$$\cdot CH_3 + \cdot CH_3 \longrightarrow CH_3CH_3$$

$$\cdot CH_3 + Cl\cdot \longrightarrow CH_3Cl$$

烷烃的氯代反应机制同样也适用于溴代反应。

实验证明，若烷烃分子中有 1°、2°和 3°H，在发生氯代反应时的相对活性之比为 1∶4∶5，烷烃的溴代反应对叔氢有更高的选择性，相对活性之比为 1∶82∶1600，与烷烃的结构基本无关。据各级氢的相对活性，可预测烷烃各卤代产物异构体的产率。

第四节　与医学有关的重要化合物

甲烷等低级的烷烃是常用的生活燃料，可用来发电、制造氮肥等。中级烷烃如汽油、煤油和柴油等广泛应用于交通，是常用的工业染料、导热液体，润滑油常用作润滑剂和防腐剂。有些烷烃或烷烃取代物还常用于医药学。

一、石油醚

石油醚又名石油精，常温下为无色透明液体，是低级烷烃的混合物。它有两个品种：一是含有 $C_5 \sim C_6$ 烷烃的混合物，沸程为 30～90℃；二是 $C_7 \sim C_8$ 烷烃的混合物，沸程为 60～120℃。在医药和化工行业主要用作有机溶剂。石油醚极易燃烧并具有毒性，储存及使用时要特别注意安全。

二、液体石蜡

液体石蜡主要是 $C_9 \sim C_{16}$ 烷烃的混合物。常温下是无色或浅黄色透明液体，不溶于水和醇，能溶于醚和氯仿，是常用的有机溶剂。液体石蜡性质稳定，在肠内不被消化，吸收极少，对肠壁和粪便起润滑作用，且能阻止肠内水分吸收，软化大便。精制的液体石蜡可用作兽药制剂和液体蚊香，在医药上还可用作软膏、搽剂、化妆品的基质及肠道润滑的泻剂。

三、石蜡

石蜡是石油加工产品的一种，是 $C_{20} \sim C_{24}$ 固体烷烃的混合物，无臭无味、白色或淡黄色固体。由天然石油和人造的含蜡馏分用冷榨或溶剂脱蜡、发汗等方法制得。医药上用作蜡疗、药丸包衣、封瓶、理疗、病理切片等。

四、凡士林

凡士林是液体石蜡和固体石蜡的混合物，呈软膏状半固体，不溶于水，溶于醚和石油醚。它不能被皮肤吸收，能在肌肤表面形成一道保护膜，具有很好的保湿效果。凡士林化学性质稳定，不易和软膏中的药物起化学反应，不易造成人体敏感，在医药上常用于化妆品、药用油膏等软膏基质，如凡士林美白防晒露、凡士林特效润手霜等。

五、甲烷的氯代物

CH_2Cl_2 是甲烷的二氯取代物，常温下为无色液体，可用作胶片生产中的溶剂、石油脱蜡溶剂、气溶胶推进剂、有机合成萃取剂、聚氨酯等泡沫塑料生产用发泡剂和金属清洗剂，在制药工业中做反应介质，用于制备氨苄西林、羟氨苄青霉素和先锋霉素等，二氯甲烷的蒸汽有麻醉作用，可用于牙科局部麻醉。$CHCl_3$ 俗称氯仿，有特殊香甜味的无色、透明、易挥发液体，不易燃烧，是一种常见的有机溶剂和生成氟利昂等化合物的原料，在医药上可用作消毒剂、麻醉剂和萃取剂。

（陈莲惠）

学习小结

烷烃的碳原子采用 sp^3 杂化，分子呈四面体形，直链烷烃的通式为 C_nH_{2n+2}。烷烃的同分异构有碳链异构和构象异构两种，构象异构体是多种构象间相互转化的动态平衡混合物。

烷烃的系统命名：选择最长碳链为主链，并根据主链碳原子数目命名为某烷；从离取代基最近一端的碳原子开始编号；将取代基的位次和名称用半字线连在一起放在母体名称前，多个不同取代基按次序规则把优先基团排列在后。

烷烃由无极性 C—C 键和极性极小的 C—H 键组成，分子无极性，不溶于水；化学性质稳定，常温下不与强酸、强碱、强氧化剂等发生化学反应。但在点燃情况下，能完全氧化生成二氧化碳和水，释放大量能量；在高温、强热或催化剂作用下，能与卤素发生自由基取代反应生成多种卤代烃。

复习参考题

1. 用 IUPAC 法命名下列化合物。

（1）
$$\begin{array}{c} \quad\quad\;\; CH_3\,CH_3 \\ \quad\quad\;\; |\quad\;\; | \\ CH_3—C—C—CH_2—CH_3 \\ \quad\quad\;\; H\quad H \end{array}$$

（2）$(CH_3)_2CHCH_3$

（3）CH_2Cl_2

（4）$(CH_3)_3CBr$

（5）$CH_3CH(CH_3)CH(CH_2CH_3)_2$

（6）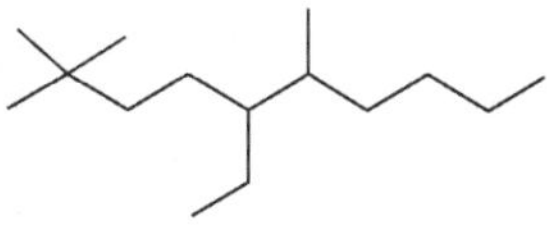

2. 写出下列化合物的结构式。

（1）2,3-二甲基-丁烷　　（2）5-甲基-3-乙基壬烷

（3）2-甲基-4-丙基辛烷　　（4）2-溴丙烷

（5）乙烷优势构象的 Newman 投影式

3. 写出化合物 2,2,4-三甲基己烷的结构式，并指出分子中的碳原子各属于哪一类型（伯、仲、叔、季）碳原子？

4. 写出含 6 个碳的烷烃的所有碳链异构体。

5. 写出丙烷一氯取代产物的可能结构式。

6. $CH_3CH_3 + Cl_2 \xrightarrow{\text{光照}} CH_3CH_2Cl + HCl$ 的反应机理与甲烷氯代相似。写出链引发、链增长、链终止的各步反应式。

第十一章 烯烃和炔烃

11

学习目标

掌握	烯烃、二烯烃和炔烃的结构、命名及化学性质；烯烃的异构。
熟悉	烯烃和二烯烃的物理性质。
了解	炔烃的物理性质；诱导效应和共轭效应；医药学中常见的烯烃和炔烃。

烯烃(alkene)和炔烃(alkyne)均为不饱和烃(unsaturated hydrocarbon)。烯烃和炔烃的官能团分别为碳碳双键(C=C)和碳碳三键(C≡C)。根据分子中含有 C=C 的数目,烯烃可分为单烯烃、二烯烃和多烯烃。其中开链单烯烃的通式为 C_nH_{2n},开链二烯烃和开链单炔烃的通式均为 C_nH_{2n-2}。不饱和烃的化学性质比烷烃活泼,在医药科学和生命科学中都有十分重要的地位。

第一节 烯烃

一、乙烯的结构

最简单的烯烃是乙烯 $CH_2=CH_2$,双键上的两个碳原子均为 sp^2 杂化,并各以 1 个 sp^2 杂化轨道沿键轴方向"头碰头"互相重叠,形成 C—C σ 键,又各用 2 个 sp^2 杂化轨道分别与 2 个氢原子的 1s 轨道重叠,形成 4 个 C—H σ 键,5 个 σ 键处于同一平面。两个碳原子各剩余 1 个未参与杂化的 p 轨道,其对称轴垂直于 σ 键形成的平面,两个 p 轨道相互平行,从侧面"肩并肩"重叠形成 π 键,π 键电子云对称分布在 σ 键所在平面的上方和下方。因此,烯烃中的 C=C 是由 1 个 σ 键和 1 个 π 键组成的,乙烯分子的结构如图 11-1 所示。

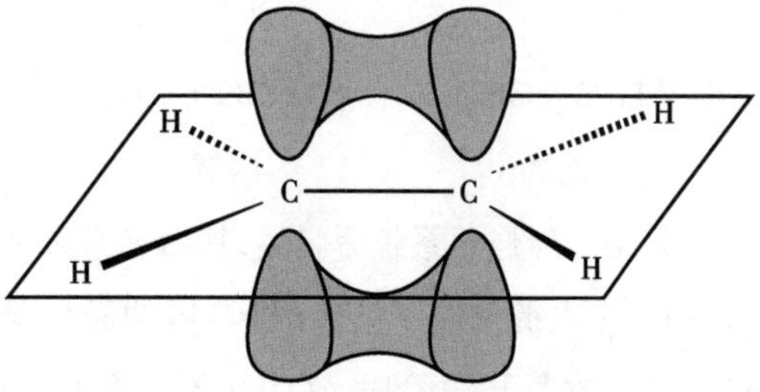

由于 π 键键能比 σ 键的键能小,π 电子云分布在 σ 键所在平面的上下,受原子核的约束力较小,所以 π 电子云具有较大的流动性,易受外界电场影响而发生极化。

图 11-1　乙烯分子的结构示意图

二、烯烃的异构现象

烯烃的异构现象主要有构造异构和顺反异构。

(一)构造异构
烯烃的构造异构包括碳链异构和位置异构。碳链异构与烷烃类似。位置异构是因 C=C 键的位置不同而产生的异构现象。如丁烯存在 3 个异构体:

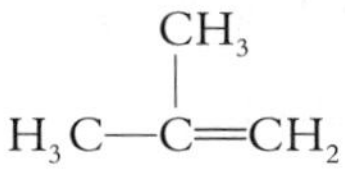

$$\underset{\text{I}}{\overset{\overset{\displaystyle CH_3}{|}}{H_3C-C=CH_2}} \qquad \underset{\text{II}}{H_2C=CHCH_2CH_3} \qquad \underset{\text{III}}{CH_3CH=CHCH_3}$$

2-甲基丙烯　　　　　　　1-丁烯　　　　　　　　　2-丁烯

Ⅰ和Ⅱ为碳链异构,Ⅱ和Ⅲ为位置异构。可见,与相同碳原子数的烷烃相比,烯烃的异构体数目更多。

（二）顺反异构

有机化合物分子中存在双键或脂环时，键的自由旋转受到阻碍，分子中原子或原子团在空间就存在固定的排列方式，从而产生两种不同构型的化合物，这种异构现象称为顺反异构（cis-trans isomerism）。产生顺反异构必须具备两个条件：①分子中存在限制自由旋转的因素；②每个不能自由旋转的碳原子必须连有 2 个不同的原子或基团。例如：2-丁烯根据双键碳原子上相连的氢和甲基在空间的不同排列，存在两种异构体。

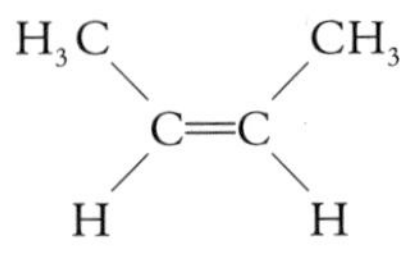

顺-2-丁烯

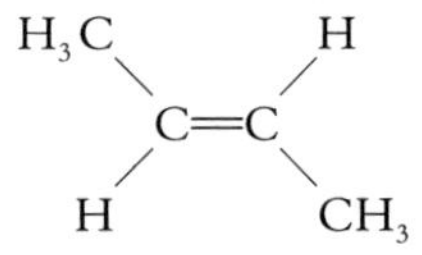

反-2-丁烯

两个相同的原子或基团处于碳碳双键平面同侧的异构体标记为顺式（*cis*-），处于异侧的称为反式（*trans*-）。

三、烯烃的命名

烯烃的命名与烷烃相似，简单的烯烃可用普通命名法命名，如：

$H_2C{=}CH_2$　乙烯

$CH_3CH{=}CH_2$　丙烯

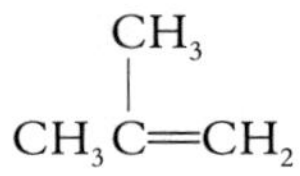

异丁烯

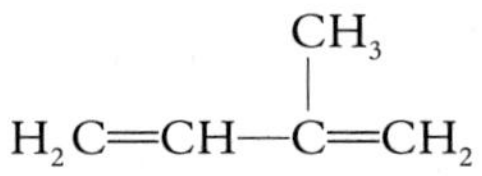

异戊二烯

复杂的烯烃用系统命名法，其命名原则如下：

1. 选主链　选择含有 C═C 键的最长碳链为主链，按主链碳原子的数目命名为某烯。主链碳原子数多于 10 个时，在中文数字后加“碳烯”，如十二碳烯。

2. 编号　从靠近双键的一端开始给主链碳原子依次编号；若双键正好处在链中央，则应从靠近取代基的一端开始给主链碳原子编号。

3. 命名　将取代基的位次、数目、名称及双键的位次依次写在烯烃名称之前，用半字线“-”连接。如：

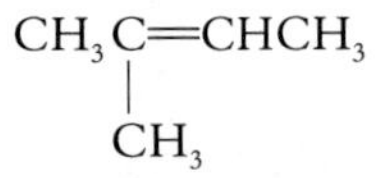

2-甲基-2-丁烯

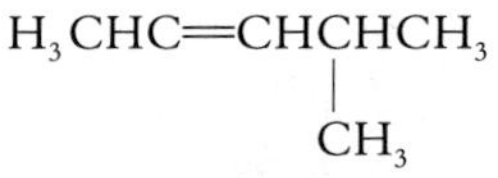

4-甲基-2-戊烯

$CH_3(CH_2)_{15}CH{=}CH_2$

1-十八碳烯

烯烃分子中去掉 1 个氢原子剩下的基团称为某烯基。常见的烯基有：

$CH_2{=}CH—$　乙烯基

$CH_3CH{=}CH—$　丙烯基（1-丙烯基）

$CH_2{=}CHCH_2—$　烯丙基（2-丙烯基）

烯烃的顺反异构体可采用两种方法来命名：顺反命名法和 *Z-E* 命名法。

（1）顺反命名法　书写时分别冠以顺、反，并用半字线与化合物名称相连。例如：

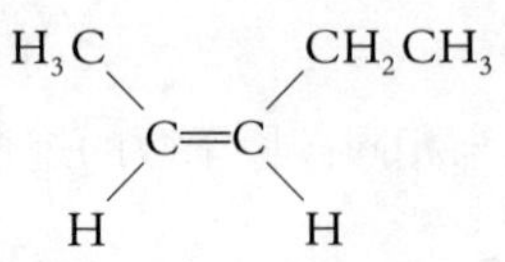

顺-2-戊烯

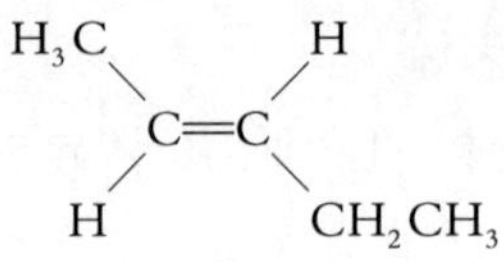

反-2-戊烯

（2）*Z-E* 命名法　当两个双键碳原子所连接的四个原子或基团都不相同时，无法用顺反命名法命名。为此，国际上提出了以次序规则（sequence rule）为基础的 *Z-E* 命名法。当两个较优基团位于双键的同侧时，用 *Z*（德文 Zusammen 的缩写，意为"共同"）表示其构型；若处在异侧，则以 *E*（德文 Entgegen 的缩写，意为"相反"）表示其构型。将 *Z* 或 *E* 加括号放在烯烃名称前，并用半字线相连，即得全称。*Z-E* 命名法适用于所有的顺反异构体，与顺反命名法相比应用更广。如：

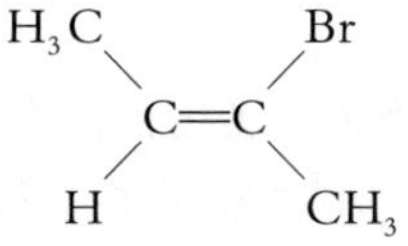

(*Z*)-2-溴-2-丁烯
反-2-溴-2-丁烯

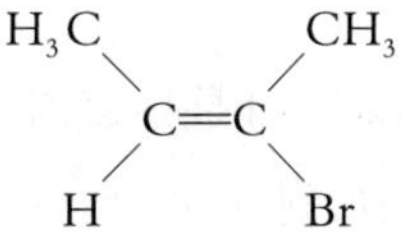

(*E*)-2-溴-2-丁烯
顺-2-溴-2-丁烯

顺反异构体属于不同的化合物，具有不同的物理性质。某些顺反异构体的化学性质也存在一些差异，如顺-丁烯二酸在 140℃时即可失水生成酸酐，反-丁烯二酸只有在 275℃时才有部分酸酐生成。

顺反异构体除了理化性质不同外，在生理活性或药理作用上有时也表现出很大差异。例如，己烯雌酚是雌性激素，它有顺反两种异构体，供药用的是反式异构体，其顺式异构体生理活性较弱。维生素 A 分子中的 4 个双键全部为反式构型；具有降血脂作用的亚油酸和花生四烯酸则全部为顺式构型。

问题与思考　戊烯有多少种同分异构体？在这些同分异构体中，顺反异构体有几种？

思考：产生顺反异构现象的必备条件是什么？

四、烯烃的物理性质

烯烃的物理性质与烷烃相似。烯烃的熔点、沸点和相对密度均随碳原子数的增加而升高，一般直链烯烃的沸点比支链烯烃异构体高，顺式异构体的沸点比反式的高，熔点则比反式的低。烯烃的相对密度都小于 1，但比相应的烷烃大。烯烃都不溶于水，易溶于苯、乙醚和氯仿等非极性或弱极性的有机溶剂。一些常见烯烃的物理常数见表 11-1。

表 11-1　常见烯烃的物理常数

名称	结构	熔点/℃	沸点/℃	相对密度（d_4^{20}、液态）
乙烯	$CH_2{=}CH_2$	−169.2	−103.7	$0.579^{9.9*}$
丙烯	$CH_3CH{=}CH_2$	−185.2	−47.2	0.5193
1-丁烯	$CH_3CH_2CH{=}CH_2$	−185.4	−6.3	0.5951
2-甲基丙烯	$(CH_3)_2C{=}CH_2$	−140.4	−6.9	0.5902
顺-2-丁烯	$CH_3CH{=}CHCH_3$	−138.9	3.7	0.6213
反-2-丁烯	$CH_3CH{=}CHCH_3$	−105.6	0.88	0.6042
1-戊烯	$CH_3(CH_2)_2CH{=}CH_2$	−165.2	30.0	0.6045
1-己烯	$CH_3(CH_2)_3CH{=}CH_2$	−139.8	63.4	0.6731
1-庚烯	$CH_3(CH_2)_4CH{=}CH_2$	−119.0	93.6	0.6970
1-十八碳烯	$CH_3(CH_2)_{15}CH{=}CH_2$	17.5	179	0.7891

* 表示在该温度下所测数据

五、烯烃的化学性质

烯烃的化学性质较烷烃活泼,这是因为烯烃的 C=C 键是由 σ 键和 π 键组成,π 键易受试剂进攻而变化,发生加成、氧化和聚合等反应。

(一)加成反应

加成反应(addition reaction)是指试剂进攻具有不饱和键化合物的 π 键,使 π 键断裂,试剂中的两个原子或基团分别加到 π 键两端的碳原子上,生成饱和化合物的反应。常见的试剂有 H_2、X_2、HX、HOX 和 H_2SO_4 等。

1. 催化加氢反应 烯烃在没有催化剂存在时很难与氢发生加成反应,但在 Ni、Pd 或 Pt 等催化剂作用下,降低了反应的活化能,在室温下就可以加氢,而且反应可定量进行,每个双键碳原子上各加上一个氢原子,生成相应的烷烃。如:

$$CH_3CH=CH_2 + H_2 \xrightarrow{Ni} CH_3CH_2CH_3$$

相关链接

催化加氢反应是放热反应,单烯烃加氢放出的热量称为氢化热(ΔH),它可以反映烯烃与烷烃的能量差异,也可以反映烯烃的稳定性,氢化热越大表示烯烃越稳定。

例如:

$$CH_3CH_2CH=CH_2 + H_2 \xrightarrow{Ni} CH_3CH_2CH_2CH_3 \quad \Delta H = -127KJ/mol$$

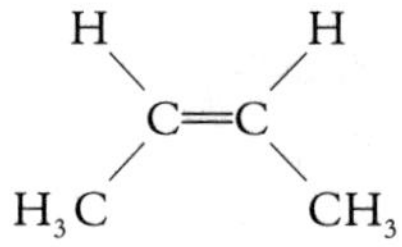

$$\underset{H_3C}{\overset{H}{>}}C=C\underset{CH_3}{\overset{H}{<}} + H_2 \xrightarrow{Ni} CH_3CH_2CH_2CH_3 \quad \Delta H = -119.2KJ/mol$$

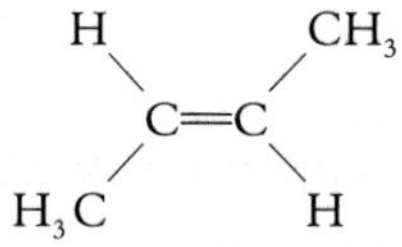

$$\underset{H_3C}{\overset{H}{>}}C=C\underset{H}{\overset{CH_3}{<}} + H_2 \xrightarrow{Ni} CH_3CH_2CH_2CH_3 \quad \Delta H = -112.5KJ/mol$$

以上的氢化热数据表明,2-丁烯的稳定性大于1-丁烯,反-2-丁烯的稳定性大于顺-2-丁烯,碳碳双键上连接的取代基越多,烯烃越稳定。

2. 亲电加成反应 烯烃的 π 键在反应中易给出电子,故进攻试剂往往是亲电试剂,由亲电试剂进攻而发生的加成反应称为亲电加成反应(electrophilic addition reaction)。反应的机制如下:

$$>C=C< \ + \ \overset{\delta^+ \ \delta^-}{E-Nu} \longrightarrow \left[>\overset{+}{C}-\overset{E}{\underset{|}{C}}- \right] \xrightarrow{Nu^-} -\overset{Nu}{\underset{|}{C}}-\overset{E}{\underset{|}{C}}-$$

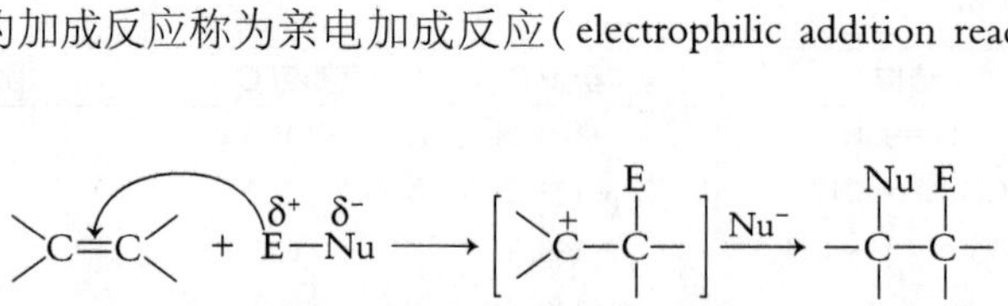

烯烃　　亲电试剂　碳正离子中间体　　加成产物

(1)与卤素的加成:室温下,烯烃很容易与 Cl_2 或 Br_2 发生加成反应,生成邻二卤代烷。如将丙烯通入溴的四氯化碳溶液中,溴的棕红色立即褪去,生成无色的 1,2-二溴丙烷:

$$H_3C-CH=CH_2 + Br_2 \xrightarrow{CCl_4} H_3C-\underset{Br}{\underset{|}{C}}H-\underset{Br}{\underset{|}{C}}H_2$$

因此,常用溴水或溴的 CCl_4 溶液鉴定 C=C 键的存在,鉴别烷烃与烯烃。

卤素的反应活性为:$F_2 > Cl_2 > Br_2 > I_2$。氟与烯烃的反应非常剧烈,常使烯烃碳链断裂,产物复杂;碘的活性太低,与烯烃难以加成。因此,烯烃与卤素的加成,一般是指与氯、溴的加成。

(2)与卤化氢的加成:烯烃与卤化氢加成后,生成卤代烷。不对称烯烃(如 $RCH=CH_2$)与不对称试剂(HX)加成时,可得到两种产物,但其中一种为主要产物,另一种为次要产物。例如:

$$H_3C-CH=CH_2 + HBr \longrightarrow H_3C-\underset{\underset{Br}{|}}{CH}-CH_3 + H_3C-CH_2-\underset{\underset{Br}{|}}{CH_2}$$

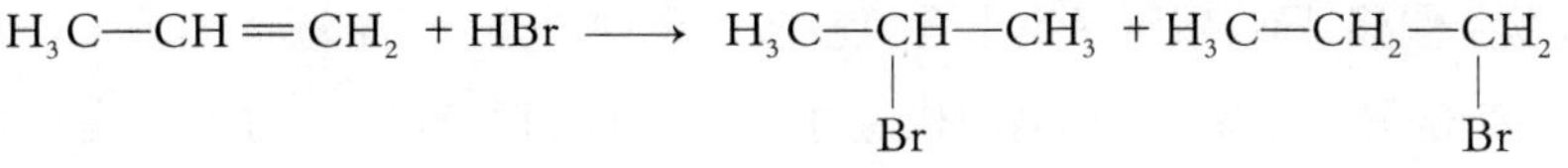

（主要产物）　　　　　　（次要产物）

马尔科夫尼科夫规则(Markovnikov rule):不对称烯烃与不对称试剂进行加成反应时,试剂中带正电荷部分(H^+)总是加在含氢较多的双键碳原子上,而带负电荷部分(X^-)则加到含氢较少的双键碳原子上,简称马氏规则。

马氏规则可用碳正离子的稳定性来解释。如丙烯和卤化氢加成,首先是 H^+ 加在双键碳上,产生两种碳正离子中间体:

$$H_3C-CH=CH_2 \xrightarrow[-X^-]{HX} \begin{cases} \longrightarrow H_3C-\overset{+}{C}H-CH_3 & （Ⅰ） \\ \longrightarrow H_3C-CH_2-\overset{+}{C}H_2 & （Ⅱ） \end{cases}$$

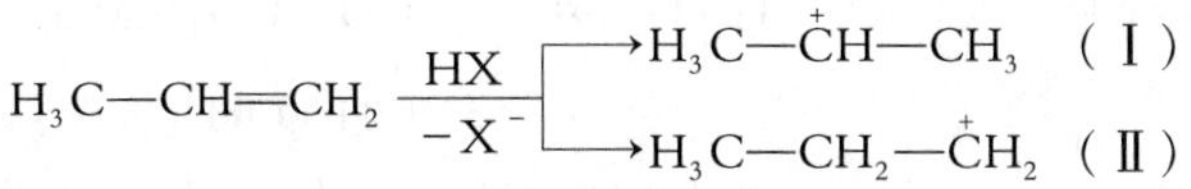

一般烷基碳正离子的稳定性顺序为:$R_3\overset{+}{C} > R_2\overset{+}{C}H > R\overset{+}{C}H_2 > \overset{+}{C}H_3$

因此,丙烯与卤化氢加成时,主要向着生成仲碳正离子(Ⅰ)的方向进行,主要产物为 2-溴丙烷。

马氏规则也可用诱导效应(inductive effect)来解释:与碳正离子相连的基团之所以具有不同的分散正电荷的能力,是由于该基团或原子的电负性不同,形成共价键的一对电子总是偏向电负性较大的原子一边,并通过静电引力沿着碳链由近及远地依次传递,致使整个分子中的成键电子云密度向一方偏移,引起化学键的极性改变,从而使分子发生极化,此效应称为诱导效应(inductive effect),用符号 I 表示。

诱导效应的方向是以 C—H 键中的氢原子为标准,电负性大于氢的原子或基团(X)为吸电子基,产生吸电子诱导效应,用 −I 表示;电负性小于氢的原子或基团(Y)为斥电子基,产生斥电子诱导效应,用 +I 表示。

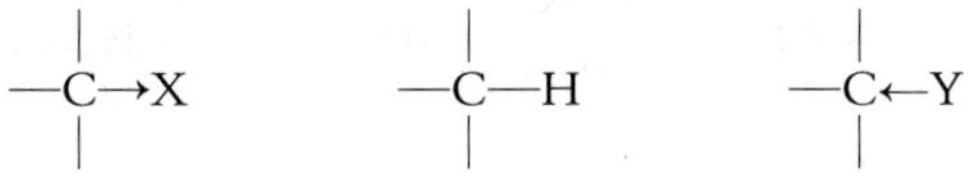

$$\begin{array}{ccc} \overset{|}{\underset{|}{-C}} \rightarrow X & \overset{|}{\underset{|}{-C}} -H & \overset{|}{\underset{|}{-C}} \leftarrow Y \\ -I\ 效应 & 比较标准 & +I\ 效应 \end{array}$$

根据实验结果,一些常见原子或基团的电负性次序如下:

—F > —Cl > —Br > —I > —OCH_3 > —OH > —$NHCOCH_3$ > —C_6H_5 > —H > —CH_3 > —C_2H_5 > —$CH(CH_3)_2$ > —$C(CH_3)_3$

在氢前面的是吸电子基,在氢之后的是斥电子基。例如,1-氯丙烷分子中的诱导效应可表示如下:

$$H-\underset{\underset{H}{|}}{\overset{\overset{H}{|}}{C}}_3 \xrightarrow{\delta\delta\delta^+} \underset{\underset{H}{|}}{\overset{\overset{H}{|}}{C}}_2 \xrightarrow{\delta\delta^+} \underset{\underset{H}{|}}{\overset{\overset{H}{|}}{C}}_1 \xrightarrow{\delta^+} Cl^{\delta^-}$$

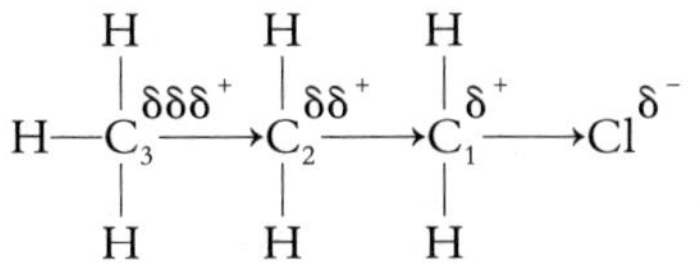

在1-氯丙烷分子中，由于氯原子的电负性较强，C—Cl键的σ电子云向氯原子偏移，使Cl带部分负电荷（用δ^-表示），C_1带有部分正电荷（用δ^+表示）。C_1的正电荷又吸引C_1—C_2键的共用电子对，使C_2带有少量正电荷（用$\delta\delta^+$表示）。同理，C_3带有更少量的正电荷（用$\delta\delta\delta^+$表示）。由此可见，诱导效应以静电诱导的形式沿着碳链向某一方向由近及远地依次传递，并随传递距离增加逐渐减弱，一般到第3个碳原子以后，可以忽略不计。

在丙烯和卤化氢的加成反应中，由于丙烯分子中的甲基是斥电子基，产生+I效应，使双键中π电子云发生偏移，导致碳碳双键上含氢较多的碳原子上带有部分负电荷（δ^-），而含氢较少的碳原子上带部分正电荷（δ^+），当卤化氢进行亲电加成时，H^+首先加到带部分负电荷的双键碳原子上，形成仲碳正离子，进一步与溴负离子加成，主要产物为2-溴丙烷。

（二）氧化反应

在有机化学反应中，氧化反应通常指的是有机化合物中加氧或去氢的反应。常见的氧化剂有高锰酸钾、过氧化物、臭氧等。

1. 高锰酸钾氧化 在中性或碱性条件下，烯烃被稀的冷高锰酸钾溶液氧化，生成邻二醇：

$$H_3C—CH=CH_2 + KMnO_4 + H_2O \longrightarrow H_3C—\underset{OH}{\underset{|}{C}H}—\underset{OH}{\underset{|}{C}H_2} + MnO_2\downarrow + KOH$$

在酸性条件下，烯烃的双键则发生断裂，氧化产物随烯烃的结构不同而不同：

$$CH_3CH=CH_2 \xrightarrow{KMnO_4/H_3O^+} CH_3COOH + CO_2 + H_2O$$

$$(CH_3)_2C=CHCH_3 \xrightarrow{KMnO_4/H_3O^+} H_3C—\overset{O}{\overset{\|}{C}}—CH_3 + CH_3COOH$$

由此，氧化反应使$KMnO_4$的紫红色消失，因此这些反应可以用来检验烯烃的存在，还可以从产物推断烯烃的结构。

2. 臭氧氧化

$$\underset{\text{1-丁烯}}{CH_3CH_2CH=CH_2} \xrightarrow[(2)H_2O/Zn]{(1)O_3} \underset{\text{丙醛}}{CH_3CH_2CHO} + \underset{\text{甲醛}}{HCHO}$$

$$\underset{\text{2-甲基-2-丁烯}}{(CH_3)_2C=CHCH_3} \xrightarrow[(2)H_2O/Zn]{(1)O_3} \underset{\text{丙酮}}{H_3C—\overset{O}{\overset{\|}{C}}—CH_3} + \underset{\text{乙醛}}{CH_3CHO}$$

可以看出，烯烃经臭氧氧化后，C=C键断裂，不连氢的双键碳一端生成相应的酮，而连有氢的双键碳一端生成相应的醛。因此，可根据产物来推断烯烃的结构。

（三）聚合反应

在一定条件下，若干个烯烃分子可以彼此打开双键进行自身加成反应，生成高分子聚合物，这种反应称为聚合反应（polymerization）。参加聚合的小分子叫单体，聚合后的大分子产物叫聚合物。例如：

$$nCH_2=CH_2 \xrightarrow[60\sim75℃,1000kPa]{TiCl_4/Al(C_2H_5)_3} \lbrack CH_2—CH_2 \rbrack_n$$

六、二烯烃

（一）二烯烃的分类和命名

根据二烯烃分子中两个 C═C 键的相对位置不同，可将其分为以下三种类型：

1. 隔离二烯烃（isolated diene） 分子中两个 C═C 键被两个或两个以上的 C—C 单键隔开，也称为孤立二烯烃。由于两个双键距离较远，相互之间的影响很小，其性质与单烯烃相似。

2. 共轭二烯烃（conjugated diene） 分子中两个 C═C 键被一个单键隔开。共轭二烯烃具有不同于单烯烃的独特结构和性质，是本节讨论的主要内容。

3. 累积二烯烃（cumulated diene） 分子中两个 C═C 键共用一个碳原子。由于两个 π 键集中在同一碳原子上，该碳原子为 sp 杂化，两个 π 键相互垂直，使其结构不如共轭二烯烃或隔离二烯烃稳定。这类化合物较为少见。

二烯烃命名时，选择含有两个 C═C 键的连续不断的最长碳链作为主链，按主链碳原子数命名为某二烯。从距离 C═C 键最近的一端开始，依次给主链碳原子编号，在主链名称之前用两个阿拉伯数字分别表示两个双键的位置，并用“，”隔开，其余命名原则与烯烃相同。

$H_2C{=}C{=}CH{-}CH_2{-}CH_3$

1,2-戊二烯

$CH_2{=}CH{-}CH{=}CH{-}CH(CH_3){-}CH(CH_3)_2$

5,6-二甲基-1,3-庚二烯

$CH_2{=}CH{-}C(CH_3){=}CH_2$

2-甲基-1,3-丁二烯

（二）共轭二烯烃的结构

1,3-丁二烯是共轭二烯烃中最简单也是最重要的化合物，其构造式为 $CH_2{=}CH{-}CH{=}CH_2$。分子中所有的碳原子均为 sp^2 杂化，碳原子之间以 sp^2 杂化轨道两两重叠形成 C—C σ 键，剩余的 sp^2 杂化轨道分别与氢原子的 1*s* 轨道重叠形成 C—H σ 键。由于 sp^2 杂化轨道是平面结构，因此，分子中所有原子及 σ 键都处于同一平面。四个碳原子上未参与杂化的 *p* 轨道彼此平行且垂直于 σ 键所在的平面，侧面互相重叠形成 π 键（图 11-2）。

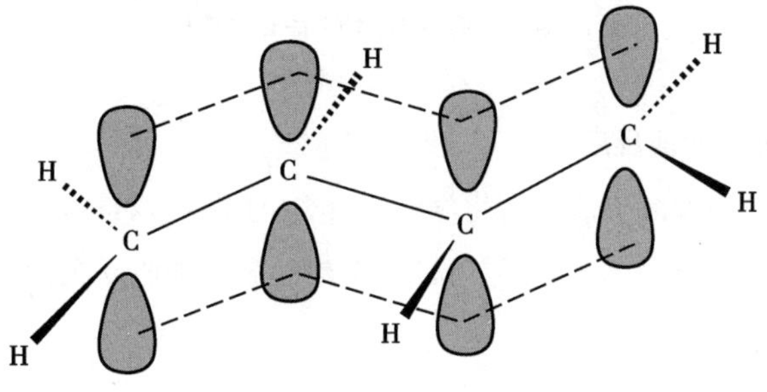

图 11-2 1,3-丁二烯的结构

从图 11-2 可以看出，不仅 C_1 与 C_2、C_3 与 C_4 之间的 *p* 轨道有重叠，C_2 与 C_3 之间的 *p* 轨道也有一定程度的重叠，使 C_2—C_3 具有部分双键的性质。也就是说，4 个 *p* 电子的运动范围不仅仅局限于 C_1—C_2 和 C_3—C_4 两个 π 键上，而是扩展到 4 个碳原子上，这种现象称为 π 电子的离域，这样形成的 π 键称为共轭 π 键或大 π 键，以区别于单烯烃及隔离二烯烃的定域 π 键。

π 电子的离域导致键长趋于平均化，即单、双键键长的差别缩小。如 1,3-丁二烯分子中，

C═C 键键长（137pm）比烯烃双键键长（134pm）稍长，C—C 键（147pm）比烷烃的单键（154pm）短。电子离域的结果还使体系的电荷相对分散，内能降低，稳定性增大。

（三）共轭效应及共轭体系

凡能发生电子离域而形成共轭大 π 键的体系均称为共轭体系。形成共轭体系的必要条件是：构成共轭体系的所有原子必须在同一平面内；有垂直于该平面的 p 轨道且互相平行以实现轨道重叠；p 轨道中含有用于成键的 p 电子。一般来说，共轭体系包括 π-π 共轭、p-π 共轭、σ-π 超共轭及 σ-p 超共轭等体系，其中 π-π 共轭、p-π 共轭体系的共轭效应较强。

1. π-π 共轭体系 有机分子中具有单双键交替排列的结构都属于 π-π 共轭体系（π-π conjugated system）。如共轭二烯烃均为典型的 π-π 共轭体系。

共轭效应（conjugated effect）：在共轭体系中，由于 π 电子在整个体系中离域，其中任何一个原子受到外界电场（如试剂的进攻等）的影响时，这种影响可以通过 π 电子的运动沿共轭链传递下去，这种通过共轭体系传递的电子效应称为共轭效应，用符号 C 表示。π-π 共轭产生的共轭效应称为 π-π 共轭效应。电子在整个共轭体系中运动，共轭效应涉及整个共轭体系，不因共轭链的延长而减弱。

2. p-π 共轭体系 有机分子中与双键碳原子相连的原子的 p 轨道与双键的 π 轨道平行时，发生"肩并肩"式重叠而形成的共轭体系，称为 p-π 共轭体系（p-π conjugated system），下面列出 3 种不同类型的 p-π 共轭体系（图 11-3）。

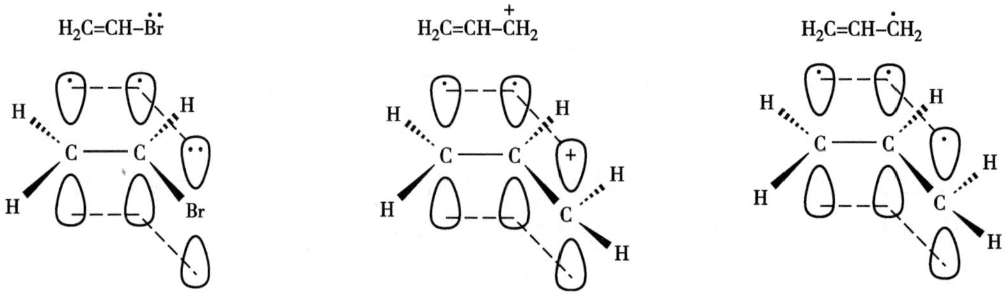

图 11-3　3 种不同类型的 p-π 共轭体系

（四）1,3-丁二烯的加成反应

共轭二烯烃除了具有单烯烃的所有化学性质外，由于两个双键彼此之间的相互影响，还能发生一些特殊的反应。如与卤素、卤化氢等试剂发生的亲电加成反应，通常生成两种产物：1,2-加成产物和 1,4-加成产物：

$$CH_2═CH—CH═CH_2 + Br_2 \longrightarrow$$

- 1,2-加成 → $CH_2═CH—\underset{Br}{CH}—\underset{Br}{CH_2}$
- 1,4-加成 → $\underset{Br}{CH_2}—CH═CH—\underset{Br}{CH_2}$

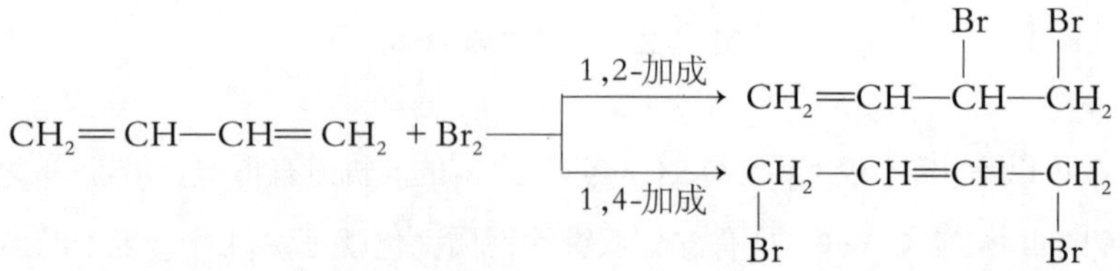

两种产物的比例取决于反应温度、溶剂的性质、反应物的结构等因素。一般低温、非极性溶剂有利于 1,2-加成，高温、极性溶剂有利于 1,4-加成。

第二节 炔烃

一、炔烃的结构和命名

（一）乙炔的结构

乙炔是最简单的炔烃，乙炔分子的两个碳原子各以 1 个 sp 杂化轨道沿轨道对称轴互相重叠，形成 C—C σ 键；每个碳原子的另一个 sp 杂化轨道分别与氢原子的 1*s* 轨道重叠，形成两个 C—H σ 键，这 3 个 σ 键在一条直线上。未参加杂化的 *p* 轨道两两平行重叠（即 $2p_y-2p_y$，$2p_z-2p_z$），形成两个彼此相垂直的 π 键（图 11-4）。

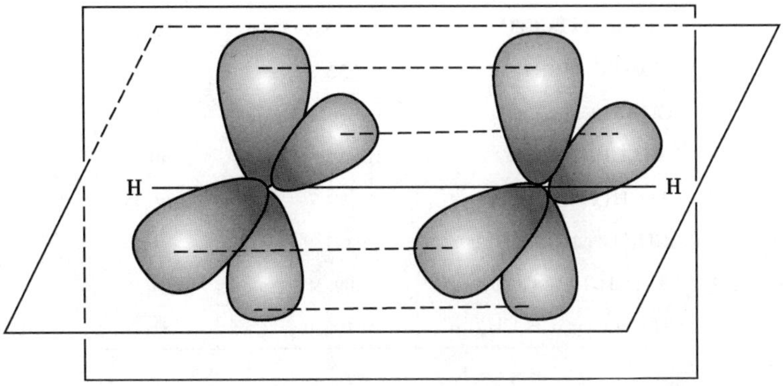

图 11-4 乙炔分子中两个 π 键的形成示意图

从表面上看，乙炔分子中的 C≡C 键是由 1 个 σ 键和两个 π 键组成，但由于这两个 π 键的相互作用，使两者的电子云融为一体并呈圆柱形对称地分布在 σ 键的周围，整个分子呈线形结构。

乙炔分子中碳原子之间有两对 *p* 轨道的重叠，重叠程度更大。同时碳原子为 sp 杂化，*s* 成分较 sp^2 杂化轨道多，距原子核较近，核对 sp 杂化轨道中的电子约束力增大，因此两个碳原子之间的结合更加紧密，不易极化，所以乙炔的亲电加成反应活性较乙烯小，且 C—H 键的极性也比乙烯大，显示出微弱的酸性。

（二）炔烃的命名

炔烃的命名方法与烯烃相似，将“烯”改为“炔”即可。如：

$CH_3C{\equiv}C{-}CH{-}CH_3$（CH 上连 CH_3）

4-甲基-2-戊炔

$CH_3C{\equiv}C{-}CH{-}CH{-}CH_2CH_3$（两个 CH 上各连 CH_3）

4，5-二甲基-2-庚炔

若分子中同时含有双键和三键，命名时则选择含有双键和三键在内的连续不断的最长碳链为主链，主链的编号应从距离碳链末端最近的双键或三键开始，并按先“烯”后“炔”的原则命名；若在主链上双键和三键距离相等，则编号从靠近双键的一端开始。例如：

$CH{\equiv}C{-}CH{=}CHCH_3$

3-戊烯-1-炔

$CH_3C{\equiv}CCH_2CH{=}CHCH_3$

2-庚烯-5-炔

$CH{\equiv}C{-}CH{-}CH{=}CHCH_3$（CH 上连 CH_3）

3-甲基-4-己烯-1-炔

二、炔烃的理化性质

炔烃的物理性质与烯烃相似,随着碳原子数的递增而有规律地变化。常温常压下 2~4 个碳原子的炔烃为气体,5~15 个碳原子的为液体,15 个碳原子以上的为固体。炔烃的熔点、沸点比相应的烯烃略高,密度也稍大些。炔烃分子极性很弱,在水中的溶解度很小,易溶于苯、丙酮和石油醚等有机溶剂。部分常见炔烃的物理常数见表 11-2。

表 11-2　常见炔烃的物理常数

名称	结构式	熔点/℃	沸点/℃	相对密度(d_4^{20})
乙炔	HC≡CH	$-80.8^{0.119MPa}$	$-83.4^{0.101Pa}$	0.6181
丙炔	$CH_3C≡CH$	−101.5	−23.2	0.7062
1-丁炔	$CH_3CH_2C≡CH$	−125.7	8.1	0.6784
2-丁炔	$CH_3C≡CCH_3$	−32.3	27.0	0.6901
1-戊炔	$CH_3CH_2CH_2C≡CH$	−90.0	40.2	0.6901
2-戊炔	$CH_3CH_2C≡CCH_3$	−101.0	50.1	0.7107
3-甲基-1-丁炔	$CH_3CH(CH_3)C≡CH$	−89.7	29.35	0.6660
1-己炔	$CH_3(CH_2)_3C≡CH$	−131.9	71.3	0.7155
2-己炔	$CH_3(CH_2)_2C≡CCH_3$	−89.58	84.0	0.7315
3-己炔	$CH_3CH_2C≡CCH_2CH_3$	−103.0	81.5	0.7231

炔烃的化学性质与烯烃相似,可以发生加成、氧化等反应。炔烃的亲电加成不如烯烃活泼,反应速率较烯烃慢,若分子中同时存在双键和三键,则首先在 C=C 键上进行。炔烃还能进行一些烯烃不能发生的反应。

(一)加成反应

1. 催化加氢　炔烃在镍等催化剂的作用下,可以加氢生成烷烃:

$$HC≡CH + H_2 \xrightarrow{Ni} H_2C=CH_2 \xrightarrow[H_2]{Ni} H_3C—CH_3$$

2. 亲电加成

(1)加卤素:炔烃可以与氯或溴发生加成反应,只要有足量的卤素可直接生成卤代烷。如与溴的 CCl_4 溶液作用使其红棕色褪去,可用于鉴别炔烃与烷烃。

$$HC≡CH \xrightarrow[CCl_4]{Br_2} \underset{Br}{\overset{Br}{HC=CH}} \xrightarrow[CCl_4]{Br_2} \underset{Br\;Br}{\overset{Br\;Br}{HC—CH}}$$

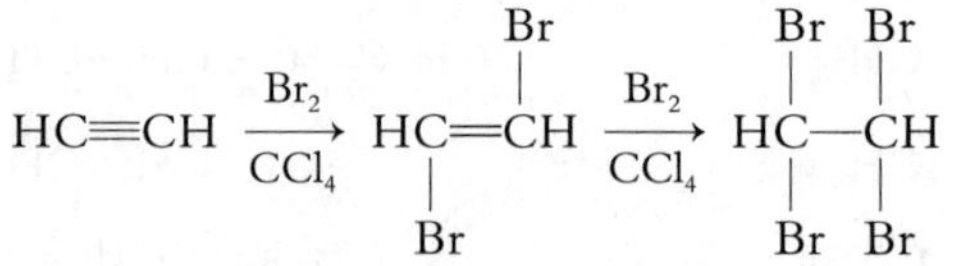

(2)加卤化氢:炔烃也可以与卤化氢发生亲电加成反应,反应遵循马氏规则。例如:

$$CH_3C≡CH \xrightarrow{HBr} \underset{Br}{\overset{}{CH_3C=CH_2}} \xrightarrow{HBr} \underset{Br}{\overset{Br}{H_3C—C—CH_3}}$$

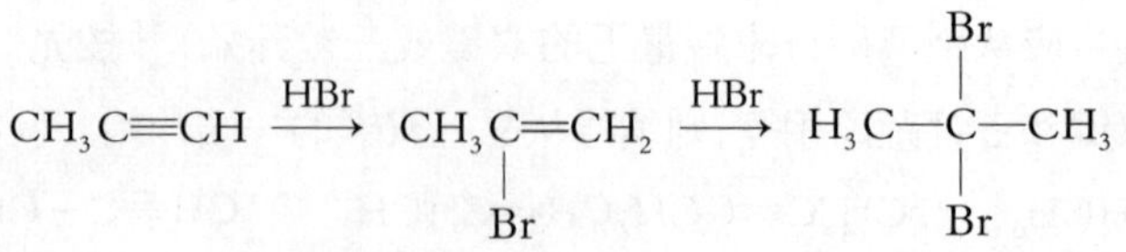

(3)加水:将炔烃通入含有硫酸汞的稀硫酸溶液中,能与水反应生成烯醇,烯醇不稳定,重排变成醛或酮,称为炔烃的水合反应。

$$CH \equiv CH + H_2O \xrightarrow{HgSO_4, H_2SO_4} [H_2C \!=\! \underset{OH}{\overset{|}{CH}}] \longrightarrow H_3C \!-\! \underset{O}{\overset{\|}{CH}}$$

$$\text{乙烯醇} \qquad\qquad \text{乙醛}$$

$$R \!-\! C \equiv CH + H_2O \xrightarrow{HgSO_4, H_2SO_4} [R \!-\! \underset{OH}{\overset{|}{C}} \!=\! CH_2] \longrightarrow R \!-\! \underset{O}{\overset{\|}{C}} \!-\! CH_3$$

$$\text{烯醇} \qquad\qquad\qquad \text{酮}$$

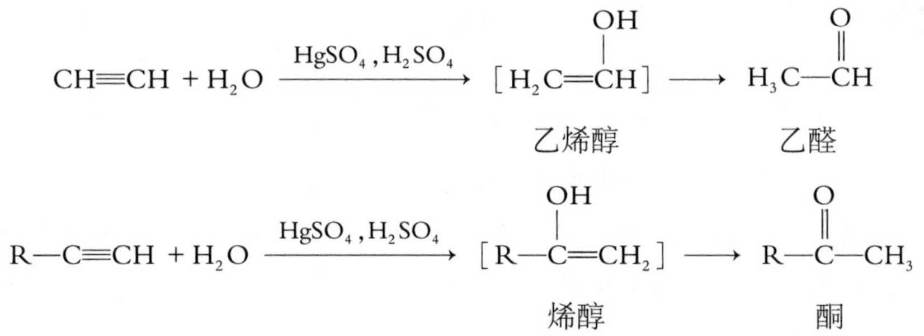

（二）氧化反应

炔烃易被 $KMnO_4$ 等强氧化剂氧化,三键断裂,生成羧酸、二氧化碳等产物,根据产物可推断炔烃的结构。氧化反应使 $KMnO_4$ 的紫红色消失,也可用于检验碳碳三键的存在。

$$CH_3C \equiv CH \xrightarrow{KMnO_4/H^+} CH_3COOH + CO_2$$

$$CH_3CH_2C \equiv CCH_3 \xrightarrow{KMnO_4/H^+} CH_3CH_2COOH + CH_3COOH$$

（三）炔烃的酸性

炔烃分子中与三键碳原子直接相连的氢具有一定的酸性,如将乙炔或末端炔烃通入硝酸银或氯化亚铜的氨溶液中,则分别生成白色的炔化银或砖红色的炔化亚铜沉淀:

$$HC \equiv CH + 2[Ag(NH_3)_2]NO_3 \longrightarrow AgC \equiv CAg\downarrow + 2NH_3 + 2NH_4NO_3$$

$$RC \equiv CH + [Cu(NH_3)_2]Cl \longrightarrow RC \equiv CCu\downarrow + NH_3 + NH_4Cl$$

上述反应很灵敏,常用来鉴定具有 $RC \equiv CH$ 结构的炔烃,三键上无氢的炔烃则不发生上述反应,从而可区分这两种类型炔烃。

第三节　与医学有关的重要化合物

一、乙烯

乙烯在常温常压下为无色气体,几乎不溶于水,易溶于乙醇、乙醚、四氯化碳等有机溶剂。乙烯是合成纤维、合成橡胶、合成塑料(聚乙烯及聚氯乙烯)、合成乙醇的基本化工原料,也用于制造氯乙烯、环氧乙烷、醋酸和炸药等,还可用于医药以及高新材料的合成。

乙烯有较低的毒性,麻醉作用较强,但对呼吸影响较小。吸入人体后只有小部分溶解于血液中,绝大多数以原形通过肺迅速随呼气排出,停止麻醉两分钟后,即在血液内消失。只有在极高浓度(80%～90%)时,乙烯在血液内消失后,还能在组织中存留数小时。故乙烯麻醉迅速,苏醒亦快。

二、聚乙烯

聚乙烯(polyethylene,PE)是乙烯经聚合制得的一种热塑性树脂,为白色蜡状透明材料,柔而韧,比水轻,无毒,易燃,具有优越的介电性能。常温下不溶于任何已知溶剂,70℃以上可少量溶于甲苯、三氯乙烯等溶剂中,具有非常稳定的化学性质,只有在光、热、紫外线等作用下发生降解。它是应用最广泛的高分子材料,可用于薄膜、包装材料、容器、管道、电线电缆、日用品等方面。

由于聚乙烯具有优良的机械强度和生物相容性,植入人体无不良影响,目前被广泛用于医用领域。其中低密度聚乙烯用于输液容器及包装袋等,高密度聚乙烯用于制造人工肾、人工肺、人工关节、人工骨、人工喉、各种医用导管、整形修补材料等各种医疗器械,超高密度聚乙烯用于制造人工髋臼等。

三、1,3-丁二烯

1,3-丁二烯常温常压下为无色易液化气体,不溶于水而易溶于丙酮、苯、乙酸、酯等有机溶剂,在氧气存在下易发生聚合,它是合成橡胶、ABS树脂、酸酐等的重要原料。其毒性较乙烯大,也具有麻醉和刺激作用。中毒轻者头晕、恶心、全身乏力,重者出现酒醉状态、呼吸困难,甚至意识丧失,脱离接触后,迅速恢复。

四、β-胡萝卜素

胡萝卜素有α,β,γ三种异构体,其中以β-胡萝卜素(Beta carotene)的生理活性最高,是天然存在的共轭多烯烃化合物。

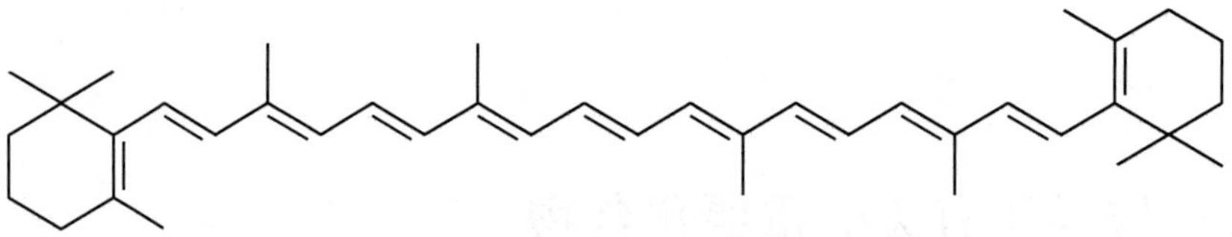

β-胡萝卜素

β-胡萝卜素为金黄色固体,不溶于水,是人体所必需的维生素之一,每天需要摄入6mg。1989年,世界卫生组织经过论证认为,β-胡萝卜素是最有希望的抗氧化剂之一。它可以防止和消除体内生理代谢过程中产生的"自由基",是氧自由基的最强克星。β-胡萝卜素在防癌、抗癌、防衰老、防治白内障和抗射线对人体损伤等功效已得到普遍认可,它还有提高机体免疫力的功效。

β-胡萝卜素广泛存在于许多绿色和黄红色蔬菜和水果中,如胡萝卜、菠菜、甘薯、木瓜、橙子等。进入人体后可转变为维生素A,故也称为维生素A原。

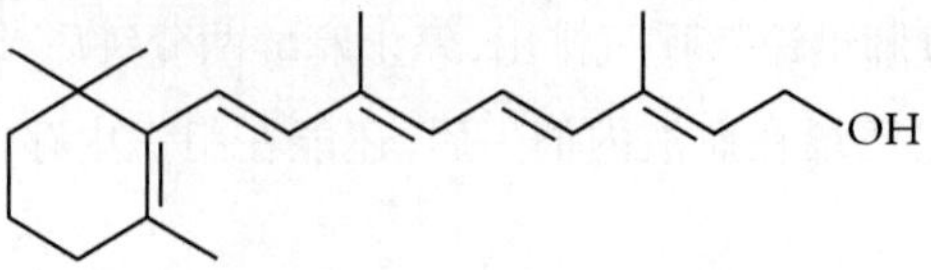

维生素A

维生素A(vitamin A)又称视黄醇，是脂溶性的，有维生素A_1和维生素A_2两种形式，其中A_1的活性较高，存在于鱼肝油、蛋黄、牛奶及动物肝脏中。人体缺乏维生素A，会导致儿童发育不良、皮肤干燥、眼干燥症、夜盲症等。维生素A可治疗这些疾病，对烫、冻伤和溃疡也有疗效。

五、乙炔

乙炔俗称电石气，无色、无味、易燃的气体，微溶于水，易溶于乙醇、丙酮等有机溶剂。乙炔对人体的危害与乙烯相同，具有弱麻醉作用，可引起不同程度的缺氧症状，停止吸入，症状消失。乙炔的化学性质比较活泼，即使在常温下也能慢慢分解变成碳和氢。乙炔对震动、热、电火花或高压均较敏感，易发生猛烈爆炸。乙炔燃烧时发生明亮的火焰，温度可高达3200℃左右，因此，可用于航海等照明以及金属焊接。乙炔主要用作合成橡胶、纤维、新型导电塑料等的基本原料。

（李俊波）

学习小结

烯烃和炔烃的官能团分别为C═C键和C≡C键，均为不饱和烃。烯烃和炔烃中的双键和三键碳原子分别采取sp^2杂化和sp杂化，π键是由未参与杂化的p轨道“肩并肩”部分重叠形成的，因而比σ键的键能小，容易断裂。

烯烃和炔烃的化学活性体现在C═C键和C≡C键上π键的活泼性，易发生亲电加成、氧化、聚合等反应。不对称烯烃与不对称亲电试剂加成时，遵循马氏规则。炔烃中与三键碳相连的H，由于极性增强而具有一定的酸性。共轭二烯烃具有共轭效应，因而可发生单烯烃所不具备的特殊化学反应——1,4加成反应。

烯烃不仅存在碳链异构、因C═C键的位置不同而产生的位置异构，还有因烯烃的立体构型所产生的顺反异构。炔烃是线形结构，无顺反异构，只有碳链异构和位置异构。简单烯烃的立体异构体可用顺-反标记法，系统命名可用*Z-E*标记法。

复习参考题

1. 某烯烃C_5H_{10}与HCl加成，生成2-甲基-2-氯丁烷，请写出烯烃可能的结构式。
2. 命名下列化合物，如有顺反异构则用Z、E标记出构型。

（1）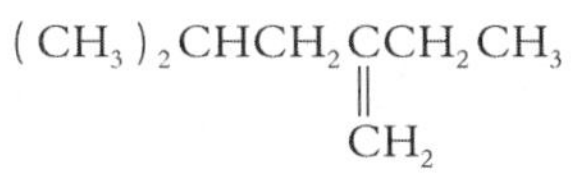
（2）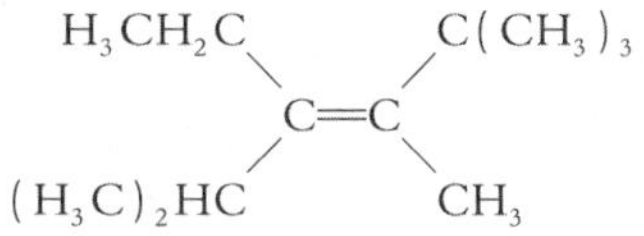

（3）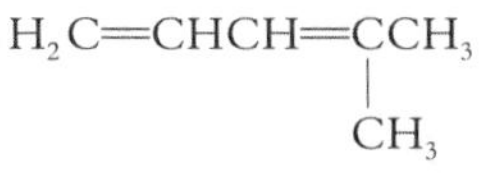
（4）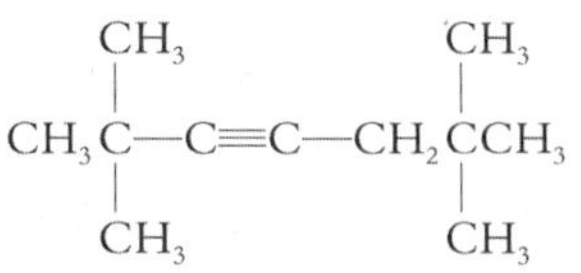

（5）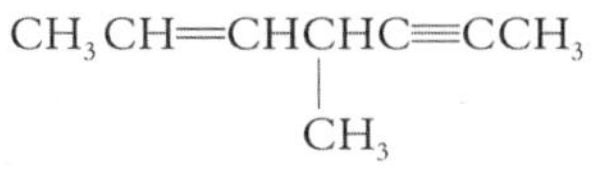
（6）$CH\equiv C-C\equiv C-CH=CH_2$

3. 写出下列化合物的构造式。

（1）（Z）-3,4-二甲基-2-戊烯　　（2）3-乙基-1-戊烯-4-炔

（3）2,3-二甲基-1,3-戊二烯　　（4）顺-3,4-二甲基-2-戊烯

4. 写出下列反应的主要产物:

（1）$CH_3CH_2C(CH_3){=}CH_2 + Br_2 \longrightarrow$

（2）$CH_3C{\equiv}CH \xrightarrow{HBr} \quad \xrightarrow{HBr}$

（3）$CH_3CH_2CH{=}CH_2 \xrightarrow{KMnO_4/OH^-}$

（4）$CH_3CH_2C{\equiv}CH \xrightarrow{KMnO_4/H^+}$

（5）$CH_2{=}CHCH{=}CH_2 + HCl \longrightarrow$

（6）$CH_3CH_2C{\equiv}CH + H_2O \xrightarrow{HgSO_4,H_2SO_4}$

5. 鉴别下列各组化合物。

（1）乙烷、乙烯和乙炔

（2）1-戊炔和2-戊炔

6. 分子式为 C_8H_{16} 的化合物,它可以使溴水褪色,经臭氧氧化,在锌粉存在下水解只得一种产物丁酮,试推测该化合物的结构式。

第十二章 环 烃

12

12章

学习目标

掌握	环烷烃的结构、命名和化学性质；芳香烃的结构、命名和化学性质。
熟悉	环烷烃的分类；芳香烃的分类；芳香烃的定位效应。
了解	稠环芳香烃。

环烃(cyclic hydrocarbon)是具有环状结构的碳氢化合物,以共价单键相连所形成的环状烷烃称为环烷烃(cycloalkane)。根据分子中环的类型,环烷烃可分为单环、双环(螺环和桥环)和多环环烷烃。根据它们的结构和性质,又可分为脂环烃和芳香烃两大类,本章主要对单环环烷烃和简单芳香烃的结构和性质作介绍。

第一节　环烷烃

一、分类和命名

(一)分类

单环环烷烃是指分子中只含有一个碳环的环烷烃,其分子通式为 C_nH_{2n}。根据组成环的碳原子数不同,单环环烷烃可分类如下:

小环(3~4 元环)　普通环(5~6 元环)　中环(7~11 元环)　大环(≥12 元环)

(二)命名

环烷烃的命名与烷烃相似,只是在烷烃名称前加一个"环"字。例如:

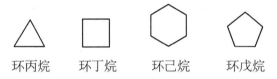

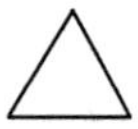
环丙烷

环丁烷

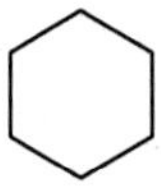
环己烷

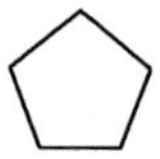
环戊烷

当环上连有一个取代基时,取代基的位次可省略;若连有两个或两个以上取代基时,应使取代基位次代数和最小;如果环上连有复杂基团时,可将环作为取代基命名。例如:

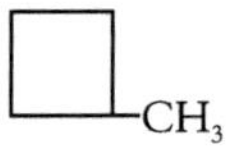

甲基环丁烷

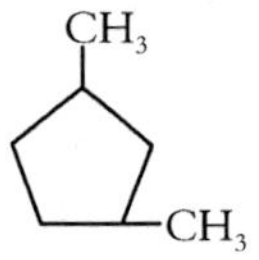

1,3 二甲基环戊烷

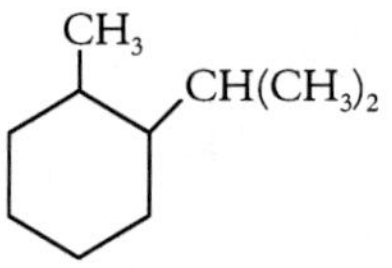

1-甲基-2-异丙基环己烷

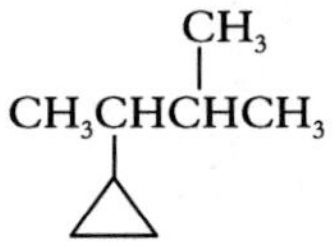

2-甲基-3-环丙基丁烷

二、结构

在环烷烃分子中,碳原子均采用的是 sp^3 杂化。因此,应有与烷烃相似的化学稳定性。但事实不尽如此。例如,三元环和四元环的环烷烃有着较高的化学活性。为了说明这一现象,1885 年德国化学家 Baeyer 提出了张力学说(tension theory)。他假设成环的碳原子处于同一平面上,依据碳原子 sp^3 杂化轨道的空间构型,C—C—C 的键角为 109°28′,若键角偏离(小于或大于)此角度,必将产生角张力。

例如,环丙烷分子中的键角仅为 60°,远小于正常角度,这种角度偏差使碳原子的 sp^3 杂化轨道不能沿着键轴方向进行最大程度重叠。因此,减弱了 σ 键的稳定性。环丙烷的分子结构如图 12-1 所示。

同理可知，环丁烷的化学稳定性也较差。但环戊烷和环己烷因键角接近或等于 109°28′，因此，它们的化学性质一般比较稳定。

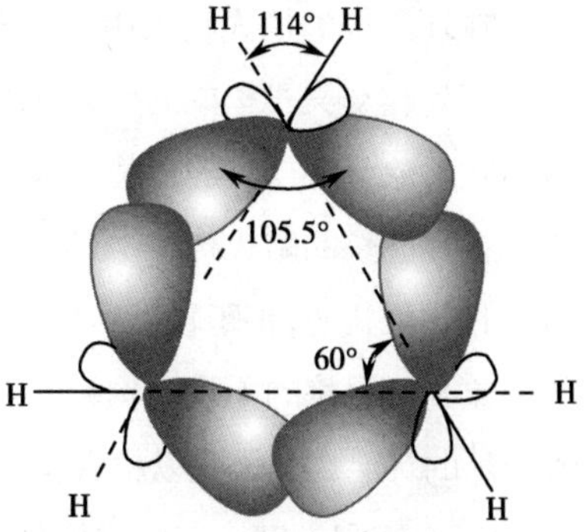

图 12-1　环丙烷的分子结构

三、异构现象

环烷烃的异构现象主要涉及构造异构、顺反异构和构象异构。

（一）构造异构

在环烷烃中，除了环丙烷无异构体外，其他环烷烃均有异构体。如环丁烷有 2 个异构体（甲基环丙烷和环丁烷），而环戊烷则有 5 个异构体：

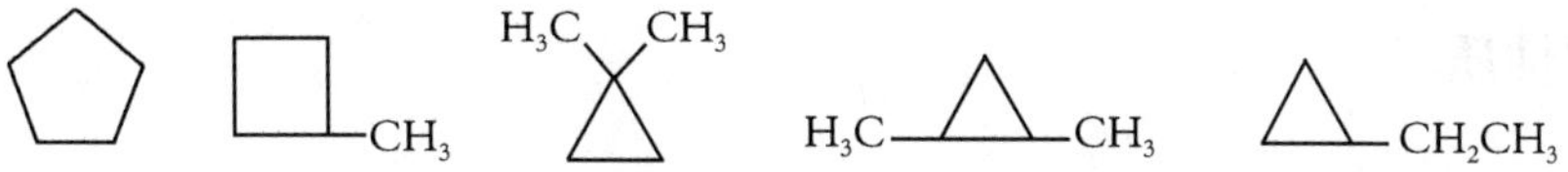

（二）顺反异构

在环烷烃分子中，当环上的两个碳原子各连有两个不同的原子或原子团（取代基）时，由于 C—C 键受环的限制而不能自由旋转，从而可产生顺式和反式两种异构体，这种现象称为顺反异构现象，简称顺反异构（cis-trans isomerism）。若两个取代基位于环平面同侧，称为顺式异构体；若两个取代基位于环平面异侧，称为反式异构体。例如：

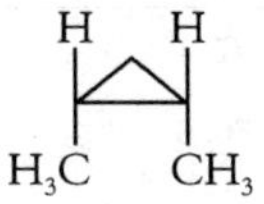

顺-1，2-二甲基环丙烷

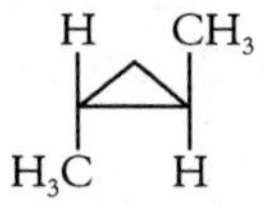

反-1，2-二甲基环丙烷

（三）构象异构

环烷烃的构象异构是由于环的扭曲或变形而产生的非平面构象。如环己烷就存在着多种非平面构象。

1. 环己烷的椅式和船式构象　如果环己烷分子中的碳原子在同一平面上（即正六边形）时，其键角为 120°，即存在较大的角张力。为了减小这种张力，环己烷分子可通过环的扭曲而形成多种非平面的构象。其中的两个典型构象分别为椅式构象（chair conformation）和船式构象（boat conformation）。

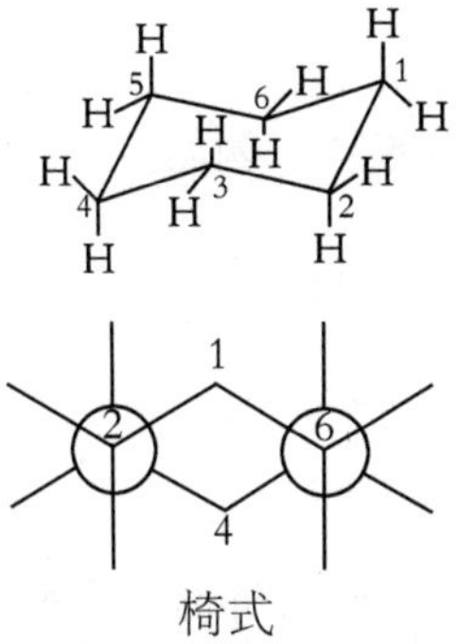

椅式

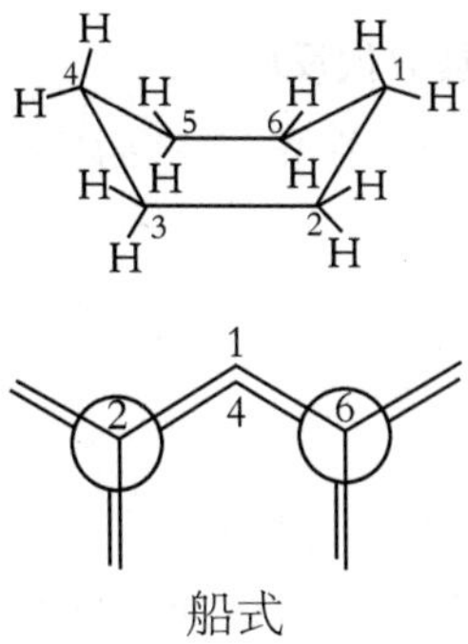

船式

在环己烷的椅式构象中，C—C 键的键角均接近于 109°28′，几乎没有角张力，且环上的氢原子都处在交叉式构象的位置，相距较远，即氢原子之间几乎没有空间排斥力，分子比较稳定。故椅式构象为环己烷的优势构象。

在环己烷的船式构象中，虽然也无角张力，但同位于"船底"的 4 个碳原子上的氢原子处在重叠式构象状态，相距较近。另外，处于船头和船尾的碳原子上的氢原子也相距较近，因此，船式构象为环己烷的不稳定构象。在室温下，虽然环己烷分子的热运动可使船式与椅式互变，但 99.9% 的环己烷分子是以椅式构象状态存在。

2. a 键和 e 键 在椅式构象的环己烷分子中，共有 12 个 C—H 键，它们可以按取向分为两组：垂直于 C_1、C_3、C_5（或 C_2、C_4、C_6）所构成的平面的 6 个 C—H 键，称为竖键（直立键）或叫 a 键（axial bond），其中，3 个竖键位于平面的上方，另 3 个则处于下方。其余 6 个 C—H 键则因近似平行于上述平面，故称为横键（平伏键）或叫 e 键（equatorial bond）。

若环己烷上所连的取代基体积越大，则取代基处于 e 键位置的倾向就越大。

四、物理性质

环烷烃的物理性质与烷烃基本相似。在常温常压下，小环环烷烃为气体，普通环环烷烃为液体，大环环烷烃为固体。不同的是它们的熔点、沸点和密度均大于同数碳原子的烷烃。一些常见环烷烃的物理性质见表 12-1。

表 12-1 常见环烷烃的物理性质

环烷烃	沸点/℃	熔点/℃	燃烧热/kJ · mol^{-1}	密度/g · cm^{-3}/20℃
环丙烷	−33	−127	697.1	0.677(−30℃)
环丁烷	13	−90	686.0	0.703(5℃)
环戊烷	49	−94	663.6	0.746
环己烷	81	6.5	658.6	0.778
环庚烷	119	−8	661.8	0.810

五、化学性质

环烷烃的化学性质与烷烃相似，如在一般条件下，不与强酸、强碱、强氧化剂和强还原剂等发生反应，而能发生自由基取代反应。但由于小环环烷烃（环丙烷和环丁烷）分子中存在着角张力，因此易发生加成反应（addition reaction）而开环。

（一）自由基取代反应

五元环和六元环在光照或高温下可以发生自由基取代反应。例如：

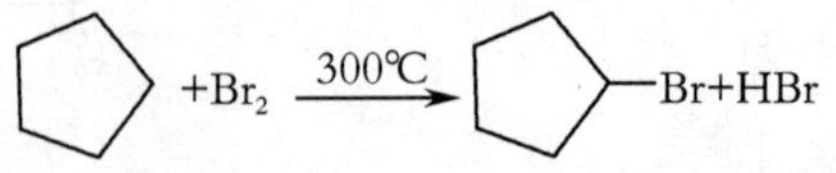

（二）加成反应

环烷烃的加成反应是指环上的一个共价键发生断裂后，原共价键上的两个原子各连接一个新的原子或原子团的开环反应(ring-opening reaction)。在环烷烃中,小环环烷烃在一定条件下可以分别与氢气、卤素及卤化氢等发生加成反应。

1. 加氢　在催化剂镍的存在下,环丙烷和环丁烷均可以发生催化加氢反应,生成相应的开链烷烃:

$$\triangle + H_2 \xrightarrow[40℃]{Ni} CH_3CH_2CH_3$$

$$\square + H_2 \xrightarrow[100℃]{Ni} CH_3CH_2CH_2CH_3$$

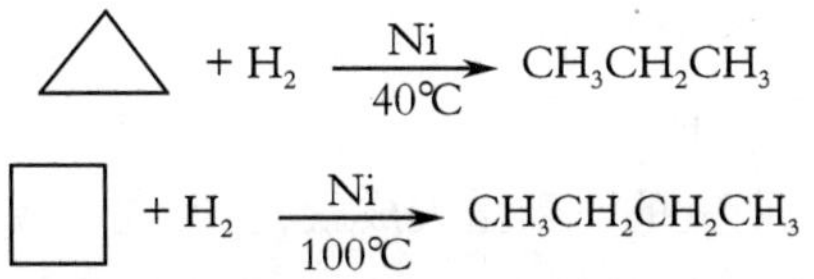

2. 加卤素　环丙烷在室温下即可与溴发生加成反应,使溴水褪色:

$$\triangle + Br_2 \xrightarrow{室温} BrCH_2CH_2CH_2Br$$

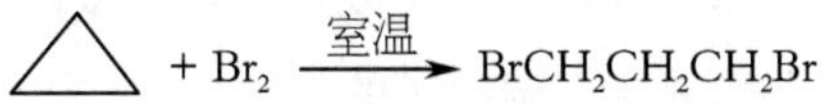

3. 加卤化氢　环丙烷在室温下可与溴化氢发生加成反应,生成溴代烷:

$$\triangle + HBr \xrightarrow{室温} CH_3CH_2CH_2Br$$

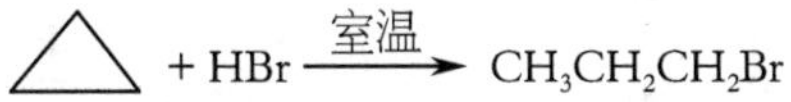

当环丙烷上连有取代基时,开环主要发生在含氢较多和含氢较少的相邻碳原子之间,且卤化氢中的卤原子加在含氢较少的碳原子上。例如:

$$\overset{CH_3}{\triangle} + HBr \longrightarrow CH_3\underset{Br}{CH}CH_2CH_3$$

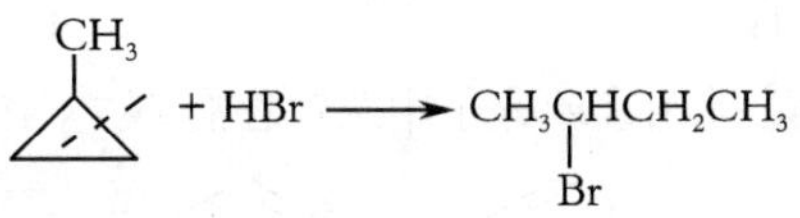

环丁烷和环戊烷等不与溴化氢发生加成反应。

第二节　芳香烃

芳香族碳氢化合物简称芳香烃或芳烃(aromatic hydrocarbon)。“芳香”二字来源于有机化学发展初期,是指从天然香树脂、香精油中提取出来的一些具有芳香气味的物质。随着有机化合物的增多和研究的不断深入,许多有关芳香烃化合物的分子组成和结构信息被人们所掌握,研究表明芳烃基本上都是苯的同系物、多苯环烃及其衍生物,有的并没有香味。与脂肪烃和脂环烃相比,芳烃比较容易进行取代反应,不易进行加成反应和氧化反应,其环系结构具有很高的稳定性,这些化学特性称为芳香性(aromaticity)。

随着有机化学的进一步发展,发现有一些不具有苯环结构的环状烃,也有特殊的稳定性,化学性质上也与苯及其衍生物有着共同的特性——芳香性,这类环状烃称为非苯系芳烃。

一、苯的结构

(一)苯的凯库勒结构式

苯(benzene)是最简单的芳烃。1833 年测得它的分子式为 C_6H_6。苯分子中碳氢个数比为 $1:1$,似乎与乙炔相似,然而实验事实表明,在一般条件下,苯并不发生不饱和烃的典型反应——加成反应,也不被高锰酸钾氧化,却比较容易进行取代反应,而且一元取代产物只有一种。这表明了苯结构的对称性(即6个氢原子完全等同)和较高的化学稳定性。

1865年德国化学家凯库勒(Kekulé)提出了苯的环状结构式,称为苯的凯库勒式:

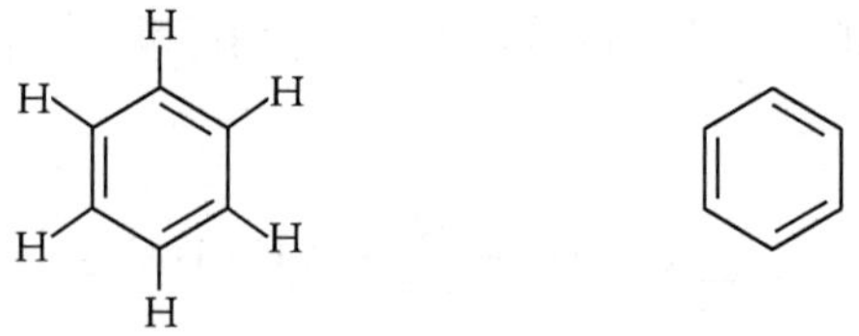

凯库勒式是有机化学理论研究的一项重大成就,它促进了芳香族化合物化学的发展。凯库勒式较好地解释了苯的一些性质,可是由于受到当时历史条件的限制,凯库勒式也存在不足之处,用凯库勒结构解释不了苯环的特殊稳定性以及苯不易发生加成反应而易进行取代反应等事实。根据凯库勒式,苯环上相邻两个碳原子的氢被卤代,应当得到两种1,2-二卤代苯,但实际上只有一种:

凯库勒为了解决这个问题,提出了苯分子中双键在各碳之间快速移动,不可分开的状态。

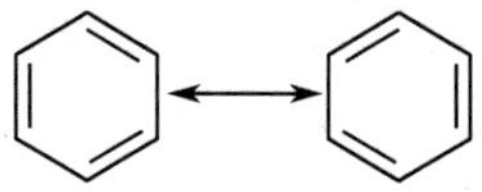

(二)苯分子结构的现代解释

经近代物理方法研究证明,苯是一个完全对称的分子,苯分子的6个碳原子和6个氢原子都在同一平面上,其中6个碳原子构成平面正六边形。分子中碳碳键长相等,均为140pm,比碳碳单键(154pm)短,比碳碳双键(134pm)长;所有键角都是120°。

根据杂化轨道理论,苯分子中的碳原子都是sp^2杂化,每个碳原子都以3个sp^2杂化轨道分别与相邻碳和氢形成3个σ键。由于3个sp^2杂化轨道都处在同一平面内,所以苯环上所有原子共平面。此外每个碳原子余下的未参加杂化的p轨道由于对称轴都垂直于由σ键所构成的平面而相互平行,因此所有p轨道都可以相互重叠,形成一个闭合的共轭体系。在这个体系中,π电子高度离域,形成一个闭合的环状离域的π电子云。由于π电子的充分离域,体系能量较低,苯环就十分稳定。如图12-2所示:

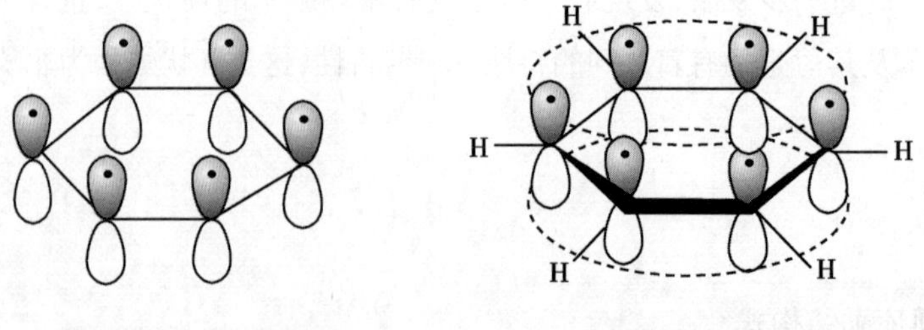

(a) 六个相互平行的p轨道　　(b) 由六个相互平行的p轨道组成的大π键

图12-2　苯分子中p轨道及大π键示意图

由于苯分子中碳碳键完全相同，也常常用正六边形内加一个圆圈来表示苯的结构。

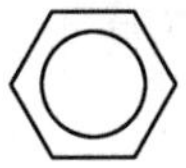

本书仍采用习惯的凯库勒式来表示苯的结构。

二、芳香烃的分类与命名

芳香烃根据芳香环的多少和环的连接方式不同可分为单环芳香烃、多环芳香烃和稠环芳香烃。

（一）单环芳香烃的命名

单环芳香烃（monocyclic aromatics）是指分子中含有一个苯环的芳烃及其同系物。

单环芳烃的命名通常是以苯环为母体，称为某烷基苯（“基”字常省略）：

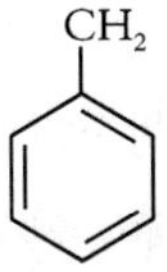

甲苯

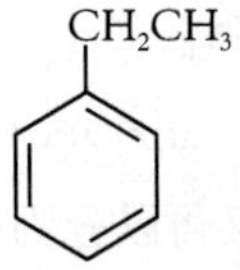

乙苯

当取代基（侧链）含有3个以上碳原子时，因侧链构造不同而会产生同分异构体，例如：

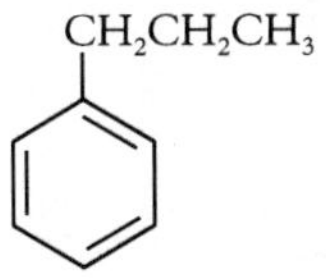

丙苯

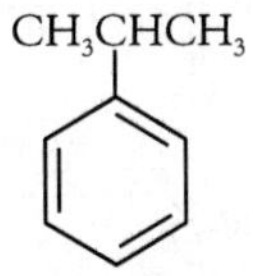

异丙苯

当苯环上连有两个或两个以上取代基时，由于它们在环上的相对位置不同而产生同分异构体，命名时应标明它们的相应位置。若苯环上仅有两个相同的取代基时，常用“邻”“间”“对”来标明它们的相对位置。表示取代位置时，“邻”“间”“对”用英文缩写分别表示为o-（ortho），m-（meta），p-（para）。例如：

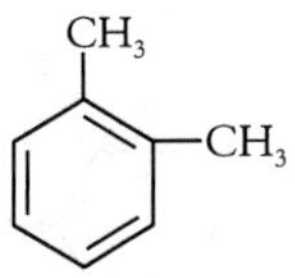

邻二甲苯
（1,2-二甲苯或o-二甲苯）

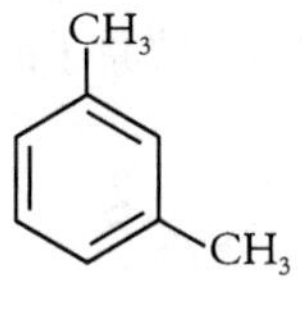

间二甲苯
（1,3-二甲苯或m-二甲苯）

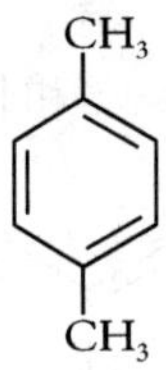

对二甲苯
（1,4-二甲苯或p-二甲苯）

若苯环上有三个相同的取代基时，可用阿拉伯数字标记取代基的位置，也可用“连”“偏”“均”表示其相对位置。例如：

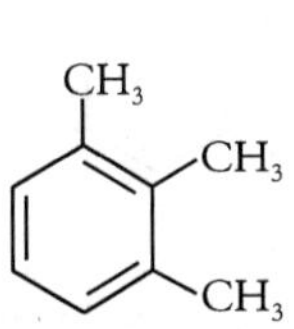

连三甲苯（1,2,3-三甲苯）

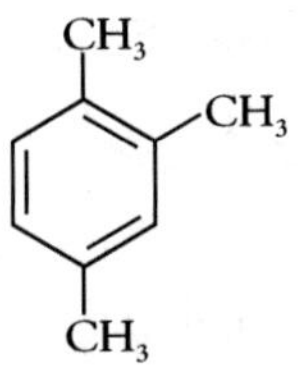

偏三甲苯（1,2,4-三甲苯）

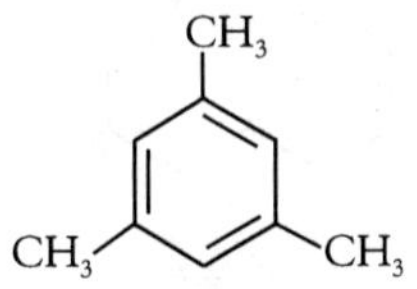

均三甲苯（1,3,5-三甲苯）

当侧链结构复杂或侧链上有不饱和基团时，以侧链烃为母体，将苯环作为取代基。例如：

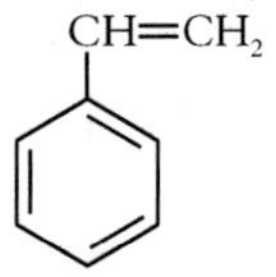

苯乙烯

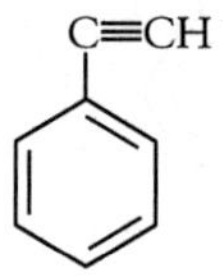

苯乙炔

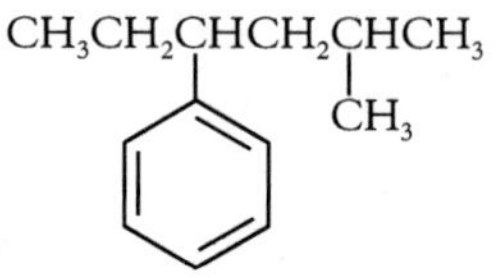

2-甲基-4-苯基己烷

芳烃分子的芳环上去掉一个氢原子后所剩余的原子团叫芳基（aryl group），常用 Ar—表示。最常见和最简单的芳基为苯基 C_6H_5—，常用 phenyl 表示；苯甲基又称苄基，常用 benzyl 表示。

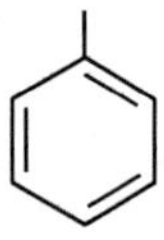

C_6H_5-苯基

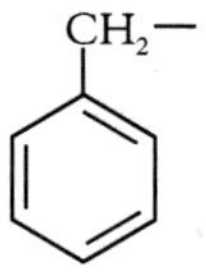

$C_6H_5CH_2$-苄基

（二）多环芳香烃的命名

多环芳香烃（polycyclic aromatic）是指分子中含有两个或两个以上独立苯环的芳烃。根据苯环的连接方式的不同，又可以分为多苯代脂烃、联苯和联多苯。例如：

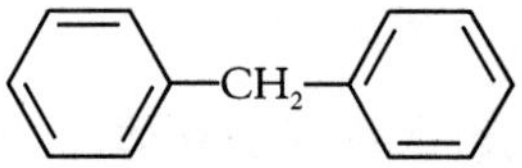

二苯甲烷

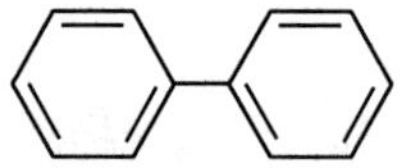

联苯

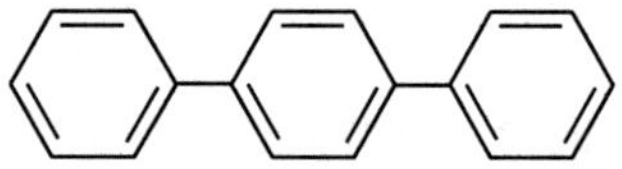

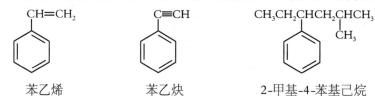

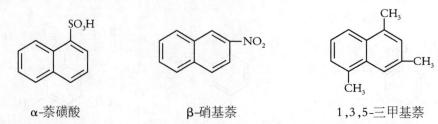

对联三苯

（三）稠环芳香烃的命名

稠环芳香烃（condensed aromatics）是指分子中含有由两个或多个苯环，彼此间通过共用两个相邻碳原子稠合而成的芳烃。例如：

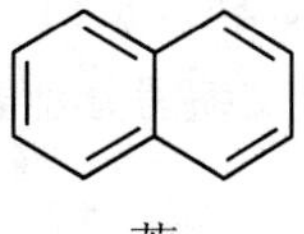

萘

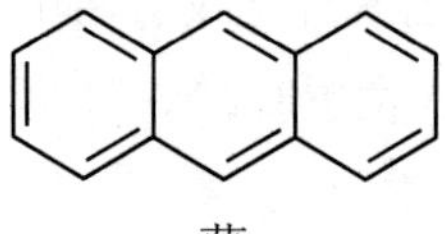

蒽

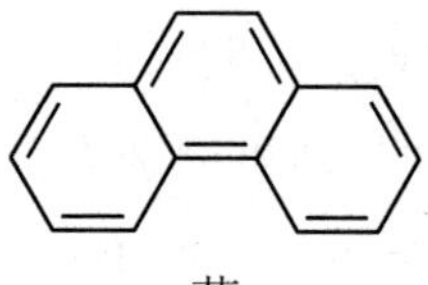

菲

在命名萘、蒽和菲类化合物时，芳环上碳原子的编号如下：

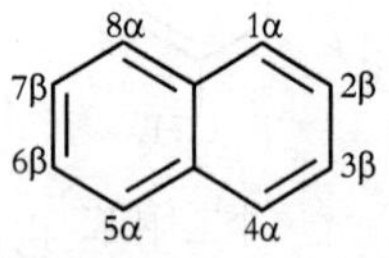

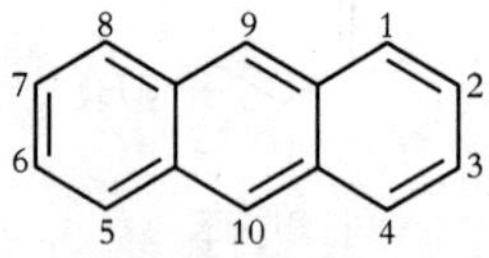

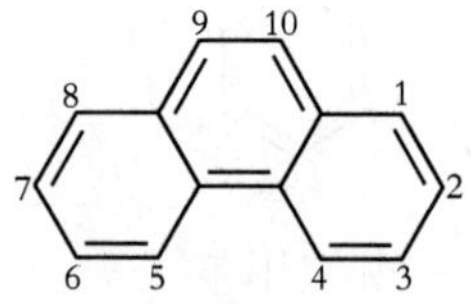

萘（naphthalene）的一元取代物只有两种位置异构体，可用 α、β 来命名；二元或多元取代物异构体较多，命名时用阿拉伯数字标明取代基位置。

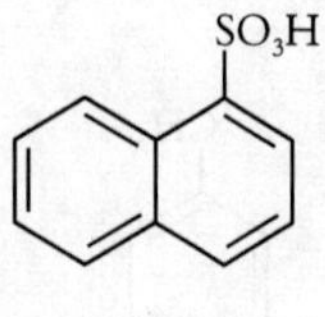

α-萘磺酸

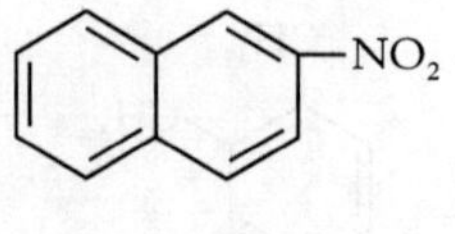

β-硝基萘

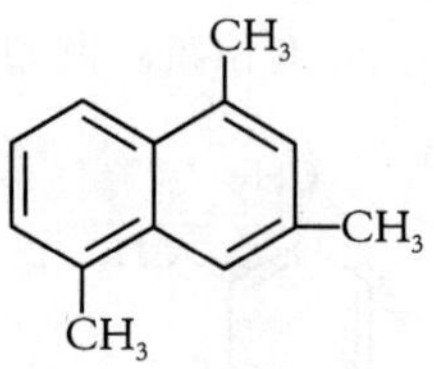

1,3,5-三甲基萘

蒽（anthracene）和菲（phenanthrene）的一元或多元取代物，命名时取代基位置用阿拉伯数字标明。

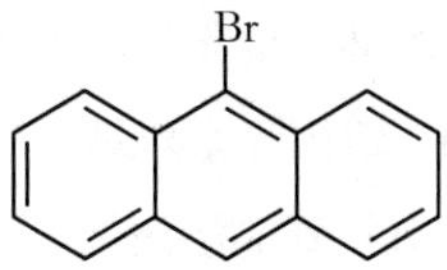

9-溴代蒽

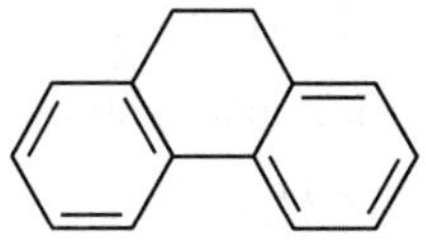

9,10-二氢菲

稠环芳烃的氢化产物广泛存在于动植物体内,如具有重要生物活性的甾族化合物如甾醇、胆甾酸、甾体激素等的分子中都有环戊烷多氢菲的骨架。

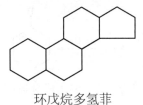

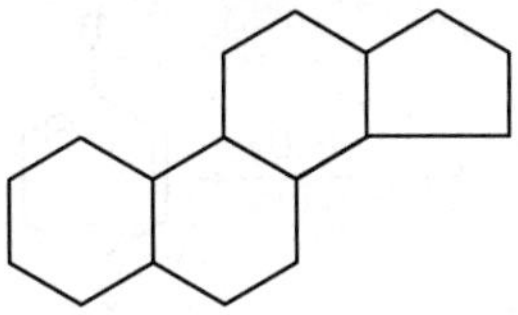

环戊烷多氢菲

三、单环芳烃的物理性质

苯及其同系物一般为无色液体,比水轻,不溶于水,易溶于石油醚、醇、四氯化碳等有机溶剂。苯及其同系物有毒,长期吸入它们的蒸气会损坏造血器官和神经系统,因此使用时要采取防护措施。

单环芳烃的相对密度均 $<1g \cdot cm^{-3}$,但比同碳数的脂肪烃大,一般在 $0.8 \sim 0.91g \cdot cm^{-3}$ 之间。由于苯及其同系物的含碳量比较高,燃烧时火焰带有黑烟。

苯及其同系物由于其较高的对称性而具有较高的沸点。在苯的同系物中,每增加一个 CH_2,沸点平均升高30℃左右。含相同碳原子数的各种异构体,其沸点相差不大。

苯、甲苯、二甲苯也是常用的有机溶剂。常见单环芳烃的物理常数见表12-2。

表12-2 单环芳烃的物理常数

化合物	熔点/℃	沸点/℃	密度/g·cm^{-3}
苯	5.5	80.1	0.8765
甲苯	-9.5	110.6	0.8669
邻二甲苯	-25.2	144.4	0.8802
间二甲苯	-47.9	139.1	0.8642
对二甲苯	-13.2	138.4	0.8610
1,2,3-三甲苯	-15	176.1	0.8942
1,2,4-三甲苯	-57.4	169.4	0.8758
1,3,5-三甲苯	-52.7	164.7	0.8651
乙苯	-94.9	136.2	0.8667
正丙苯	-101.6	159.2	0.8620
异丙苯	-96.9	152.4	0.8617

四、单环芳烃的化学性质

芳烃具有特殊的稳定性,苯环容易发生取代反应,在特殊条件下才能发生加成反应。

（一）亲电取代反应

由于苯环上电子云密度较高，易被亲电试剂进攻，发生苯环上的氢原子被亲电试剂取代的亲电取代反应（nucleophilic substitution）。如发生卤代、硝化、磺化等亲电取代反应。芳烃的侧链具有脂肪烃的基本性质，由于苯环的影响，侧链上 α 氢具有特殊的活泼性。

单环芳烃亲电取代反应主要有卤代、硝化、磺化、酰基化及烷基化等。

1. 卤代反应 苯与氯、溴在一般情况下不发生反应，但在铁粉或三卤化铁等催化下加热，苯环上的氢可被卤素原子取代，生成相应的卤化苯，并放出卤化氢。

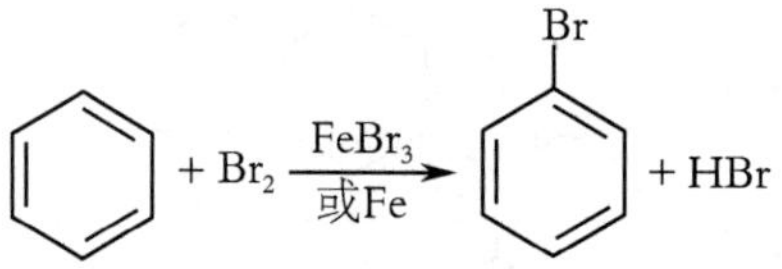

甲苯在铁粉或三氯化铁等存在下氯代，主要生成邻氯甲苯和对氯甲苯。

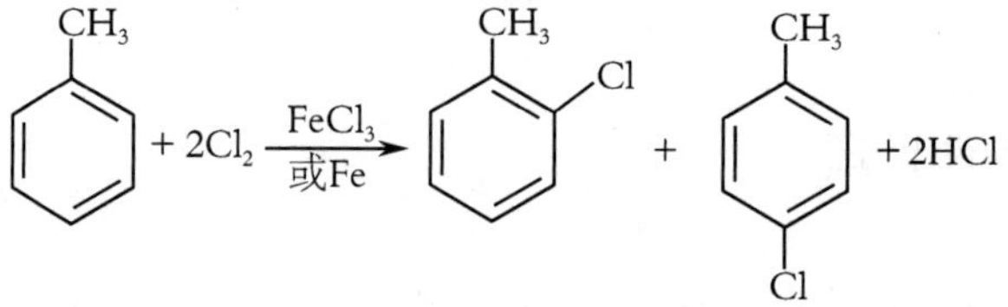

2. 硝化反应 浓硝酸和浓硫酸（亦称混酸）与苯共热（55～60℃），苯环上的氢原子能被硝基（—NO_2）取代，生成硝基苯。有机化合物中引入硝基的反应称为硝化反应（nitration）。

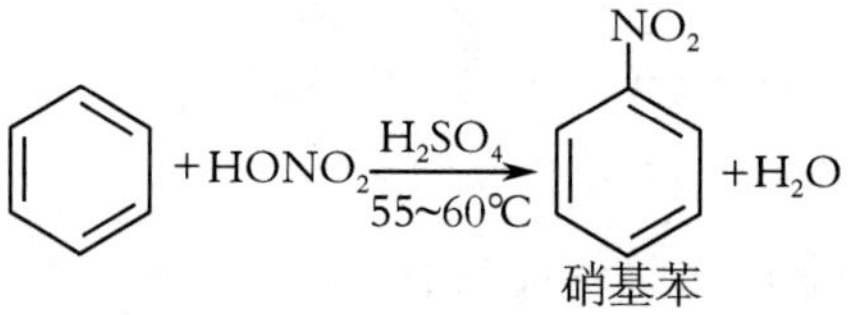

烷基苯在混酸作用下的硝化反应比苯容易进行，主要生成邻、对位产物。

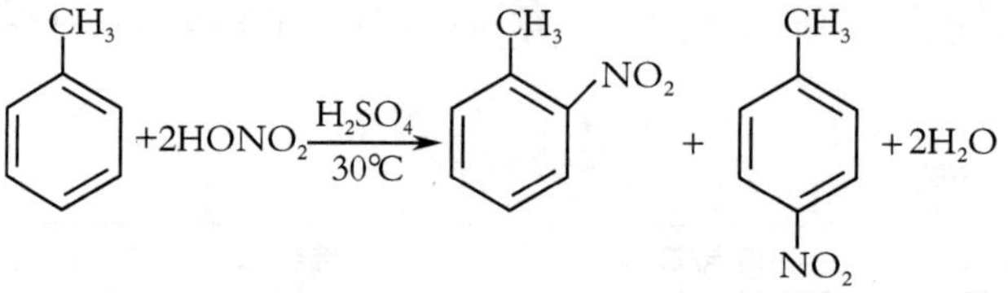

硝基苯如要进一步硝化，需要增加硝酸的浓度并提高反应温度，生成间二硝基苯。

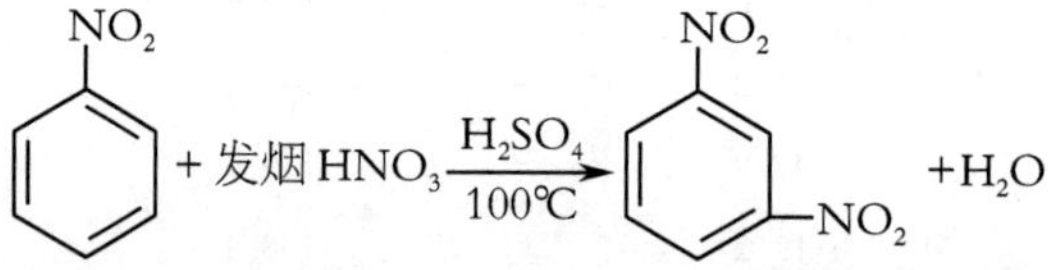

3. 磺化反应 苯与浓硫酸或发烟硫酸作用，苯环上的一个氢原子可被磺酸基（—SO_3H）取代生成苯磺酸，苯磺酸是很强的有机酸，与碱作用生成盐。向有机化合物中引入磺酸基的反应称为磺化反应（sulfonation）。

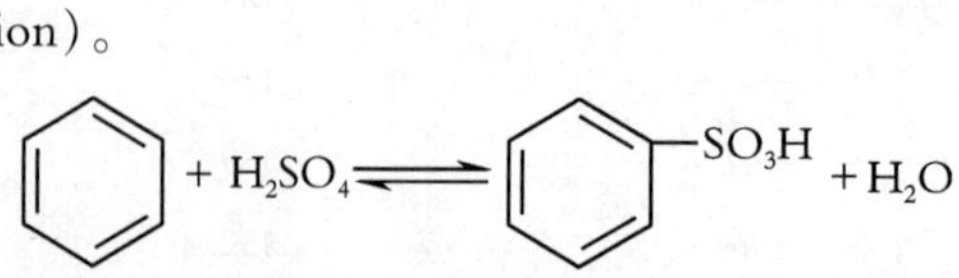

（二）加成反应

1. 催化加氢 苯及其同系物与烯烃和炔烃相比，不易进行加成反应，但在一定条件下仍可与氢、氯等加成，生成脂环烃或其衍生物。苯的加成不会停留在生成环己二烯或环己烯的衍生物阶段，这进一步说明苯环上6个π电子形成了一个整体，不存在3个孤立的双键。如在Ni等催化下，苯可与氢气发生加成反应，生成环己烷。

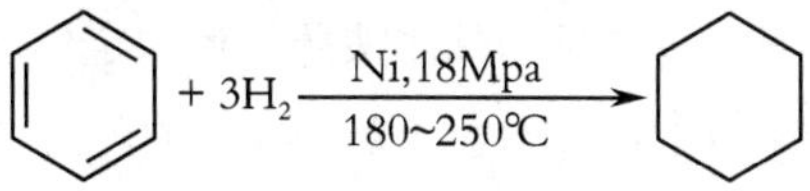

2. 与氯气加成 在紫外线照射下将氯气通入苯中，发生自由基加成反应，生成六氯代环己烷，作为农药时叫“六六六”。

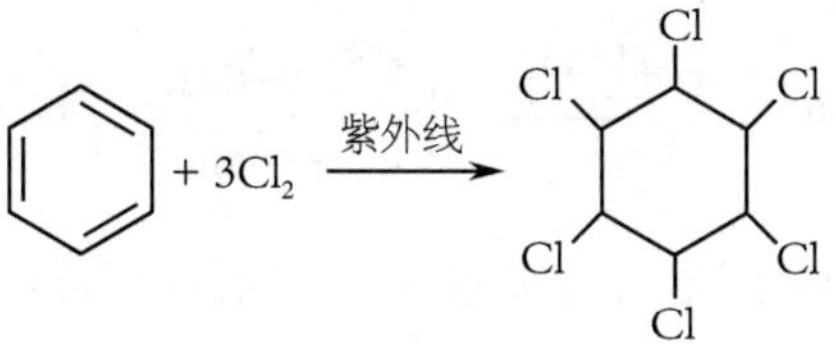

六氯代环己烷(六六六)

“六六六”曾是大量使用的一种杀虫剂，由于它的化学性质稳定、残存毒性大以及对环境的污染，现已被禁止使用。

（三）芳烃侧链的反应

1. 氯代反应 在没有卤化铁盐存在时，烷基苯与氯在高温或经紫外光照射，卤代反应发生在侧链烷基的α碳原子上。例如，在较高的温度或光照下，将氯气通入沸腾的甲苯中，苯环侧链甲基的氢原子可逐个被取代。

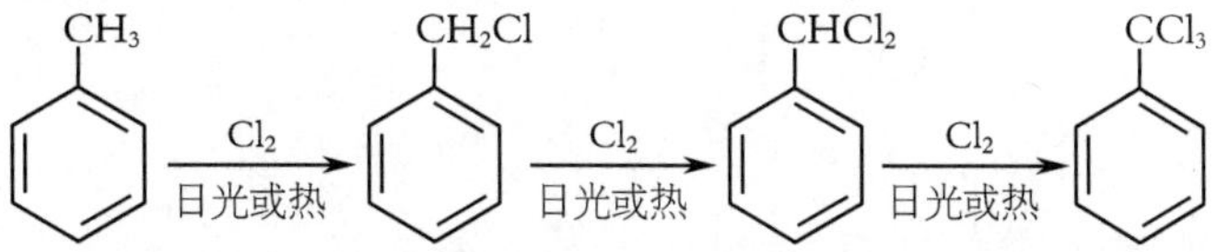

2. 氧化反应 烷基苯分子中的侧链烷基比苯环容易氧化。如常见氧化剂高锰酸钾、重铬酸钾－硫酸、稀硝酸等都不能使苯环氧化，但可使侧链烷基氧化成羧基。只要与苯环相连的碳原子上有α-H，不论烷基碳链长短，最后都氧化生成与苯环直接相连的一个羧基。

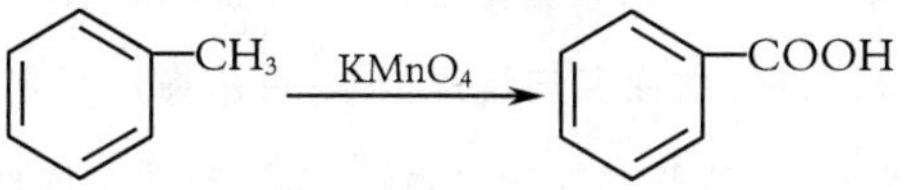

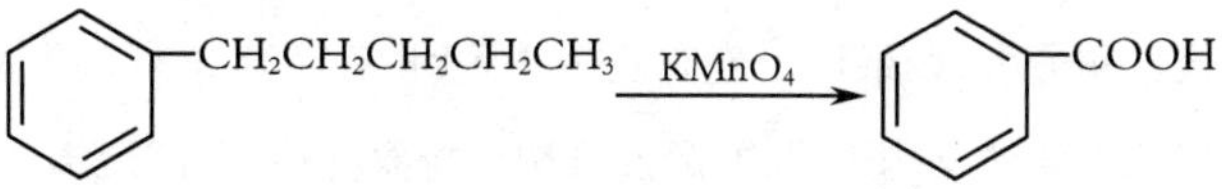

这说明苯环是相当稳定的，而侧链由于苯环的影响，使α-H活泼性增加，因此氧化反应首先发生在α位上。

若侧链烷基无α-H，如叔烷基，一般情况下不氧化：

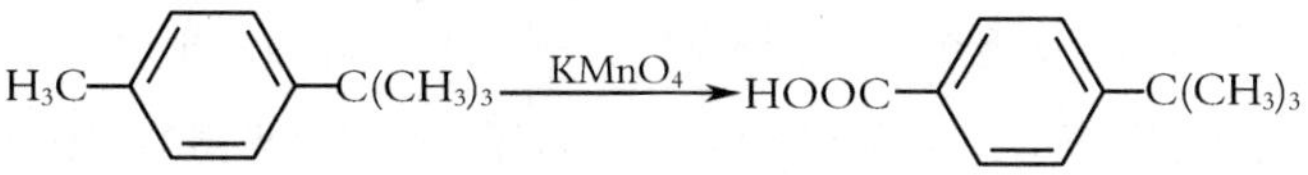

五、苯环上亲电取代反应的定位规律

在前文讨论单环芳烃的亲电取代反应时已提到，甲苯的硝化反应比苯容易进行且主要生成邻硝基甲苯和对硝基甲苯，而硝基苯进行硝化比苯困难且主要生成间二硝基苯，由此可以看出苯环上原有的取代基对新导入的取代基有定位作用，这称为定位效应（orienting effect），原有的不同类型的取代基的定位作用也不相同。

根据大量实验结果，可以把一些常见的基团按照它们的定位效应分为两类。

1. 邻、对位定位基 使新进入的取代基，主要进入它的邻位和对位（邻、对位异构体之和大于60%）；同时，一般使苯环活化（卤素除外）。这类基团常见的有—$N(CH_3)_2$，—NH_2，—OH，—OCH_3，—$NHCOCH_3$，—$OCOCH_3$，—X，—R，—C_6H_5 等。

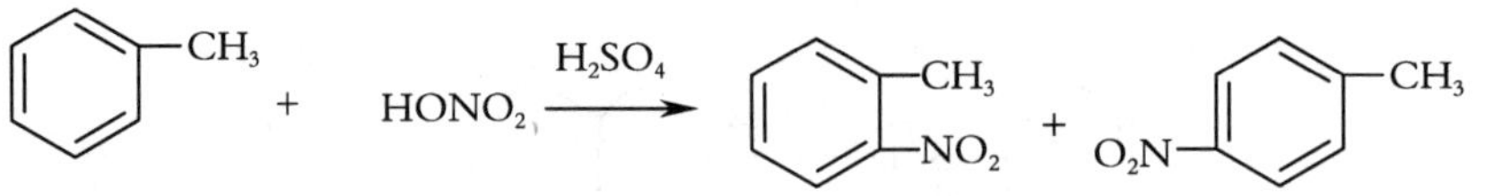

2. 间位定位基 使新进入的取代基主要进入它的间位（间位异构体大于40%）；同时使苯环钝化。这类基团常见的有—N^+R_3，—NO_2，—CF_3，—CN，—SO_3H，—CHO，—COOH，—COOR，—COR 等。

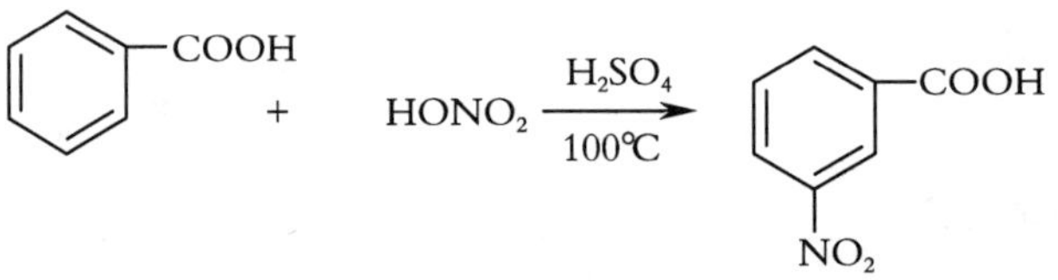

苯环上亲电取代反应的定位规则在有机合成上可用来预测主要产物和指导多官能团取代苯合成路线的确定。

（冉 利）

学习小结

环烃是具有环状结构的碳氢化合物，碳原子以共价单键相连所形成的环状烷烃称为环烷烃。单环环烷烃的命名与烷烃相似，只是在烷烃名称前加一个“环”字，当环上连有一个取代基时，取代基的位次可省略，若连有两个或两个以上取代基时，应使取代基位次代数和最小，如果环上连有复杂基团时，可将环作为取代基命名。单环环烷烃的异构现象主要涉及构造异构、顺反异构和构象异构，环己烷椅式和船式构象，椅式构象为环己烷的优势构象。

芳香族碳氢化合物简称芳香烃或芳烃，芳香烃分为单环芳香烃、多环芳香烃和稠环芳香烃。单环芳烃的命名通常是以苯环为母体，称为某烷基苯（“基”字常省略），当苯环上连有两个或两个以上取代基时，由于它们在环上的相对位置不同亦产生同分异构体，命名时应标明它们的相应位置，若苯环上有三个相同的取代基时，可用阿拉伯数字标记取代基的位置，当侧链结构复杂或侧链上有不饱和基团时，以侧链烃为母体，将苯环作为取代基。单环芳烃亲电取代反应主要有卤代、硝化、磺化等。

复习参考题

1. 命名下列化合物。

CH₃CH₂CH₂CHCH₂CH₃

(2)
CH₃
CH(CH₃)₂

(3)
CH₃
CH₃

(4)
CH₂CH₃

(5)
NO₂
CH₃

(6)
CH₃
CH₂CHCH₃

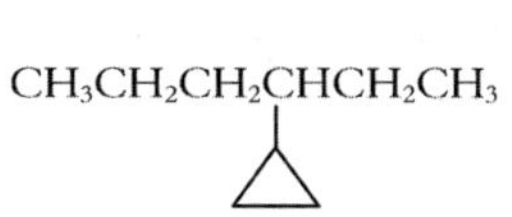

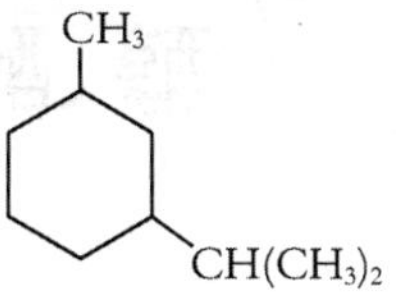

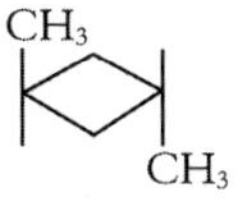

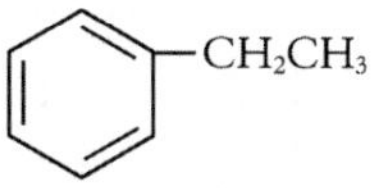

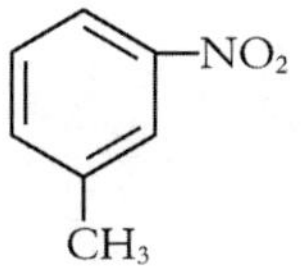

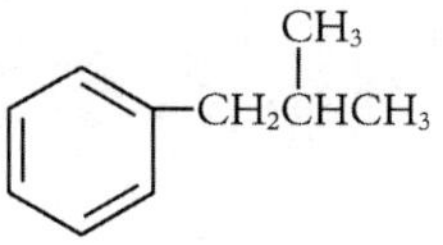

2. 写出下列化合物的结构式。

(1) 甲基环丁烷   (2) 1,3-二甲基环戊烷

(3) 1-甲基-2-乙基环己烷   (4) 间-二硝基苯

(5) 甲苯

3. 写出下列反应的主要产物。

(1) △ + H₂ $\xrightarrow{Ni}$

(2) ⬡ + HNO₃ $\xrightarrow{H_2SO_4}$

(3) + HBr ⟶

(4) ⬡ + Br₂ $\xrightarrow{FeBr_3}$

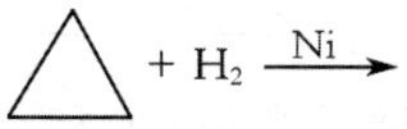

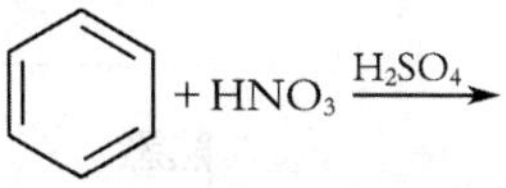

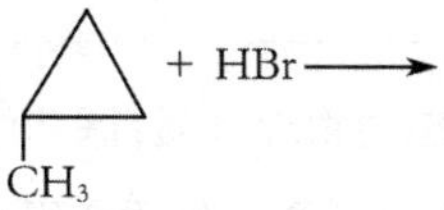

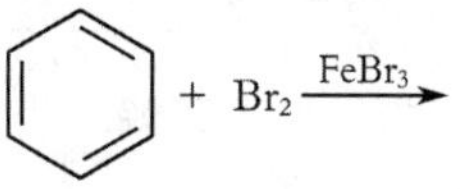

4. 写出下列化合物一硝化时的主产物。

(1)
Br

(2)
OCH₃

(3)
CH₃
SO₃H

(4)
CHO

(5)
OH
Cl

(6)
CH₃
Cl

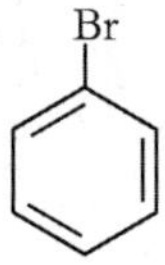

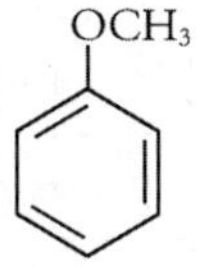

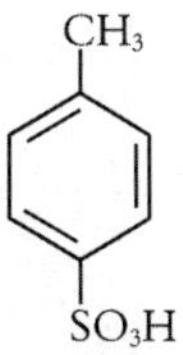

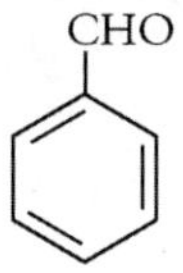

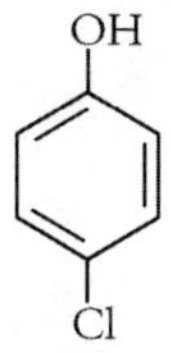

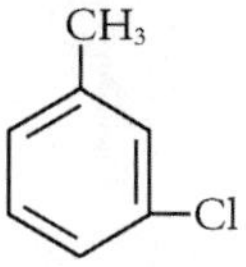

5. 分子式为 C_6H_{14} 的两种碳链异构体 A 和 B,分别与 Cl_2 反应时,都能得到 3 种一氯代烷烃,但 A 异构体中含有 8 个仲氢原子,而 B 异构体中只含有 2 个仲氢原子。试推测 A 和 B 的结构。

第十三章 醇、酚、醚

13

13章

学习目标

掌握	醇、酚的结构和化学性质。
熟悉	醇、酚、醚的分类和命名；醚的结构和化学性质。
了解	醇、酚和醚的物理性质；医药学中常见的醇、酚和醚；硫醇、硫酚和硫醚的性质和用途。

醇、酚、醚都是烃的含氧衍生物。

醇和酚中的官能团均为羟基(hydroxyl group),羟基与脂肪烃基直接相连的化合物称为醇(alcohol);羟基与芳香烃基直接相连的化合物称为酚(phenol);醇或酚中羟基上的氢原子被烃基取代的衍生物叫醚(ether)。醇、酚、醚是重要的有机化合物,在医药上有的直接用作药物或溶剂,有的则为合成药物的原料。

在周期表中硫和氧是同一族的元素,当醇、酚、醚分子中的氧原子被硫原子取代时,对应的化合物分别称为硫醇(thiol)、硫酚(thiophenol)、硫醚(thioether)。

第一节 醇

一、醇的分类和命名

(一)分类

醇的结构通式为 R—OH,根据醇羟基连接的烃基种类不同,醇可以分为饱和醇、不饱和醇及芳香醇。

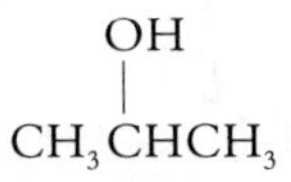

饱和醇

$CH_2=CHCH_2OH$

不饱和醇

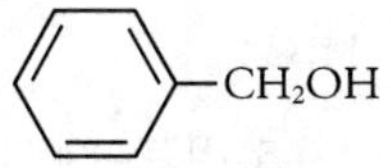

芳香醇

根据醇羟基连接的碳原子的种类不同,可将醇分为伯醇(1°醇)、仲醇(2°醇)、叔醇(3°醇)。

$CH_3CH_2CH_2OH$

伯醇

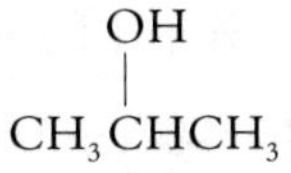

仲醇

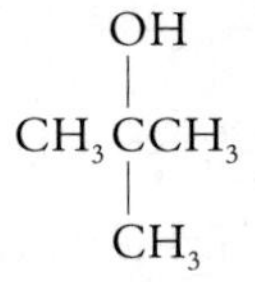

叔醇

根据醇分子中羟基数目的不同,还可分为一元醇、二元醇和多元醇。

CH_3CH_2OH

一元醇

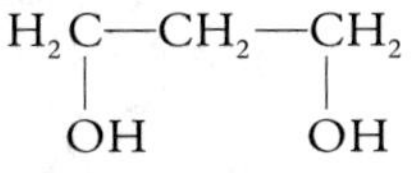

二元醇

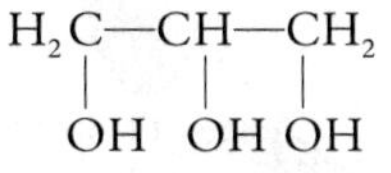

多元醇

(二)命名

1. 普通命名法 适用于结构较简单的醇。通常是在“醇”前加上烃基名称,称“某醇”。

CH_3CH_2OH

乙醇

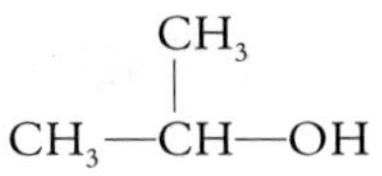

异丙醇

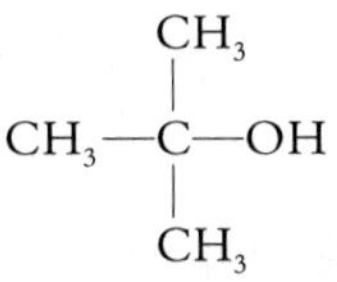

叔丁醇

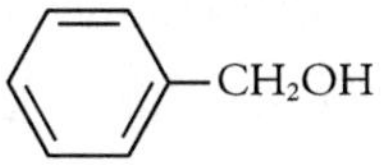

苯甲醇(苄醇)

2. 系统命名法 选择连羟基最多的最长碳链作为主链，称为“某醇”或“某几醇”，从靠近醇羟基一端依次给主链碳原子编号，并将羟基位次、数目写在母体醇名称之前。其他命名原则与烷烃相同。

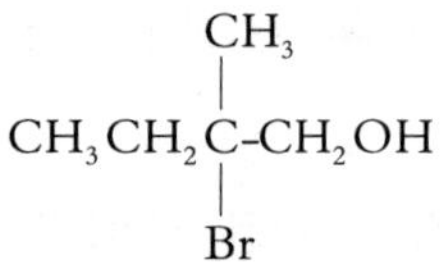
2-甲基-2-溴丁醇

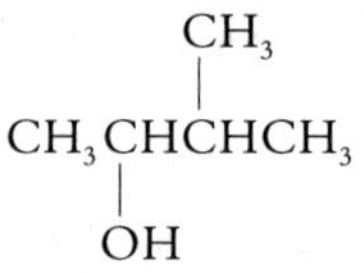
3-甲基-2-丁醇

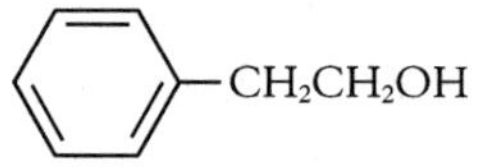
2-苯基乙醇

脂环醇则根据与羟基相连的脂环烃基名称，命名为“环某醇”，环碳原子的编号从羟基所连的碳原子开始。

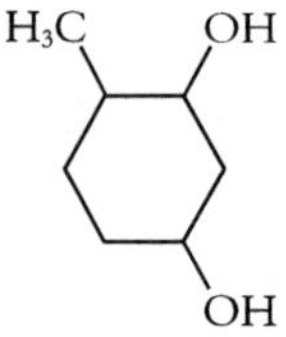
4-甲基-1,3-环己二醇

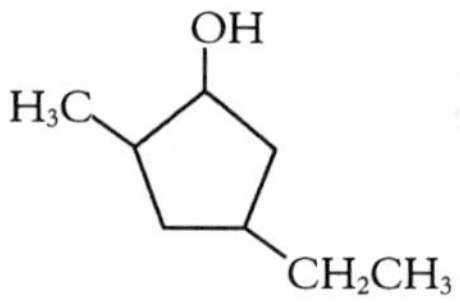
2-甲基-4-乙基环戊醇

对于不饱和醇，要选择含有不饱和键且连接羟基的最长碳链作为主链，从靠近羟基一端开始编号，根据主链碳原子数称为“某烯(炔)醇”，并在母体名称前面标明不饱和键及羟基的位置。

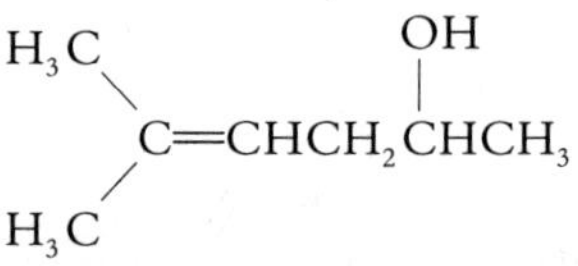
5-甲基-4-己烯-2-醇

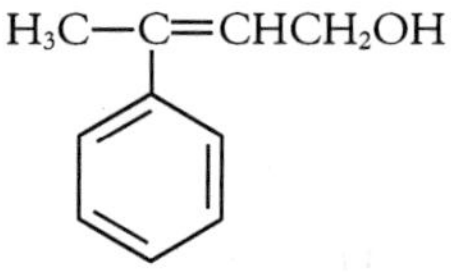
3-苯基-2-丁烯醇

二、甲醇的结构

醇的通式为 R—OH，可以看作是烃分子中的氢原子被羟基取代的化合物，也可以看作是水分子中的氢原子被烃基取代的化合物。现以甲醇为例来讨论醇的结构(图 13-1)。

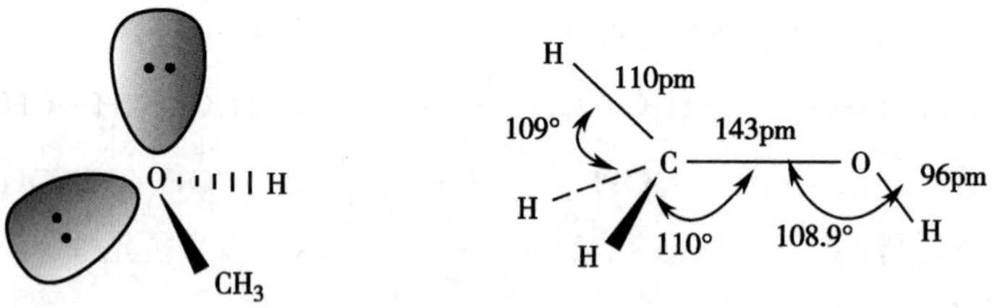

图 13-1 甲醇分子的结构

甲醇的 C—O—H 键角为 108.9°，一般认为其分子中的氧原子为不等性 sp^3 杂化状态，其中两个 sp^3 杂化轨道为孤对电子所占据，余下两个 sp^3 杂化轨道分别与碳原子以及氢原子形成 C—O 和 O—H σ 键。

由于氧的电负性大于碳和氢，甲醇分子中的 C—O 键和 O—H 键的电子云均偏向于氧原子，为极性共价键，因此甲醇为极性分子。

三、醇的物理性质

$C_1 \sim C_4$ 的低级饱和一元醇为无色液体，$C_5 \sim C_{11}$ 的醇为黏稠液体，十一个碳原子以上的高级醇为蜡状固体。

与分子量相近的烃类相比，醇的沸点较高，这是由于液态醇分子中的羟基之间可以通过氢键缔合起来，要将醇从液态变为气态，除了需要克服分子间的范德华力外，还需要破坏氢键。多元醇随着羟基的增多，能形成氢键的数目也增多，所以沸点更高。

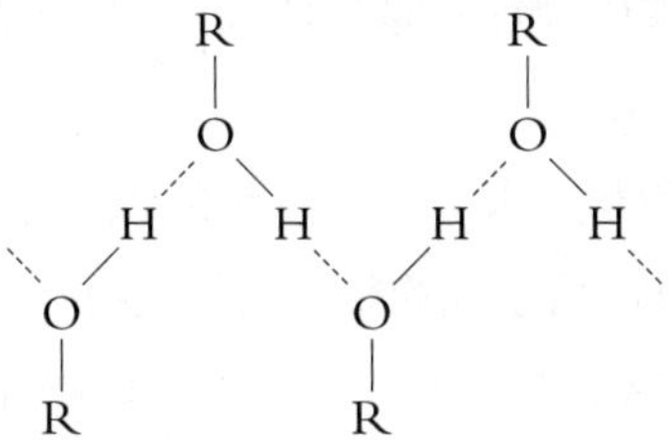

醇羟基与水分子也可形成氢键，因此醇在水中的溶解度比烃类大得多。低级醇能与水以任意比例互溶，从丁醇开始，在水中的溶解度随烷基在分子中所占比例的增加而降低。相同碳原子数目的多元醇，水溶性随着羟基数量的增多而增大（表 13-1）。

表 13-1　一些醇类化合物的部分物理常数

名称	结构式	熔点/℃	沸点/℃	密度/g · cm^{-3}	溶解度/g · L^{-1}*
甲醇	CH_3OH	−97	64.7	0.792	∞
乙醇	CH_3CH_2OH	−115	78.4	0.789	∞
正丙醇	$CH_3(CH_2)_2OH$	−126	97.2	0.804	∞
正丁醇	$CH_3(CH_2)_3OH$	−90	117.8	0.810	79
正戊醇	$CH_3(CH_2)_4OH$	−79	138.0	0.817	24
正己醇	$CH_3(CH_2)_5OH$	−52	156.5	0.819	6
叔丁醇	$(CH_3)_3COH$	−25	82.5	0.789	∞
环己醇	⬡—OH	−24	161.5	0.962	36
苯甲醇	$C_6H_5CH_2OH$	−15	205.0	1.046	40
乙二醇	CH_2OHCH_2OH	−16	197.0	1.113	∞
丙三醇	$CH_2OHCHOHCH_2OH$	−18	290.0	1.261	∞

* 溶解度是指 20℃时在水中的溶解度

四、醇的化学性质

醇的化学性质主要是由羟基官能团引起的。O—H 键和 C—O 键均为极性键，在反应中容易发生断裂，从而表现出相应的化学性质。

（一）与活泼金属的反应

醇能与活泼金属反应，生成醇盐，并放出氢气。大多数碱金属（Li、Na、K）和碱土金属（Mg、Ca、Ba）能和 $C_1 \sim C_8$ 的醇发生此反应。

$$CH_3CH_2OH + Na \longrightarrow CH_3CH_2ONa + H_2 \uparrow$$

醇与活泼金属的反应速率为:甲醇 > 伯醇 > 仲醇 > 叔醇。与水相比,醇与活泼金属的反应速率要慢得多。

(二)与氢卤酸的反应

醇可以与氢卤酸发生反应,醇羟基被卤素原子取代而生成卤代烷。

$$ROH + HX \longrightarrow RX + H_2O \, (X = Cl, Br, I)$$

当氢卤酸相同时,醇的活性顺序为:叔醇 > 仲醇 > 伯醇;当醇相同时,氢卤酸的活性顺序为:HI > HBr > HCl,氢氟酸一般不反应。

卢卡斯(Lucas)试剂是浓盐酸和无水 $ZnCl_2$ 的混合液,常用来鉴别伯、仲、叔醇。六个碳以下的醇都能溶于 Lucas 试剂,而反应后生成的相应氯代烷则不溶于 Lucas 试剂,成为细小的油珠分散在反应液里使其变浑浊。在室温时,叔醇可立即与 Lucas 试剂反应而呈现浑浊;仲醇一般需要数分钟后才能观察到浑浊现象;而伯醇在数小时后亦无明显现象,必须加热后才能起作用。Lucas 试剂只适用于鉴别六个碳以下的醇。

(三)成酯反应

醇与无机含氧酸发生反应,脱水生成的产物称无机酸酯。

$$(CH_3)_2CHCH_2CH_2OH + HONO \xrightarrow{H^+} (CH_3)_2CHCH_2CH_2 - O - NO + H_2O$$

$$
\begin{array}{c}
CH_2OH \\
| \\
CHOH \\
| \\
CH_2OH
\end{array}
+ \ 3 \ HONO_2 \ \xrightarrow[10℃]{H_2SO_4}
\begin{array}{c}
CH_2-ONO_2 \\
| \\
CH-ONO_2 \\
| \\
CH_2-ONO_2
\end{array}
+ \ 3 \ H_2O
$$

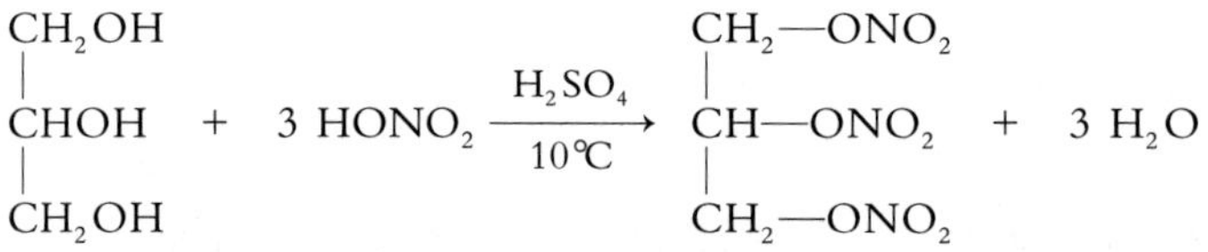

二元酸或多元酸与醇反应时,可脱水生成酸性酯或中性酯。

$$CH_3OH + H_2SO_4 \longrightarrow CH_3O - SO_2 - OH + H_2O$$

$$CH_3O - SO_2OH + H_2SO_4 \longrightarrow CH_3O - SO_2 - OCH_3 + H_2O$$

磷酸与醇作用可以形成三种类型的磷酸酯。

$$
\begin{array}{ccc}
OH & OR' & OR' \\
| & | & | \\
RO-P=O & RO-P=O & RO-P=O \\
| & | & | \\
OH & OH & OR''
\end{array}
$$

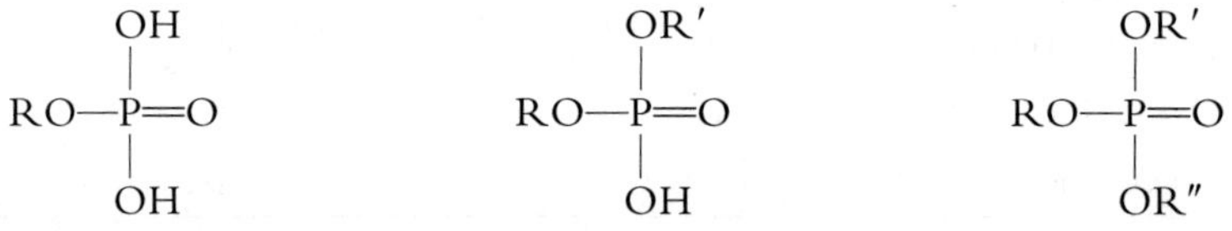

磷酸烷基二氢酯　　　　磷酸二烷基氢酯　　　　磷酸三烷基酯

醇的无机酸酯有广泛的用途,小剂量的亚硝酸异戊酯和甘油三硝酸酯(又称硝酸甘油)在临床上用作缓解心绞痛的药物;硫酸二甲酯是常用的甲基化试剂,它有剧毒,对呼吸器官和皮肤有强烈刺激作用;具有磷酸酯结构的物质在生物体生长和代谢中起着极为重要的作用,如生物体内的供能物质三磷酸腺苷(ATP)、遗传物质 DNA、细胞膜成分磷脂等,均含有磷酸酯的类似结构。

(四)脱水反应

醇与硫酸、磷酸或对甲苯磺酸等强酸一起共热,可发生脱水反应。脱水方式与反应温度以及醇的结构有关。

1. **分子内脱水** 酸催化下醇分子内脱去一分子水，生成烯烃。该反应遵循扎依采夫（Saytzeff）规则：醇分子发生分子内脱水反应时，主要是由与羟基相邻的、连接氢较少的碳原子上脱去氢，形成双键碳原子上连有较多烃基的烯烃作为主产物。

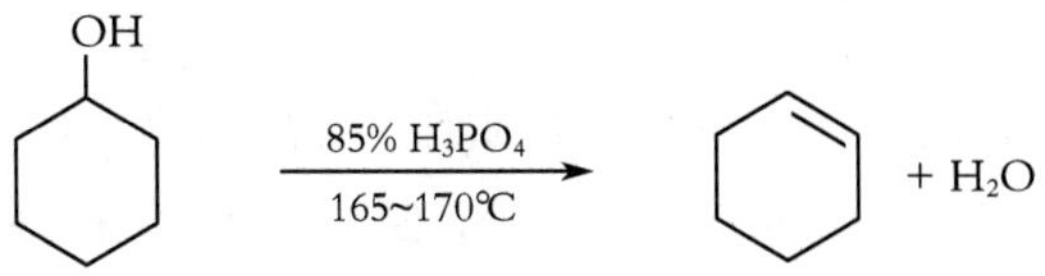

$$CH_3CH_2\underset{}{\overset{OH}{\overset{|}{C}}}HCH_3 \xrightarrow[100℃]{66\%\ H_2SO_4} \underset{81\%}{CH_3CH{=}CHCH_3} + \underset{19\%}{H_2C{=}CHCH_2CH_3}$$

不同类型的醇脱水的活性顺序为：3°醇 >2°醇 >1°醇。例如：

$$CH_3CH_2\overset{H}{\overset{|}{C}}H\overset{OH}{\overset{|}{C}}H_2 \xrightarrow[140℃]{75\%\ H_2SO_4} CH_3CH_2CH{=}CH_2$$

$$CH_3\overset{H}{\overset{|}{C}}H\overset{OH}{\overset{|}{C}}HCH_3 \xrightarrow[100℃]{66\%\ H_2SO_4} CH_3CH{=}CHCH_3$$

$$CH_3\underset{\underset{OH}{|}}{\overset{\overset{CH_3}{|}}{C}}CH_3 \xrightarrow[80-90℃]{20\%\ H_2SO_4} CH_3\overset{\overset{CH_3}{|}}{C}{=}CH_2$$

2. **分子间脱水** 一个醇分子的 C—O 键断裂，另一个醇分子的 O—H 键断裂，共同脱去一分子水，产物是醚。

$$R-\underset{\underset{H}{|}}{\overset{\overset{H}{|}}{C}}-O-H + HO-\underset{\underset{H}{|}}{\overset{\overset{H}{|}}{C}}-R' \longrightarrow R-\underset{\underset{H}{|}}{\overset{\overset{H}{|}}{C}}-O-\underset{\underset{H}{|}}{\overset{\overset{H}{|}}{C}}-R' + H_2O$$

醇脱水成醚，主要适用于低级伯醇，而仲醇和叔醇则易脱水成烯烃。

问题与思考

写出下列醇发生分子内脱水反应后主产物的结构。

（1）2-甲基-3-己醇　　（2）1-甲基-1-环己醇

（五）氧化反应

在有机反应中，通常把脱氢或加氧的反应看成是氧化反应（oxidation）；而把加氢或脱氧的反应看成是还原反应（reduction）。

伯醇和仲醇都容易被氧化生成相应的醛、酮。其中醛很容易继续被氧化生成羧酸。叔醇在一般情况下不被氧化。

$$RCH_2OH \xrightarrow[或\ -2H]{[O]} R\overset{\overset{O}{\|}}{C}-H \xrightarrow[或\ -2H]{[O]} R\overset{\overset{O}{\|}}{C}-OH$$

$$R-\overset{\overset{OH}{|}}{C}H-R' \xrightarrow[或\ -2H]{[O]} R-\overset{\overset{O}{\|}}{C}-R'$$

常用的氧化剂是重铬酸钾、高锰酸钾或铬酸等。乙醇遇重铬酸钾后,能使橙色变为蓝绿色。利用这一反应原理制作的呼吸分析仪,可用于检验驾驶员是否酒后驾车。

（六）多元醇的特性

两个羟基相对位置较远的二元醇,其化学性质与一元醇相似。但两个羟基连在相邻的两个碳原子上的邻二醇,除具有一元醇的一般性质外,还具有一些特殊的化学性质。

1. 与氢氧化铜的反应　将邻二醇加到浅蓝色的氢氧化铜沉淀中,可以看到沉淀消失,并生成一种深蓝色的配合物溶液。实验室中常用此反应鉴别具有邻二醇结构的化合物。

$$
\begin{array}{c}
CH_2OH \\
| \\
CHOH \\
| \\
CH_2OH
\end{array}
+ Cu(OH)_2\downarrow \longrightarrow
\begin{array}{c}
CH_2-O \\
| \quad\quad\; Cu \\
CH-O \\
| \\
CH_2-OH
\end{array}
+2H_2O
$$

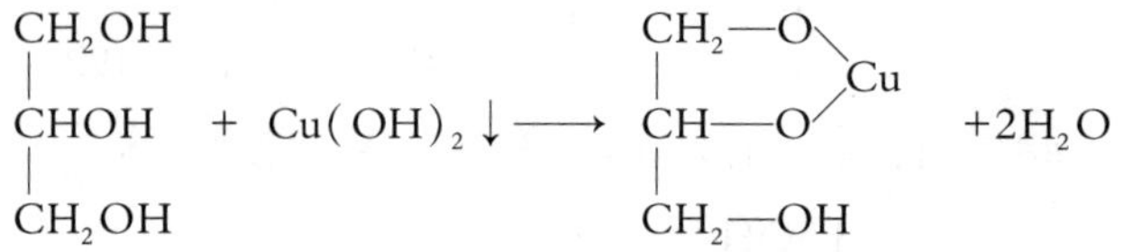

2. 与高碘酸的反应　高碘酸可使邻二醇中连有羟基的两个碳原子之间的 C—C 键断裂,生成两分子的羰基化合物。根据产生的醛或酮的结构可推测邻二醇的结构。

$$
\begin{array}{c}
H \\
| \\
R-C-OH \\
| \\
R'-C-OH \\
| \\
R''
\end{array}
+ HIO_4 \longrightarrow
\begin{array}{c}
H \\
| \\
R-C=O \\
\\
R'-C=O \\
| \\
R''
\end{array}
+ HIO_3
$$

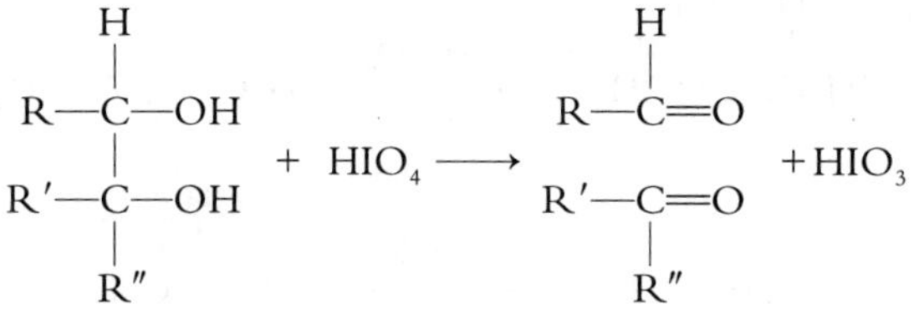

如果有三个或三个以上羟基相邻,则连有羟基的碳原子间的 C—C 键都可被氧化断裂,位于中间的碳原子则被氧化成甲酸。

问题与思考　一种化合物被高碘酸氧化后,生成丙酮、乙醛和甲酸,试推断它的结构。

第二节　酚

一、酚的分类和命名

酚是羟基与芳香环直接相连的化合物,通式为 Ar—OH。根据酚羟基所连接的芳基种类的不同,可将酚分为苯酚、萘酚等;根据酚羟基的数目多少,可将酚分为一元酚、二元酚、多元酚等。

酚的命名通常是以酚为母体,在"酚"字之前加上芳环名称,再标明取代基的位次、数目和名称。

苯酚　　　　　　　α-萘酚　　　　　　　2-甲基苯酚

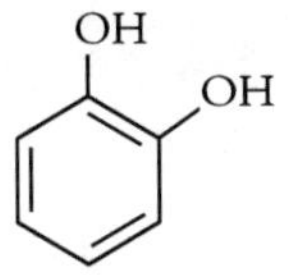

邻苯二酚

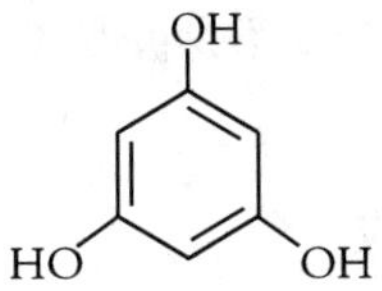

1,3,5-苯三酚

二、苯酚的结构

苯酚分子中,酚羟基上的氧原子和苯环上的碳原子都采取 sp^2 杂化,氧原子上未杂化 p 轨道能与苯环形成 p-π 共轭体系,氧原子上的电子云向苯环偏移,导致 C—O 键间的电子云密度相对增加,难于断裂;氧原子上的电子云密度相对降低,O—H 键的极性增强,易断裂;苯环上电子云密度相对增加(图 13-2)。

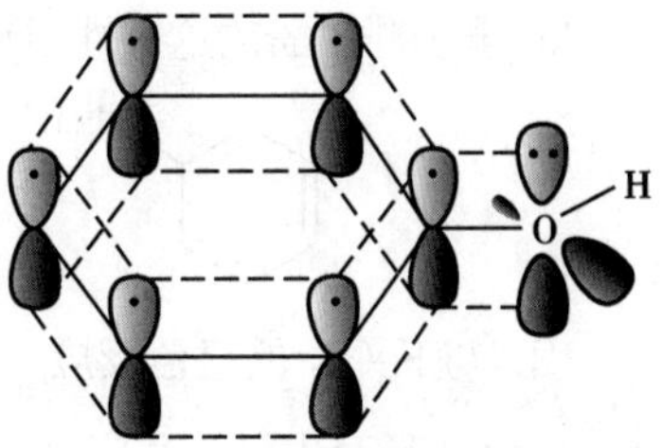

图 13-2　苯酚分子的结构

三、酚的物理性质

多数酚为无色的固体,但放置过久,酚可被空气氧化而略带红色至褐色。由于酚羟基之间也可通过氢键缔合,因此酚类化合物的沸点较高。另外,苯酚分子与水分子之间也能形成氢键,因此苯酚在水中有一定的溶解度,且随着酚羟基数目的增多,水溶性增大(表 13-2)。酚类化合物一般可溶于乙醇、乙醚、苯等有机溶剂。

表 13-2　一些酚类化合物的部分物理常数

名称	熔点/℃	沸点/℃	溶解度*/g · L⁻¹	pK_a(25℃)
苯酚	41	182	93	9.96
邻甲苯酚	31	191	25	10.29
间甲苯酚	12	202	26	10.09
对甲苯酚	35	202	23	10.26
邻硝基苯酚	45	214	2	7.22
间硝基苯酚	96	-	14	8.39
对硝基苯酚	114	279(分解)	17	7.15
邻苯二酚	105	245	451	9.48
间苯二酚	110	281	123	9.44
对苯二酚	170	286	80	9.96

* 溶解度是指 20℃时在水中的溶解度

四、酚的化学性质

由于酚羟基和醇羟基在结构上有明显差异,因此酚和醇的化学性质也有明显差异。与醇相比，酚的酸性更强，酚羟基不易被取代。

（一）酚羟基的反应

1. 酸性 苯酚的酸性（$pK_a=9.96$）比水（$pK_a=15.74$）强，可与氢氧化钠反应生成苯酚钠。

向苯酚钠溶液中通入 CO_2 又能析出苯酚，这表明苯酚的酸性比碳酸（$pK_{a1}=6.35$；$pK_{a2}=10.33$）弱。利用酚的这一性质可对其进行分离纯化。

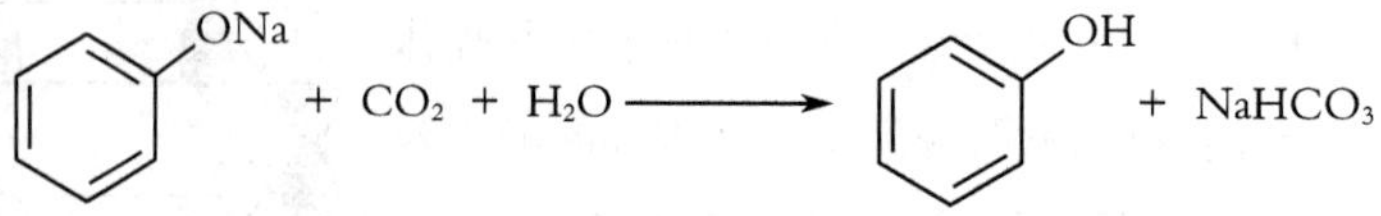

2. 与 $FeCl_3$ 的显色反应 实验表明：具有稳定烯醇式结构（—C═C—OH）的化合物一般都能与 $FeCl_3$ 产生颜色反应，酚也属于此类物质。不同的酚产生不同的颜色，如苯酚、间苯二酚显紫色，甲苯酚显蓝色，邻苯二酚、对苯二酚显绿色。显色的原因，一般认为是生成了有颜色的配合物。

$$6\ ArOH + FeCl_3 \longrightarrow [Fe(OAr)_6]^{3-} + 6H^+ + 3Cl^-$$

3. 氧化反应 酚类化合物很容易被氧化，甚至空气中的氧都可使酚氧化，多元酚比一元酚更易被氧化，氧化后均生成有颜色的醌类化合物。

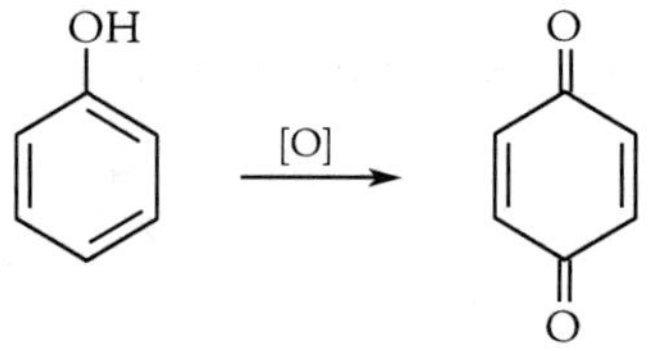

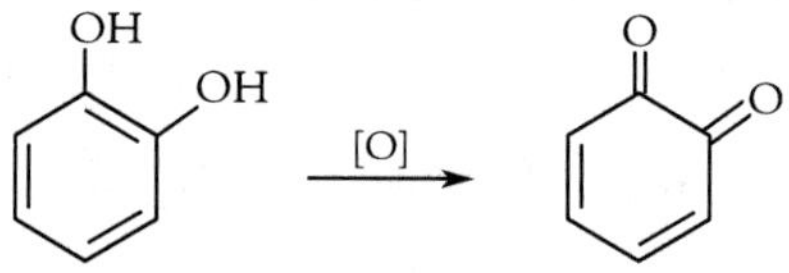

（二）芳环上的亲电取代反应

由于酚羟基氧原子上的电子部分向苯环转移，是强活化基，因此，酚易发生芳环上的亲电取代反应（nucleophilic substitution）。

1. 溴代 苯酚的水溶液与溴水在室温下作用，立即生成 2，4，6-三溴苯酚白色沉淀。该反应十分灵敏，现象明显，可用于苯酚的定性检验。

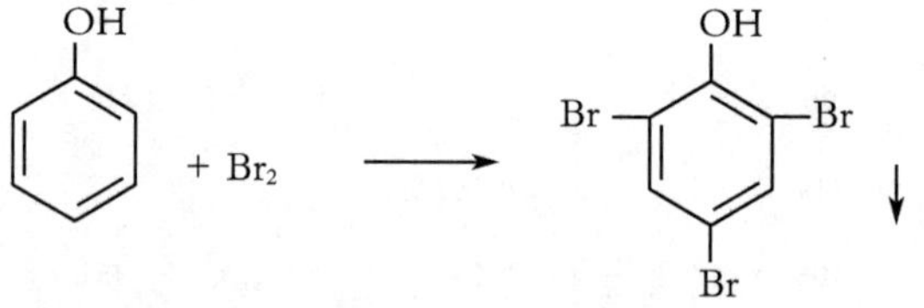

2. 硝化 在室温时，稀硝酸即可使苯酚发生硝化反应，生成邻硝基苯酚和对硝基苯酚。

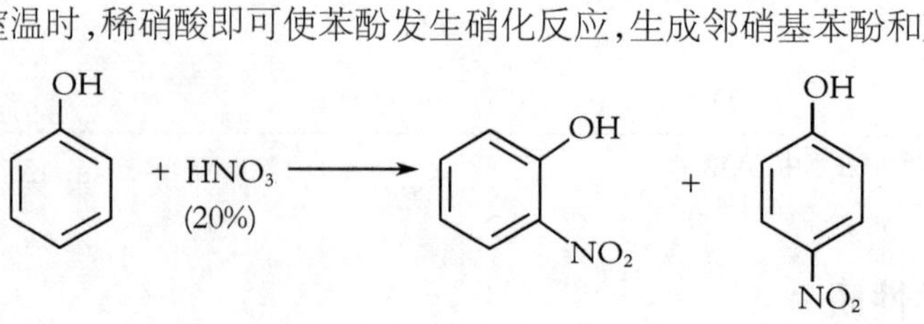

3. 磺化 苯酚与浓硫酸作用，在较低温度下，主要得到邻位产物；在较高温度下，主要得到对位产物。

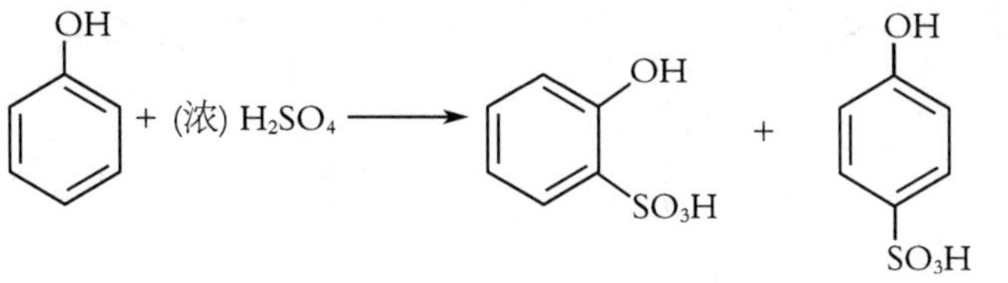

邻羟基苯磺酸　　对羟基苯磺酸

25℃时为主要产物　　100℃时为主要产物

第三节　醚

一、醚的分类和命名

（一）分类

醚的通式为 R—O—R′。其中两个烃基相同的醚称为简单醚（simple ether），两个烃基不同的醚称为混合醚（complex ether），其中又有脂肪醚和芳香醚之分。若氧原子与烃基连成环则称为环醚（epoxide）。冠醚是一类含有多个氧原子的大环多醚，多数分子中具有—O—CH_2CH_2—的重复单元，因其形状似王冠，故称冠醚（crown ether）。

（二）命名

1. 结构简单的醚常用普通命名法命名，即将与氧原子连接的烃基名称写出后，再加上“醚”字。如果两个烃基不同，则按次序规则，将烃基的名称按先小后大的顺序写出；对于芳香醚，则一般将芳基放在前面。

$CH_3CH_2OCH_2CH_3$　　$CH_3OCH_2CH_3$　　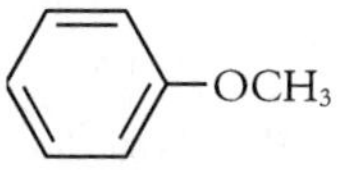

乙醚　　甲乙醚　　苯甲醚

2. 结构较复杂的醚是将烷氧基作为取代基，以烃为母体来命名。

$CH_3CHCH_2CH_3$（2-位连 OCH_3）　　$CH_3OCH_2CH_2OCH_3$

2-甲氧基丁烷　　1，2-二甲氧基乙烷

3. 环醚命名时常称为“环氧某烷”，某些环醚还可当作杂环化合物的衍生物来命名。

　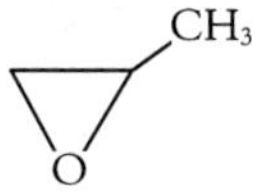　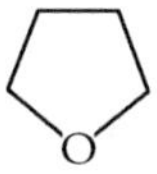　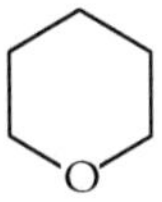　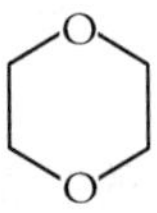

环氧乙烷　　1，2-环氧丙烷　　四氢呋喃　　四氢吡喃　　1，4-二氧六环

4. 冠醚的命名通常以“m-冠-n”来表示，m 代表构成环的 C 原子和 O 原子的总数，n 代表环中氧原子数。如：18-冠-6 表示是由 18 个 C 原子和 O 原子组成的环醚，其中 O 原子有 6 个。

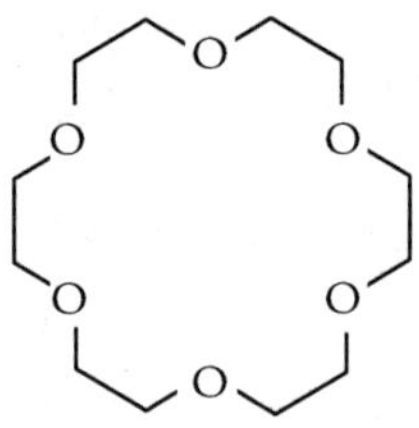
18-冠-6

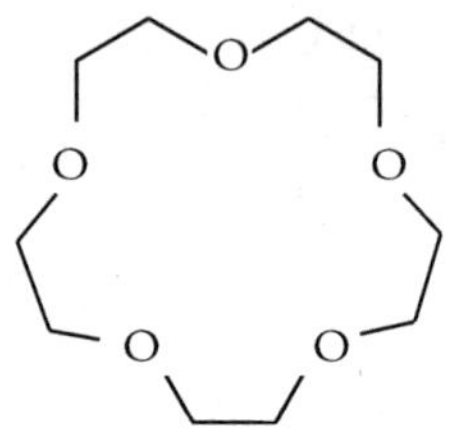
15-冠-5

二、醚的结构

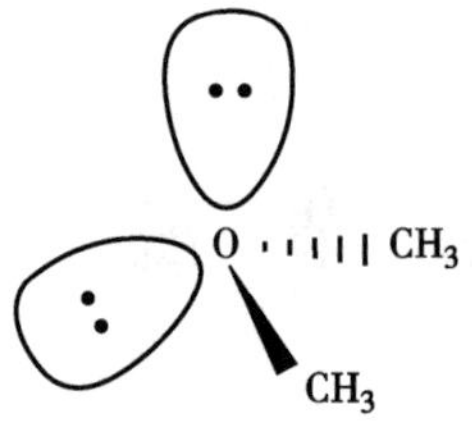
图 13-3　甲醚分子的结构

醚可以看作是醇或酚羟基上的氢原子被烃基取代的化合物，也可以看作是水分子中的两个氢原子被烃基取代的化合物。如甲醚的结构（图 13-3）：甲醚中 C—O—C 的键角为 112°，氧原子为不等性 sp^3 杂化状态，未成键的两个 sp^3 杂化轨道含两对孤对电子。

三、醚的物理性质

大多数醚在室温下为液体，有特殊气味。醚中没有活泼氢原子，不能形成分子间氢键，故醚的沸点比相对分子质量相近的醇低得多。醚分子能与水分子形成分子间氢键，因此，醚在水中的溶解度与相对分子质量相近的醇接近。低级醚易挥发，所形成的蒸气易燃，使用时要特别注意安全。一些常见醚的物理常数见表 13-3。

表 13-3　一些醚化合物的部分物理常数

名称	沸点/℃	密度/g · cm^{-3}	名称	沸点/℃	密度/g · cm^{-3}
甲醚	-24.9	0.66	二苯醚	259	1.075
甲乙醚	-7.9	0.69	苯甲醚（茴香醚）	155.5	0.994
乙醚	-34.6	0.714	四氢呋喃	66	0.889
丙醚	-90.5	0.736	1,4-二氧六环	101	1.034
异丙醚	-69	0.735	环氧乙烷	14	0.882（10℃）
正丁醚	-143	0.769	环氧丙烷	34	0.83

四、醚的化学性质

除某些小环醚（如环氧乙烷）以外，醚的 C—O—C 键较为稳定，不易发生一般的有机反应，如醚不与氧化剂、还原剂、稀酸、强碱等反应。但由于醚分子中氧原子上有孤对电子，可以接受质子，故在强酸介质下，醚的 C—O 键也可发生断裂。

（一）锌盐的形成

醚类化合物可以溶于强酸中，这是因为醚分子中的氧原子有未共用电子对，可以作为电子的给予体，与强酸中的质子结合生成盐，即质子化的醚。这是一个强酸弱碱性的盐，只有在浓酸中才稳定，遇水就会分解，又恢复成原来的醚。

$$C_2H_5—\ddot{\underset{..}{O}}—C_2H_5 + H^+ \longrightarrow C_2H_5—\underset{H}{\ddot{O}^+}—C_2H_5$$

利用此特性可以区别醚与烷烃或卤代烃。

（二）醚键的断裂

醚与浓强酸（如氢碘酸、氢溴酸等）所生成的鎓盐，在加热时可发生 C—O 键的断裂，生成卤代烃和醇。

$$C_2H_5—\ddot{\underset{..}{O}}—C_2H_5 + HI \longrightarrow C_2H_5—\underset{H}{\ddot{O}^+}—C_2H_5\ \ I^- \longrightarrow ICH_2CH_3 + CH_3CH_2OH$$

如有过量的氢卤酸存在，则生成的醇还能进一步转变成卤代烃。

$$CH_3CH_2\ddot{\underset{..}{O}}H + HI \rightleftharpoons CH_3CH_2—\underset{H}{\ddot{O}^+}—H \xrightarrow{I^-} CH_3CH_2I + H_2O$$

混合醚发生此反应时，一般是较小烃基生成卤代烷，较大烃基或芳基生成醇或酚。

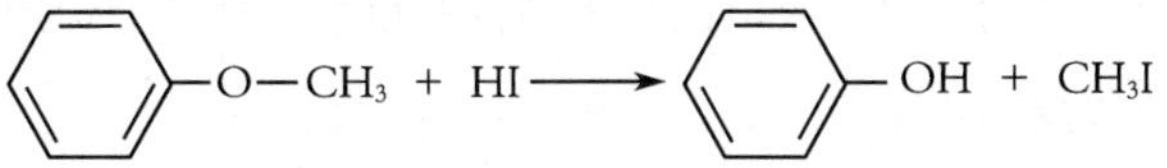

（三）过氧化物的生成

醚对氧化剂是惰性的，如 $KMnO_4$、$K_2Cr_2O_7$ 都不能将醚氧化，但含有 α-氢原子的醚若在空气中久置或经光照，则可缓慢发生自动氧化反应，形成不易挥发的过氧化物。

$$C_2H_5—O—C_2H_5 \xrightarrow{O_2} CH_3\underset{\underset{O—O—H}{|}}{CH}—O—CH_2CH_3$$

过氧化物的爆炸性很强。蒸馏含过氧化醚的醚时，加热温度不能过高，也不能将醚蒸干，否则会发生爆炸。保存醚时应避免将其暴露于空气中，并置于深色瓶内，或加少量对苯二酚作抗氧化剂。

第四节　硫醇、硫酚和硫醚

一、命名

硫醇、硫酚和硫醚的命名分别与醇、酚、醚的命名类似，只是在母体名称前加"硫"字即可。如：

CH_3OH	C_6H_5OH	$C_2H_5OC_2H_5$
甲醇	苯酚	乙醚
CH_3SH	C_6H_5SH	$C_2H_5SC_2H_5$
甲硫醇	苯硫酚	乙硫醚

二、化学性质

（一）硫醇和硫酚的酸性

硫醇、硫酚的酸性比相应的醇或酚更强,例如:乙硫醇的 pK_a 为 10.5,而乙醇的 pK_a 为 15.9。硫醇能溶于氢氧化钠或钾的乙醇溶液,生成相应的硫醇盐。

$$RSH + NaOH \longrightarrow RSNa + H_2O$$

硫醇、硫酚与重金属盐如 Pb、Hg、Cu、Ag、Cd 等可以生成不溶于水的盐。

$$2\,C_2H_5SH + HgO \longrightarrow (C_2H_5S)_2Hg\downarrow(白) + H_2O$$

$$2\,RSH + (CH_3COO)_2Pb \longrightarrow (RS)_2Pb\downarrow(黄) + 2\,CH_3COOH$$

重金属盐进入人体后,能与体内某些酶上的巯基发生上述反应,从而导致酶的变性而失活,这就是所谓的"重金属中毒"。临床上则使用一些硫醇类化合物,如二巯基丙醇(商品名 BAL,British Anti-Lewisite)、二巯基丙磺酸钠、二巯基丁二酸钠等作为重金属盐中毒的解毒剂。它们与金属离子的亲和力较强,可以夺取已和酶结合的重金属离子,形成不易解离的配合物经尿液排出体外,从而使酶复活。

$$\underset{\underset{\text{二巯基丙醇}}{\quad\;\; |}}{HSCH_2CHCH_2OH} \qquad \underset{\underset{\text{二巯基丙磺酸钠}}{\quad\;\; |}}{HSCH_2CHCH_2SO_3Na} \qquad \underset{\underset{\text{二巯基丁二酸钠}}{\quad\;\, |\;\; |}}{NaOOCCHCHCOONa}$$

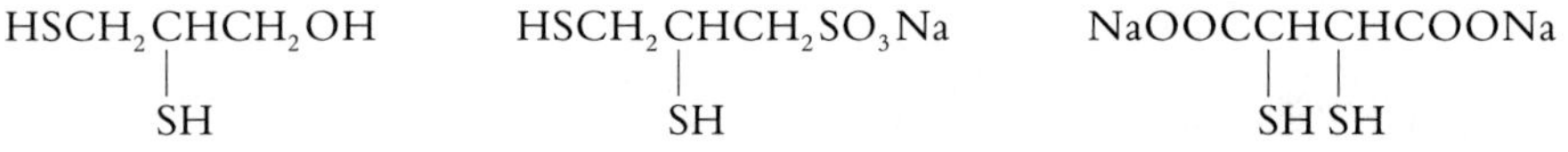

二巯基丙醇　　　　　　　二巯基丙磺酸钠　　　　　　二巯基丁二酸钠　　　　　　SH　　　　　　　　　　　　SH　　　　　　　　　　SH SH

（二）氧化反应

1. 硫醇、硫酚的氧化　硫醇、硫酚比醇易氧化,温和的氧化剂如碘、过氧化氢甚至空气里的氧都能将硫醇或硫酚氧化形成二硫化物。二硫键(—S—S—)又容易被还原为硫醇或硫酚。

$$2\,RSH \underset{还原}{\overset{氧化}{\rightleftharpoons}} R—S—S—R$$

硫醇与二硫化物之间的这种相互转化,在分子生物学上起着重要作用,因为二硫键存在于蛋白质和激素类物质中,对维系蛋白质分子的构型起着重要的作用。

2. 硫醚的氧化　硫醚也易被氧化,其产物为亚砜或砜。

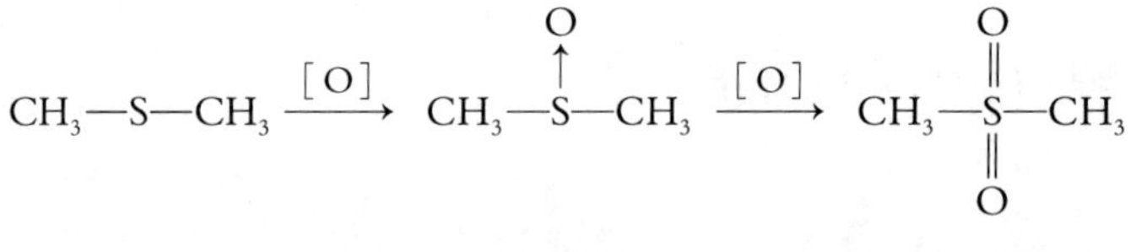

$$CH_3—S—CH_3 \xrightarrow{[O]} \underset{二甲亚砜}{CH_3—\overset{\overset{O}{\uparrow}}{S}—CH_3} \xrightarrow{[O]} \underset{二甲砜}{CH_3—\overset{\overset{O}{\|}}{\underset{\underset{O}{\|}}{S}}—CH_3}$$

二甲亚砜(DMSO)分子的极性很大,毒性很低,可与水以任意比例互溶,另外两侧的甲基又使其具有良好的脂溶性。因此,DMSO 既能溶解有机物,又能溶解无机物,是医学、药学等研究领域中常用的一种溶剂。它对皮肤的穿透能力很强,可促使溶解于其中的药物渗入皮肤,故可用作透皮吸收药物的促渗剂。

第五节　与医学有关的重要化合物

一、乙醇

乙醇俗称酒精，是酒的主要成分，纯乙醇为无色液体，能与水以任意比例混溶。乙醇可用淀粉发酵法来制备，淀粉在淀粉酶作用下，先转变为麦芽糖，麦芽糖再在麦芽糖酶的作用下水解为葡萄糖，最后又在酒化酶的作用下转化为乙醇和二氧化碳，再经过进一步的分馏可得到浓度较高的乙醇溶液。

$$\underset{\text{淀粉}}{(C_6H_{10}O_5)_n} \xrightarrow{\text{淀粉酶}} \underset{\text{麦芽糖}}{C_{12}H_{22}O_{11}} \xrightarrow{\text{麦芽糖酶}} \underset{\text{葡萄糖}}{C_6H_{12}O_6} \xrightarrow{\text{酒化酶}} C_2H_5OH + CO_2$$

乙醇是一个重要的有机溶剂，也是有机合成上的重要原料，70% ~75% 乙醇的杀菌能力最强，在医药上用作防腐剂、消毒剂。用乙醇作溶剂来溶解药物所得制剂称为酊剂，如碘酊（即碘酒）是由碘和碘化钾溶于乙醇而成的。

二、苯酚

苯酚俗称石炭酸，无色针状晶体，具有特殊的气味，室温下微溶于水，易溶于乙醚、乙醇、氯仿、苯等有机溶剂，熔点为 43℃，沸点为 181℃，在空气中放置容易被氧化变为粉红色。苯酚能凝固蛋白质，对皮肤有腐蚀性，并有杀菌效力，医药上用作消毒剂，一般用 3% ~5% 的苯酚水溶液消毒外科手术用具。

苯酚是基本有机化工原料，在工业上的用途很广，是制造酚醛树脂、药物、染料、炸药的重要有机合成原料。

三、甲苯酚

甲苯酚有邻、间、对三种异构体，它们来源于煤焦油，故又称煤酚。这三种异构体的沸点相近，不易分离，常以混合物使用称为粗甲酚。

煤酚的杀菌力比苯酚大，因为难溶于水，医药上常将其配制成 47% ~53% 的甲酚的肥皂水溶液，俗称“来苏尔”，用时可以加水稀释，作为消毒剂使用。

四、乙醚

乙醚常温下为易挥发的液体，沸点 34.5℃，属于化学惰性的物质。乙醚的蒸气会导致人体失去知觉，具有麻醉作用，在医药上可用局部或全身的麻醉剂。

乙醚微溶于水，但能溶解许多有机溶剂，它是常用的有机溶剂和萃取剂。但乙醚的沸点低，很容易着火，当它的蒸气和空气混合到一定比例时，遇火能引起猛烈的爆炸，故乙醚应放置在阴冷处，使用时尤其要避开明火。

五、龙脑

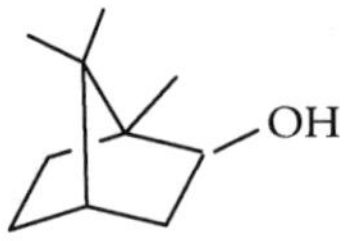

龙脑又名冰片或2-莰烷醇,为白色片状结晶,熔点204℃,通过蒸馏艾纳香的新鲜叶子而得,具有特异香气,能升华。药用冰片是用化学方法制得的。市售人丹、冰硼散等成药中均含此成分。有报道认为冰片能改变血脑屏障通透性,可增加某些水溶性大分子物质向脑内转运,从而为其"芳香开窍""引药上行"等作用提供了依据,也为某些中枢神经系统用药的处方设计提供了新思路和新方法。

（徐　红）

学习小结

醇、酚、醚都是烃的含氧衍生物,其官能团分别为醇羟基、酚羟基、醚键。醇化学性质活泼,体现在:醇能与活泼金属、氢卤酸、无机含氧酸反应;酸催化且加热到较高温度时,发生分子内脱水成烯,反应取向遵循 Saytzeff 规则;伯醇和仲醇可被重铬酸钾、高锰酸钾等氧化剂氧化,叔醇因无 α 氢,不易被氧化。邻二醇与氢氧化铜反应生成深蓝色配合物;与高碘酸反应生成羰基化合物。

苯酚的酸性比水、醇强;大多数酚能与 $FeCl_3$ 发生显色反应;酚类易被氧化;芳环上易发生亲电取代反应。

醚的化学性质比较稳定,在一定条件下也可与其他物质反应,如与强酸作用形成锌盐,进一步加热时还可发生 C—O 键的断裂等。

硫醇、硫酚和硫醚与醇、酚、醚性质上也有很大的相似性,但硫醇、硫酚的酸性比相应的醇或酚更强,更易被氧化。

复习参考题

1. 命名下列化合物。

$$(1)\ \ (CH_3)_2CH-C\equiv C-CH_2OH$$

(2)

(3)

(4)

(5)

$$(6)\ \ (CH_3)_2CHCH_2CHCH_3 \atop SH$$

$$(7)\ \ (CH_3)_3C-S-CH_3$$

$$(8)\ \ CH_3-CH-CH-CH_3 \atop O$$

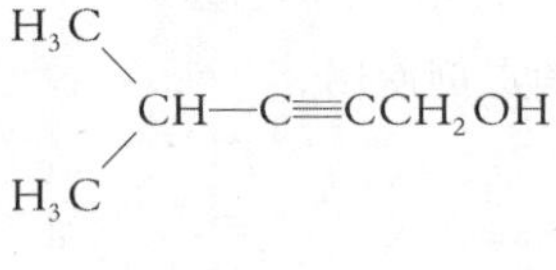

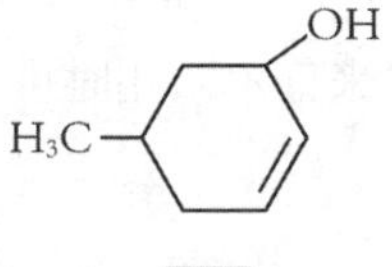

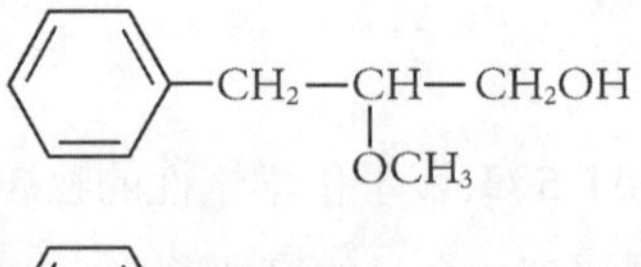

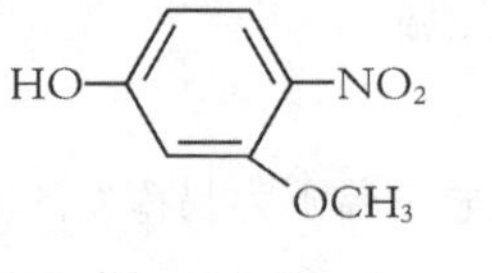

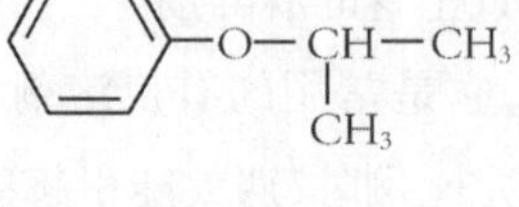

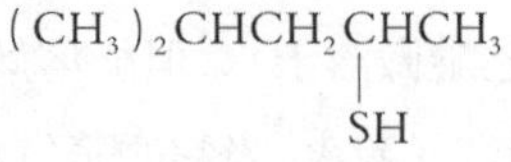

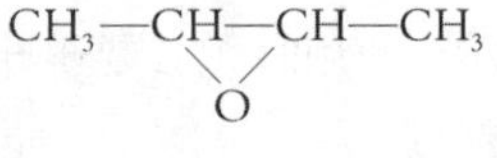

2. 写出分子式符合 $C_5H_{12}O$ 的戊醇异构体，并指出其中哪些是伯醇、仲醇或叔醇。

3. 写出下列反应的主要产物。

（1） $CH_3CH_2CH_2OH + HNO_3 \longrightarrow$

（2） $CH_3CH_2CH_2OH \xrightarrow{[O]}$

（3） $CH_3—\underset{\underset{\displaystyle CH_3}{|}}{CH}—OH \xrightarrow{[O]}$

（4） $CH_3CH_2\underset{\underset{\displaystyle CH_3}{|}}{C}HOH \xrightarrow[\text{加热}]{\text{浓 } H_2SO_4}$

（5） 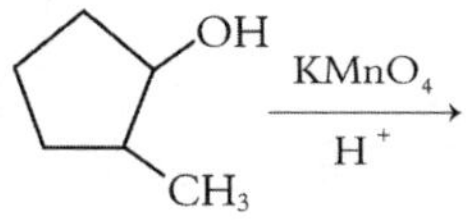

（6） 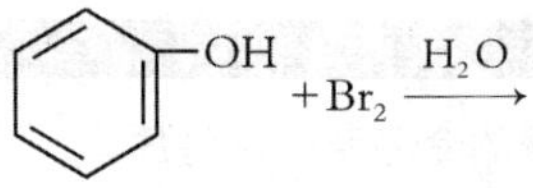

4. 用化学方法鉴别下列各组化合物。

（1） 正丁醇、仲丁醇、叔丁醇、乙醚

（2） 苯乙醇、苯乙醚、2,4-二甲基苯酚

（3） 1-丙醇、2-丙醇、1,2-丙二醇

5. 外科消毒剂来苏尔是煤酚的肥皂水溶液，煤酚是甲酚的三种位置异构体混合物。

（1） 写出甲酚的三种异构体的结构。

（2） 甲酚还有两种官能团异构体，写出它们的结构并命名。

6. 某化合物 A 分子式为 C_7H_8O，不溶于水及稀盐酸，也不溶于 $NaHCO_3$ 溶液，但溶于 NaOH 溶液。A 用溴水处理后，迅速生成 B（$C_7H_5OBr_3$），请写出 A 的结构式。若 A 不溶于 NaOH，但溶于浓盐酸中，则 A 的结构式又如何呢？

第十四章 醛、酮、醌

14

14章

学习目标

掌握	醛、酮的命名及化学性质。
熟悉	醛、酮的结构和分类。
了解	醛、酮、醌的物理性质；羰基的亲核加成反应机制；醌的结构和化学性质；医药学中常见的醛、酮和醌类化合物。

碳氧原子间以双键相结合形成的官能团称为羰基(carbonyl group)。具有羰基结构的化合物称为羰基化合物,醛、酮和醌都属于羰基化合物。

羰基碳与氢原子相连形成的基团称为醛基(—CHO),醛基与烃基或氢原子相连形成的化合物称为醛(aldehyde),醛基为醛类化合物的官能团。羰基碳与两个烃基相连形成的化合物称为酮(ketone),酮中的羰基又称为酮基,即酮的官能团。醌(aiunone)是一类具有共轭体系的环已二烯二酮结构的化合物。

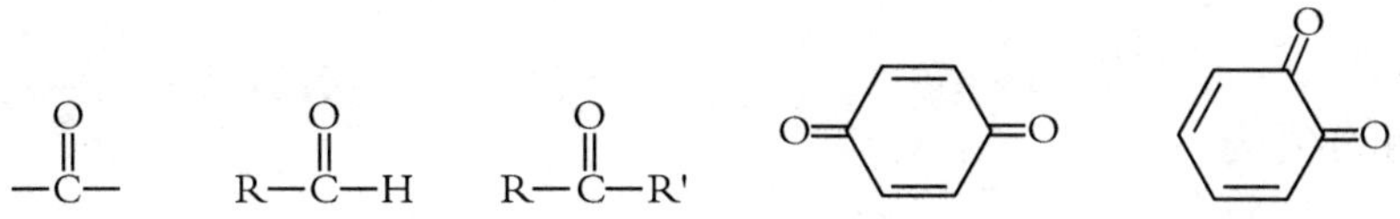

羰基　　醛　　酮　　对苯醌　　邻苯醌

第一节　醛和酮

一、醛、酮的分类和命名

(一)醛、酮的分类

1. 根据羰基所连烃基的不同分为脂肪醛酮和芳香醛酮,如:

脂肪醛、酮:

$HCHO$　　CH_3COCH_3

甲醛　　丙酮

芳香醛、酮:

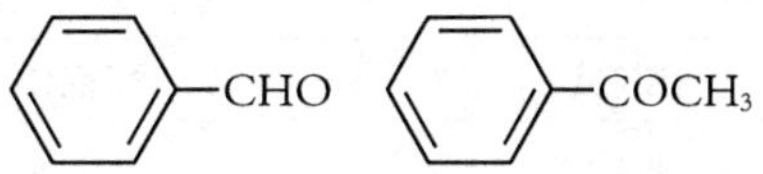

苯甲醛　　苯乙酮

2. 根据羰基所连烃基的饱和程度分为饱和醛酮和不饱和醛酮。饱和醛酮如乙醛、丁酮、丙二醛等,不饱和醛酮如丙烯醛等。

$CH_3CH_2COCH_3$　　$OHCCH_2CHO$　　$CH_2{=}CHCHO$

丁酮　　丙二醛　　丙烯醛

3. 根据分子中羰基的数目,分为一元、二元和多元醛酮。二元醛如丙二醛等。

(二)醛、酮的命名

醛、酮的系统命名法如下:

1. 选主链　选择含有羰基的最长碳链为主链,按照主链上碳原子数称为某醛或某酮。

2. 编号　从醛基或靠近酮基一端的碳原子开始编号,由于醛基位于链端,故其位置不必标出,但酮基位置必须用数字标出。

3. 写名称　把表示羰基位次的数字写在其名称前,并在母体醛、酮名称前标明取代基的位置、数目和名称，位置也可用希腊字母表示。例如：

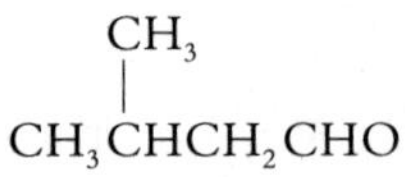

3-甲基丁醛
（β-甲基丁醛）

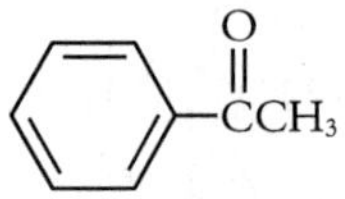

苯乙酮

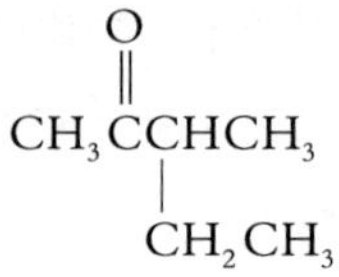

3-甲基-2-戊酮
（α-甲基-2-戊酮）

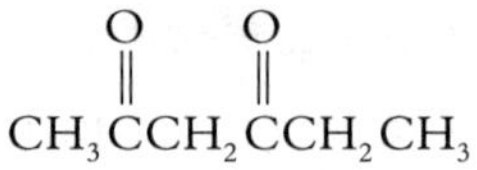

2，4-己二酮

二、醛、酮的结构

醛、酮中羰基碳和氧原子均为 sp^2 杂化，碳原子的三个 sp^2 杂化轨道分别与氧原子和碳原子（或氢原子）形成处于同一平面的三个 δ 键，碳和氧原子的未杂化 p 轨道同时垂直于这个平面，平行重叠形成 π 键（图 14-1）。

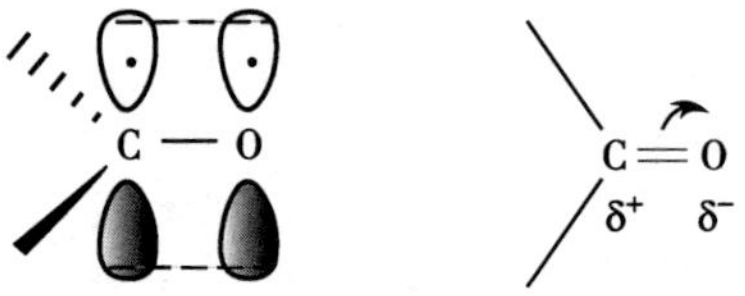

图 14-1　羰基的结构示意图

羰基中氧的电负性大于碳，氧原子周围的电子云密度相对较高，带部分负电荷，碳原子带部分正电荷，所以碳氧双键上的电子云呈非对称性分布，是极性不饱和键。醛和酮是极性分子。

三、醛、酮的物理性质

在常温下除甲醛是气体外，12 个碳原子以下的脂肪醛、酮为液体，高级脂肪醛、酮和芳香醛、酮则多为固体（表 14-1）。低级醛具有刺激气味，有些天然醛、酮具有特殊的香味，可用作香料。

表 14-1　一些常见醛、酮的物理常数

名称	结构式	熔点（℃）	沸点（℃）
甲醛	HCHO	−92	−21
乙醛	CH_3CHO	−121	20
丙醛	CH_3CH_2CHO	−81	49
丁醛	$CH_3CH_2CH_2CHO$	−99	76
戊二醛	$OHCCH_2CH_2CH_2CHO$	−6	101
苯甲醛	C_6H_5CHO	−56	178
丙酮	CH_3COCH_3	−94	56
环己酮	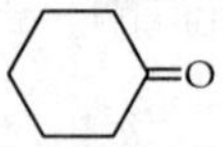	−31	156

醛、酮的沸点比分子量相近的烷烃和醚高，比相应的醇低。这是由于醛、酮分子的极性高于烷烃和醚，分子间不能形成氢键，故沸点比醇低。

醛、酮分子中羰基可以与水形成氢键，因此，低级醛酮在水中有一定的溶解度，如甲醛、乙醛和丙酮能与水混溶，其他醛酮在水里的溶解度随分子量增加而减小，大多数微溶于水或不溶于水而易溶于有机溶剂中。

四、醛、酮的化学性质

醛、酮分子中都含有活泼的羰基,使这两类化合物具有许多类似的化学性质,如碳氧双键(C=O)可以发生加成、氧化-还原反应等。由于醛基中有活泼氢,而酮基没有,故醛、酮的化学性质又不完全相同。通常情况下,醛比酮更活泼。

(一)亲核加成反应

醛、酮分子中羰基为极性基团,羰基上带部分负电荷的氧原子(δ^-)比带部分正电荷的碳原子(δ^+)稳定,羰基中碳原子更容易受到亲核试剂的进攻,导致 π 键的断裂。

亲核加成反应(nucleophilic addition reaction)是指试剂(ANu)中带负电荷的部分首先进攻带部分正电荷的羰基碳原子,形成氧负离子中间体,试剂中带正电荷的部分再加到羰基氧原子上,得到加成产物的反应。反应的机制如下:

$$\underset{\delta^+\;\delta^-}{\overset{}{\text{C}=\text{O}}} + \text{ANu} \rightleftharpoons \underset{\text{Nu}}{\overset{\text{O}^-}{\text{C}}} \xrightarrow{\text{A}^+} \underset{\text{Nu}}{\overset{\text{OA}}{\text{C}}}$$

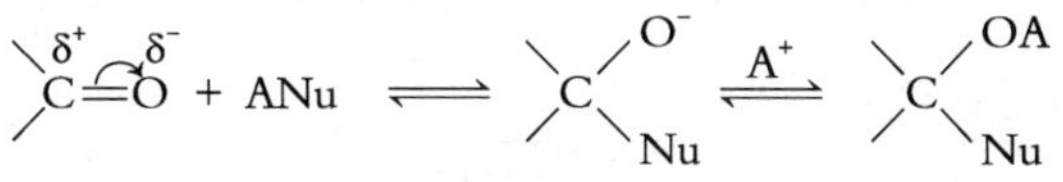

氧负离子中间体   加成产物

1. 与氢氰酸加成　醛或酮在碱催化下,可以与 HCN 反应生成 α-羟基腈(或称 α-氰醇)。

$$\text{H}_3\text{C}-\overset{\text{O}}{\overset{\|}{\text{C}}}-\text{H}(\text{CH}_3) + \text{HCN} \longrightarrow \text{H}_3\text{C}-\underset{\text{CN}}{\overset{\text{OH}}{\text{C}}}-\text{H}(\text{CH}_3)$$

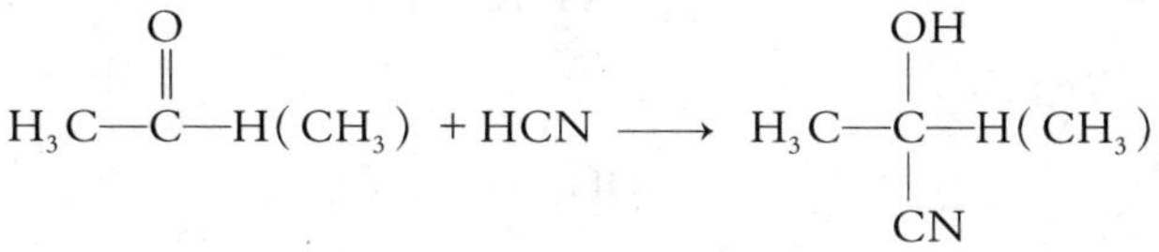

α-羟基腈在酸催化下水解得到 α-羟基酸或 α,β-不饱和酸,此反应可使底物的碳链增长,在有机合成中具有重要意义。只有醛、脂肪族甲基酮和少于 8 个碳原子的环酮能与 HCN反应。

2. 与亚硫酸氢钠的加成　醛、脂肪族甲基酮和少于 8 个碳原子的环酮能与 $NaHSO_3$ 饱和溶液(40%)反应,生成的加成产物 α-羟基磺酸钠不溶于饱和 $NaHSO_3$ 溶液,故以白色晶体析出。其他酮不能发生此反应。

$$\text{H}_3\text{C}-\overset{\text{O}}{\overset{\|}{\text{C}}}-\text{H} + \text{NaHSO}_3 \rightleftharpoons \text{H}_3\text{C}-\underset{\text{SO}_3\text{Na}}{\overset{\text{OH}}{\text{C}}}-\text{H}$$

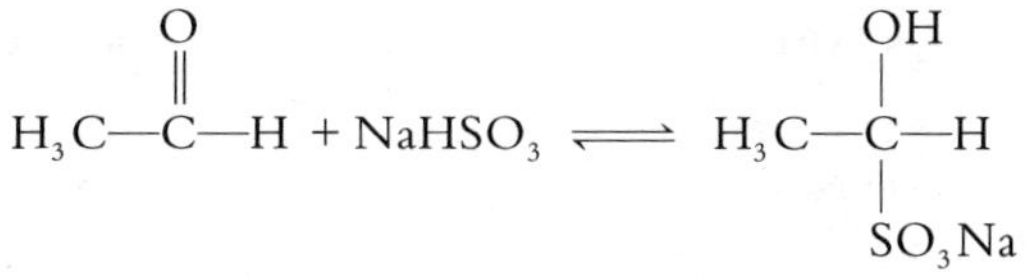

此反应是可逆的,当加成产物用稀酸或稀碱处理时,又会重新分解成为原来的醛和酮。由于加成物是一种结晶,能溶于水,难溶于乙醚、亚硫酸氢钠饱和水溶液,故此反应常用于醛、酮的分离和纯化。

3. 与醇的加成　醛在干燥的 HCl 作用下,与醇发生加成反应生成羟基和酯键连接在同一碳原子上的半缩醛(hemiacetal)。反应的通式表示如下:

$$\text{H}_3\text{C}-\overset{\text{O}}{\overset{\|}{\text{C}}}-\text{H} + \text{CH}_3\text{CH}_2\text{OH} \xrightarrow{\text{干 HCl}} \text{H}_3\text{C}-\underset{\text{H}}{\overset{\text{OH}}{\text{C}}}-\text{OCH}_2\text{CH}_3$$

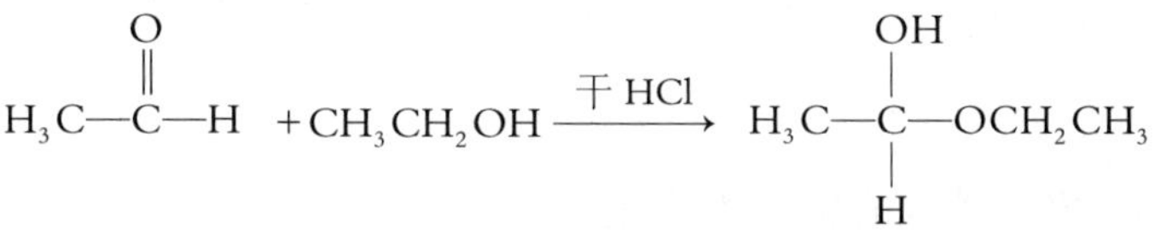

半缩醛

链状半缩醛不稳定,可继续与醇发生分子间脱水反应,生成较稳定的两个酯键连接在同一

碳原子上的缩醛(acetal)。

$$\underset{\overset{|}{\underset{H}{\text{OH}}}}{\overset{}{\text{H}_3\text{C}-\text{C}-\text{OCH}_2\text{CH}_3}} + \text{CH}_3\text{CH}_2\text{OH} \xrightarrow{\text{干 HCl}} \underset{\overset{|}{\underset{H}{\text{OCH}_2\text{CH}_3}}}{\overset{}{\text{H}_3\text{C}-\text{C}-\text{OCH}_2\text{CH}_3}}$$

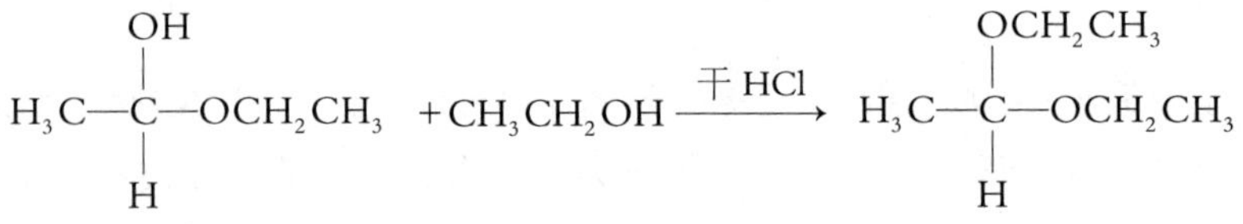

缩醛

缩醛具有与醚相似的结构和性质，对碱及氧化剂、还原剂都很稳定，但在酸性介质中，易水解成原来的醇和醛。在有机合成中，常用此法来保护活泼的醛基，待反应完毕后，再用酸水解释放出醛基。

在同样条件下，酮很难生成缩酮。但有些酮与乙二醇反应生成结构稳定的五元环状缩酮，可以使该反应顺利完成。

4. 与氨衍生物的加成 醛、酮与氨的衍生物($H_2N—Y$，Y 代表不同的取代基)发生加成反应，所得加成产物失去一分子水后，形成含有碳氮双键结构的产物称为亚胺(imines)，又称希夫碱(Schiff base)。反应的通式表示如下：

$$\underset{}{\overset{\overset{\text{O}}{\|}}{\text{RC}-\text{H}(\text{R}')}} + \text{NH}_2-\text{Y} \longrightarrow \underset{\overset{|}{\underset{\text{H}(\text{R}')}{}}}{\overset{}{\text{RC}-\text{N}-\text{Y}}}_{\boxed{\text{OH H}}} \xrightarrow{-\text{H}_2\text{O}} \underset{\overset{}{\underset{\text{H}(\text{R}')}{}}}{\overset{}{\text{RC}=\text{N}-\text{Y}}}$$

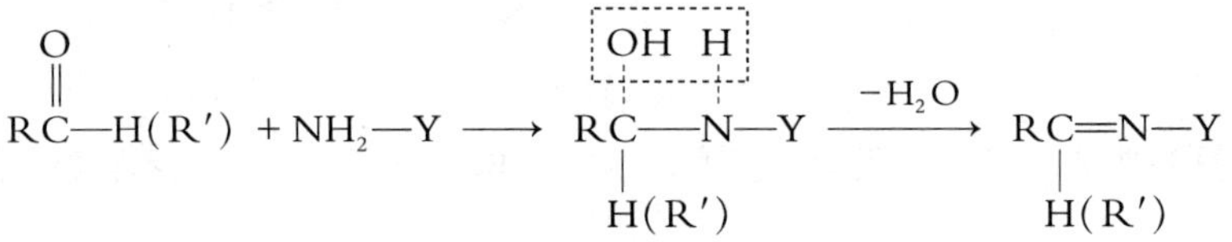

乙醛与羟胺的反应如下：

$$\underset{}{\overset{\overset{\text{O}}{\|}}{\text{HC}-\text{CH}_3}} + \text{NH}_2-\text{OH} \longrightarrow \underset{\overset{|}{\underset{\text{H}_3\text{C}}{}}}{\overset{}{\text{CH}-\text{N}-\text{OH}}}_{\boxed{\text{OH H}}} \xrightarrow{-\text{H}_2\text{O}} \underset{\overset{|}{\underset{\text{CH}_3}{}}}{\overset{}{\text{CH}=\text{N}-\text{OH}}}$$

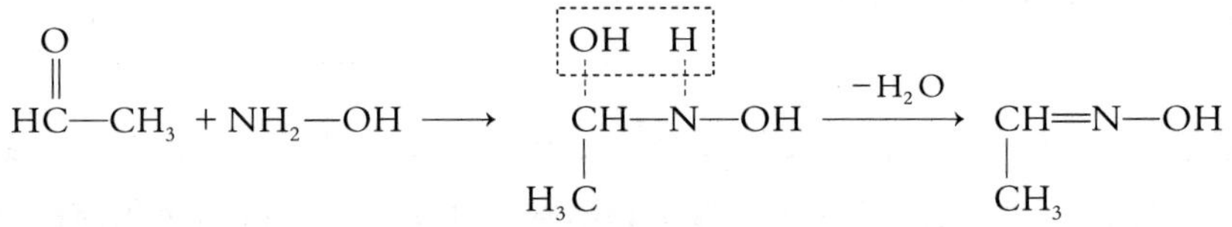

不同氨的衍生物与醛、酮加成反应的生成物见表 14-2。

表 14-2 醛、酮与羰基试剂的反应产物

试剂名称	试剂结构(H_2N-Y)	加成产物
羟胺	$H_2N—OH$	$>C=N—OH$ (肟)
肼	$H_2N—NH_2$	$>C=N—NH_2$ (腙)
苯肼	$H_2N—NH—C_6H_5$	$>C=N—NHC_6H_5$ (苯腙)
2,4-二硝基苯肼	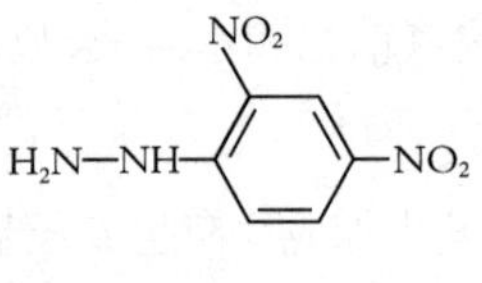	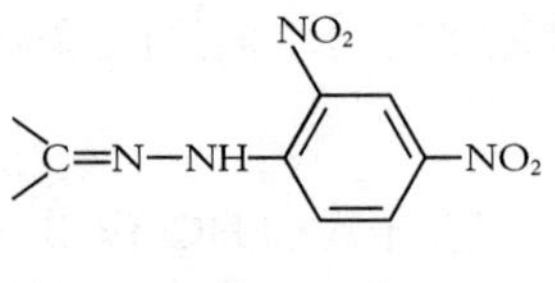 (2,4-二硝基苯腙)
氨基脲	$H_2N—NH\overset{O}{\overset{\|}{C}}NH_2$	$>C=N—NH\overset{O}{\overset{\|}{C}}NH_2$ (缩胺脲)

这些氨的衍生物称为羰基试剂，其中的反应产物 2,4-二硝基苯腙类化合物为黄色晶体，容易结晶，易于观察，故 2,4-二硝基苯肼是最常用的羰基试剂。肟、腙等化合物在碱性介质中很稳定，在酸性介质中可水解成原来的醛和酮，故此类反应可以用于分离和纯化醛酮类化合物。

通常情况下,肟、腙类化合物大多是固体,有确定的晶型和熔点,因此,可用于醛和酮的鉴别。

(二)α-活泼氢的反应

醛、酮分子中 α-碳原子上的氢原子(称为 α-氢)受羰基吸电子效应的影响,α-碳氢键的极性增大,α-H 的酸性增强。在酸或碱的催化作用下,也容易发生取代反应。

1. 卤代反应 在酸或碱性条件下,醛、酮与卤素作用,α-H 可以被取代生成单卤代或多卤代醛、酮。

$$
\begin{array}{c}
\underset{|}{H} \quad \overset{O}{\underset{\|}{}} \\
-C-C- \\
| \\
\end{array}
\xrightarrow{X_2}
\begin{array}{c}
\underset{|}{X} \quad \overset{O}{\underset{\|}{}} \\
-C-C- \\
| \\
\end{array}
$$

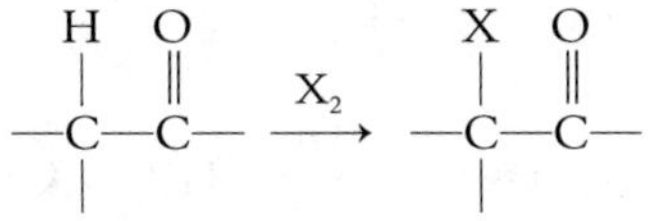

乙醛和具有三个 α-氢的酮(甲基酮)在碱性条件下与卤素作用,三个 α-氢原子都能被卤素原子取代,生成的三卤代物在碱性介质中不稳定,容易发生碳碳键的断裂生成三卤甲烷(俗称卤仿)和羧酸盐,该反应又称为卤仿反应。乙醛的碘仿反应如下:

$$
\underset{\underset{H}{|}}{\overset{\overset{H}{|}}{H-C}}\overset{O}{\underset{\|}{-C}}-H + I_2 \xrightarrow{NaOH} \underset{\underset{I}{|}}{\overset{\overset{I}{|}}{I-C}}\overset{O}{\underset{\|}{-C}}-H \xrightarrow{NaOH} \underset{}{\overset{O}{\underset{\|}{H-C}}}-O^- + CHI_3\downarrow
$$

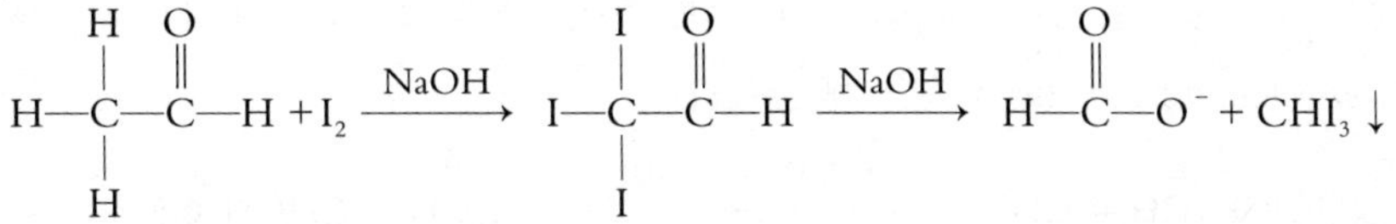

卤仿中的氯仿和溴仿是无色油状液体,而碘仿是难溶于水、具有特殊气味的黄色固体。碘仿反应很灵敏,易于观察鉴别,因而常用碘仿反应鉴别乙醛和具有甲基酮结构的羰基化合物。

具有
$$
\begin{array}{c}
CH_3CH- \\
| \\
OH
\end{array}
$$
结构的醇可被次碘酸钠氧化成相应的乙醛或甲基酮,因此,也能发生碘仿反应。

问题与思考 下列哪些化合物能发生碘仿反应?能发生碘仿反应的化合物具有什么结构特征?

(1) 乙醇;(2) 2-戊醇;(3) 3-戊醇;(4) 2-丁酮;(5) 丙醛;(6) 苯乙酮

---

2. 醇醛缩合反应 含有 α-氢的醛在稀碱作用下,一分子醛中的 α-氢可以加到另一分子醛的羰基氧原子上,其余部分则加到羰基碳原子上,生成 β-羟基醛。因生成物分子中既含有醇羟基,又含有醛基,故称该反应为醇醛缩合(或羟醛缩合)反应(aldol condensation)。醇醛缩合反应是有机合成中增长碳链的重要方法。β-羟基醛不稳定,加热脱水后生成 α,β-不饱和醛。

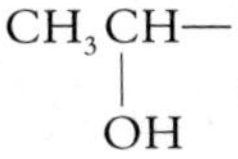

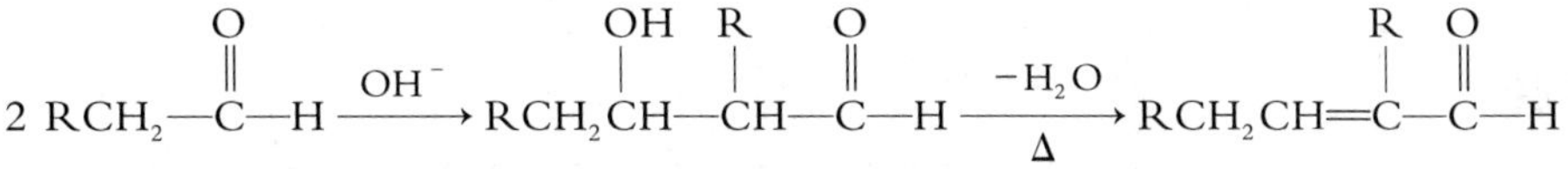

$$
2\ RCH_2\overset{O}{\underset{\|}{-C}}-H \xrightarrow{OH^-} RCH_2CH\underset{\underset{}{\overset{\overset{OH}{|}}{}}}{-}\overset{R}{\underset{|}{C}}H\overset{O}{\underset{\|}{-C}}-H \xrightarrow[\Delta]{-H_2O} RCH_2CH=\overset{R}{\underset{|}{C}}\overset{O}{\underset{\|}{-C}}-H
$$

例如,乙醛的醇醛缩合反应如下:

$$
CH_3\overset{O}{\underset{\|}{-C}}-H + CH_3\overset{O}{\underset{\|}{-C}}-H \xrightarrow{OH^-} CH_3CH\underset{\underset{}{\overset{\overset{OH}{|}}{}}}{-}CH_2\overset{O}{\underset{\|}{-C}}-H \xrightarrow[\Delta]{-H_2O} CH_3CH=CH\overset{O}{\underset{\|}{-C}}-H
$$

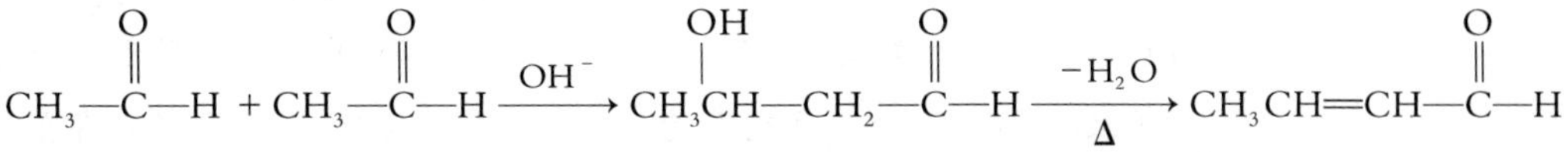

两种含有 α-氢的不同醛之间也能发生醇醛缩合反应,生成四种缩合产物的混合物,由于分离困难,合成上意义不大。若用一种含有 α-氢的醛与另一种不含 α-氢的醛反应,则可以得到单

一的缩合产物，如甲醛与其他含 α-氢的醛、酮的缩合反应。

含 α-氢的酮也能发生此类缩合反应，但反应的活性较低。在人体内，通过酶的作用，含有醛基或酮基的丙糖衍生物能发生醇醛缩合反应，生成己糖衍生物。

（三）氧化反应和还原反应

1. 还原反应

（1）催化加氢：在铂、镍等金属催化剂存在下，醛、酮中的羰基被还原成为相应的醇羟基，醛还原成伯醇，酮还原成仲醇。

$$CH_3CHO \xrightarrow[\Delta]{H_2/Ni} CH_3CH_2OH$$

$$CH_3COCH_3 \xrightarrow[\Delta]{H_2/Ni} CH_3\underset{\displaystyle OH}{\underset{|}{C}}HCH_3$$

（2）金属氢化物还原：不饱和醛、酮与选择性的还原剂如 $NaBH_4$、$LiAlH_4$ 等反应时，醛、酮中只有羰基被还原，而碳碳双键不受影响。例如：

$$CH_3CH{=\!=}CHCHO \xrightarrow{LiAlH_4\ 或\ NaBH_4} CH_3CH{=\!=}CHCH_2OH$$

2. 氧化反应 醛有较强的还原性，容易被氧化生成羧酸，在弱氧化剂条件下也可以被氧化。酮一般难被氧化，但在强氧化剂的作用下，酮也可以被氧化，发生碳链断裂生成一些复杂的氧化产物。

醛可以被弱氧化剂托伦（Tollens）试剂和斐林（Fehling）试剂氧化，而酮不能。

托伦试剂即银氨溶液 $[Ag(NH_3)_2]OH$，$[Ag(NH_3)_2]^+$ 氧化醛基成相应的羧酸铵盐，银离子被醛还原成金属银析出，附着在玻璃容器壁上形成光亮的银镜，故此反应又称银镜反应（silver mirror reaction）。托伦试剂可用于醛与酮的鉴别。

$$HCHO \xrightarrow[\Delta]{[Ag(NH_3)_2]^+} HCOONH_4 + Ag\downarrow$$

斐林试剂是硫酸铜与酒石酸钾钠的 NaOH 溶液反应形成的一种深蓝色铜（Ⅱ）配合物，其中 Cu^{2+} 将醛氧化成相应的羧酸盐，而 Cu^{2+} 本身被还原，产生砖红色的 Cu_2O 沉淀。

$$HCHO \xrightarrow[\Delta]{Cu^{2+},\ OH^-} HCOO^- + Cu_2O\downarrow$$

只有脂肪醛能与斐林试剂反应，芳香醛不发生此反应，故可用斐林试剂鉴别脂肪醛和芳香醛。

相关链接 醛与希夫试剂的反应

希夫试剂又称品红亚硫酸试剂。品红是一种红色染料，将二氧化硫通入品红水溶液中，品红的红色褪去，得到的无色溶液称为品红亚硫酸试剂。醛与希夫试剂作用，显紫红色，而酮不反应。这一显色反应非常灵敏，可用于鉴别醛类化合物。使用这种方法时，溶液中不能存在碱性物质和氧化剂，也不能加热，否则会消耗亚硫酸，溶液恢复品红的红色，出现假阳性反应。

甲醛与希夫试剂作用生成的紫红色物质，遇硫酸紫红色不消失，而其他醛生成的紫红色物质遇硫酸后褪色，故此方法也可用于鉴别甲醛与其他醛。

第二节 醌

一、醌的结构和命名

醌是一类具有环己二烯二酮结构的化合物，常见的有苯醌、萘醌、蒽醌等。醌的命名主要以苯醌、萘醌为母体，两个羰基的位置用数字或 α、β 等标明。母体上如有取代基，则将其位置写在母体前面。例如：

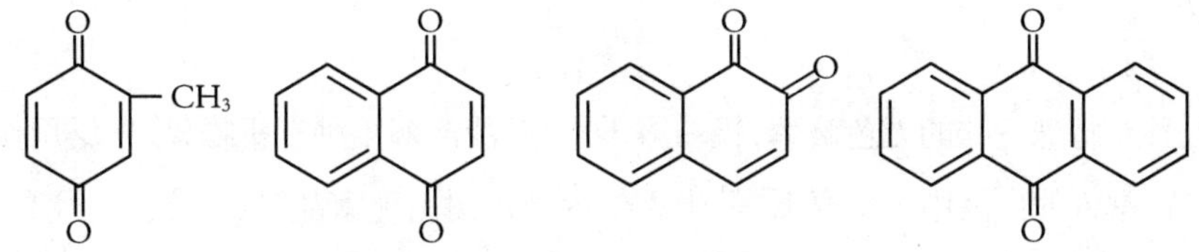

2-甲基-1,4-苯醌　1,4-萘醌（α-萘醌）　1,2-萘醌（β-萘醌）　9,10-蒽醌

具有醌型结构的化合物大多数都有颜色，常存在于植物色素、颜料中。

二、醌的化学性质

醌的结构是不饱和的环状二酮，分子中含有碳碳双键和羰基两种官能团，所以具有烯键的亲电加成和羰基的典型性质。

1. 碳碳双键的加成反应　醌分子中的碳碳双键与卤素（Cl_2 或 Br_2）发生亲电加成反应，生成二卤代环酮或四卤代环酮。

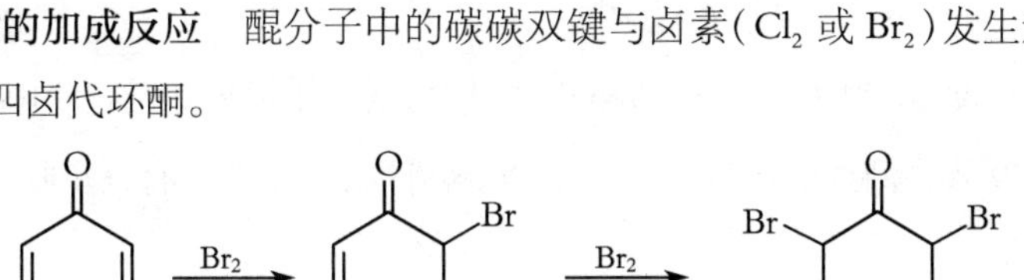

2. 羰基的加成反应　醌中的羰基与羟胺发生亲核加成反应，生成单肟或双肟。

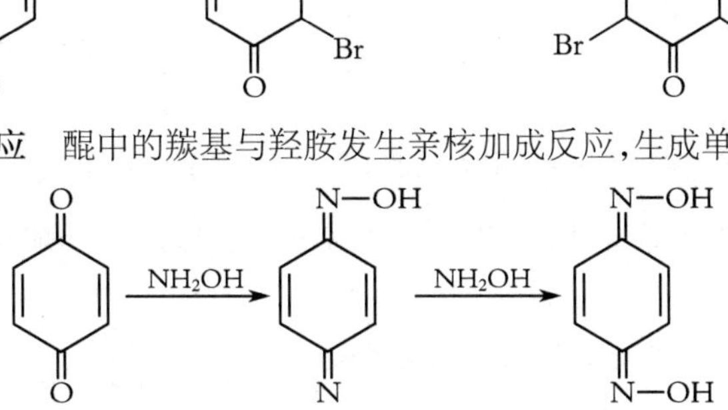

对苯醌单肟　对苯醌双肟

第三节　与医学有关的重要化合物

一、甲醛

甲醛是一种最简单的醛，又名蚁醛，具有刺激性气味的无色气体，易溶于水。因其具有使蛋白质凝固的性能，而有杀菌防腐的作用。医学上常用作消毒剂和生物标本防腐剂的福尔马林（formalin），即35% ~40% 的甲醛水溶液。吸入高浓度甲醛后，会出现呼吸道的严重刺激和水肿、眼刺痛、头痛，也可发生支气管哮喘。皮肤直接接触甲醛，可引起皮炎、色斑、坏死。甲醛是一种重要的化学原料，常用于有机合成、合成材料、涂料、橡胶、农药等行业。

甲醛易聚合，长期存放可聚合成多聚甲醛。多聚甲醛是白色沉淀物，在加热（160 ~200℃）或加入少量甲醇时可解聚产生甲醛。

二、丙酮

丙酮是具有特殊气味的无色液体，极易溶于水，并能溶解多种有机物，故广泛用作溶剂。

丙酮在正常人的血液中含量极低，但当人体内糖代谢出现紊乱时，会产生过量的丙酮从尿中排出。临床上可通过检查患者尿液中丙酮含量来诊断是否患有糖尿病。检查丙酮的方法除碘仿反应外，也可用亚硝酰铁氰化钠 $Na_2[Fe(CN)_5NO]$ 溶液和氢氧化钠溶液，如有丙酮存在，溶液呈鲜红色。

三、樟脑

樟脑，又称2-莰酮，其结构式为 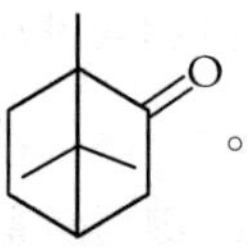 。樟脑具有特殊香味，不溶于水，能溶于有机溶剂，应用广泛。在日常生活中樟脑可做成驱虫防蛀剂，临床上的樟脑酊（即 $100g \cdot L^{-1}$ 的樟脑酒精溶液）具有止咳功效，樟脑油针剂（即10% 的樟脑植物油溶液）具有兴奋呼吸循环的作用。

四、维生素

维生素 K_1、K_2 和 K_3 中均有 α-萘醌的结构，都具有促进血液凝固的作用，在临床上用作止血剂。维生素 K_1 为黄色油状液体，K_2 为黄色结晶，两者的区别在于侧链烃基不同，结构如下：

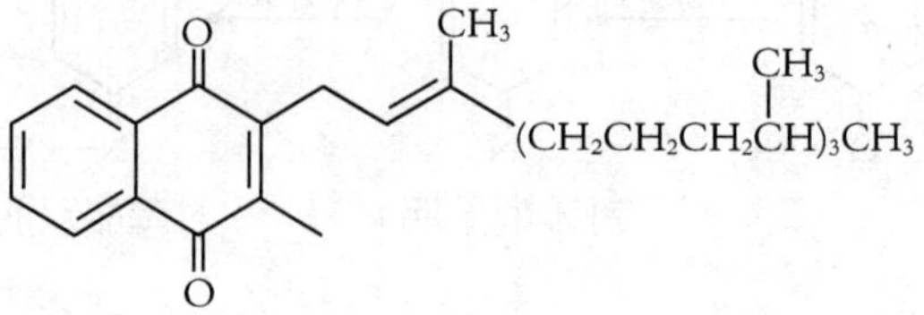

维生素 K_1

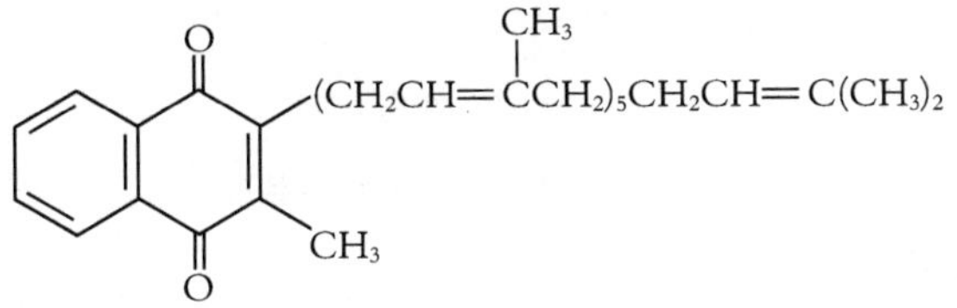

维生素 K_2

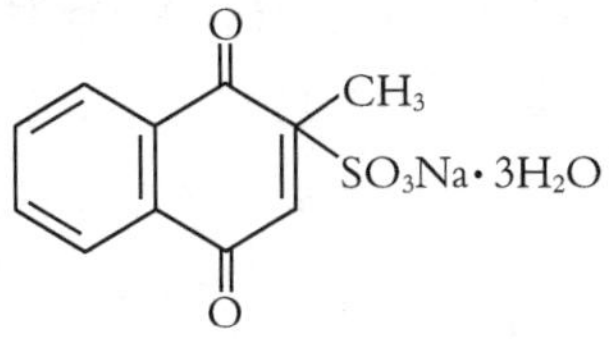

维生素 K_3

维生素 K_1 和 K_2 广泛存在于自然界中，绿色植物（如苜蓿等）、蛋黄、肝脏等含量丰富。维生素 K_3 中无侧链烷基结构，其凝血作用比天然维生素 K 强。临床上常用的维生素 K_3 是人工合成品，可溶于水。

五、戊二醛

戊二醛是具有刺激性气味的无色透明油状液体，溶于热水、乙醇、氯仿、冰醋酸和乙醚。对眼睛、皮肤和黏膜有强烈的刺激作用。吸入可引起喉、支气管的炎症、化学性肺炎、肺水肿等。

戊二醛是高效消毒剂，具有广谱、高效、低毒、对金属腐蚀性小、受有机物影响小、稳定性好等特点，被誉为继甲醛和环氧乙烷消毒之后化学消毒灭菌剂发展史上的第三个里程碑。戊二醛消毒剂适用于医疗器械和耐湿忌热的精密仪器的消毒与灭菌，其灭菌浓度为 2%。

（杨宝华）

学习小结

醛、酮属于羰基化合物，羰基的碳氧双键是极性不饱和键，电子云分布偏向氧原子。醛、酮可以与 HCN、饱和 $NaHSO_3$ 溶液、醇和羰基试剂等发生亲核加成反应。反应的活性因受其结构的影响，只有醛、脂肪族甲基酮和少于 8 个碳原子的环酮能与 HCN 和饱和 $NaHSO_3$ 反应。经催化氢化或金属氢化物还原，醛还原成伯醇，酮还原成仲醇。

醛基比酮基活泼，故醛可以被弱氧化剂如 Tollens 试剂、Fehling 试剂氧化，酮则难被氧化，故可用该性质鉴别醛和酮。芳香醛不能与 Fehling 试剂反应，故可用 Fehling 试剂鉴别脂肪醛和芳香醛。

醛酮的 α-H 呈弱酸性，在碱的催化作用下，易发生卤代、醇醛缩合等反应。可以利用碘仿反应鉴别具有乙醛和甲基酮结构的羰基化合物。

复习参考题

1. 命名下列的化合物。

（1）$CH_3CH{=}CHCHO$ （2）$CH_3\overset{\overset{\displaystyle O}{\|}}{C}CH_3$ （3）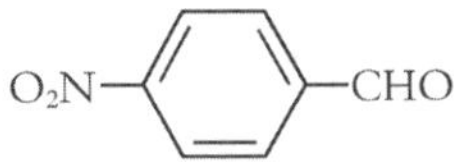

（4）$CH_3\underset{}{\overset{\overset{\displaystyle CH_3}{|}}{C}}HCHO$ （5）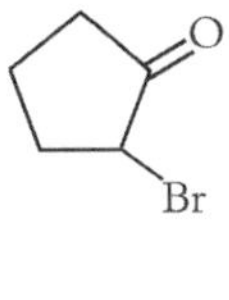 （6）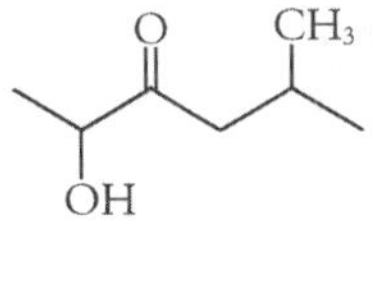

2. 写出下列的结构式。

（1）α-甲基环己酮　　　　　　　　（2）邻-氯苯甲醛

（3）4,6-二甲基-3-庚酮　　　　　　（4）5-甲基-1,2-苯醌

3. 写出下列反应的主要产物。

（1）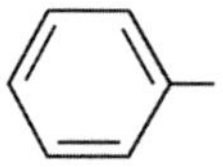 $-CHO + HCN \longrightarrow$

（2）$CH_3CH_2\overset{\overset{O}{\parallel}}{C}CH_3 + NH_2OH \longrightarrow$

（3）$CH_3\overset{\overset{O}{\parallel}}{C}CH_3 + NH_2NHC_6H_5 \longrightarrow$

（4）$CH_3CH_2CHO + 2\ CH_3OH \xrightarrow{\text{干 HCl}}$

（5）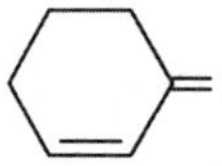 $=O + H_2 \xrightarrow[\Delta]{Ni}$

（6）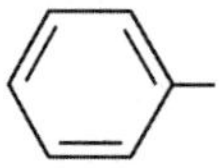 $-CHO + CH_3CHO \xrightarrow{\text{稀 NaOH}}$

4. 用化学方法区别下列各组化合物。

（1）苯甲醛、乙醛和甲醛

（2）戊醛、3-戊酮和 3-戊醇

（3）苯甲醛、甲苯和苯乙酮

5. 化合物 A（$C_5H_{12}O$）被 $KMnO_4$ 氧化后得到产物 B（$C_5H_{10}O$）。B 可与氢氰酸作用，但不能被 Fehling 试剂氧化，A 和 B 都不能发生碘仿反应。A 经浓硫酸脱水得到化合物 C，C 被 $KMnO_4$ 氧化得到化合物 D 和 E。

（1）试写出 A、B、C、D 和 E 的结构式。

（2）写出有关的化学方程式。

6. 某芳香族化合物 A 的分子式为 C_8H_8O，能与亚硫酸氢钠反应产生白色沉淀，能发生银镜反应，能与苯肼作用生成苯腙，不能发生碘仿反应。A 氧化可以得到对甲基苯甲酸，试写出化合物 A 的结构式和有关的化学方程式。

第十五章　羧酸、取代羧酸及羧酸衍生物

15

学习目标

掌握　羧酸、取代羧酸及羧酸衍生物的命名和主要化学性质。

熟悉　羧酸、取代羧酸及羧酸衍生物的结构和分类。

了解　羧酸、取代羧酸及羧酸衍生物的物理性质；与医学有关的重要羧酸、取代羧酸及羧酸衍生物的性质和用途。

分子中含有羧基(—COOH)的化合物称为羧酸(carboxylic acid),其结构通式为:R—COOH 或 Ar—COOH。

羧酸分子中烃基上的氢原子被其他官能团取代得到的化合物为取代羧酸(substituted acid),取代羧酸主要有羟基酸、酮酸、卤代酸和氨基酸等;羧基上的羟基被其他原子或原子团取代后生成的化合物称为羧酸衍生物(derivatives of carboxylic acid),重要的羧酸衍生物酰卤、酸酐、酯和酰胺。本章主要讨论羧酸、羟基酸、酮酸及酰卤、酸酐、酯和酰胺。

羧酸、取代羧酸及羧酸衍生物广泛地存在于自然界,与生物体的生命活动有着密切的联系。

第一节　羧酸

一、羧酸的分类和命名

根据羧基所连的烃基种类的不同,可将羧酸分为脂肪羧酸和芳香羧酸,其中脂肪羧酸根据烃基饱和与否,又分为饱和脂肪酸和不饱和脂肪酸;根据分子中所含羧基的数目也可将羧酸分为一元羧酸、二元羧酸及多元羧酸。

羧酸的系统命名法命名原则与醛相似,即选择含有羧基的最长碳链为主链,根据主链所含碳原子数目称为"某酸"。从羧基碳原子开始对主链碳原子编号,并用阿拉伯数字或希腊字母标明取代基的位次。芳香羧酸则以脂肪酸为母体,将芳香烃基作为取代基命名。

不饱和羧酸的主链应包括双键及羧基,母体名称为"某烯酸",双键的位次写在母体名称之前。脂肪族二元羧酸则选择含有两个羧基在内的最长碳链为主链,称为"某二酸"。

由于许多羧酸最初是从天然产物中得到的,因此,在实际工作中常根据其来源使用俗名。

一些羧酸的分类和命名见表 15-1。

表 15-1　一些羧酸的分类和命名

分类	脂肪羧酸		芳香羧酸
	饱和脂肪酸	不饱和脂肪酸	
一元羧酸	$CH_3—COOH$ 乙酸(醋酸) $CH_3—(CH_2)_{14}—COOH$ 十六酸(软脂酸)	$CH_3CH═CH—COOH$ 2-丁烯酸或 α-丁烯酸 (巴豆酸) $CH_3(CH_2)_7CH═CH(CH_2)_7COOH$ 9-十八碳烯酸(油酸)	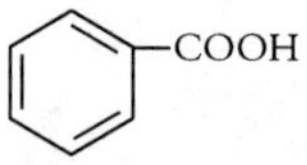 苯甲酸(安息香酸) 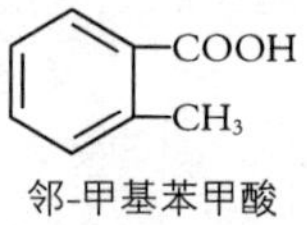 邻-甲基苯甲酸
二元羧酸	HOOC—COOH 乙二酸(草酸)	CH—COOH ‖ CH—COOH 丁烯二酸	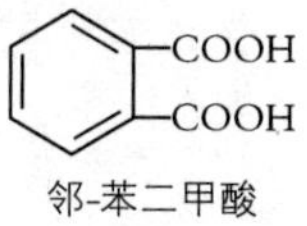 邻-苯二甲酸

二、羧酸的结构

羧酸羧基上碳原子为 sp^2 杂化，3 个杂化轨道分别与两个氧原子及烃基碳原子（甲酸除外）形成的 3 个 σ 键在同一平面上，键角约为 120°。羧基碳原子未杂化的 p 轨道与两个氧原子的 p 轨道平行重叠形成 p-π 共轭体系，可用下式表示：

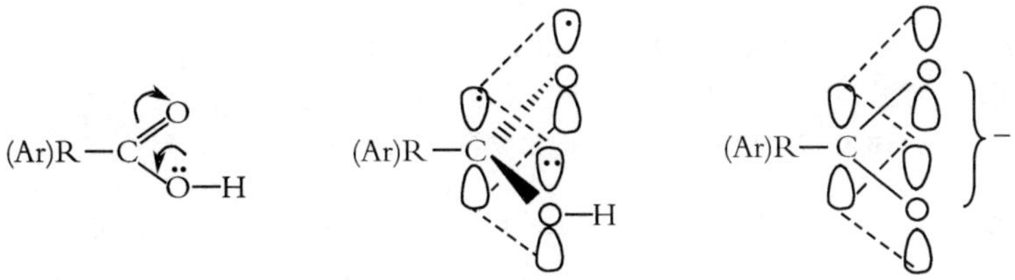

由于 p-π 共轭使羧基键长趋于平均化。X 线衍射证明，甲酸分子中 C═O 双键键长较醛、酮分子中的羰基键长有所增长；而 C—O 键长较醇中碳氧键短。而当甲酸羧基中的氢原子离解后，羧基负离子中的 p-π 共轭作用更强，负电荷平均分配在两个氧原子上，因而分子中两个 C—O 键长完全相等，没有双键与单键的差别。

三、羧酸的物理性质

常温下，低级直链饱和一元羧酸是具有刺激性或恶臭气味的液体，高级饱和羧酸则为蜡状的无味固体，脂肪族二元酸和芳香酸均为固体。低分子量的羧酸易溶于水，但随分子量的增加，水溶性降低。高级一元酸不溶于水，但能溶于乙醇、乙醚、苯等有机溶剂。多元酸的水溶性大于相同碳原子的一元酸。

羧酸的沸点随着相对分子质量的增加而升高，且比相对分子质量相近的醇沸点高。主要是因为羧酸分子通过氢键缔合成二聚体或多聚体，而且氢键比醇中氢键牢固。

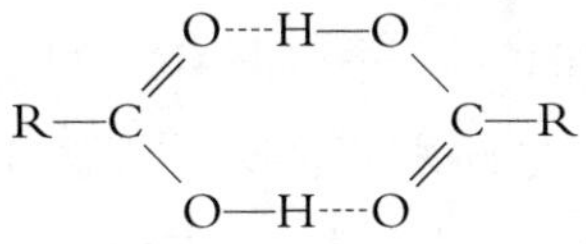

饱和一元羧酸的熔点随碳原子数的增加而呈锯齿形上升，偶数碳原子羧酸的熔点比其前后相邻两个奇数碳原子同系物的熔点高。这可能是偶数碳羧酸分子比奇数碳原子羧酸分子有较好的对称性，在晶体中容易排列得更紧密的缘故。一些羧酸的物理常数见表 15-2。

表 15-2　一些常见羧酸的物理常数

名称	结构式	熔点 [℃]	沸点 [℃]	溶解度 [$g\cdot(100mL\ H_2O)^{-1}$]	pK_a [25℃]
甲酸（蚁酸）	HCOOH	8.4	100.5	∞	3.77
乙酸（醋酸）	CH_3COOH	16.6	117.9	∞	4.76
丙酸（初油酸）	CH_3CH_2COOH	−20.8	141	∞	4.78
丁酸（酪酸）	$CH_3(CH_2)_2COOH$	−4.3	163.5	∞	4.81
十六碳酸（软脂酸）	$CH_3(CH_2)_{14}COOH$	62.9	269/0.01MPa	不溶	
十八碳酸（硬脂酸）	$CH_3(CH_2)_{16}COOH$	69.9	287/0.01MPa	不溶	

续表

名称	结构式	熔点 [℃]	沸点 [℃]	溶解度 [g·(100mL H_2O)$^{-1}$]	pK_a [25℃]
3-苯基丙烯酸(肉桂酸)	$C_6H_5CH=CHCOOH$	133		不溶	4.44
乙二酸(草酸)	HOOC—COOH	189.5	>100(升华)	8.6	1.46 4.46*
丙二酸(缩苹果酸)	$HOOCCH_2COOH$	135	140 分解	73.5	2.80 5.85*
丁二酸(琥珀酸)	$HOOC(CH_2)_2COOH$	187	235 分解	5.8	4.17 5.64*
苯甲酸(安息香酸)	C_6H_5COOH	122.4	249	0.34	4.17
苯乙酸	$C_6H_5CH_2COOH$	77	265.5	1.66	4.31

* pK_{a2}值

四、羧酸的化学性质

由于羧基中 p-π 共轭的影响，使羧基中碳氧双键活性降低，不能发生类似醛、酮的亲核加成反应，较易发生羧基中的羟基氢解离而显酸性；羧基中的羟基的取代及羧基的脱羧等反应。

（一）酸性

羧酸在水中能解离出氢离子而具有明显的酸性，其 pK_a 值一般在 4～5 之间，但仍属于弱酸，溶液中存在着如下解离平衡：

$$CH_3COOH \rightleftharpoons CH_3COO^- + H^+$$

羧酸不仅能与强碱 NaOH 等反应生成盐，还能与弱碱 $NaHCO_3$ 反应生成盐，并放出 CO_2 气体。生成的羧酸盐遇强酸则又游离出羧酸，常利用这一性质鉴别和分离羧酸，例如：

$$CH_3COOH + NaHCO_3 \longrightarrow CH_3COONa + H_2O + CO_2\uparrow$$

医药上常将难溶于水的含羧基的药物制成其水溶性盐，以便配制成水剂或注射液使用，利于人体吸收。如供注射用的抗生素——青霉素就是其钾盐或钠盐。

羧酸的酸性强弱与分子中羧基所连基团的性质、数目及其与羧基的相对位置有关。分子中羧基上有吸电子基酸性增强，且吸电子基的吸电子性越强、数目越多酸性越强。反之，分子中羧基上有斥电子基酸性减弱，且斥电子基的斥电子性越强、数目越多酸性越弱。羧基所连基团与羧基的相对位置越近，对羧酸的酸性影响越大。例如：

$$Cl_2CHCOO > ClCH_2COOH > BrCH_2COOH > HCOOH > CH_3COOH$$

pK_a　　1.36　　2.87　　2.90　　3.77　　4.76

同碳数的二元羧酸酸性较一元羧酸强，而且二元羧酸随着两个羧基间隔增大其酸性逐渐减弱。例如：乙二酸 > 丙二酸 > 丁二酸 > 戊二酸

问题与思考　羧酸的羧性大小有何规律？试将下列化合物按酸性由强到弱排列成序。

(1)草酸　(2) 乙醇　(3) 碳酸　(4) 苯甲酸　(5) 醋酸　(6) 苯酚

（二）羧基中羟基的取代反应

羧基中的羟基（—OH）可被烃氧基、氨基、卤素、酰氧基等取代，分别生成酯、酰胺、酰卤、酸酐等羧酸衍生物。

1. 酯的生成 羧酸与醇在酸催化及加热条件下生成酯和水的反应称为酯化反应（esterification）。同样的条件下，酯与水也可作用生成羧酸和醇，该反应称为酯的水解反应（hydrolysis reaction）。酯化反应与酯的水解反应互为可逆反应，例如：

$$CH_3-\overset{\overset{\large O}{\|}}{C}-OH+HO-CH_2CH_3 \underset{\text{水解}}{\overset{H^+,\text{酯化}}{\rightleftharpoons}} CH_3-\overset{\overset{\large O}{\|}}{C}-OCH_2CH_3+H_2O$$

羧酸的酯化和酯的水解反应通常需通过控制平衡条件以提高产率，如在反应的过程中不断地除去生成的酯或水，以使平衡向生成酯的方向移动。

羧酸与不同类型醇的酯化反应机制不同。同位素标记法证实：羧酸与伯醇及大多数仲醇酯化反应中是羧酸的酰氧键、醇的氧氢键断裂。羧酸与叔醇酯化反应时，则是羧酸发生氧氢键断裂，醇发生烷氧键断裂。

2. 酰卤的生成 羧酸与 PX_3、PX_5（X═Cl、Br）、$SOCl_2$（氯化亚砜）可发生羧基中的羟基被卤素取代，生成酰卤。例如：

$$H_3C-\overset{\overset{\large O}{\|}}{C}-OH+PCl_3 \xrightarrow{\text{回流}} H_3C-\overset{\overset{\large O}{\|}}{C}-Cl+H_3PO_3$$

低沸点的 $SOCl_2$ 因其过量部分可通过蒸馏除去，反应的副产物都是气体，极易从反应体系中逸出，从而得到高纯度的酰氯而成为制备酰氯常用的试剂。

3. 酸酐的生成 羧酸（除甲酸外）在脱水剂存在下加热，分子的羧基间失去一分子水生成酸酐。例如：

$$CH_3-\overset{\overset{\large O}{\|}}{C}-OH+CH_3-\overset{\overset{\large O}{\|}}{C}-OH \xrightarrow[\Delta]{P_2O_5} CH_3-\overset{\overset{\large O}{\|}}{C}-O-\overset{\overset{\large O}{\|}}{C}-CH_3+H_2O$$

酸酐的生成反应也可发生在分子内，生成环状酸酐。例如：

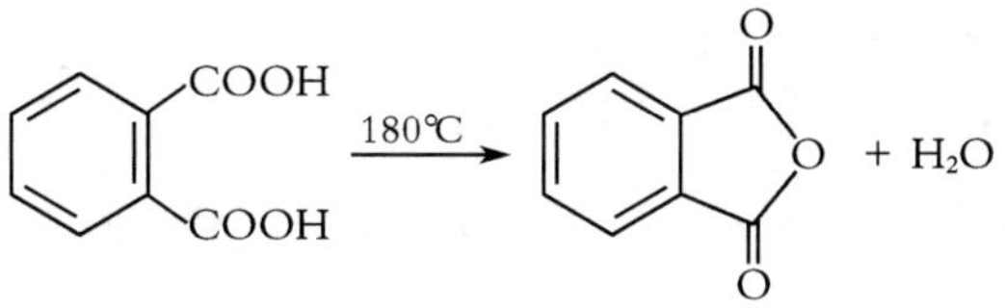

4. 酰胺的生成 羧酸与氨或胺（R—NH_2）作用得羧酸铵盐，铵盐热解失水而生成酰胺。例如：

$$CH_3COOH+NH_3 \longrightarrow CH_3COONH_4 \xrightarrow{\Delta} CH_3CONH_2+H_2O$$

（三）脱羧反应

一定条件下，羧酸脱去羧基放出 CO_2 的反应称为脱羧反应（decarboxylation）。一元羧酸不易脱羧，二元羧酸较易脱羧，且可因羧基位置不同而发生不同反应，得到不同产物。例如：

$$\begin{matrix}COOH\\|\\COOH\end{matrix} \xrightarrow{\Delta} H-COOH+CO_2\uparrow$$

$$HOOC-CH_2-COOH \xrightarrow{\Delta} CH_3-COOH + CO_2 \uparrow$$

$$\begin{matrix} CH_2-CH_2-COOH \\ | \\ CH_2-CH_2-COOH \end{matrix} \xrightarrow[\Delta]{Ba(OH)_2} \bigcirc\!=\!O + CO_2\uparrow + H_2O$$

$$CH_2 \begin{matrix} CH_2-CH_2-COOH \\ \\ CH_2-CH_2-COOH \end{matrix} \xrightarrow[\Delta]{Ba(OH)_2} \bigcirc\!=\!O + CO_2\uparrow + H_2O$$

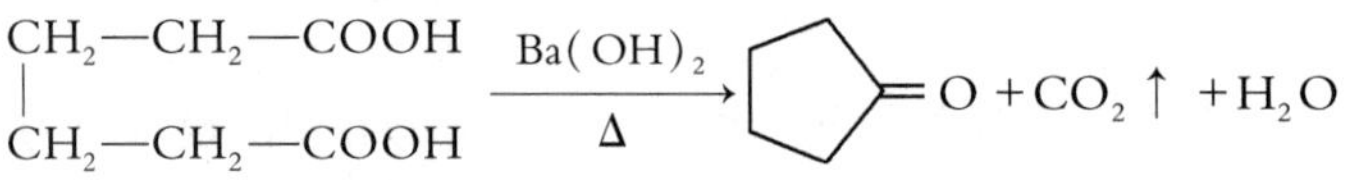

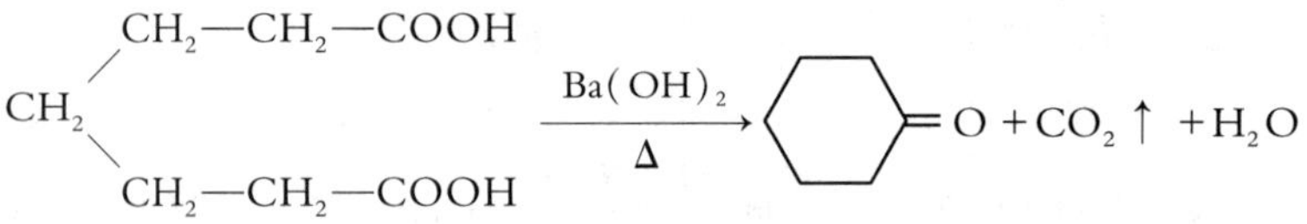

在生物体内,脂肪酸在酶催化下脱羧是很常见的反应,故脱羧反应在许多生化反应中占有极其重要的地位。

第二节　取代羧酸

取代羧酸分子中既含羧基,又有其他官能团,因而在性质上既表现出各官能团特有的典型性质,又有不同官能团之间相互影响而产生的一些特殊性质。本节主要讨论羟基酸和酮酸。

一、羟基酸

羟基酸(hydroxy acid)是分子中既含羧基又含羟基的化合物。按羟基所连烃基不同,羟基酸可分为醇酸和酚酸。羟基连在脂肪酸碳链上的为醇酸(alcoholic acid),羟基直接连在芳香环上的为酚酸(phenolic acid)。醇酸根据羟基与羧酸的相对位置不同又可分为 α、β、γ、δ…醇酸。例如:

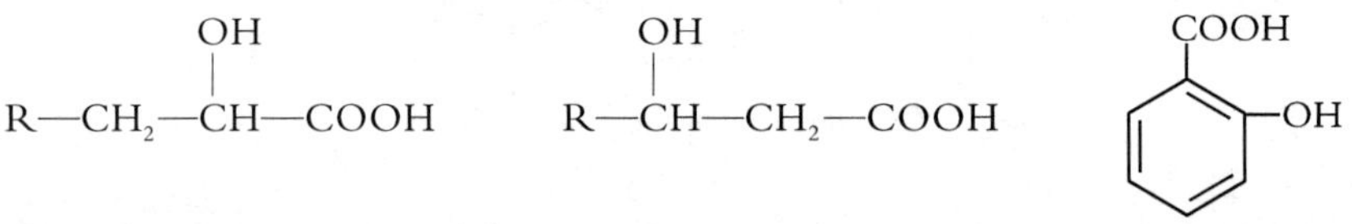

α-醇酸　　　　　　β-醇酸　　　　　　酚酸(水杨酸)

(一)羟基酸的命名
羟基酸的命名是以相应的羧酸作为母体,羟基作为取代基,并用阿拉伯数字或希腊字母 α、β、γ、δ…等来表示羟基的位置。自然界存在的羟基酸常根据其来源采用俗名命名。例如:

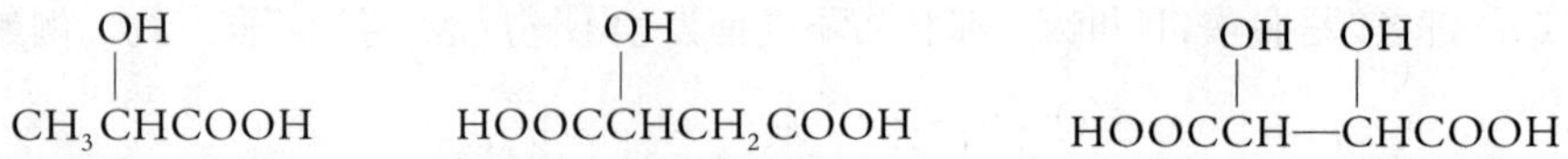

羟基丙酸(乳酸)　　　羟基丁二酸(苹果酸)　　　2,3-二羟基丁二酸(酒石酸)

$$HOOCCH_2\overset{\displaystyle OH}{\underset{\displaystyle COOH}{C}}CH_2COOH$$

3-羧基-3-羟基戊二酸（柠檬酸或枸橼酸）

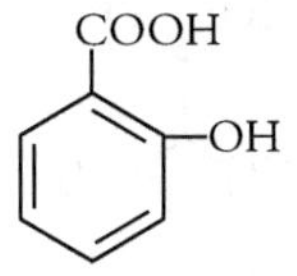

邻-羟基苯甲酸（水杨酸）

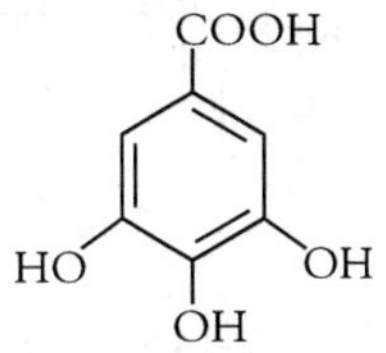

3,4,5-三羟基苯甲酸（没食子酸）

（二）羟基酸的物理性质

醇酸一般为结晶的固体或黏稠的液体。由于分子中的羟基和羧基都与水形成氢键，所以醇酸在水中的溶解度比相应的醇或羧酸都大，低碳数的醇酸可与水混溶，在乙醚中溶解度则较小。大多数醇酸因含手性碳原子而具有旋光性。酚酸大多为晶体，多以盐、酯或糖苷的形式存在于植物中，有的微溶于水（如水杨酸），有的易溶于水（如没食子酸）。

（三）羟基酸的化学性质

羟基酸具有醇或酚及羧酸的典型性质，如能发生脱氢氧化、脱水、成盐、酯化反应和脱羧反应等。由于羟基与羧基相互影响，羟基酸又具有一些特殊的性质。

1. 酸性 一般比相应羧酸强，而且醇酸酸性随着羟基与羧基距离的增加而减弱。例如：

	CH_3CH_2COOH	$CH_3\overset{OH}{CH}COOH$	$\overset{OH}{CH_2}CH_2COOH$
p*K*a	4.88	3.87	4.51

酚酸的酸性则随羟基与羧基的相对位置不同而异。例如：

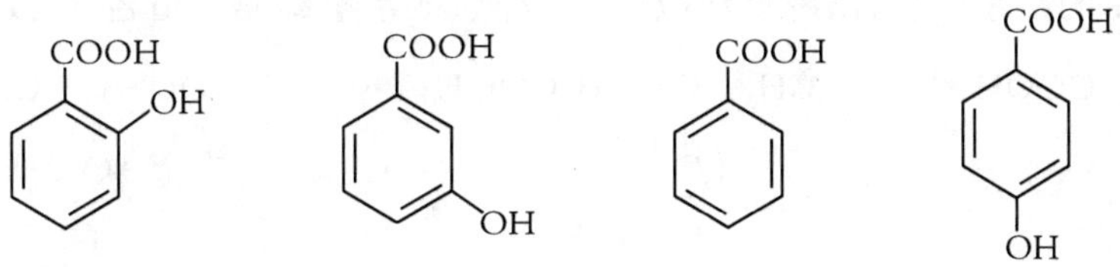

pK_a　　3.00　　4.12　　4.17　　4.54

2. 氧化反应 由于羧基的存在，醇酸中的羟基比醇中的羟基容易氧化。特别是α-醇酸可被弱氧化剂 Tollens 氧化生成α-酮酸，并有银镜产生而用于鉴别。

$$CH_3\overset{OH}{CH}COOH \xrightarrow[\Delta]{\text{Tollens 试剂}} CH_3—\overset{O}{\overset{\|}{C}}—O^- + Ag\downarrow$$

醇酸的脱氢氧化在人体的糖代谢、脂肪代谢中有着重要的意义。例如：

$$CH_3\overset{OH}{CH}COOH \xrightarrow{[O]} CH_3\overset{O}{\overset{\|}{C}}COOH$$

$$CH_3\overset{OH}{CH}COOH \xrightarrow{[O]} CH_3\overset{O}{\overset{\|}{C}}CH_2COOH$$

3. 脱水反应 醇酸对热不稳定，受热易发生脱水反应，脱水方式及产物都因羟基和羧基的相对位置不同而异。

α-醇酸受热时，两分子间的羧基和羟基交叉脱水，生成六元环的交酯。例如：

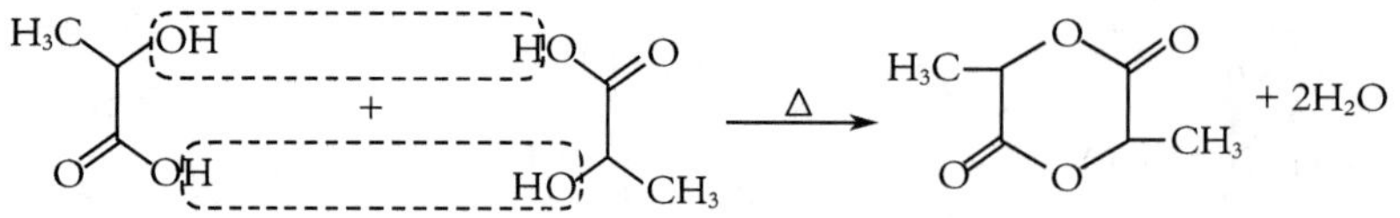

β-醇酸受热时，α-H 容易与 β-羟基结合，发生分子内脱水生成 α，β-不饱和羧酸。例如：

$$CH_3\underset{OH}{\underset{|}{CH}}-\underset{H}{\underset{|}{CH}}COOH \xrightarrow{\Delta} H_3CHC=CHCOOH + H_2O$$

γ-醇酸或 δ-醇酸极易脱水，在室温下，易发生分子内脱水生成五元环或六元环的内酯。例如：

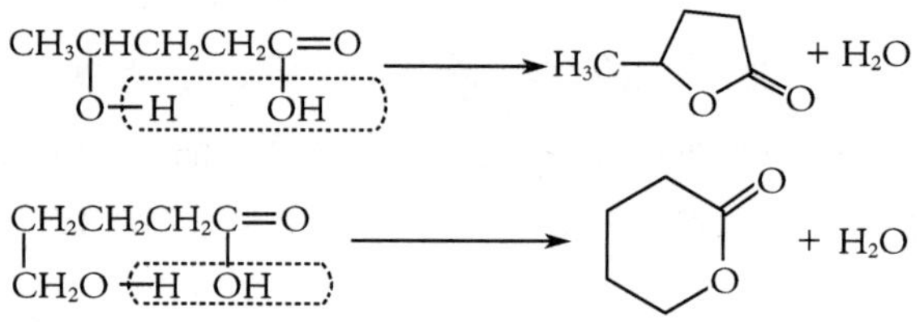

二、酮酸

酮酸（keto acid）是分子中既含羧基又含酮基的化合物。根据酮基与羧酸的相对位置不同，酮酸分为 α、β、γ、δ…酮酸。人体内糖和蛋白质代谢的中间产物为 α-酮酸和 β-酮酸。

（一）酮酸的命名

酮酸的命名也是以羧酸作为母体，酮基作为取代基，并用阿拉伯数字或希腊字母 α、β、γ、δ…等表示酮基的位置。也可以羧酸为母体，用“氧代”表示酮基，或用俗名。例如：

$$CH_3-\underset{\overset{\|}{O}}{C}-COOH \qquad CH_3-\underset{\overset{\|}{O}}{C}-CH_2COOH \qquad HOOC-\underset{\overset{\|}{O}}{C}-CH_2COOH$$

丙酮酸（2-氧代丙酸）　　β-丁酮酸（3-氧代丁酸，乙酰乙酸）　　丁酮二酸（2-氧代丁二酸，草酰乙酸）

（二）酮酸的化学性质

1. 酸性　较相应的醇酸强，更强于相应的羧酸。主要是酮基的吸电子性比羟基强的缘故。例如：

$$CH_3-\underset{\overset{\|}{O}}{C}-COOH > CH_3-\underset{\overset{\|}{O}}{C}-CH_2COOH > CH_3-\underset{\overset{|}{OH}}{CH}-COOH > HOCH_2CH_2COOH > CH_3CH_2COOH$$

pK_a　2.49　3.51　3.87　4.51　4.88

2. α-酮酸的氧化反应　α-酮酸分子中的酮基与羧基直接相连，相互影响使其可与弱氧化剂 Tollens 试剂发生银镜反应，可用于 α-酮酸与 β-酮酸的鉴别。

$$CH_3-\overset{\overset{O}{\|}}{C}-COOH \xrightarrow[\Delta]{\text{Tollens 试剂}} CH_3-\overset{\overset{O}{\|}}{C}-O^- + Ag\downarrow$$

3．分解反应 α-酮酸与硫酸共热，可发生脱羧反应，生成少一个碳原子的醛。例如：

$$CH_3-\overset{\overset{\large O}{\|}}{C}-COOH \xrightarrow[\Delta]{\text{稀 } H_2SO_4} CH_3CHO + CO_2\uparrow$$

β-酮酸比α-酮酸更易脱羧，加热即可发生脱羧反应，生成少一个碳原子的酮。该反应称为β-酮酸的酮式分解(ketonic cleavage)。例如：

$$CH_3-\overset{\overset{\large O}{\|}}{C}-CH_2COOH \xrightarrow{\Delta} CH_3-\overset{\overset{\large O}{\|}}{C}-CH_3 + CO_2\uparrow$$

β-酮酸与浓碱(NaOH)共热时，β-碳原子与α-碳原子间发生键的断裂，生成两分子羧酸盐。该反应称为β-酮酸的酸式分解(acid cleavage)。例如：

$$CH_3-\overset{\overset{\large O}{\|}}{C}-CH_2COOH \xrightarrow[\Delta]{\text{浓 NaOH}} CH_3-\overset{\overset{\large O}{\|}}{C}-ONa + CH_3-\overset{\overset{\large O}{\|}}{C}-ONa$$

问题与思考 分子组成为 $C_5H_8O_3$ 的酸性化合物，受热即脱羧生成丁酮，与浓NaOH共热则生成乙酸钠和丙酸钠，试推测该化合物的结构。

体内的醇酸和酮酸均为糖、脂肪和蛋白质代谢的中间产物，这些中间产物在体内各种特殊酶的催化下，进行着氧化、脱羧、脱水等一系列化学反应，伴随着氧气的吸收、二氧化碳的放出以及能量的产生，为生命活动提供了物质基础。例如，β-丁酮酸(乙酰乙酸)在酶的作用下可被还原成β-羟基丁酸，β-丁酮酸在脱羧酶催化下则可脱羧生成丙酮。β-羟基丁酸、β-丁酮酸和丙酮在医学上统称为酮体(acetone body)。正常人血液中酮体的含量低于 $10mg \cdot L^{-1}$，糖尿病患者因糖代谢不正常，靠消耗脂肪供给能量，其血液中酮体的含量在 $3 \sim 4g \cdot L^{-1}$ 以上。由于β-羟基酸和β-丁酮酸均具有较强的酸性，所以，酮体含量过高的晚期糖尿病患者易发生酮症酸中毒。

第三节 羧酸衍生物

羧酸衍生物是羧酸分子中的羟基被—X、—OCOR、—OR、—NH_2(—NHR或—NR_2)等基团取代后的产物。主要的羧酸衍生物有酰卤、酸酐、酯和酰胺，其结构通式如下所示；

$$\underset{\text{羧酸衍生物}}{R-\overset{\overset{\large O}{\|}}{C}-L} \qquad L=\begin{cases} -X & \text{酰卤} \\ -OCOR & \text{酸酐} \\ -OR & \text{酯} \\ -NH_2,-NHR,-NR_2 & \text{酰胺} \end{cases}$$

羧酸分子去掉羧基上的羟基形成的基团称为酰基(acyl group)。羧酸衍生物分子中都含有酰基，其按相应羧酸的名称命名为“某酰基”。例如：

$CH_3-\overset{\overset{O}{\|}}{C}-OH$
乙酸

$CH_3-\overset{\overset{O}{\|}}{C}-$
乙酰基

$R-\overset{\overset{O}{\|}}{C}-$
酰基

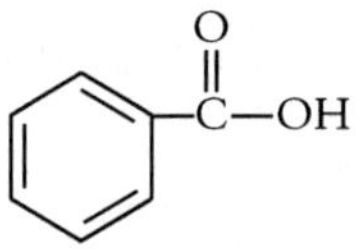
苯甲酸

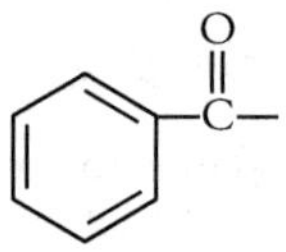
苯甲酰基

$HOOC-\overset{\overset{O}{\|}}{C}-OH$
草酸

$HOOC-\overset{\overset{O}{\|}}{C}-$
草酰基

一、羧酸衍生物的命名

（一）酰卤的命名

酰卤的命名是酰基的名称后加上卤素的名称，称为“某酰卤”。例如：

$CH_3-\overset{\overset{O}{\|}}{C}-Cl$
乙酰氯

$CH_2=CH-\overset{\overset{O}{\|}}{C}-Cl$
丙烯酰氯

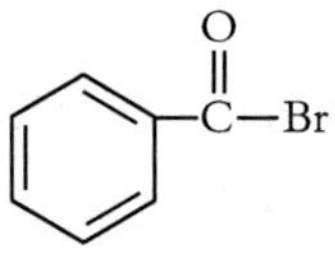
苯甲酰溴

（二）酸酐的命名

酸酐的命名是在相应羧酸名称后加“酐”字，称“某酸酐”，也可简称“某酐”。不同羧酸形成的混酐，命名时把简单的羧酸放在前面，复杂的羧酸放在后面。例如：

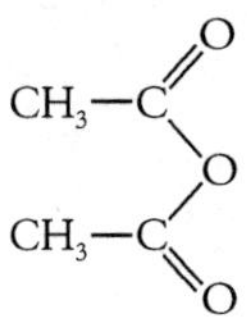
乙（酸）酐

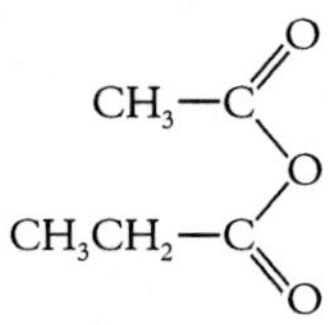
乙（酸）丙（酸）酐

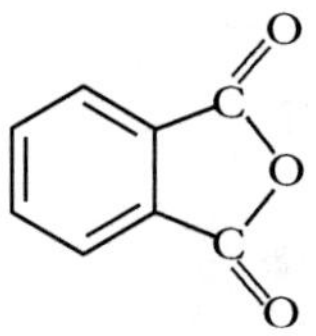
邻苯二甲（酸）酐

（三）酯的命名

酯的命名是根据生成酯的羧酸和醇的名称命名为“某酸某酯”。例如：

$H-\overset{\overset{O}{\|}}{C}-O-CH_2CH_3$
甲酸乙酯

$CH_3\overset{\overset{O}{\|}}{C}-O-CH_3$
乙酸甲酯

$CH_3\overset{\overset{O}{\|}}{C}-CH_2-\overset{\overset{O}{\|}}{C}-OCH_2CH_3$
β-丁酮酸乙酯（乙酰乙酸乙酯）

（四）酰胺的命名

酰胺命名与酰卤相似，称为“某酰胺”。若氮原子上连有烃基的酰胺，则需在烃基前加“N”或“N，N”表示烃基与氮原子直接相连。也可以酰基和烃基名称命名为“某酰某胺”。例如：

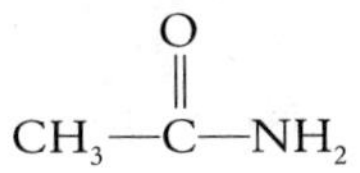

$$CH_3-\overset{\displaystyle O}{\overset{\|}{C}}-NH_2 \qquad CH_3-\underset{\underset{\displaystyle CH_3}{|}}{CH}-\overset{\displaystyle O}{\overset{\|}{C}}-NH_2 \qquad C_6H_5-\overset{\displaystyle O}{\overset{\|}{C}}-NH_2$$

乙酰胺   2-甲基丙酰胺   苯甲酰胺

$$CH_3-\overset{\displaystyle O}{\overset{\|}{C}}-NH-CH_3 \qquad C_6H_5-\overset{\displaystyle O}{\overset{\|}{C}}-NH-CH_2CH_3 \qquad CH_3-\overset{\displaystyle O}{\overset{\|}{C}}-\underset{\underset{\displaystyle CH_2CH_3}{|}}{\overset{\overset{\displaystyle CH_3}{|}}{N}}$$

N-甲基乙酰胺   N-乙基苯甲酰胺   N-甲基-N-乙基乙酰胺
（乙酰甲胺）   （苯甲酰乙胺）   （乙酰甲乙胺）

二、羧酸衍生物的物理性质

低级酰卤和酸酐是有刺激气味的无色液体,高级酰卤和酸酐则为固体。低级酯多为果香味的易挥发无色液体,高级酯为蜡状固体。除甲酰胺和个别 N-取代酰胺为液体外,其他的酰胺均为固体。

酰卤、酸酐、酯的分子间不能形成氢键,酰胺分子间能形成氢键缔合,因此,酰卤和酯的沸点比相应的羧酸低,酸酐的沸点较相对分子质量相近的羧酸低。酰胺的熔点和沸点均比相应的羧酸高。

所有羧酸衍生物均溶于乙醚、氯仿和苯等有机溶剂。酰卤和酸酐不溶于水,但可发生水解;低级酯和酰胺能与水混溶,是很好的非质子性溶剂。一些常见羧酸衍生物的物理常数见表15-3。

表15-3 一些常见羧酸衍生物的物理常数

名称	熔点(℃)	沸点(℃)	相对密度(d_4^{20})
乙酰氯	−112	51	1.104
苯甲酰氯	−1	197	1.212
乙酸酐	−73	140	1.082
邻苯二甲酸酐	131	284	1.527
乙酸乙酯	−83	77	0.901
苯甲酸乙酯	−34	213	1.043
乙酰胺	82	221	1.159
N,N-二甲基甲酰胺	−61	152.8	0.9445

三、羧酸衍生物的化学性质

（一）酰化反应

羧酸衍生物都含有酰基,酰基中带部分正电荷的碳原子容易受亲核试剂进攻,发生水解、醇解和氨解等反应。反应活性次序为:酰卤 >酸酐 >酯 >酰胺。反应经历了亲核加成和消除反应两个过程,反应通式表示如下:

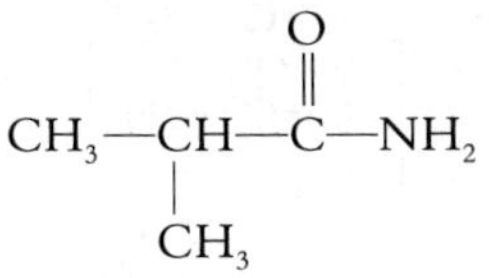

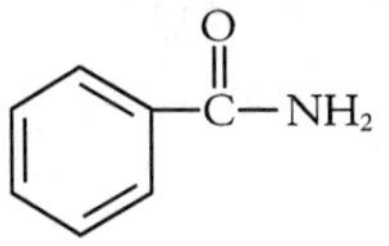

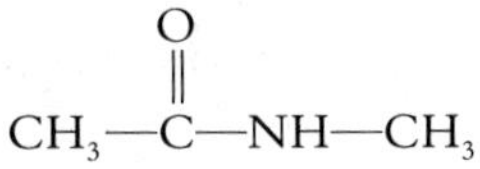

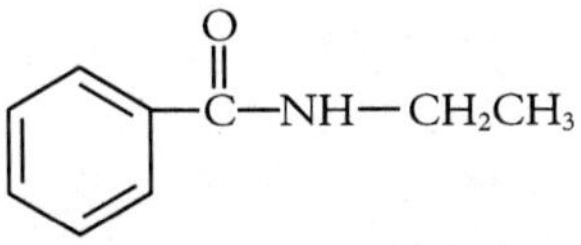

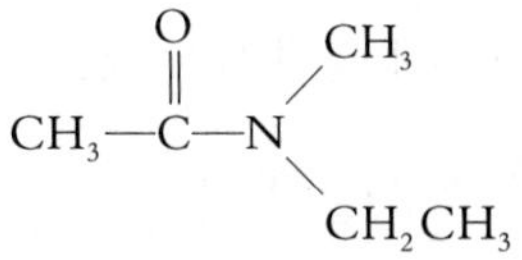

$$R-\overset{\displaystyle\overset{O}{\parallel}}{C}-L \ + \ Nu^- \ \underset{}{\overset{\text{加成}}{\rightleftharpoons}} \ \left[R-\overset{\displaystyle\overset{O^-}{|}}{\underset{\displaystyle\underset{L}{|}}{C}}-Nu \right] \ \underset{}{\overset{\text{消除}}{\rightleftharpoons}} \ R-\overset{\displaystyle\overset{O}{\parallel}}{C}-Nu \ + \ L^-$$

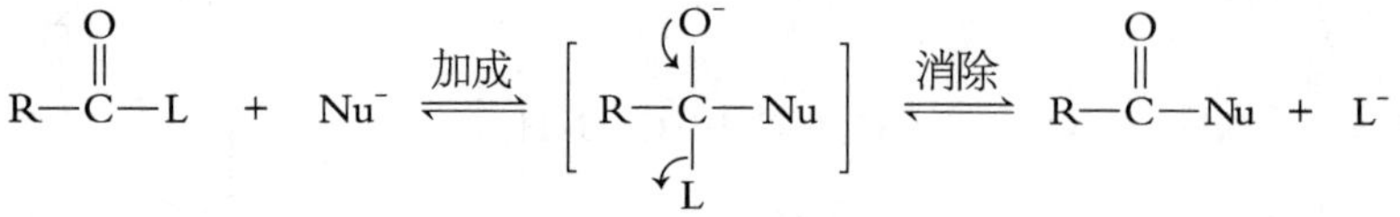

1. **水解反应** 所有羧酸衍生物都能发生水解反应生成羧酸,但反应难易不一。酰卤最容易水解,遇水即反应激烈;酸酐活泼性稍差,与热水较易作用;酯水解很慢,常需酸或碱作催化剂并加热才能进行反应;酰胺较稳定,需强酸或强碱催化并较长时间加热回流才能反应。例如:

$$CH_3-\overset{\displaystyle\overset{O}{\parallel}}{C}-[Cl+H]-OH \longrightarrow CH_3-\overset{\displaystyle\overset{O}{\parallel}}{C}-OH + HCl$$

$$CH_3-\overset{\displaystyle\overset{O}{\parallel}}{C}-[O-\overset{\displaystyle\overset{O}{\parallel}}{C}-CH_3+H]-OH \overset{\triangle}{\longrightarrow} CH_3-\overset{\displaystyle\overset{O}{\parallel}}{C}-OH + H_3C-\overset{\displaystyle\overset{O}{\parallel}}{C}-OH$$

$$CH_3-\overset{\displaystyle\overset{O}{\parallel}}{C}-[OCH_3+H]-OH \overset{H^+\text{或}OH^-}{\underset{\triangle}{\longrightarrow}} CH_3-\overset{\displaystyle\overset{O}{\parallel}}{C}-OH + CH_3OH$$

$$CH_3-\overset{\displaystyle\overset{O}{\parallel}}{C}-[NH_2+H]-OH \overset{NaOH}{\underset{\triangle}{\longrightarrow}} H_3C-\overset{\displaystyle\overset{O}{\parallel}}{C}-ONa + NH_3\uparrow$$

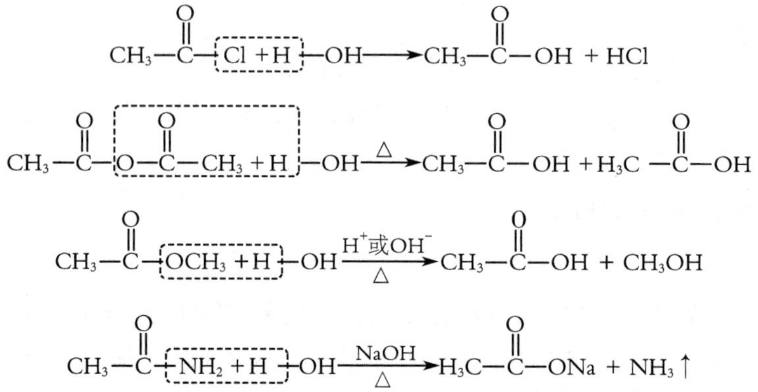

2. **醇解反应** 酰卤、酸酐、酯都能发生醇解反应生成酯。例如:

$$CH_3-\overset{\displaystyle\overset{O}{\parallel}}{C}-[Cl+H]-OC_2H_5 \longrightarrow CH_3-\overset{\displaystyle\overset{O}{\parallel}}{C}-OC_2H_5 + HCl$$

$$CH_3-\overset{\displaystyle\overset{O}{\parallel}}{C}-[O-\overset{\displaystyle\overset{O}{\parallel}}{C}-CH_3+H]-OC_2H_5 \overset{\triangle}{\longrightarrow} CH_3-\overset{\displaystyle\overset{O}{\parallel}}{C}-OC_2H_5 + CH_3-\overset{\displaystyle\overset{O}{\parallel}}{C}-OH$$

$$CH_3-\overset{\displaystyle\overset{O}{\parallel}}{C}-[OCH_3+H]-OC_2H_5 \longrightarrow CH_3-\overset{\displaystyle\overset{O}{\parallel}}{C}-OC_2H_5 + CH_3OH$$

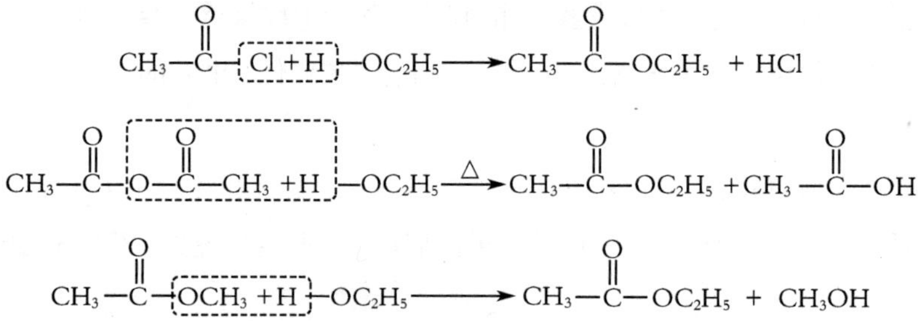

酰卤和酸酐与醇很易反应生成酯,碱性条件下可以加快反应的速率,故常用于制备一些难以用酸与醇或酚直接酯化合成的化合物。例如:

$$CH_3-\overset{\displaystyle\overset{O}{\parallel}}{C}-Cl + \langle\!\!\!\bigcirc\!\!\!\rangle-OH \overset{NaOH}{\longrightarrow} H_3C-\overset{\displaystyle\overset{O}{\parallel}}{C}-O-\langle\!\!\!\bigcirc\!\!\!\rangle + HCl$$

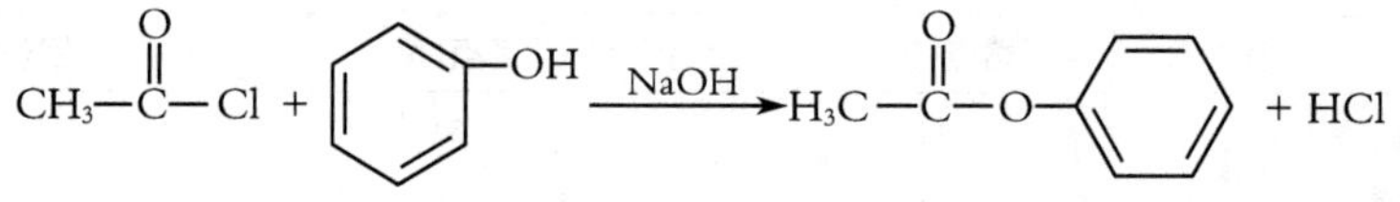

乙酰酚酯

酰胺难以醇解,需要在酸或醇钠催化下进行。

3. **氨解反应** 所有的羧酸衍生物均可与氨(胺)反应生成酰胺。而且由于氨(或胺)亲核性比水、醇更强,因此,羧酸衍生物的氨解反应比水解、醇解更容易进行。例如:

$$CH_3-\overset{\displaystyle\overset{O}{\parallel}}{C}-Br + NH_3 \longrightarrow CH_3-\overset{\displaystyle\overset{O}{\parallel}}{C}-NH_2 + NH_4^+Br^-$$

$$CH_3-\overset{\displaystyle\overset{O}{\parallel}}{C}-O-\overset{\displaystyle\overset{O}{\parallel}}{C}-CH_3 + NH_3 \longrightarrow CH_3-\overset{\displaystyle\overset{O}{\parallel}}{C}-NH_2 + CH_3COOH$$

$$\langle\!\!\!\bigcirc\!\!\!\rangle-COOC_2H_5 + NH_3 \longrightarrow \langle\!\!\!\bigcirc\!\!\!\rangle-CONH_2 + C_2H_5OH$$

$$H_3C-\overset{\displaystyle\overset{O}{\parallel}}{C}-NH_2 + CH_3NH_2 \overset{\triangle}{\longrightarrow} H_3C-\overset{\displaystyle\overset{O}{\parallel}}{C}-NHCH_3 + NH_3$$

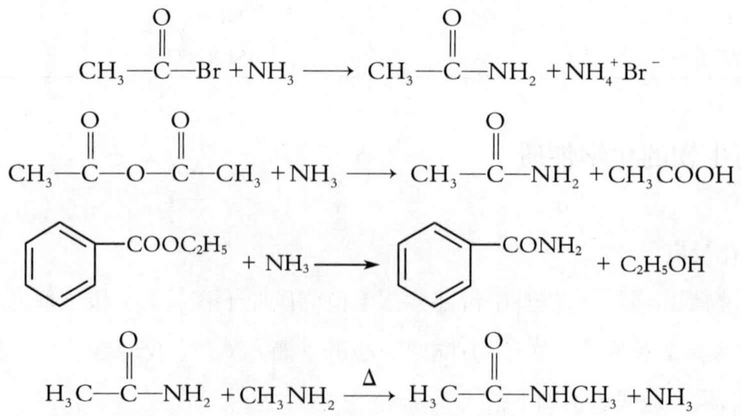

综上所述，羧酸衍生物的水解、醇解和氨解反应都是酰基分别取代试剂水、醇和氨分子中的氢原子，生成相应的羧酸、酯和酰胺等产物。这种在分子中引入酰基的反应称为酰化反应。酰化反应在医学上具有重要的意义，人体新陈代谢过程中的某些变化正是通过酰化反应来实现的。此外，在药物合成上，某些药物在引入酰基后可降低毒性，增加脂溶性，改善吸收，提高或延长药效。例如：

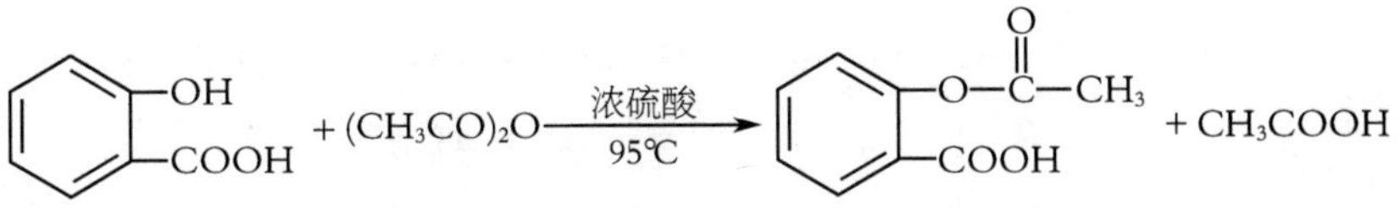

（二）酯缩合反应

具有 α-H 的酯，在醇钠的作用下可发生类似羟醛缩合反应。即具有 α-H 的酯与另一分子酯经过亲核加成、消除等反应，生成 β-酮酸酯，该反应称酯缩合反应或 Claisen 酯缩合反应（Claisen ester condensation reaction）。例如：

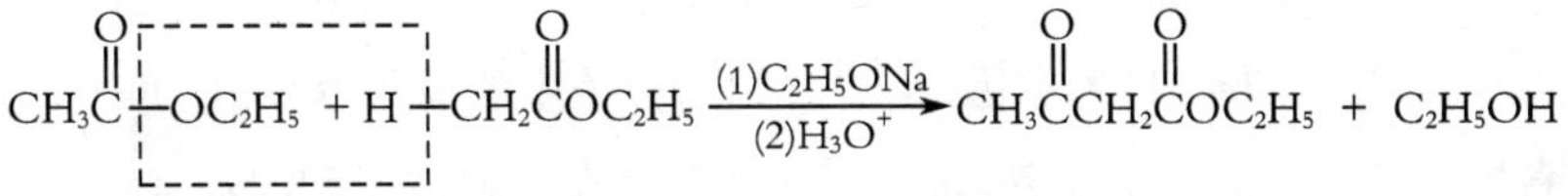

不具有 α-H 的酯可以提供羰基，与具有 α-H 的酯进行酯缩合反应，称为交叉 Claisen 酯缩合反应。例如：

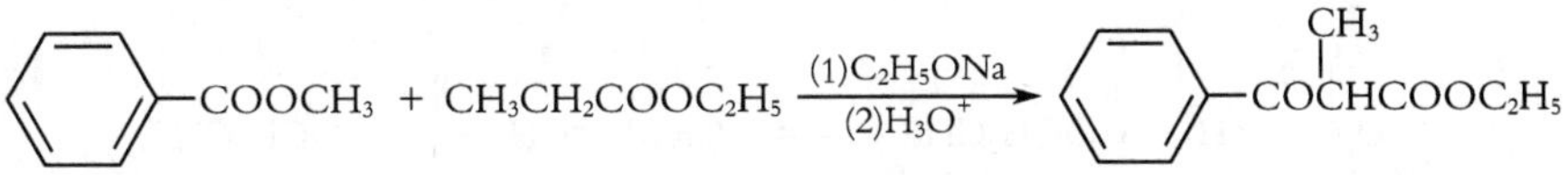

酯缩合反应在有机和药物合成方面具有很重要的价值，也是生物体内一个重要的生化反应。例如，在某些酶催化下，丙酮酸与草酰乙酸经酶催化缩合生成柠檬酸。

（三）酰胺的特殊反应

1. 酸碱性 酰胺分子中氮原子直接与酰基相连，共轭效应使氮原子电子云密度降低，接受质子的能力减弱，因此酰胺碱性极弱，一般认为是近乎中性的化合物。而酰亚胺类化合物分子中的氮原子连接两个酰基，共轭效应使氮原子上的电子云密度极大降低，N—H 键极性增大，呈现出弱酸性，能与强碱作用生成酰亚胺盐。例如：

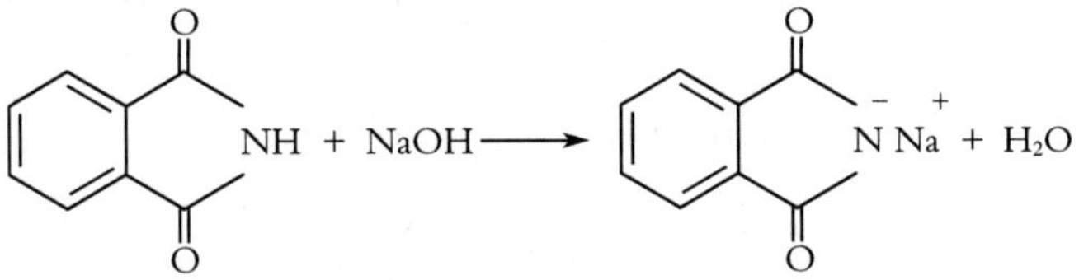

2. 与亚硝酸反应 酰胺与亚硝酸反应生成相应羧酸，并放出氮气。例如：

$$CH_3—\overset{O}{\overset{\|}{C}}—NH_2 + HNO_2 \longrightarrow CH_3—\overset{O}{\overset{\|}{C}}—OH + N_2\uparrow$$

（四）酮型－烯醇型互变异构现象

乙酰乙酸乙酯（$CH_3COCH_2COOC_2H_5$）是具有香味的无色液体，微溶于水，易溶于乙醇等有机溶剂。乙酰乙酸乙酯除了具有酯的性质外，在通常情况下还表现出羰基的典型性质，如能与2,4-二硝基苯肼反应生成黄色的2,4-二硝基苯腙结晶。同时又可使溴的四氯化碳溶液褪色,遇 $FeCl_3$ 溶液显紫色等,表现出烯醇的性质。这充分说明乙酰乙酸乙酯并不是仅有单一结构,而是存在酮型和烯醇型两种结构。经研究证明,乙酰乙酸乙酯是酮型和烯醇型两种结构不断相互转变而达动态平衡的混合物,其达平衡状态时,酮型结构占93%,烯醇型结构体占7%。

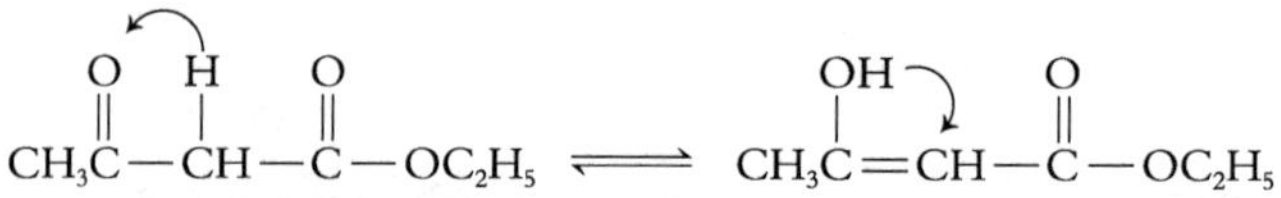

酮型　　　　　　　　烯醇型

两种或两种以上的异构体能相互自动转变而达动态平衡的现象称为互变异构现象(tautomerism),具有互变异构关系的各异构体互称为互变异构体。酮型和烯醇型两种异构体间的互变异构现象称为酮型-烯醇型互变异构现象。

乙酰乙酸乙酯的酮型和烯醇型异构体在常温下互变速度很快,无法将二者分离。虽然低温下二者的互变速度很慢,可用冷冻法进行分离得到纯品,但在室温下稍放置片刻,各自又都兼有酮和烯醇性质。因此,室温下无法分离出乙酰乙酸乙酯任意一种互变异构体。

乙酰乙酸乙酯产生互变异构的原因,主要是因为分子中的亚甲基($—CH_2—$)上的氢原子受到羰基和酯基的双重影响,比较活泼,能以质子的形式在α-碳原子和羰基氧原子间进行重排形成烯醇型。而且形成的烯醇型结构也因共轭范围和强度的增加以及通过分子内氢键形成六元环稳定性增加。

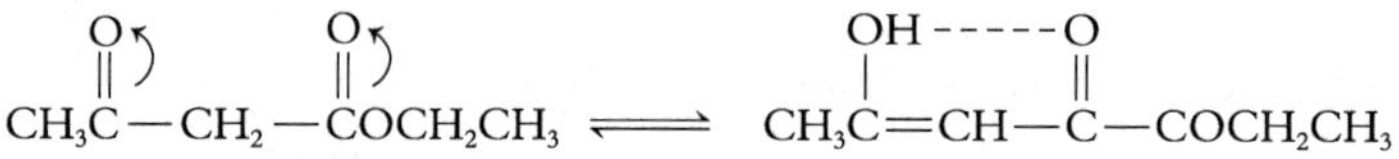

互变异构是有机化合物中比较普遍存在的现象,从理论上讲,凡具有α-H的羰基化合物都可能有酮型和烯醇型两种互变异构体存在,但实际上要具有双重α-H的化合物才能检测出烯醇型结构,而且烯醇型的比例也因化合物的结构差异而各异。如表15-4所示。

表15-4　几种酮型-烯醇型互变异构体中烯醇型的含量

化合物	互变异构平衡体	烯醇型含量(%)
丙酮	$CH_3C(=O)CH_3 \rightleftharpoons CH_2{=}C(OH)CH_3$	0.00025
丙二酸二乙酯	$CH_2(COOCH_2CH_3)_2 \rightleftharpoons HO{-}C(OCH_2CH_3){=}CH{-}COOCH_2CH$	0.0007
环己酮	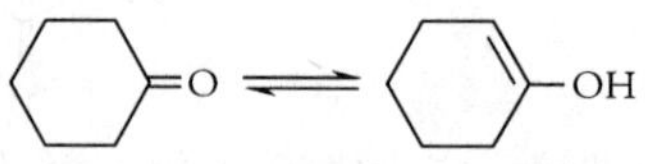	0.020
乙酰乙酸乙酯	$CH_3COCH_2COOC_2H_5 \rightleftharpoons CH_3C(OH){=}CHCOOC_2H_5$	7.5
乙酰丙酮	$CH_3COCH_2COCH_3 \rightleftharpoons CH_3C(OH){=}CHCOCH_3$	76.5
苯甲酰丙酮	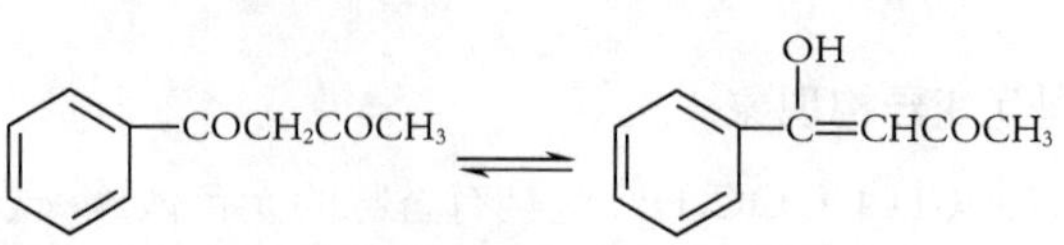	90.0

互变异构现象不仅存在于含氧化合物,某些含氮化合物中,特别是酰亚胺类化合物中也普遍存在互变异构现象。例如:

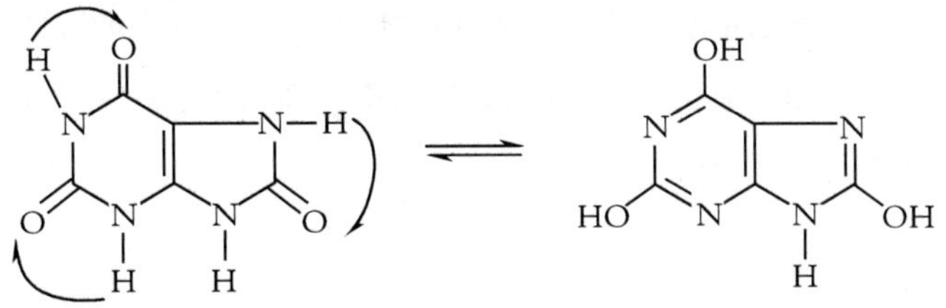

酮型　　　　烯醇型

第四节　与医学有关的重要化合物

一、羧酸

(一)乙酸

乙酸(acetic acid)俗名醋酸,是食醋的主要成分,普通食醋中含6% ~8% 的乙酸。纯乙酸为具有强烈刺激气味和腐蚀性的无色液体,能与水按任何比例混溶,较易溶于水、乙醇、乙醚等有机溶剂。无水乙酸在温度低于16.6℃时易凝结成冰状固体,故常将无水乙酸称为冰醋酸。乙酸是重要的工业原料。医药上把0.5% ~2% 的乙酸溶液作为消毒防腐剂,用于洗涤烫伤或灼伤感染的创面。

(二)苯甲酸

苯甲酸(benzoic acid)俗名安息香酸,因最初由安息香胶制取而得名。苯甲酸是最简单的芳香酸,为白色晶体,熔点122℃,100℃升华,微溶于水,易溶于乙醇、乙醚、氯仿等有机溶剂。苯甲酸及其钠盐具有抑菌、防腐作用,且无味、毒性低,广泛用作食品、药品和日用品的防腐剂。临床上亦用作治疗疥癣的药物。

(三)乙二酸

乙二酸(oxalic acid)俗名草酸,为无色透明晶体,有毒,易溶于水和乙醇,不溶于乙醚。加热到150℃以上即发生脱羧反应生成甲酸。草酸具有还原性,易被高锰酸钾溶液氧化,可用作漂白剂和除锈剂。

二、羟基酸

(一)乳酸

乳酸(lactic acid)学名α-羟基丙酸,因存在于酸牛奶中而得名。乳酸吸湿性很强,常温下呈黏稠状液体,能溶于水、乙醇和乙醚。乳酸具有消毒防腐作用,医学上可用于治疗阴道滴虫。

乳酸钙为补钙质药物,乳酸钠常用作酸中毒的解毒剂。乳酸聚合物具有良好的生物相容性和生物降解性,可用于医用高分子材料如手术缝线、药物微囊化的囊材等。

乳酸是人体中糖无氧酵解的最终产物。剧烈活动时,人体肌肉中的糖原分解生成乳酸,同时放出供给肌肉所需的能量。肌肉中乳酸积累过多,会有肌肉“酸胀”感。适当锻炼可加速乳酸经血液循环向肝脏转运。

(二)苹果酸

苹果酸(malic acid)学名α-羟基丁二酸,因最初是从苹果中分离得到而得名,在未成熟的苹果和山楂中含量较多。常温下为无色针状结晶,易溶于水和乙醇,微溶于乙醚。苹果酸是生物体内糖代谢的中间产物,在酶的催化下氧化脱氢可生成草酰乙酸。

(三)柠檬酸

柠檬酸(citric acid)学名3-羧基-3-羟基戊二酸,又称枸橼酸,主要存在于柑橘类果实中,尤以柠檬果实中含量丰富而得名。室温下为无色晶体,易溶于水、乙醇和乙醚。柠檬酸广泛应用于食品、医药等领域。食品工业中常用作糖果和饮料的矫味剂;在医学上用其铁铵盐治疗缺铁性贫血,用其钠盐作为体外抗凝血剂。

柠檬酸是人体内糖、脂肪和蛋白质代谢过程的中间产物。在酶催化下,柠檬酸经顺乌头酸转变为异柠檬酸,再经氧化成草酰琥珀酸,脱羧变成为α-酮戊二酸。在糖代谢的三羧酸循环过程中,柠檬酸发生降解反应可生成α-酮戊二酸;α-酮戊二酸在酶的作用下发生脱羧和氧化可生成琥珀酸。

(四)水杨酸

水杨酸(salicylic acid)学名邻-羟基苯甲酸,又名柳酸,存在于柳树或水杨树皮中。水杨酸为无色针状结晶,熔点159℃,微溶于水,易溶于乙醇、乙醚、氯仿中。水杨酸具有杀菌、防腐、解热和镇痛作用,但对胃刺激性强,不宜内服,故多用其衍生物。其主要衍生物乙酰水杨酸,又称阿司匹林(aspirin),是常用的解热镇痛药。阿司匹林、非那西丁(phenacetin)与咖啡因(caffeine)三者按一定比例配伍而成的药物称为复方阿司匹林,简称“APC”。近年来发现,阿司匹林在心血管病等方面有明显疗效,甚至在防癌(如结肠癌)方面也有肯定效果。

三、羧酸衍生物

(一)尿素

尿素(urea)又称脲,也称碳酰二胺,是碳酸的最重要衍生物,也是哺乳动物体内蛋白质代谢的最终产物之一,成人每天经尿液排出约25~30g尿素。

尿素为无色长棱形结晶,熔点为133℃,易溶于水及乙醇,难溶于乙醚,具有弱碱性,能与浓HNO_3反应生成硝酸脲白色沉淀。临床上脲注射液对降低脑颅内压和眼压有显著疗效,可用于治疗急性青光眼和脑外伤引起的脑水肿。

（二）胍

胍（guanidine）为尿素分子中的氧原子被亚氨基取代后的化合物，又称为亚氨基脲。胍为无色晶体，熔点 50℃，易溶于水，具有极强吸湿性和碱性（pK_a =13.8），在空气中可吸收二氧化碳生成稳定的碳酸盐。含有胍结构的某些化合物具有生理活性，如具有抗病毒作用的吗啉胍（病毒灵），降血糖的二甲双胍等，其结构式如下：

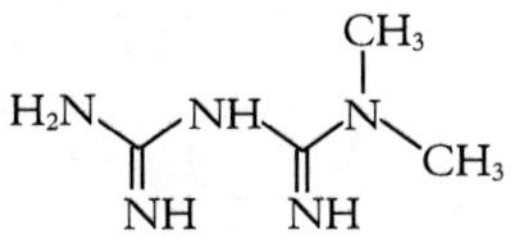

二甲双胍

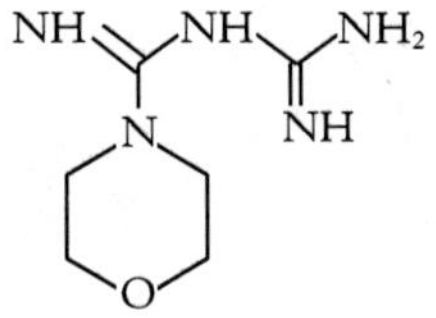

吗啉胍（病毒灵）

（三）丙二酰脲

丙二酰脲（malonyl urea）为无色晶体，熔点为 245℃，微溶于水，具有酮型－烯醇型互变异构现象。

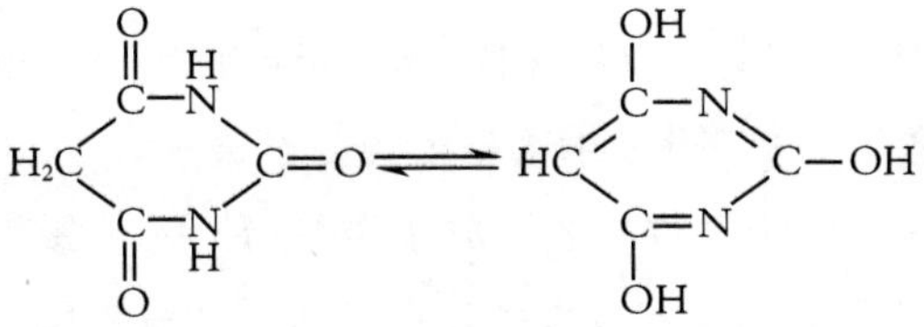

酮型　　　　烯醇型

丙二酰脲的烯醇型表现出较强的酸性（pK_a =3.85），常称为巴比妥酸（barbituric acid）。巴比妥酸本身无生物活性，但其分子中亚甲基上的两个氢原子被烃基取代后的衍生物具有镇静、催眠和麻醉作用，总称为巴比妥类药物。其结构通式为：

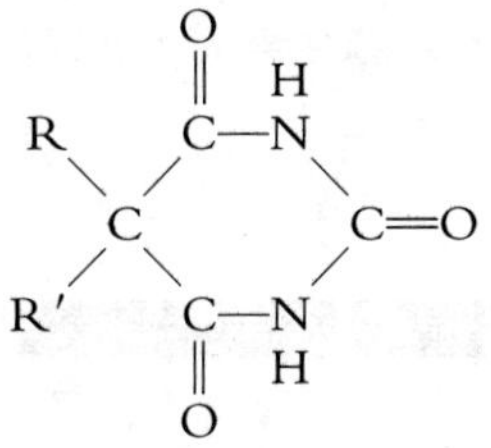

巴比妥（佛罗那）：R = R′ =—C_2H_5

苯巴比妥（鲁米那）：R =—C_2H_5，R′ =—C_6H_5

异戊巴比妥（阿米妥）：R =—C_2H_5，

R′ =—$CH_2CH_2CH(CH_3)_2$

巴比妥类药物在水中的溶解度很小，因其水溶液呈弱酸性可成盐，故口服巴比妥类药物或注射液常由其钠盐配制。巴比妥类药物有成瘾性，用量过大会危及生命，使用时应注意剂量。

（四）青蒿素

青蒿素（artemisinin）是从植物黄花蒿茎叶中提取的有过氧基团的倍半萜（sesqui-terpenoids）内酯药物，也是迄今为止我国唯一具有自主知识产权、得到国际认可、具有极强抗疟疾药效的药物。其分子式 $C_{15}H_{22}O_5$，化学结构式如下：

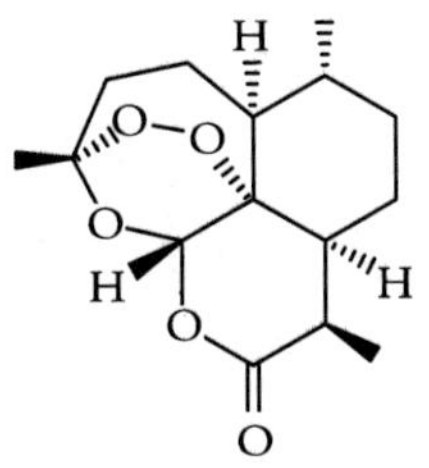

青蒿素为无色针状晶体,味苦;熔点156～157℃,比旋光度(无水乙醇);易溶于苯、氯仿、乙酸乙酯、丙酮和冰醋酸,几乎不溶于冷石油醚和水。

青蒿素具有低毒、高效、速效的特点,对恶性疟、间日疟都有效,可用于疟疾的抢救和抗氯喹病例的治疗,其衍生物双氢青蒿素(dihydroartemisinin)、蒿甲醚(artemether)和青蒿琥珀酯(artesunate,ATS),对红斑狼疮、乳腺癌、风湿、肺癌、结肠直肠癌、脑胶质瘤等有疗效。特别是双氢青蒿素经药效和临床预实验证实对红斑狼疮疗效显著,因此,青蒿素类的研究和利用前景非常广阔。

(李映苓)

学习小结

分子中含有羧基的化合物称为羧酸,羧基是羧酸的官能团。羧酸分子中烃基上的氢原子被其他原子或基团取代后得到的化合物称为取代羧酸。常见的取代羧酸有羟基酸、羰基酸等。羧酸分子中羧基上的羟基被—X、—OR、—OCOR 和—NH$_2$(或—NHR、—NR$_2$)取代形成的化合物称为羧酸衍生物,主要有酰卤、酸酐、酯和酰胺。

羧酸具有弱酸性,能与碱作用成盐;二元酸的脱羧反应因羧基位置不同而产物各异。

取代羧酸中醇酸加热时易发生脱水反应,其脱水方式和产物因羟基和羧基的相对位置不同而异。β-酮酸较易脱羧,酮式分解生成酮,酸式分解生成羧酸钠盐。α-醇酸和 α-酮酸都能与 Tollens 试剂发生银镜反应。

羧酸衍生物都含有酰基,可发生酰基上的亲核取代反应,主要有水解、醇解和氨解反应,反应活性顺序为:酰卤 >酸酐 >酯 >酰胺。

复习参考题

1. 命名下列化合物。

$$(1)\ CH_3\underset{\underset{CH_3}{|}}{CH}\underset{\underset{CH_3}{|}}{CH}CHCOOH$$

$$(2)\ \underset{}{C_6H_5}\underset{\underset{CH_2CH_3}{|}}{CH}COOH$$

$$(3)\ HOOC-\!\!\!\!\bigcirc\!\!\!\!-COOH$$

$$(4)\ CH_3CH\underset{\underset{CH_2CH_3}{|}}{\overset{\overset{OH}{|}}{CH}}COOH$$

$$(5)\ CH_3\overset{\overset{O}{\|}}{C}\underset{\underset{CH_3}{|}}{CH}COOH$$

$$(6)\ \bigcirc\!\!\!\!-\!\!\!\!\overset{COOH}{\underset{OH}{}}$$

$$(7)\ CH_3CH_2-\overset{\overset{O}{\|}}{C}-Cl$$

$$(8)\ \bigcirc\!\!\!\!-\overset{\overset{O}{\|}}{C}-OCH(CH_3)_2$$

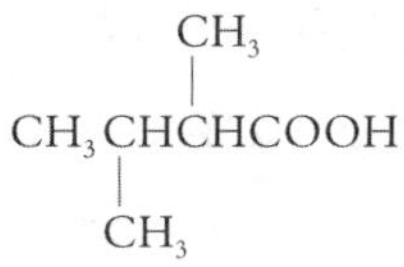

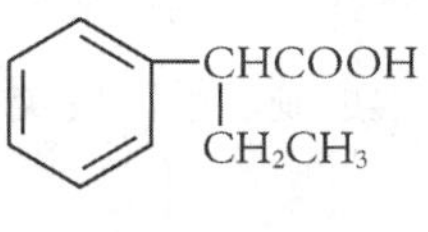

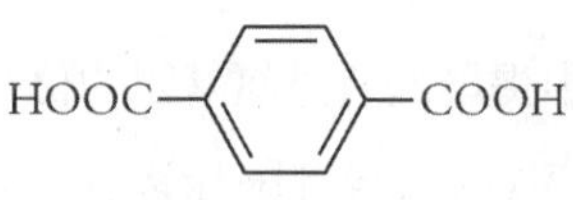

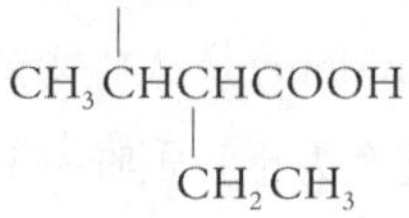

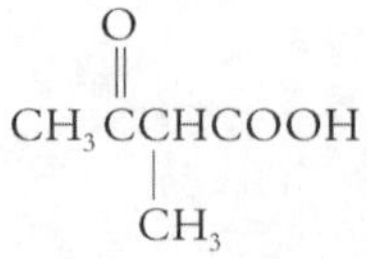

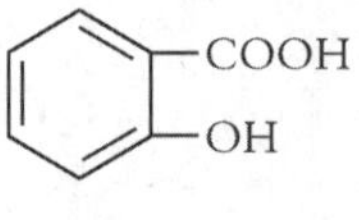

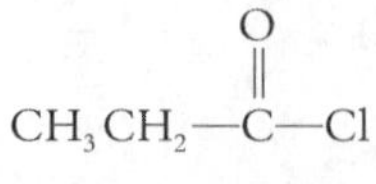

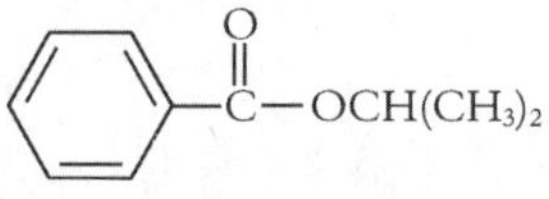

(9)
$$CH_3CH-\overset{\displaystyle O}{\overset{\|}{C}}-NH_2$$
$$\underset{\displaystyle CH_3}{|}$$

2. 完成下列化学反应式。

(1)
$$\underset{\displaystyle \underset{CH_3}{|}}{CH_3CHCH_2COOH} + CH_3OH \overset{H^+}{\rightleftharpoons}$$

(2) 间-羟基苯甲酸（COOH上，OH下）+ NaHCO$_3$ $\longrightarrow$

(3)
$$\underset{\displaystyle \underset{COOH}{|}}{CH_3CHCOOH} \overset{\Delta}{\longrightarrow}$$

(4)
$$CH_3\overset{\displaystyle O}{\overset{\|}{C}}\underset{\displaystyle \underset{CH_3}{|}}{CHCOOH} \overset{浓\ NaOH}{\underset{\Delta}{\longrightarrow}}$$

(5)
$$C_6H_5\overset{\displaystyle O}{\overset{\|}{C}}-Cl + CH_3NH_2 \longrightarrow$$

(6)
$$CH_3\overset{\displaystyle O}{\overset{\|}{C}}-CH_2-\overset{\displaystyle O}{\overset{\|}{C}}-OC_2H_5 \overset{H_2O/OH^-}{\underset{\Delta}{\longrightarrow}}$$

(7)
$$CH_3CH_2-\overset{\displaystyle O}{\overset{\|}{C}}-NH_2 \overset{NaOH}{\underset{\Delta}{\longrightarrow}}$$

(8)
$$CH_3CH-\underset{\displaystyle \underset{OH}{|}}{\overset{\displaystyle \overset{CH_3}{|}}{CH}COOH} \overset{\Delta}{\longrightarrow}$$

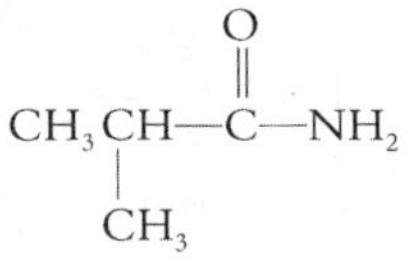

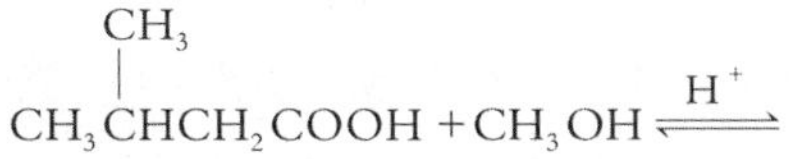

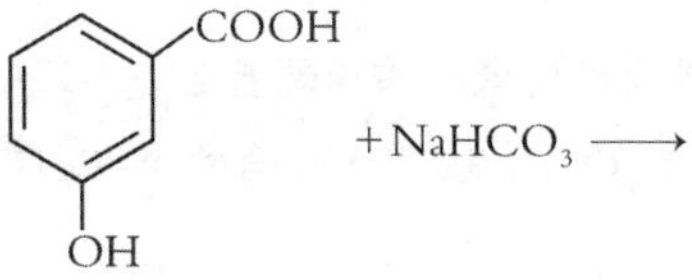

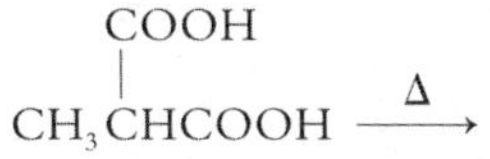

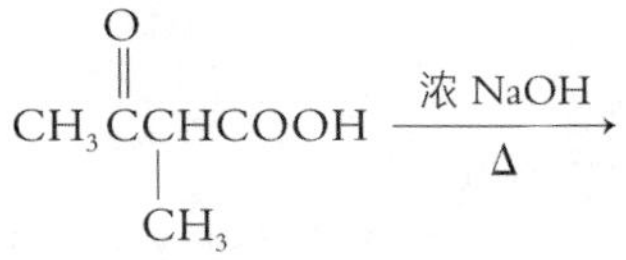

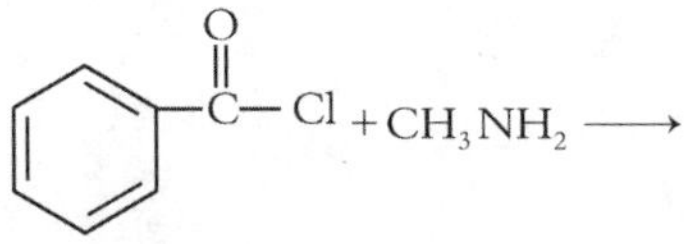

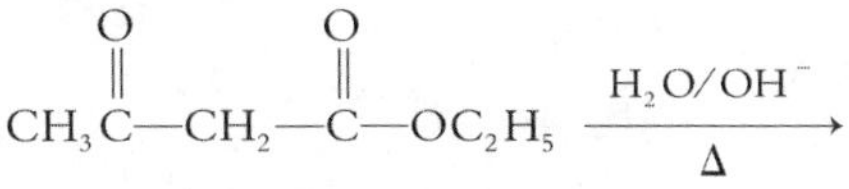

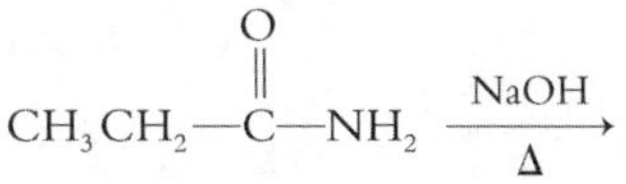

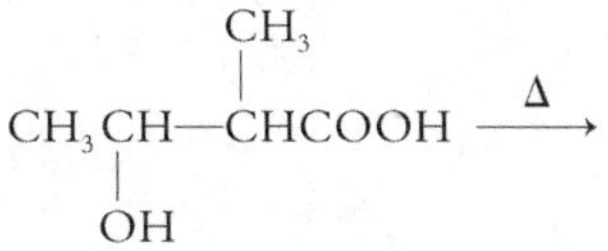

3. 按要求排出下列化合物的次序。

(1) 酸性由强到弱排序

①丙酸 ②丙醇 ③苯酚 ④丙酮酸 ⑤乳酸

(2) 脱羧反应由易到难

①α-丁酮酸 ②β-丁酮酸 ③丁酸

(3) 醇解反应由难到易

①丙酸酐 ②丙酰胺 ③丙酰溴 ④丙酸甲酯

(4) 烯醇型含量由大到小

①
$$CH_3\overset{\displaystyle O}{\overset{\|}{C}}-\underset{\displaystyle \underset{CH_3}{|}}{CH}\overset{\displaystyle O}{\overset{\|}{C}}OC_2H_5$$

②
$$CH_3\overset{\displaystyle O}{\overset{\|}{C}}-CH_2-\overset{\displaystyle O}{\overset{\|}{C}}-CH_3$$

③
$$CH_3\overset{\displaystyle O}{\overset{\|}{C}}CH_2\overset{\displaystyle O}{\overset{\|}{C}}OC_2H_5$$

④
$$CH_3\overset{\displaystyle O}{\overset{\|}{C}}-CH_2\overset{\displaystyle O}{\overset{\|}{C}}-C_6H_5$$

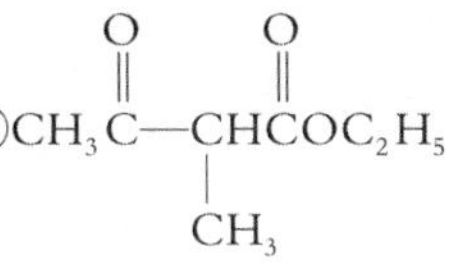

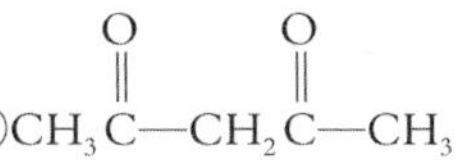

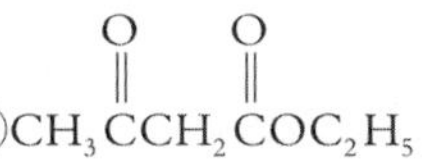

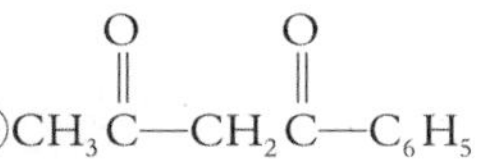

4. 写出下列各组化合物的结构式并用简单化学方法鉴别。

（1）苯酚、苯甲酸、水杨酸、乙酸乙酯

（2）乳酸、丙酮酸、丙酸、乙酰胺

5. A、B、C 为同分异构体，其分子式为 $C_3H_6O_2$，A 能与碳酸氢钠作用放出二氧化碳气体；B、C 则不能，但 B 和 C 均能碱性水解，B 水解后的生成物与碘的氢氧化钠溶液作用有黄色沉淀生成，C 则无此反应。试推断出 A、B 和 C 的结构式并命名。

6. 某化合物 A（$C_5H_{10}O_3$）与 $NaHCO_3$ 反应放出 CO_2，氧化生成可与 2,4-二硝基苯肼作用的化合物 B（$C_5H_8O_3$）；A 受热则生成可使溴水褪色的酸性化合物 C（$C_5H_8O_2$），C 与酸性高锰酸钾反应生成醋酸和既能与 2,4-二硝基苯肼作用，又可发生银镜反应的酸性化合物 D（$C_3H_4O_3$）。试写出化合物 A、B、C、D、的结构式及相关反应式。

第十六章 对映异构

16

学习目标

掌握	对映异构的基本概念；判断对映异构体的方法；Fischer 投影式的表示方法；对映异构体的 D/L、R/S 构型标记法。
熟悉	平面偏振光的概念；比旋光度的计算。
了解	手性分子的生物活性。

立体异构是指分子的构造相同，但分子中原子或基团在空间的排列方式不同而引起的异构，它包括由于构型不同而产生的构型异构和因分子内键的旋转而呈现的构象异构，在构型异构中，除了前面介绍的顺反异构外，还有另一种极为重要的异构现象——对映异构。

第一节　手性

一、手性和对映异构体

人的左右手看上去似乎相同，实际是不同的，当你把右手（或左手）对着镜子得到的镜像恰恰是你的左手（或右手），然而左右手又不能重合（图 16-1）。左右手这种互为实物和镜像的关系，彼此又不能完全重合的现象称为手性（chirality）。

具有手性特征的分子称为手性分子（chiral molecule）。手性分子中，两个互为实物与镜像关系而不能重合的构型称为对映异构体（enantiomers），简称对映体。产生对映异构体的这种现象叫对映异构现象。图 16-2 是乳酸分子 $C_3H_6O_3$ 的立体结构式，乳酸分子是手性分子，存在一对互为实物与镜像关系的对映体。

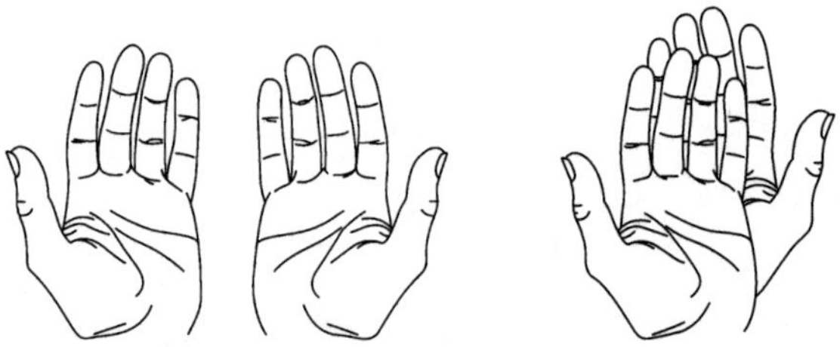

图 16-1　手性关系图

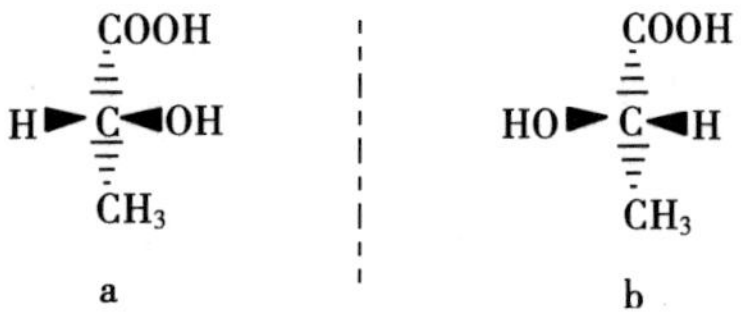

图 16-2　互为物像关系的一对乳酸分子

二、手性分子的判断

（一）分子的对称性

手性是产生对映异构现象的必要条件。一个分子能否与其镜像重合与分子的对称性有关。要判断一个化合物是否具有手性，通过考察其分子中是否存在对称因素就能作出判断。如：

1. 对称面　对称面是假设存在的一个平面，它可以把分子分割成完全相同的两部分，其中一部分正好是另一部分的镜像，则此平面称为该分子的对称面（symmetrical plane），如图 16-3 所示。凡存在对称面的分子，其实物和镜像能完全重合，是非手性分子（achiral molecule），因此没有对映异构体。

2. 对称中心　通过分子中一个假想点与某原子（基团）连成一直线，将此直线向相反方向延长，若在等距离处有相同的原子（基团），则此假想点就称为该分子的对称中心（symmetrical center），如图 16-4 所示。具有对称中心的化合物和它的镜像能重合，不具有手性，没有对映异构体。

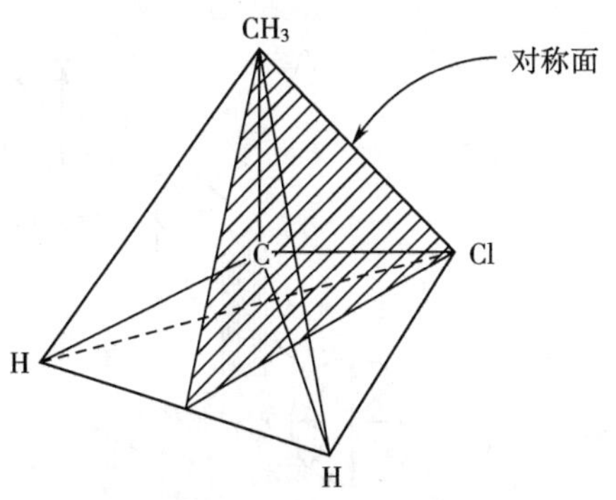

图16-3　有对称面的分子

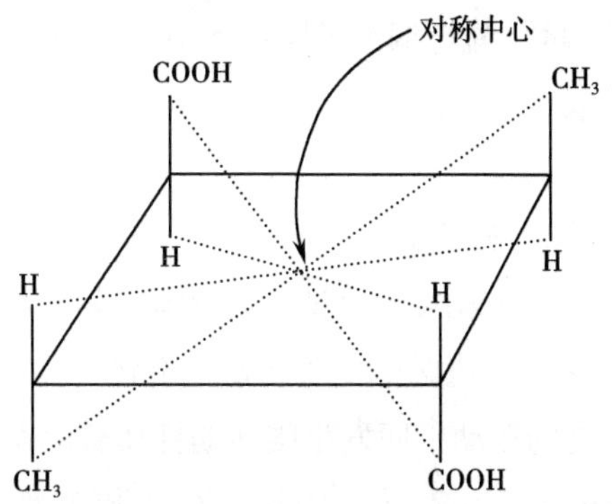

图16-4　有对称中心的分子

不具有对称面或对称中心的化合物为手性分子,有对映异构体;反之,有对称因素的分子则没有对映异构体。

（二）手性碳原子

确定一个化合物是否具有手性,可以观察化合物中的碳原子是否与四个不同的原子或基团相连。如乳酸分子中,有一碳原子直接连接的—H,—CH_3,—OH,—COOH 是四个不同的基团,我们把分子中连有四个不同原子或基团的碳原子称为手性碳原子(chiral carbon atom),又称手性中心(chiral center),用"C^*"表示。含有一个手性碳原子的化合物有一对对映体。

手性碳原子是手性原子中的一种,此外还有手性氮、磷和硫原子。它们也能产生对映异构现象。

问题与思考　　　　下列化合物有无手性碳原子？若有请用"＊"标出。

$$CH_3CH_2\underset{\underset{Br}{|}}{C}HCH_3$$

$$CH_3\underset{\underset{CH_3}{|}}{C}H\underset{\underset{OH}{|}}{C}HCOOH$$

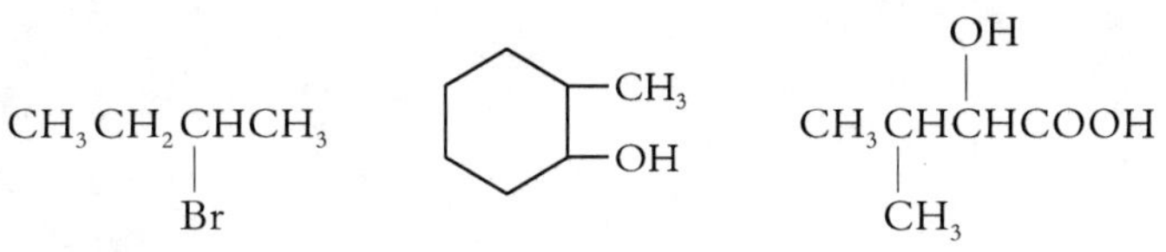

第二节　对映异构体的旋光性

一、偏振光和旋光性

（一）平面偏振光

光波是一种电磁波,其特点之一是光振动方向与前进的方向垂直。普通光源所产生的光线是由多种波长的光波组成,它们都在垂直于其传播方向的各个不同的平面上振动。

如果将普通光线通过一个尼科尔棱镜,它好像一个栅栏,只允许与棱镜晶轴相互平行的平面上振动的光线透过棱镜。这种通过尼科尔棱镜的光线称为平面偏振光(Plane-polarized light)，简称偏振光图。图 16-5 显示了平面偏振光的形成。

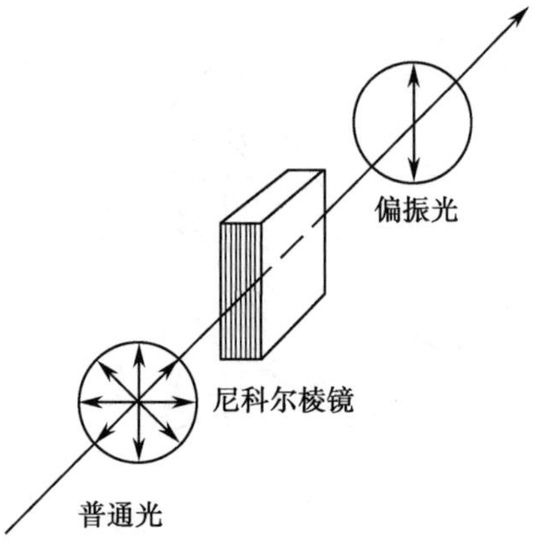

图 16-5 平面偏振光的形成

（二）旋光性

当平面偏振光通过某些物质（如乳酸、甘油醛、2-氯丁烷）时，其振动平面会发生旋转。物质的这种能使偏振光的振动平面发生旋转的性质称为旋光性（optical activity），具有旋光性的物质称为旋光性物质（optical active compounds），也称光活性物质。物质的性质是与其结构紧密相关的，所以物质的旋光性必定是由于分子的特殊结构引起的。实验证明，如果某种分子不能与其镜像完全重合，这种分子就具有旋光性。

二、旋光度和比旋光度

当偏振光通过旋光性物质的溶液时，可以观察到有些物质能使偏振光的振动面向左旋转（逆时针方向）一定的角度，这种物质称为左旋体（levoisomer），具有左旋性，以“ -”表示；另一些物质则使偏振光的振动面向右旋转（顺时针方向）一定的角度，称为右旋体（dextroisomer），它们具有右旋性，以“ +”表示。

旋光性物质使偏振光的振动面旋转的角度称为旋光度（rotation），通常用“α”表示。实验室常用旋光仪来测定物质的旋光度。旋光仪的主要部件包括两个尼科尔棱镜（起偏棱镜和检偏棱镜），一个盛液管和一个刻度盘。

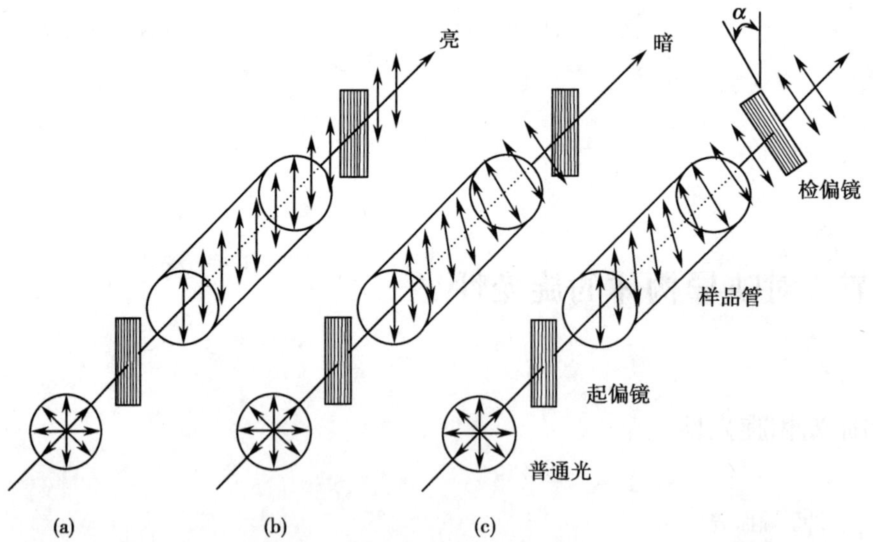

图 16-6 旋光仪构造和原理示意图

如图 16-6 所示，测定时，把两个棱镜的晶轴相互平行时的位置作为零点，然后在旋光仪的盛液管内盛放被测物质。若盛液管里装的是非旋光性物质，当偏振光经过盛液管后，可以完全通过检偏棱镜，由于检偏棱镜未转动，刻度盘仍处于零点处(a)。若盛液管里装的是旋光性物质，偏振光经过盛液管后，由于偏振光的振动平面发生改变，导致偏振光不能完全通过检偏棱镜(b)，光的透射量减弱，必须把检偏棱镜相应地向右或向左旋转一定角度，才能使光线完全通过，从刻度盘上读出的度数就是该物质在该条件下的旋光度(c)。

就某一旋光物质而言，实验测得的旋光度并不是固定的数值，因为旋光度与被测物溶液浓度、盛液管长度、溶剂、温度及光源的波长有关。为了能比较物质的旋光性能，通常规定：1mL含1g旋光性物质的溶液，在1dm长的盛液管中测得的旋光度称为该物质的比旋光度(specific rotation)，用"$[\alpha]_{\lambda}^{t}$"表示：

$$[\alpha]_{D}^{t}=\frac{\alpha}{L \cdot d}$$

式中：α 为测得的旋光度；L 为盛液管长度(dm)；d 为溶液的浓度(g/mL)；t 为测定时温度(℃)；D 为光源波长，通常是钠光D线，波长为589.3nm。

比旋光度是旋光性物质的一个特征常数，根据测得的比旋光度可判断旋光物质的纯度和含量。

一对对映体包括一个左旋体和一个右旋体，它们的比旋光度绝对值相等，但旋光方向相反。乳酸是较早发现的一个手性化合物。肌肉过度疲劳后产生的乳酸具有右旋性，称为右旋乳酸；用乳酸杆菌使葡萄糖发酵后产生的乳酸具有左旋性，称为左旋乳酸，它们是一对对映体。当把这对对映体等量混合，得到的混合物无旋光性，称为外消旋体(racemate)常用"dl"表示。

对映体之间的物理性质和化学性质一般都相同，比旋光度的数值也相等，仅旋光方向相反。在手性条件下，对映体也会表现出某些不同的化学性质，如反应速度和产物都有差异。

第三节　构型的标记法

一般的平面结构式很难表示对映异构体中原子或基团在空间的相对位置，必须用三维结构式才能表示其构型。例如，乳酸对映体可用分子模型楔形式或透视式表示其构型。

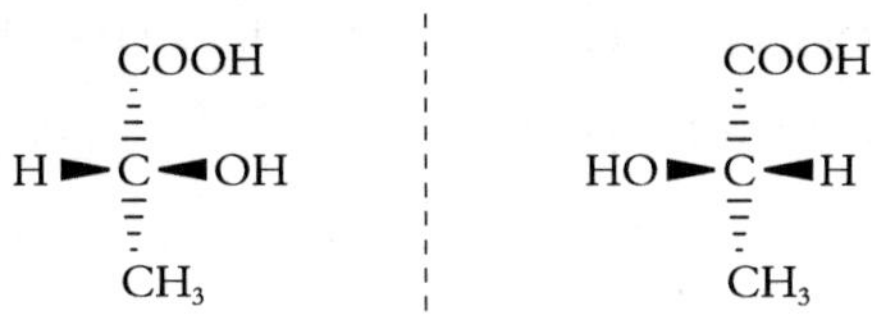

楔形式

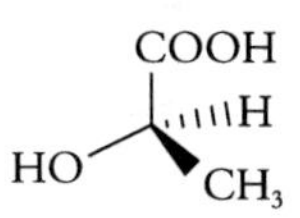

透视式

这几种表示方法虽然较直观，但书写较麻烦，特别是对结构复杂的分子就更难表达。为了便于书写和进行比较，常用费歇尔投影式表示。费歇尔(Fischer)投影式是将三维立体结构按规定方法投影而得到的平面结构。投影的原则可归纳为"横前竖后碳纸面"：手性碳原子位于纸平面，将碳原子上连接的两个键处于横向(水平方向)指向纸平面前方，面向观察者。另外两个键竖立(垂直方向)，指向纸平面后方，远离观察者。一般将碳链竖立，编号最小的碳原子放在上端,然后将这样固定下来的分子模型投影到纸平面上,就得到费歇尔投影式(图16-7)。两条直线交叉点相当于手性碳原子。

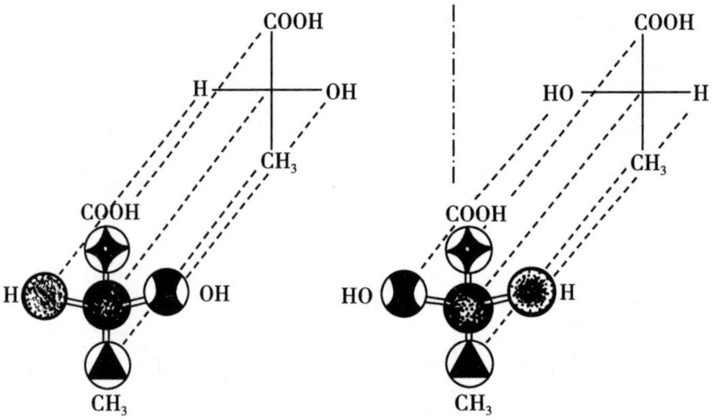

图 16-7　乳酸对映体的费歇尔投影式

表示某一化合物的费歇尔投影式只能在纸平面上平移,或在纸平面上旋转180°或其整数倍。不能在纸平面上旋转90°或270°,也不能离开纸平面翻转,否则得到的费歇尔投影式就代表其对映体的构型。

标记对映异构体的构型有两种方法:D/L 相对构型标记法和 R/S 绝对构型标记法。

一、D/L 标记法

最初,人们并不知道两种旋光性不同的对映异构体的真实空间构型。为了使旋光性物质的旋光性与其构型对应起来,便选择了一种简单的旋光性化合物甘油醛,作为构型标准来规定旋光异构体的构型。其方法是:规定(+)-甘油醛分子中的手性碳原子上的—OH 投影在右边者为 D 构型异构体,它的对映体(—OH 投影在左边者)为 L 构型异构体。

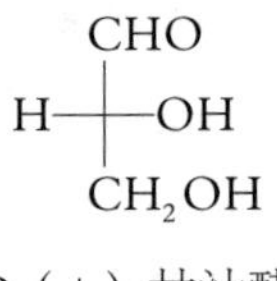

$$
\begin{array}{cc}
\text{CHO} & \text{CHO} \\
\text{H}\!-\!\!\!-\!\!\!-\!\text{OH} & \text{HO}\!-\!\!\!-\!\!\!-\!\text{H} \\
\text{CH}_2\text{OH} & \text{CH}_2\text{OH} \\
\text{D-(+)-甘油醛} & \text{L-(-)-甘油醛}
\end{array}
$$

其他化合物的构型可以通过化学反应与甘油醛联系起来加以确定。如果将 D-(+)-甘油醛的醛基(—CHO)氧化成羧基(—COOH),可得 D-甘油酸。再将 D-甘油酸的羟甲基—CH₂OH 还原成甲基,就得到 D-乳酸。在这些化学转化过程中,要求与手性碳直接相连的键不能发生断裂,可以保持决定构型的—OH 位置不发生改变,构型也就不会改变,转化后产物的构型是 D 还是 L 就可被确定。

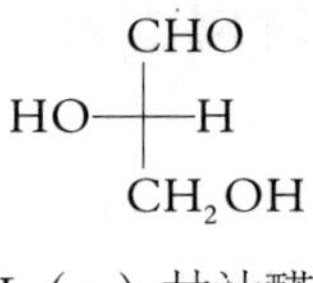

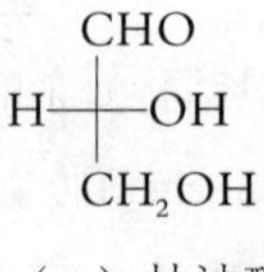

$$
\begin{array}{cc}
\text{CHO} & \text{COOH} \\
\text{H}\!-\!\!\!-\!\!\!-\!\text{OH} & \text{H}\!-\!\!\!-\!\!\!-\!\text{OH} \\
\text{CH}_2\text{OH} & \text{CH}_3 \\
\text{D-(+)-甘油醛} & \text{D-(-)-乳酸}
\end{array}
$$

应该指出,D、L 表示的只是化合物的构型,并不表示其旋光方向,而旋光方向则需通过旋光仪测得。这种以甘油醛为标准来确定的化合物的构型,具有相对意义,称为相对构型,有一

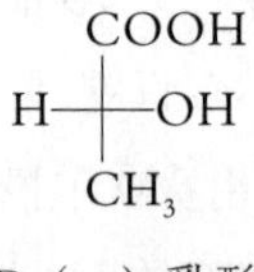

定局限性。

二、R/S 标记法

R、S 构型标记法是 1970 年根据 IUPAC 的建议所采用的系统命名法。这种命名法是根据化合物的实际构型,即绝对构型或费歇尔投影式来命名的。其标记方法如下:

(1) 利用"次序规则"将手性碳原子所连的 4 个原子或基团 a、b、c、d 按优先顺序由大到小排列,假如 4 个基团的排列顺序是 a > b > c > d。

(2) 把顺序中最小的基团 d 放在离眼睛最远的位置,根据碳原子四面体结构,其余的 3 个基团便伸向眼前。

(3) 以 a→b→c 进行观察,若 a→b→c 是顺时针方向排列,其手性碳原子的构型用 R 表示;反之,a→b→c 是逆时针方向排列,其手性碳原子的构型用 S 表示(图 16-8)。

顺时针方向,R构型   逆时针方向,S构型

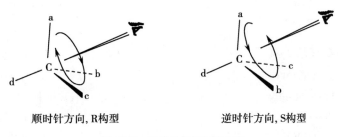

图 16-8 观察 R/S 构型的方法

R/S 标记法也可以直接应用于费歇尔投影式的构型标记。其方法为:在费歇尔投影式中,若最低次序(即最小)的原子或基团位于竖键,其余 3 个原子或基团由高到低的次序以顺时针排列的为 R-型,逆时针排列的为 S-型;若最低次序的原子或基团位于横键,其余原子或基团由高到低的次序以顺时针排列为 S-型,逆时针排列的为 R-型。

$$
\begin{array}{c}
\text{COOH} \\
\text{H} {\rule[0.5ex]{1.5em}{0.4pt}\!\!\!\!\!\!|\!\!\!\!\!\!\rule[0.5ex]{1.5em}{0.4pt}} \text{OH} \\
\text{CH}_3
\end{array}
\qquad\qquad
\begin{array}{c}
\text{Cl} \\
\text{CH}_3 {\rule[0.5ex]{1.5em}{0.4pt}\!\!\!\!\!\!|\!\!\!\!\!\!\rule[0.5ex]{1.5em}{0.4pt}} \text{C}_2\text{H}_5 \\
\text{H}
\end{array}
$$

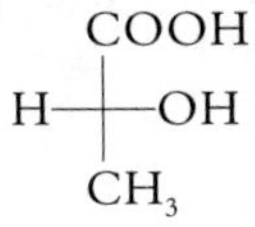

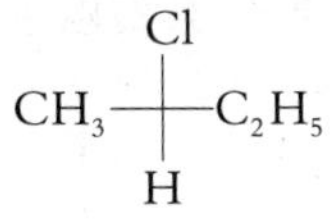

—OH > —COOH > —CH$_3$ > —H,   —Cl > —C$_2$H$_5$ > —CH$_3$ > —H,

最小基团在横键上   最小基团在竖键上

R-乳酸   R-2-氯丁烷

值得注意的是,D、L 和 R、S 是两种不同的构型标记方法,它们之间没有必然的联系。

问题与思考   用 R/S 构型标记法标示下列化合物的构型:

$$
\begin{array}{c}
\text{CHO} \\
\text{CH}_3 {\rule[0.5ex]{1.5em}{0.4pt}\!\!\!\!\!\!|\!\!\!\!\!\!\rule[0.5ex]{1.5em}{0.4pt}} \text{Cl} \\
\text{H}
\end{array}
\qquad\qquad
\begin{array}{c}
\text{C}_6\text{H}_5 \\
\text{H}_2\text{N} {\rule[0.5ex]{1.5em}{0.4pt}\!\!\!\!\!\!|\!\!\!\!\!\!\rule[0.5ex]{1.5em}{0.4pt}} \text{CH}_3 \\
\text{CH}_2\text{CH}_3
\end{array}
$$

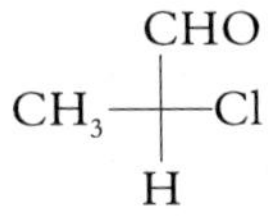

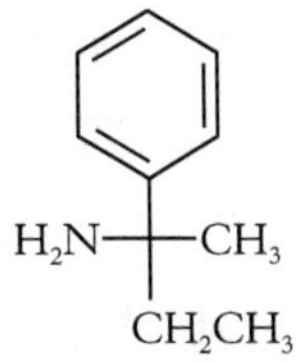

第四节　手性化合物的对映异构

含一个手性碳原子的化合物一定是手性分子,有一对对映异构体存在。乳酸、2-氯丁烷等均属于此类化合物。

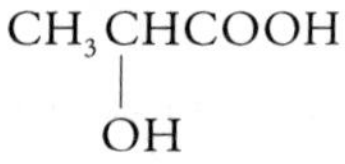

$$CH_3CHCOOH$$
$$|$$
$$OH$$

乳酸

$$CH_3CHCH_2CH_3$$
$$|$$
$$Cl$$

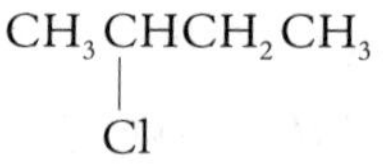

2-氯丁烷

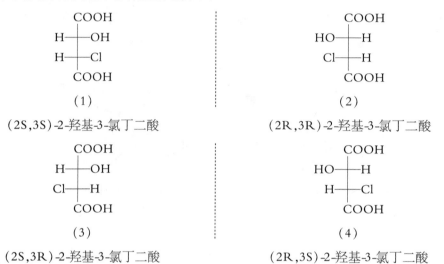

2-羟基-3-氯丁二酸结构式为 HOOC—CHOH—CHCl—COOH,分子中含有两个不同的手性碳原子,其费歇尔投影式及构型标记如下:

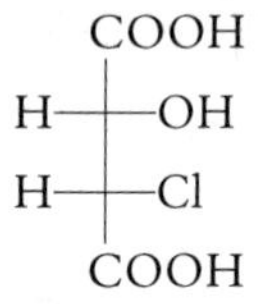

（1）

(2S,3S)-2-羟基-3-氯丁二酸

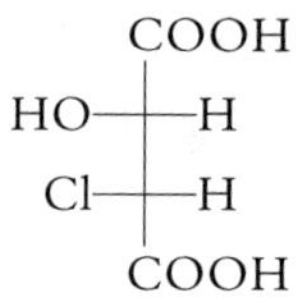

（2）

(2R,3R)-2-羟基-3-氯丁二酸

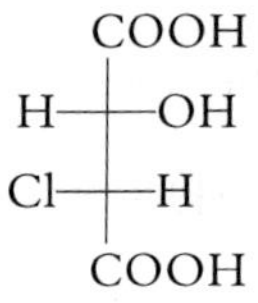

（3）

(2S,3R)-2-羟基-3-氯丁二酸

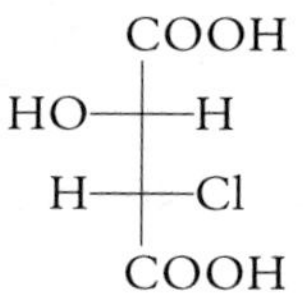

（4）

(2R,3S)-2-羟基-3-氯丁二酸

其中,(1)和(2)、(3)和(4)互为对映体,而(1)与(3)或(4)、(2)与(3)或(4)是不成镜像关系的,像这种不呈镜像对映关系的立体异构体,互称为非对映体(diastereomer)。

2,3-二羟基丁二酸(酒石酸)的结构为:HOOCCH(OH)CH(OH)COOH,分子中含有两个相同的手性碳原子,其费歇尔投影式及构型标记如下:

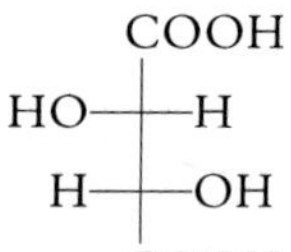

（5）

(2S,3S)-酒石酸

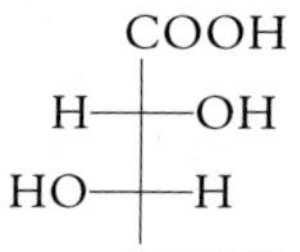

（6）

(2R,3R)-酒石酸

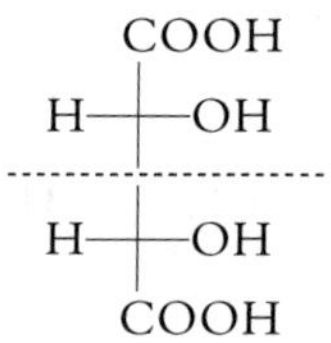

（7）

(2R,3S)-酒石酸

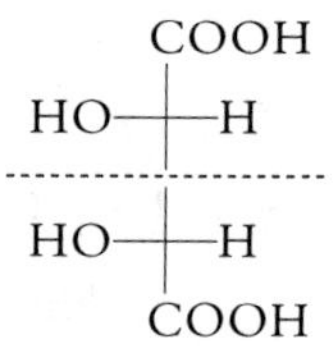

（8）

(2S,3R)-酒石酸

(5)和(6)互为物像关系,是一对对映体。(7)和(8)能重合是同一种物质,这是由于(7)和(8)分子中有一对称面。像这种分子中含有相同手性碳原子,因存在对称因素而使分子无旋光性的化合物称为内消旋体(mesomer),通常以"meso"表示。

具有一个手性碳原子的化合物,有两种对映异构体,即一对对映体;具有两个不同手性碳原子的化合物,则有四个构型不同的对映异构体,即两对对映体。可见化合物分子中所含手性碳原子越多,对映异构体的数目也越多。研究表明,分子中含有 n 个手性碳原子的化合物,最多可有 2^n 个对映异构体。

第五节　对映异构体的生物活性

生物体中具有重要生理意义的有机化合物绝大多数都是手性化合物。例如，生物体中普遍存在的 α-氨基酸主要是 L 型；糖类多为 D 型。说明了构型与生物活性密切相关。

手性药物往往其中一个对映异构体具有较强的生物活性，而另一对映体则无活性，或者活性很低，有的甚至产生相反的生理作用。例如，D-天门冬素是甜味，而 L-天门冬素则是苦味；右旋维生素 C 具有抗坏血病的作用，而其对映体无效；左旋多巴［2-氨基-3-(3，4-二羟基苯基)丙酸］是治疗帕金森病的药物，而它的右旋体不仅无生理作用，而且有毒。

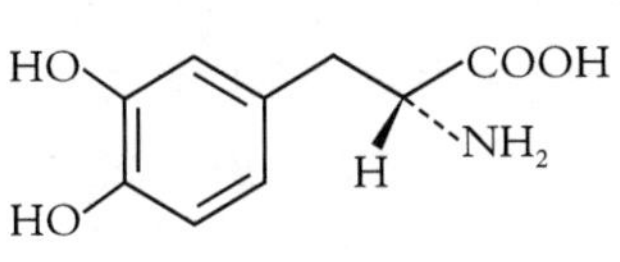

(+)-多巴

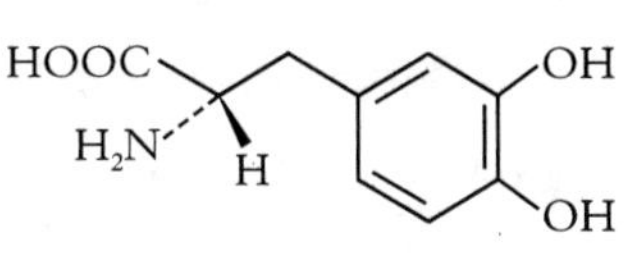

(−)-多巴

20 世纪 50 年代末期，欧洲曾经发生孕妇因服用沙利度胺（俗称“反应停”），从而导致胎儿畸形（海豹形）的药害惨剧（历史上称为“反应停”事件）。后经研究发现，药物“反应停”为外消旋体，其中的 R 型异构体起镇静作用，而 S 型异构体则有致畸作用，故妊娠妇女服用此药后，出现了多例畸变胎儿。

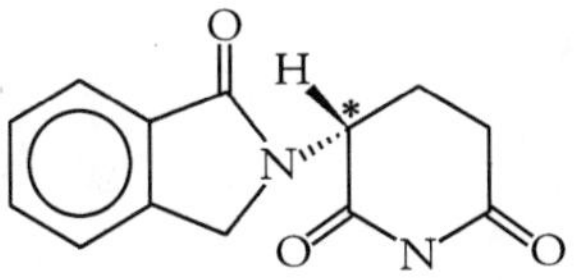

沙利度胺（反应停）

一对对映体之所以会有如此不同的生物活性，这与生命活动的重要基础物质——生物大分子都具有手性特征有关。药物分子要发挥其药效，就必须与细胞的专一受体靶位相结合，而受体大多为蛋白质，是手性物质，因此，药物的活性必须通过与受体分子之间的严格手性匹配和手性识别而实现。只有当药物手性分子完全符合于手性受体的靶点时，药物分子才能与受体很好地结合，这时手性药物才能发挥其作用，这就像手套必须和手相匹配一样。如图 16-9，手性药物的一种对映体与受体完全匹配，另一种对映体就会与受体配合不当，从而导致其生物活性降低甚至无生物活性。

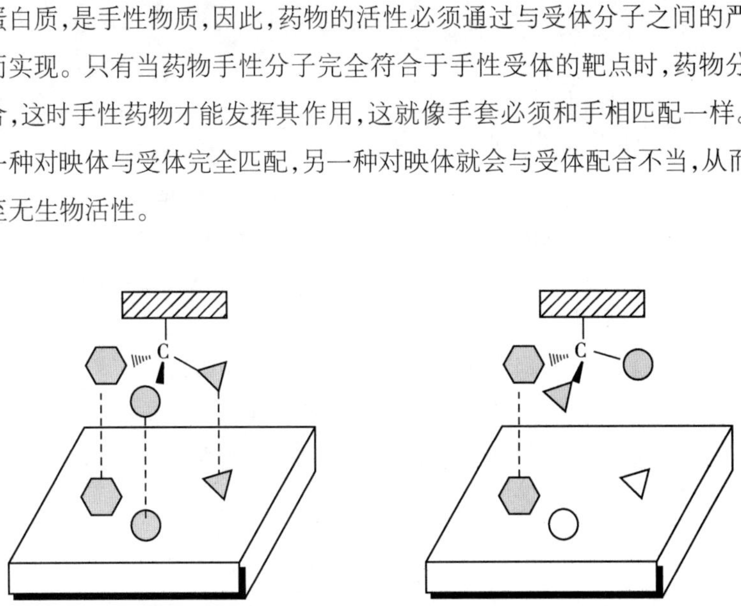

图 16-9　手性分子和手性生物受体相互作用示意图

（徐　红）

学习小结

实物与镜像不能重合的分子称为手性分子。手性分子与其镜像互为对映体。手性分子不含对称因素。分子中连有四个不同原子或基团的碳原子称为手性碳原子，又称手性中心。

能使偏振光的振动平面发生旋转的性质称为旋光性，具有旋光性的物质称为旋光性物质。旋光性物质使偏振光的振动面旋转的角度称为旋光度，通常用“α”表示。一对对映体的等量混合物无旋光性，称为外消旋体。分子有手性碳原子，由于分子内部旋光性互相抵消而没有旋光性的化合物叫内消旋体。

含有一个手性碳原子的化合物只有一对对映体。分子中含有 n 个手性碳原子的化合物，最多有 2^n 个对映异构体。

手性碳的构型可用分子模型楔形式、透视式、费歇尔投影式来表示。标记对映异构体的构型有两种方法：D/L 相对构型标记法，R/S 绝对构型标记法。

复习参考题

1. 举例说明下列各名词的意义。

（1）手性　（2）手性碳原子　（3）对映体　（4）旋光性

（5）比旋光度　（6）内消旋体　（7）外消旋体

2. 下列化合物有无手性碳原子？如有请用“ * ”标出其手性碳原子。

（1）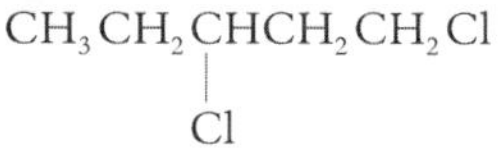

（2）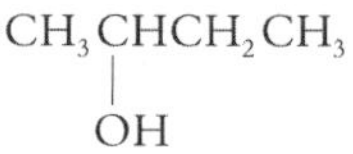

（3）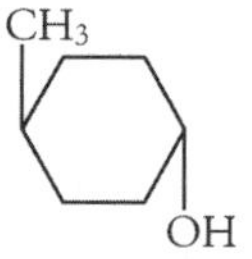

（4）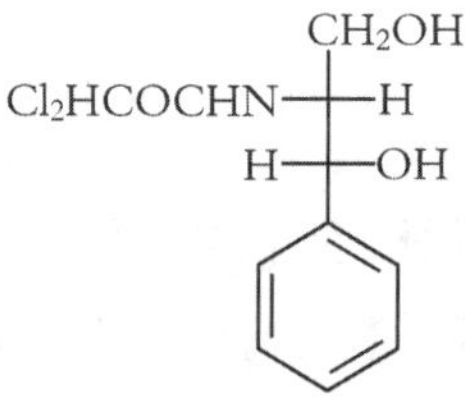

3. 用 R、S-构型标记法标记下列分子构型。

（1）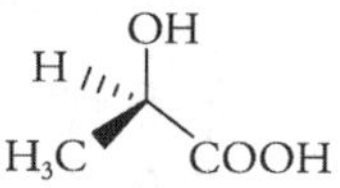

（2）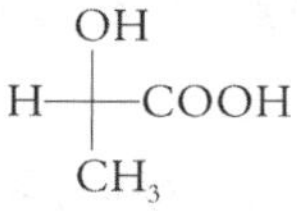

（3）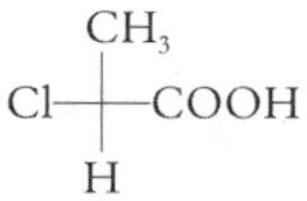

（4）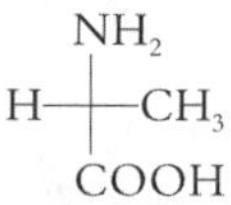

4. 将下列化合物用 Fischer 投影式表示。

（1）（S）—$CH_3CHBrCl$　（2）（R）-2-羟基丙酸　（3）（S）-2-羟基丙腈

5. 麻黄素的结构如下，用 Fischer 投影式写出麻黄素的所有对映异构体，指出它们相互之间的关系，并用 R/S 表示各手性碳原子的构型。

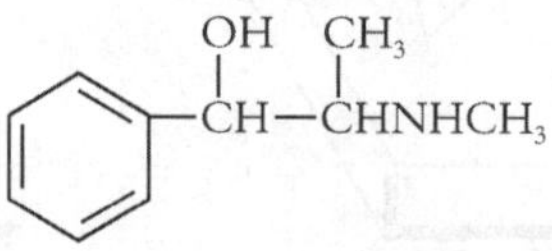

第十七章 胺和杂环化合物

17

17章

学习目标

掌握 胺和杂环化合物的结构特征和主要化学性质。

熟悉 胺和杂环化合物的命名及分类方法。

了解 胺的物理性质；重要的胺、杂环化合物和生物碱在医药学中的用途。

胺(amine)是氨分子中的氢原子被烃基取代的产物,是一类重要的含氮有机化合物,广泛应用于医药行业和化工生产中,如临床上较早使用的一类广谱抗菌药磺胺类药物、化工生产中重要的化工原料苯胺等都具有胺类化合物的结构特征。

杂环化合物(heterocyclic compound)是指由碳和非碳原子构成的环状有机化合物,环中的非碳原子称为杂原子(hetero-atom),常见的杂原子有氮、氧、硫等。将具有一定芳香性,环系比较稳定的杂环化合物称为芳香杂环化合物(aromatic heterocycle)。杂环化合物广泛存在于自然界中,种类繁多,其数量大约已占到已知有机化合物的一半。临床药物中,杂环化合物占了相当大的比例。在生物体内具有显著生理活性的血红素、水溶性维生素、生物碱,以及与人类生命活动密切相关的核酸等化合物都具有含氮杂环化合物的母核结构。

第一节　胺

一、胺的分类和命名

(一)胺的分类

氨分子中一个氢原子被烃基取代的胺为伯胺(primary amine);两个氢原子被两个烃基取代的胺为仲胺(secondary amine);三个氢原子都被烃基取代的胺为叔胺(tertiary amine)。相应于铵盐和氢氧化铵的四烃基取代物分别称为季铵盐(quaternary ammonium salt)和季铵碱(quaternary ammonium base)。

$$R-NH_2 \qquad R-\underset{R}{\overset{|}{N}}H \qquad R-\underset{R}{\overset{|}{N}}-R \qquad R_4N^+X^- \qquad R_4N^+OH^-$$

伯胺　　　　仲胺　　　　叔胺　　　　季铵盐　　　　季铵碱

胺分子中的氮原子仅与脂肪烃基相连的为脂肪胺(aliphatic amine),若有芳香烃基与氮原子直接相连的胺为芳香胺(aromatic amine)。

脂肪胺:　CH_3NH_2　　　　　CH_3NHCH_3　　　　　$(CH_3)_3N$

芳香胺:　〔苯〕$-NH_2$　　　　〔苯〕$-NHCH_3$　　　　〔苯〕$-N(CH_3)_2$

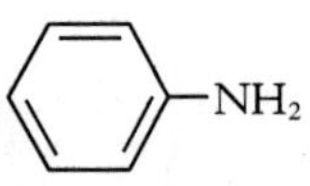

伯胺　　　　　　　仲胺　　　　　　　叔胺

注意伯、仲、叔胺与伯、仲、叔醇分类方法的区别。例如:

$$CH_3-\underset{CH_3}{\overset{\overset{\displaystyle CH_3}{|}}{C}}-OH \qquad\qquad CH_3-\underset{CH_3}{\overset{\overset{\displaystyle CH_3}{|}}{C}}-NH_2$$

叔丁醇(叔醇)　　　　　　　　　叔丁胺(伯胺)

胺还可以根据分子中所含氨基的数目分为一元胺、二元胺和多元胺。例如:

$$CH_3CH_2NH_2 \qquad\qquad\qquad H_2NCH_2CH_2NH_2$$

一元胺(乙胺)　　　　　　　　二元胺(乙二胺)

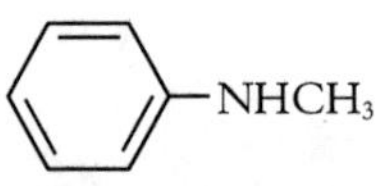

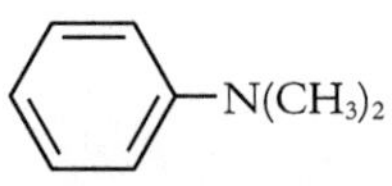

（二）胺的命名

简单胺的命名一般以胺为母体,在"胺"前加上所连烃基的名称,即为"某胺"。如有相同的烃基,合并烃基;若为不相同的烃基,按照次序规则"优先基团后列"的原则,将其数目、名称依次写在母体名称的前面。

$$CH_3CH_2NH_2$$
乙胺

$$(CH_3CH_2)_2NH$$
二乙胺

$$CH_3NHCH_2CH_3$$
甲乙胺

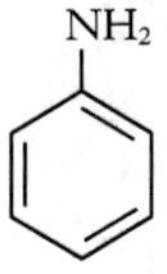

苯胺

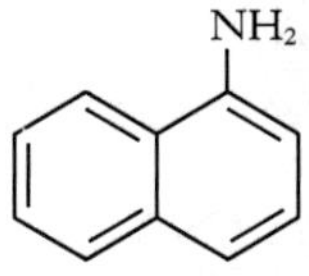

α-萘胺

$$H_2NCH_2CH_2CH_2CH_2CH_2NH_2$$
1,5-戊二胺（尸胺）

芳香仲胺和叔胺的命名常以苯胺为母体,脂肪烃基为取代基。若取代基直接与氮原子相连,命名时在取代基名称前冠以"N-"或"N,N-"。例如:

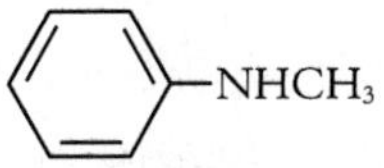

N-甲基苯胺

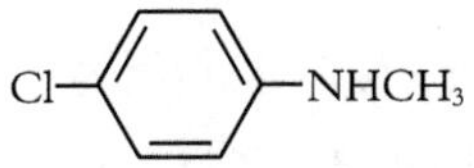

对-氯-N-甲基苯胺

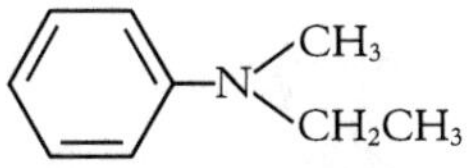

N-甲基-N-乙基苯胺

比较复杂的胺可将烃或其他官能团为母体,氨基或烃氨基（—NHR、—NR$_2$）为取代基来命名。例如:

$$CH_3CH_2CHCH_2CHCH_3$$
$$\quad\quad\ |\quad\quad\ |$$
$$\quad\quad NH_2\quad CH_3$$

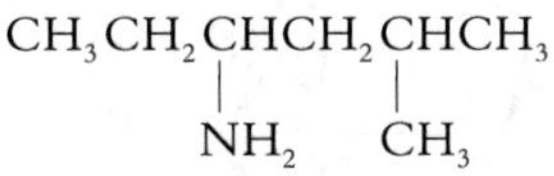

2-甲基-4-氨基己烷

季铵类化合物的命名与氢氧化铵和无机铵盐类似。例如:

$$(CH_3CH_2)_4N^+OH^-$$
氢氧化四乙铵

$$HOCH_2CH_2N^+(CH_3)_3OH^-$$
氢氧化三甲基-β-羟乙基铵
（胆胺）

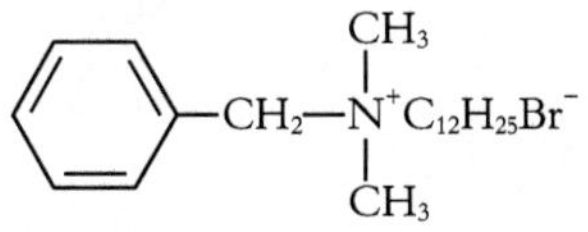

溴化二甲基十二烷基苄铵
（新洁尔灭）

命名胺类化合物时应注意"胺""铵"和"氨"字的用法。表示氨的烃基衍生物时用"胺";表示季铵类化合物或氨的盐时用"铵";表示基团时用"氨";如氨基、亚氨基、氨甲基（H_2NCH_2—）、甲氨基（CH_3NH—）等。

问题与思考 　胺类化合物命名时,"胺""铵"和"氨"字的用法有何区别?

思考:写出下列化合物的名称。

1. $CH_3CH_2CH_2NH_2$

2. $\begin{bmatrix} & H & \\ & | & \\ H_3C-N^+-CH_3 \\ & | & \\ & CH_2CH_3 & \end{bmatrix}^+ Br^-$

3. $CH_3CHCH_2CHCH_3$
　　$\ \ |\quad\quad |$
　　$NH_2\quad CH_3$

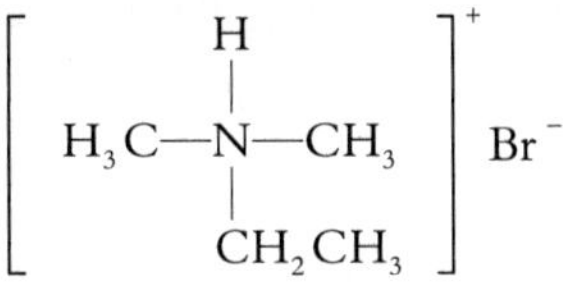

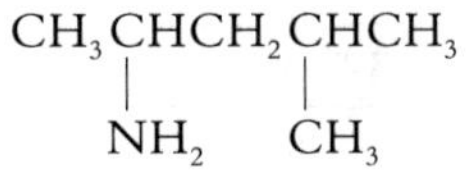

二、胺的结构

脂肪胺与氨分子的结构相似，氮原子为不等性 sp^3 杂化，其中 3 个 sp^3 轨道分别与氢或碳原子形成 3 个 σ 键，整个分子呈棱锥形结构，另外一个 sp^3 轨道被一孤对电子所占据，位于棱锥体的顶端。氨、二甲胺、三甲胺的结构如图 17-1。

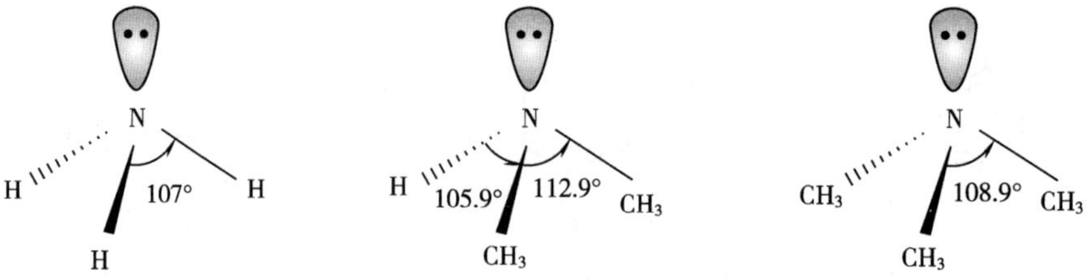

图 17-1　氨、二甲氨、三甲胺的分子结构

苯胺的结构与脂肪胺有差别，分子虽呈棱锥体，但因为氮原子上未成键电子对与苯环的 π 键形成了共轭体系，使其趋向于平面化，同时也降低了氮上的电子云密度。苯胺的结构如图 17-2。

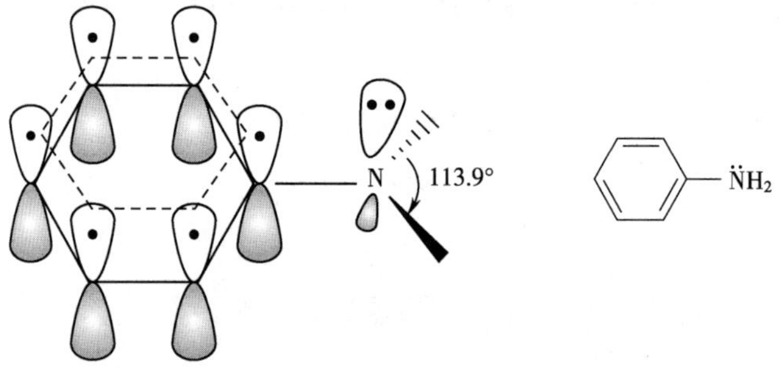

图 17-2　苯胺的分子结构

三、胺的物理性质

在常温下，低级脂肪胺为气态或易挥发的液体，有氨的气味或鱼腥味，高级胺为固体，几乎没有气味。芳香胺多为高沸点的液体或低熔点的固体，虽然气味不浓，但毒性较大，有些芳香胺如苯胺、α-和 β-萘胺、联苯胺等还可致癌。

胺分子中 N—H 为极性共价键，伯胺和仲胺分子间能形成氢键，故沸点高于相对分子质量相近的烷烃而低于醇。叔胺中氮上无氢，不能形成分子间氢键，其沸点比相同碳原子数目的伯胺和仲胺低。胺能与水分子之间形成氢键，因此低级脂肪胺易溶于水，但随着胺的相对分子质量增加，其溶解度迅速降低，六个碳以上的胺难溶于水，易溶于醇、醚、苯等有机溶剂。一些常见胺的物理常数见表 17-1。

表 17-1　一些常见胺的理化常数

胺的名称	结构式	熔点(℃)	沸点(℃)	pK_b
氨	NH_3	−78	−33	9.24
甲胺	CH_3NH_2	−94	−6	3.34

胺的名称	结构式	熔点(℃)	沸点(℃)	pK_b
二甲胺	$(CH_3)_2NH$	−93	7.5	3.37
三甲胺	$(CH_3)_3N$	−117	2.9	4.19
乙胺	$CH_3CH_2NH_2$	−80	17	3.36
丙胺	$CH_3CH_2CH_2NH_2$	−83	49	3.40
苯胺	$C_6H_5NH_2$	−6.3	184	9.28
对甲苯胺	CH_3—⟨⟩—NH_2	44	200	8.92
对硝基苯胺	O_2N—⟨⟩—NH_2	148	332	13.0
苄胺	$C_6H_5CH_2NH_2$	10	184	4.3

四、胺的化学性质

(一)碱性与成盐反应

胺分子中氮原子上有孤对电子,可以接受质子而呈现出碱性。胺的碱性强弱常用 pK_b 表示,也可以用其共轭酸(RNH_3^+)的 pK_a 来表示。胺的碱性越强,pK_b 越小(即 K_b 越大)。从表 17-1 中可知,脂肪胺的碱性强于氨,芳香胺的碱性则弱于氨。

胺碱性强弱主要决定于其分子的结构,水溶液中还要受溶剂的影响。因此,胺的碱性强弱要受电子效应、溶剂化效应、空间效应等综合影响。季铵碱是一种强碱,碱性与氢氧化钠或氢氧化钾相当。

多种效应综合作用的结果,常见胺的碱性强弱顺序为:季铵碱 > 脂肪胺 > 氨 > 芳香胺。

胺可以与酸发生成盐反应,由于碱性较弱,只能与强酸成盐。例如:

$$CH_3NH_2 + HCl \longrightarrow CH_3NH_3^+Cl^- 或 CH_3NH_2 \cdot HCl$$

氯化甲铵　　　　　盐酸甲胺

⟨⟩—NH_2 + HCl ⟶ ⟨⟩—$NH_3^+Cl^-$ 或 ⟨⟩—$NH_2 \cdot HCl$

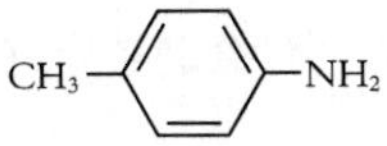

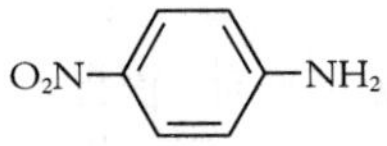

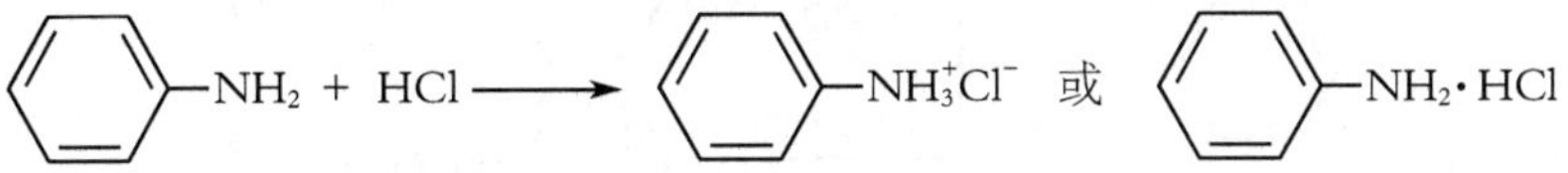

氯化苯铵　　　　　盐酸苯胺

铵盐一般都溶于水,与强碱(NaOH 或 KOH)作用又重新游离出原来的胺。此性质可于分离或精制胺。

$$CH_3NH_3^+Cl^- + NaOH \longrightarrow CH_3NH_2 + NaCl$$

在制药工业上,将难溶于水的胺类药物制成溶解性好、更稳定的胺盐,以供药用。例如,局部麻醉药盐酸普鲁卡因水溶液可用于肌肉注射。

H_2N—⟨⟩—$COOCH_2CH_2N(C_2H_5)_2$ $\xrightarrow{HCl}$ H_2N—⟨⟩—$COOCH_2CH_2\overset{+}{N}H(C_2H_5)_2Cl^-$

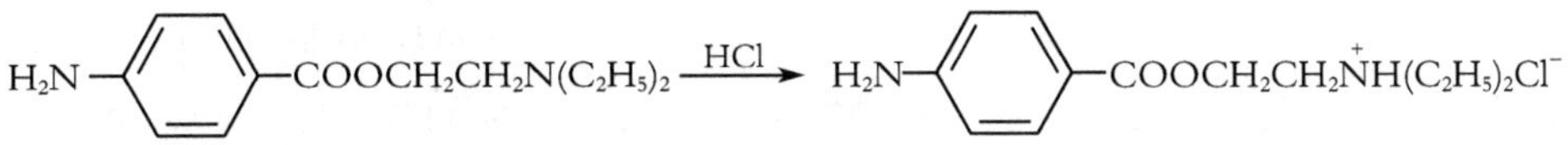

(二)酰化反应

伯胺、仲胺能与酰氯、酸酐等发生酰化反应,生成 N-烃基酰胺或 N,N-二烃基酰胺。例如:

$$(CH_3CH_2)_2NH + CH_3\overset{O}{\overset{\|}{C}}-O-\overset{O}{\overset{\|}{C}}CH_3 \longrightarrow CH_3\overset{O}{\overset{\|}{C}}-N(CH_2CH_3)_2 + CH_3COOH$$

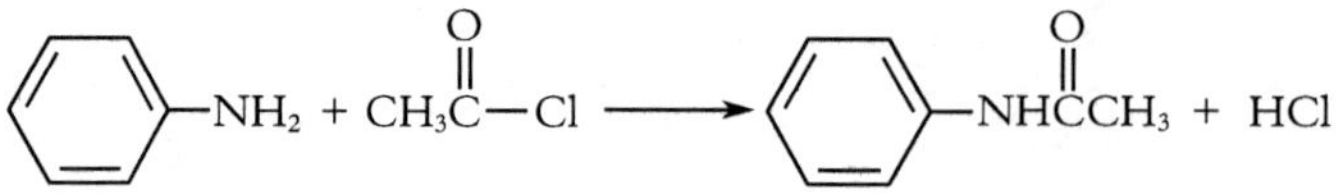

叔胺氮上无氢原子,不能发生酰化反应。在酸或碱催化下,酰胺可以发生水解反应又释放出游离氨基。如芳香胺分子中的氨基易被氧化,可以利用酰化反应进行氨基的保护。

(三)与亚硝酸反应

胺因结构不同,与亚硝酸反应的产物不同。由于亚硝酸不稳定易分解,一般在反应中用亚硝酸盐与盐酸或硫酸反应制得。

1. 伯胺 脂肪伯胺在低温下与亚硝酸反应生成脂肪重氮盐,该重氮盐很不稳定,即使在低温下也立即分解,定量的放出氮气,反应产物为卤代烃、烯烃、醇等混合物。

$$CH_3CH_2NH_2 \xrightarrow[0\sim5℃]{NaNO_2\ +HCl} CH_3CH_2OH + CH_2{=}CH_2 + N_2\uparrow + \cdots\cdots$$

由于该反应产物复杂,在合成上实际应用价值不大,但是反应能定量的放出氮气,常用于氨基化合物的定量分析。

芳香伯胺与亚硝酸在低温(<5℃)和强酸性溶液中反应生成芳香重氮盐(aromatic diazonium salt),此反应称为重氮化反应(diazo reaction)。

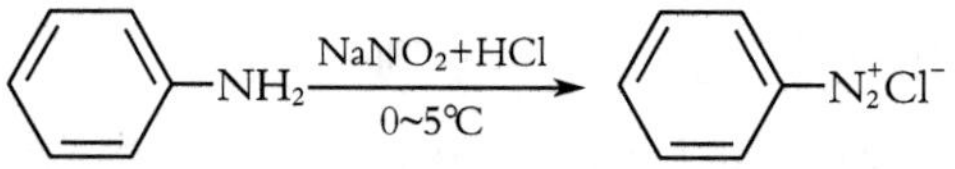

氯化重氮苯

芳香重氮盐是一种离子型化合物,化学性质活泼,在低温和强酸性溶液中可以短暂保存,加热立即分解放出氮气,并产生酚类化合物。

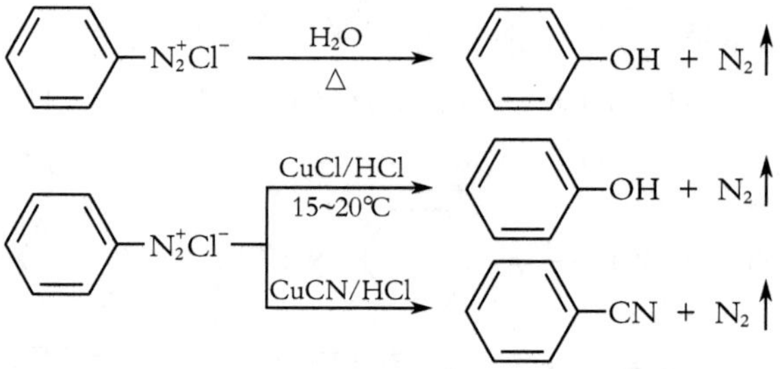

重氮盐在一定的酸度条件下,能与酚或芳胺等发生亲电取代反应,形成有鲜艳颜色的化合物,称之为偶氮化合物,此类反应称为偶联反应(coupling reaction)。重氮盐的偶联反应是制备偶氮染料的重要化学反应。例如:

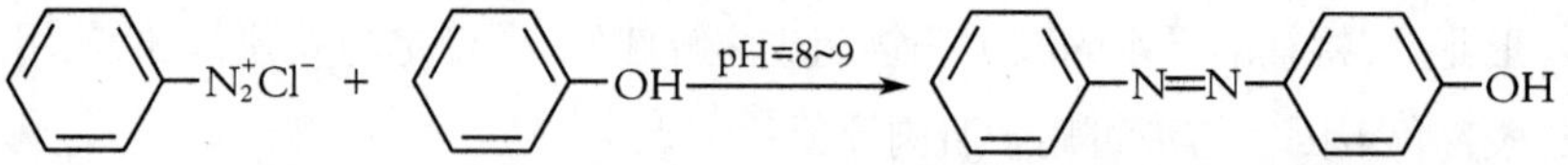

4-羟基偶氮苯(橘黄色)

2. 仲胺 脂肪仲胺和芳香仲胺与亚硝酸反应都生成 *N*-亚硝基胺(*N*-nitrosoamine)类化合物。

$$(CH_3)_2NH \xrightarrow[0\sim5℃]{NaNO_2\ +HCl} (CH_3)_2N{-}NO$$

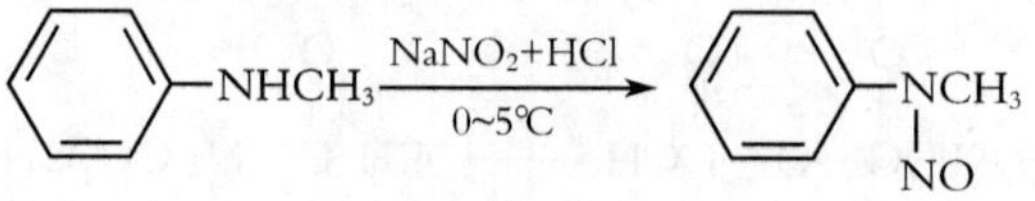

N-亚硝基胺通常为难溶于水的黄色油状液体或固体，具有强的致癌性。有研究报道，*N*-亚硝基胺类化合物易诱发肝癌、鼻咽癌、消化道癌等。

问题与思考 仲胺与亚硝酸反应可生成 *N*-亚硝基胺，思考人体内的强致癌物质 *N*-亚硝基胺是怎样合成的？

3. **叔胺** 脂肪叔胺与亚硝酸反应形成不稳定的亚硝酸盐。

$$(CH_3CH_2)_3N \xrightarrow[0\sim5℃]{NaNO_2\ +HCl} (CH_3CH_2)_3N \cdot HNO_2$$

芳香叔胺与亚硝酸反应生成对-亚硝基胺类化合物，若对位被占据，亚硝基则进入邻位。例如：

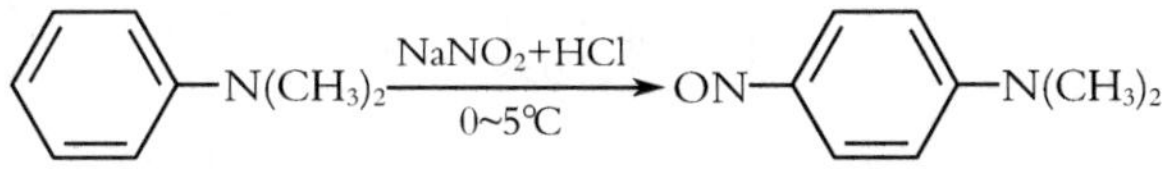

根据伯、仲、叔胺在低温下与 HNO_2 反应生成的产物特征，可鉴别出几种胺类化合物。

（四）芳香胺的卤代反应

芳香胺中氮原子上的孤对电子参与苯环的共轭而活化苯环，使芳香胺的苯环上易发生亲电取代反应。例如，苯胺与溴水在室温下立即反应，生成 2,4,6-三溴苯胺白色沉淀。此反应迅速灵敏，可用于苯胺的定性和定量分析。

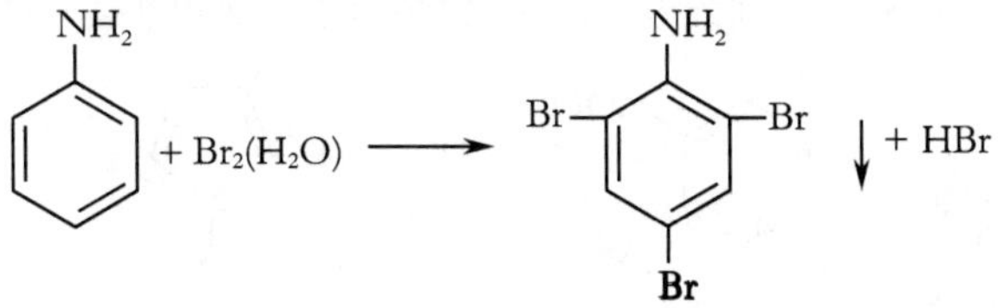

第二节 杂环化合物

一、杂环化合物的分类和命名

（一）杂环化合物的分类

根据分子中所含环的数目，杂环化合物分为单杂环和稠杂环两大类；单杂环按成环的原子数目分为五元杂环和六元杂环等。杂环中的杂原子可以是一个或多个，杂原子可以相同或不同。常见杂环化合物见表 17-2。

（二）杂环化合物的命名

杂环化合物的命名比较复杂，目前主要采用音译法，即按照英文名称的译音，选用同音汉字，加上“口”偏旁表示杂环母体的名称。若杂环上连有取代基，命名时应对杂环母体进行编号，常见杂环母体的名称及编号见表 17-2。

表 17-2　常见杂环化合物的结构和名称

单杂环	五元杂环	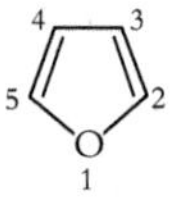 呋喃 furan	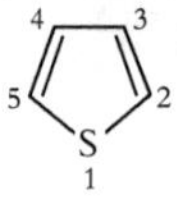 噻吩 thiophene	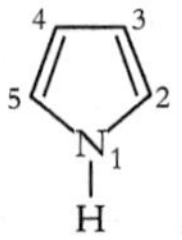 吡咯 pyrrole	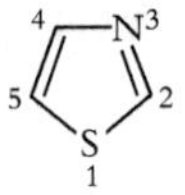 噻唑 thiazole	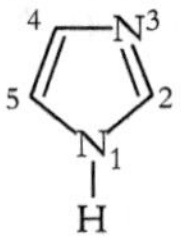 咪唑 imidazole
	六元杂环	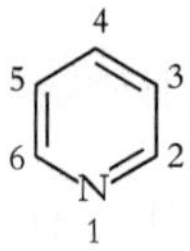 吡啶 pyridine	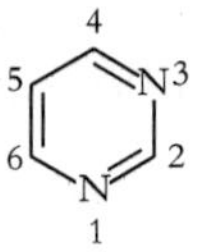 嘧啶 pyrimidine	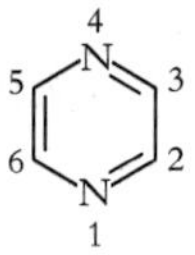 吡嗪 pyrazine	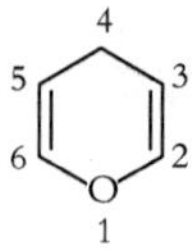 吡喃 pyran	
稠杂环		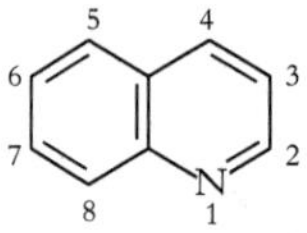 喹啉 quinoline	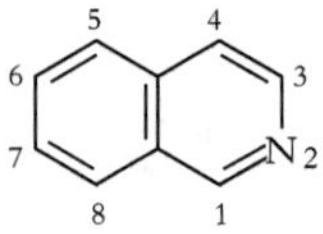 异喹啉 isoquinoline	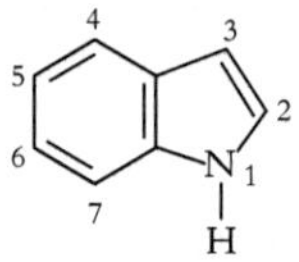 吲哚 indole	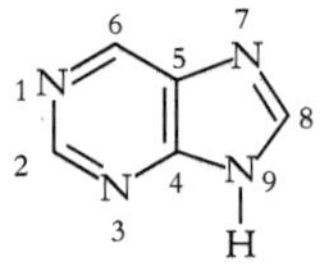 嘌呤 purine	

1. 单杂环的编号　只有一个杂原子的单杂环的编号，从杂原子上开始用阿拉伯数字，也可以用希腊字母 α、β、γ 编号。

对含有多个杂原子的单杂环，若环上的杂原子相同时，应使杂原子的编号最小；若有多个不同杂原子时，则按 O、S、NH、N 优先顺序编号，使杂原子位次最小。

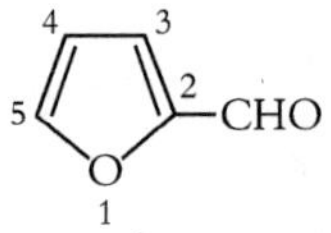

2-呋喃甲醛（α-呋喃甲醛）

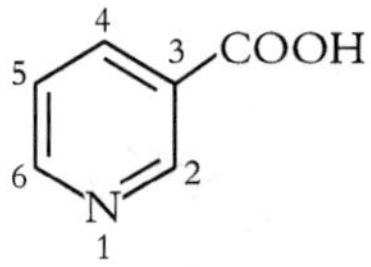

3-吡啶甲酸（β-吡啶甲酸）

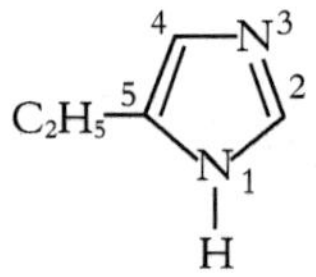

5-乙基咪唑

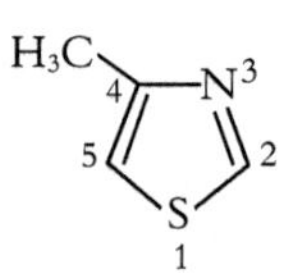

4-甲基噻唑

2. 稠杂环的编号　一般参照稠环芳香烃的编号规则。个别的有特殊编号，如嘌呤。

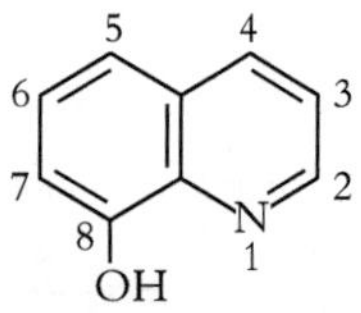

8-羟基喹啉

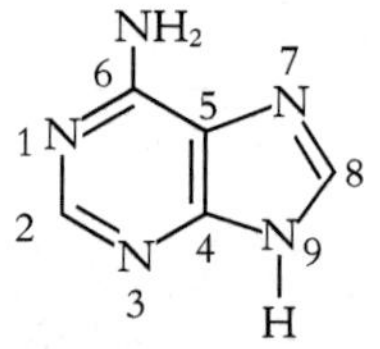

6-氨基嘌呤（腺嘌呤）

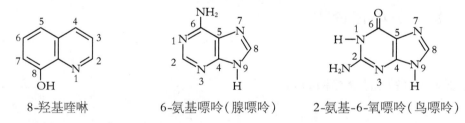

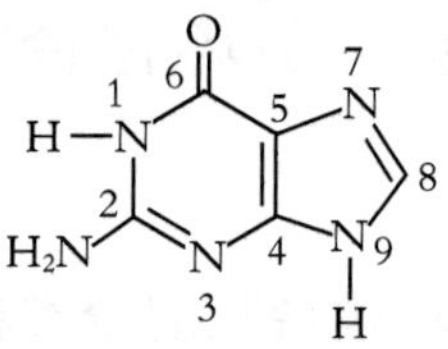

2-氨基-6-氧嘌呤（鸟嘌呤）

二、五元杂环化合物

（一）吡咯的结构

吡咯（pyrrole）是一个平面的五元环结构（如图 17-3），成环的四个碳原子和氮原子都是以 sp^2 杂化轨道成键。环上每个碳原子和氮原子的未杂化 p 轨道相互平行，可侧面重叠形成闭合的共轭大 π 键，π 电子数为 6，符合 Hückel 规则，具有芳香性。吡咯中 N 原子的供电子 p-π 共轭效应使其环上的电子云密度增大（高于苯环）。

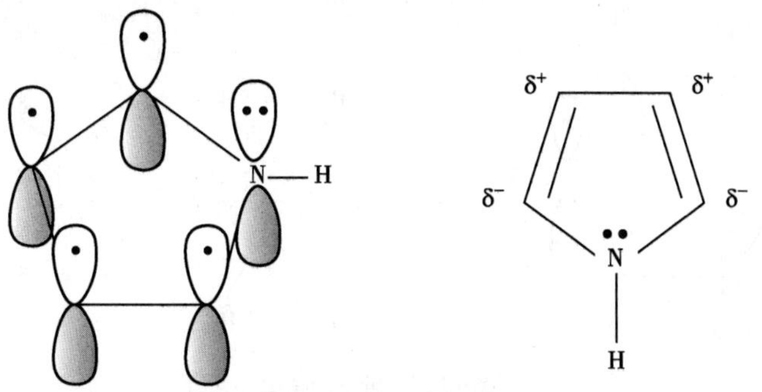

图 17-3 吡咯的结构

吡咯的极性很小，偶极矩为$\mu=6.03\times10^{-30}$ C · m，因此，吡咯不溶于水，能与乙醇和乙醚混溶。

（二）吡咯的化学性质

1. 吡咯的酸性 吡咯中氮原子上的孤对电子参与环的共轭，使氮原子上的电子云密度降低而不易接受质子，同时，也导致 N—H 键极性增加而易极化断裂，吡咯呈现弱酸性（p*K*a = 17.5），其酸性强于醇而弱于酚。吡咯在无水条件下可与碱金属、固体氢氧化钾共热生成盐。例如：

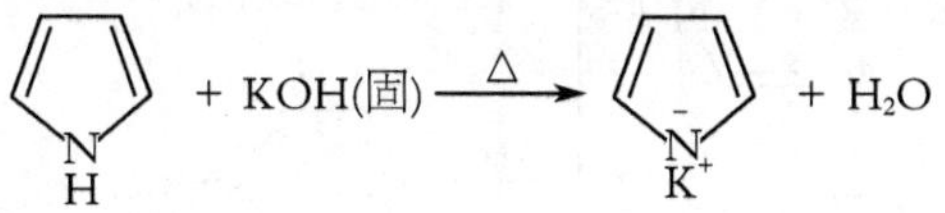

2. 吡咯的亲电取代反应 吡咯可以发生卤代、硝化、磺化等亲电取代反应，取代基主要进入 α-位。吡咯亲电反应的活性高于苯，需要在比较温和条件下进行。

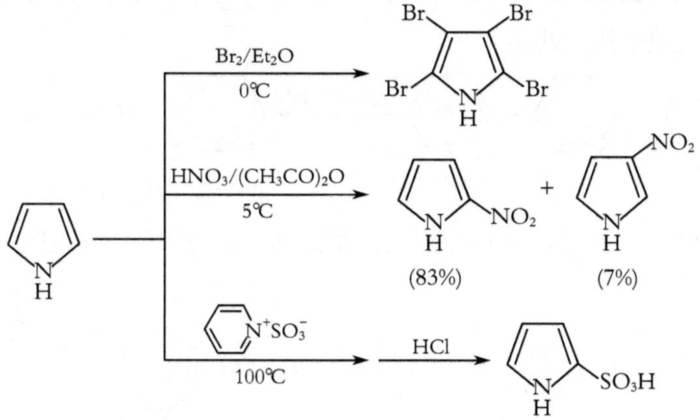

吡咯比苯更容易发生氧化反应。

三、六元杂环化合物

（一）吡啶的结构

吡啶（pyridine）的结构与苯相似，为平面型分子。吡啶环上碳和氮原子均为 sp^2 杂化，所有原子的 sp^2 轨道相互重叠形成的 6 个 σ 键构成平面六元环，未杂化的 p 轨道平行重叠形成环状共轭大 π 键，π 电子数目为 6，符合 Hückel 规则，故具有芳香性。由于氮元素的电负性大于碳，氮对环产生吸电子的诱导效应和吸电子的共轭效应，使环上电子云密度降低且呈不均匀分布，因此，其芳香性不如苯。吡啶的分子结构见图 17-4。

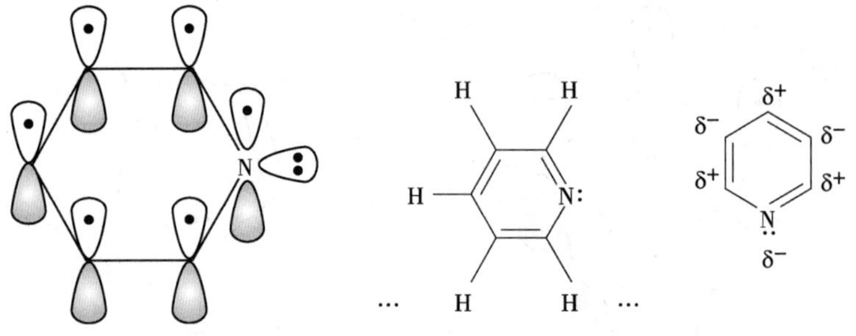

图 17-4　吡啶的结构

（二）吡啶的性质

吡啶的极性大于吡咯，偶极矩为 $\mu = 7.4 \times 10^{-30}$ C·m，可与水以任意比例互溶，还能溶解大多数极性、非极性有机化合物和许多无机盐，故常用作高沸点的有机溶剂。

1. 吡啶的碱性　吡啶氮原子上的未公用电子对可以接受质子呈现碱性（$pK_b = 8.8$），其碱性弱于氨而强于苯胺。吡啶可以与酸发生成盐反应，例如：

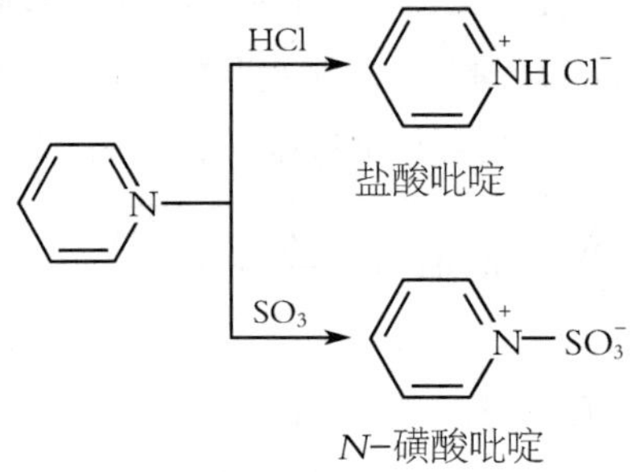

2. 侧链上的氧化-还原反应　吡啶对氧化剂稳定，但当环上带有 a-H 的侧链烃基时，可被酸性高锰酸钾氧化成羧基。例如：

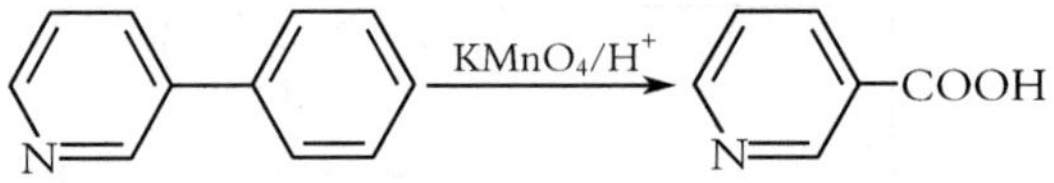

β-吡啶甲酸

3. 亲电取代反应　吡啶环上亲电取代反应的活性比苯还要低，取代基主要进入电子云密度相对较高的 β 位。例如：

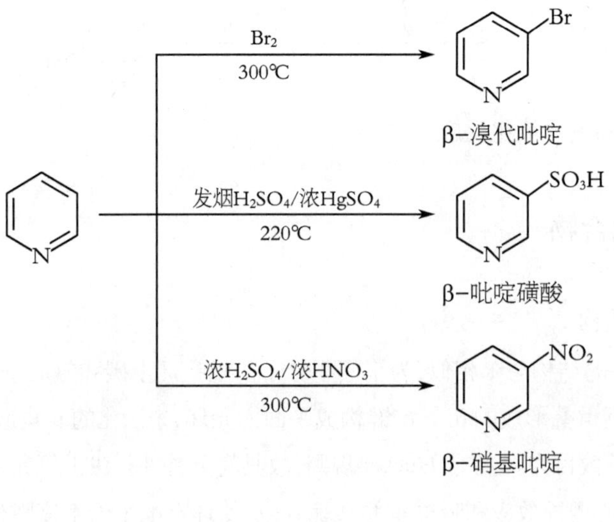

第三节　与医学有关的重要化合物

一、生源胺

生源胺(biogenic amine)是生物体内释放出的担负神经冲动传导作用的化学介质，通常都是胺类物质，故称为生源胺。主要有肾上腺素、去甲肾上腺素、多巴胺、胆碱、5-羟基色胺等。

1. **肾上腺素**(adrenaline，AD)**和去甲肾上腺素**(noradrenaline，NE)　两者都具有邻苯二酚(儿茶酚)和β-苯乙胺的结构，故又称为儿茶酚胺。左旋肾上腺素有收缩血管、兴奋心脏、舒张支气管的作用，临床主要用于心脏骤停、支气管哮喘、过敏性休克。左旋去甲肾上腺素也有收缩血管、升高血压的作用。

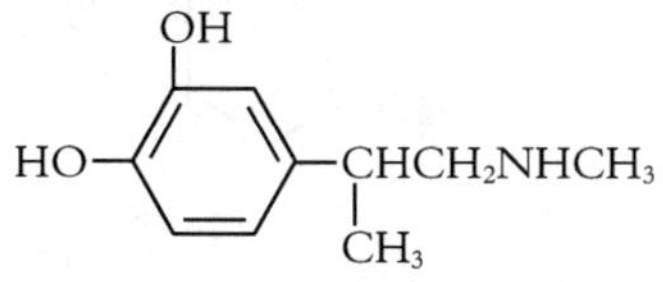

肾上腺素

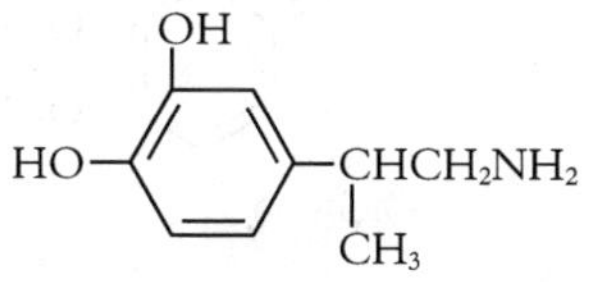

去甲肾上腺素

2. **多巴胺**(dopamine)　主要存在于肾上腺髓质和中枢神经系统中，常用于治疗失血性、心源性及感染性休克、帕金森病(Parkinson's disease)、急性肾功能衰竭等。

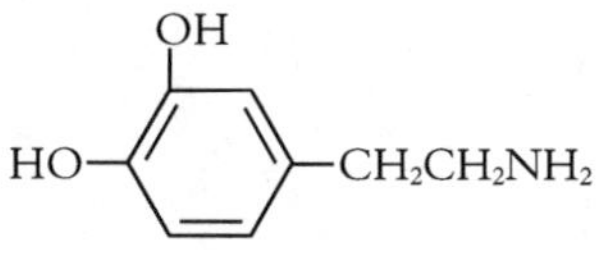

多巴胺

3. **胆碱**(bilineurine)　是一种存在于体内的季铵碱，由于最初发现它是胆汁中的碱性物质而得名。胆碱在生物体内参与脂肪代谢，有抗脂肪肝的作用，与乙酸在胆碱酯酶的催化作用下生成乙酰胆碱。

二、生物碱

生物碱(alkaloid)是指存在于生物体中一类具有较强生理活性的含氮的碱性有机化合物。大多存在于植物中，故又称植物碱。生物碱的种类繁多，常与有机酸或无机酸结合成盐而存在，也有少数以游离碱、苷或酯的形式存在。

生物碱多为无色结晶，少数如烟碱常温下为液体并有挥发性。游离生物碱一般难溶于水，易溶于氯仿、丙酮、乙醚、苯等有机溶剂中，大多数生物碱的盐易溶于水和乙醇，不溶或难溶于氯仿、乙醚、苯等有机溶剂。

大多数生物碱或其盐通常在酸性水溶液中与碘化铋钾(Dragendorff 试剂，$BiI_3 \cdot KI$)、碘化汞钾(Mayer 试剂，$HgI_2 \cdot 2KI$)、磷钨酸等试剂反应生成有特殊颜色的难溶性化合物(如莨菪碱与碘化汞钾试剂反应，生成紫色的结晶形沉淀)，由于反应生成沉淀的颜色、形态等不同，可用于不同生物碱的鉴别。生物碱还能与一些试剂反应产生不同的颜色，这些试剂称为生物碱显色试剂。常用的生物碱显色试剂有：甲醛－浓硫酸试剂(Marquis 试剂)，遇吗啡碱呈紫红色，遇可待因显蓝色；钒酸铵－浓硫酸溶液(Mandelin 试剂)，遇奎宁显淡橙色，吗啡显棕色，与阿托品、东莨宕碱显红色等。

生物碱的毒性很大，量小可作为药物治疗疾病，量大可能引起中毒，甚至引起死亡，因此，使用时一定要注意剂量。

1. 小檗碱（berberine）　又名黄连素，存在于黄连、黄柏等中草药中，属于异喹啉类生物碱，是一种季铵碱。小蘖碱有抑制痢疾杆菌、链球菌及葡萄球菌的作用，是一类抗菌药物，临床上常用于治疗痢疾、肠炎等疾病。

2. 吗啡碱（morphine）　主要存在于罂粟植物中，是1803年最早提纯的第一个生物碱。吗啡碱有强的镇痛作用，对中枢神经有麻醉作用，容易成瘾，医药上常用于局部麻醉。

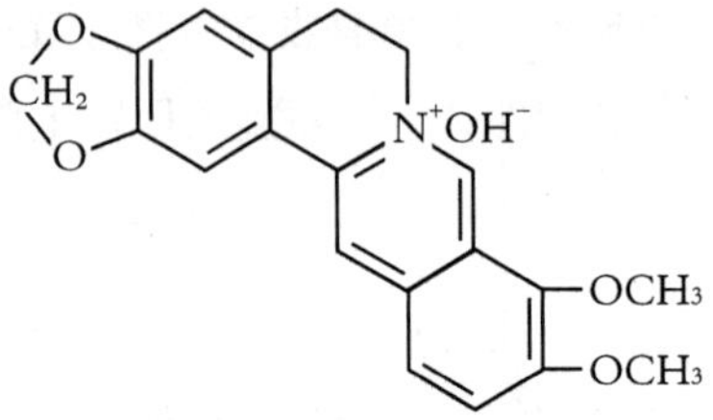

小檗碱

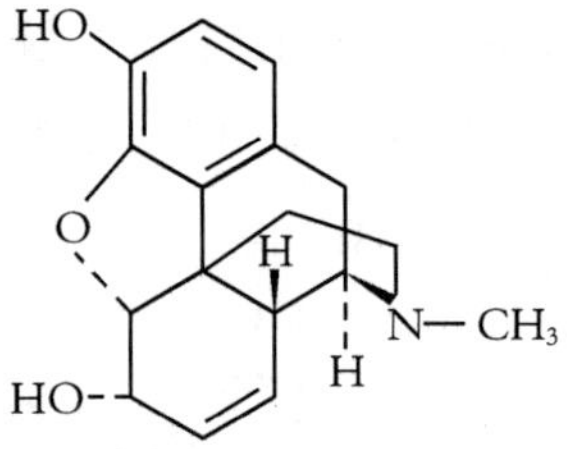

吗啡碱

3. 烟碱（nicotine）　烟草中最重要的生物碱有烟碱和新烟碱，烟碱又称为尼古丁。烟碱量少具有兴奋中枢神经、增高血压的作用，量大则有抑制中枢神经系统的作用，使心脏停搏还可以导致死亡，一般不用作药物。

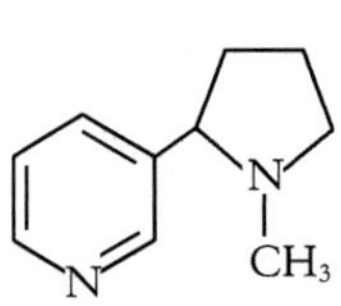

烟碱

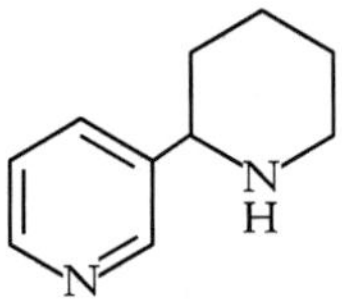

新烟碱

三、吡咯和吡啶的衍生物

1. 吡咯的衍生物　由四个吡咯环的α-碳原子通过次甲基（—CH ═）相连而成的复杂共轭体系称为卟吩（porphine）环，其取代物称为卟啉。卟吩呈平面构型，有芳香性，环中的四个氮原子分别以共价键及配价键与不同的金属离子结合形成各种卟啉化合物，如血红素、叶绿素、胆红素、维生素 B_{12}等。吡咯衍生物广泛存在于动植物体中。

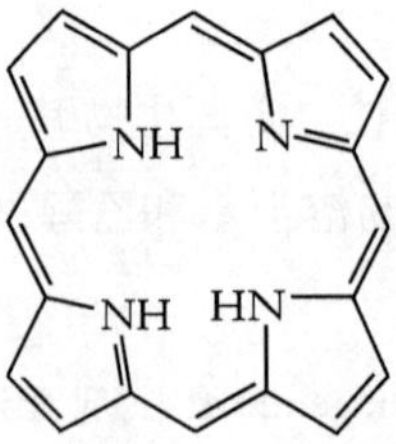

卟吩

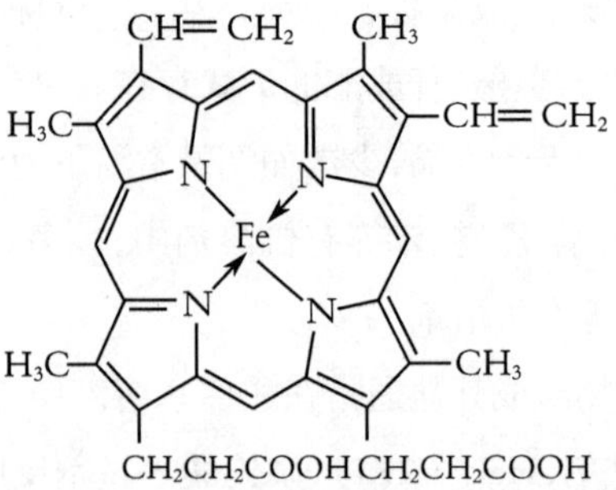

血红素

血红素（heme）是高等动物体内输送氧的重要物质，分子中的卟吩环上氮原子与亚铁离子结合，四个吡咯环的β-位还连有不同的取代基。

2. 吡啶的衍生物 烟酸和烟酰胺统称为维生素(vitamin)PP,属于 B 族维生素类,常存在于花生、肉类、谷物和酵母中。

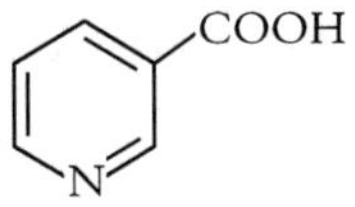

烟酸(β-吡啶甲酸)

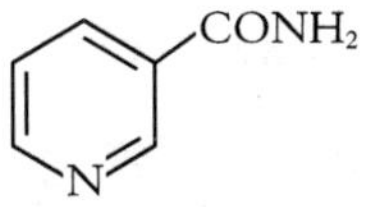

烟酰胺(β-吡啶甲酰胺)

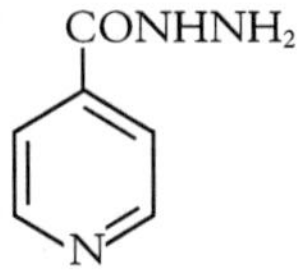

异烟肼(γ-吡啶甲酰肼)

异烟肼又称为雷米封,主要用于结核病的治疗。对维生素 PP 有拮抗作用,长期服用,应补充维生素 PP。

3. 嘧啶和嘌呤的衍生物 一些重要的嘧啶和嘌呤的衍生物是组成核苷酸中的主要成分,核苷酸中五种碱基结构如下:

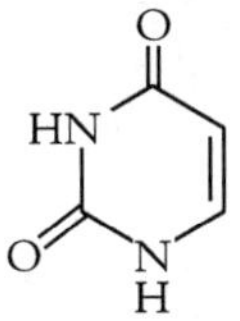

尿嘧啶(uracil,U)

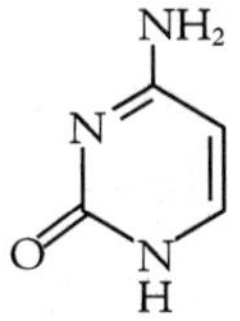

胞嘧啶(cytosine,C)

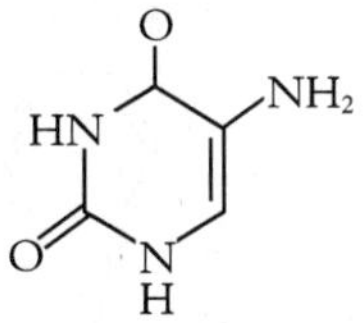

胸腺嘧啶(Thymine,T)

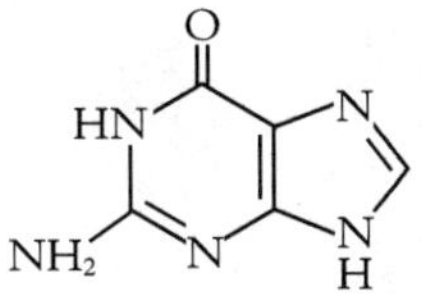

鸟嘌呤(guanine,G)

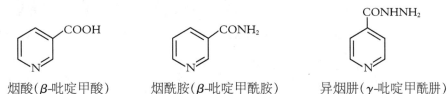

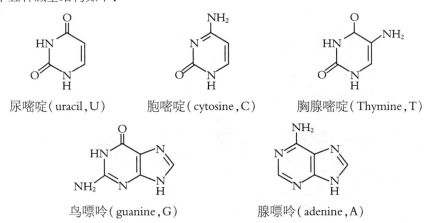

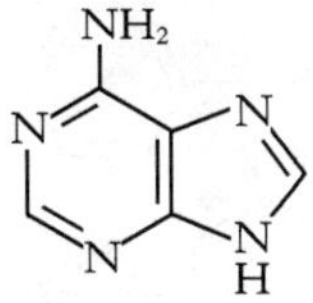

腺嘌呤(adenine,A)

尿嘧啶仅存在于 RNA 中,胸腺嘧啶仅存在于 DNA 中,其余三种碱基在 RNA 和 DNA 中均存在。

(刘振岭)

学习小结

胺是氨的烃基衍生物。简单胺的命名是以胺为母体,烃基为取代基;芳香仲胺和叔胺的命名以芳香胺为母体,脂肪烃基为取代基;结构比较复杂的胺命名时,可以将烃作为母体,氨基或烃氨基作为取代基。脂肪胺分子呈棱锥型的结构,芳香胺分子呈棱锥体,但趋向于平面化。胺具有碱性,可以与酸发生成盐反应。伯胺、仲胺能与酰卤、酸酐等试剂发生酰化反应,生成酰胺类化合物,叔胺则不能。伯、仲、叔胺在低温下与亚硝酸反应形成不同的产物。芳香胺的苯环上可以发生卤代、磺化等亲电取代反应,反应活性高于苯。

我国杂环化合物的命名主要采用音译法。吡咯和吡啶的衍生物的结构和化学性质与苯相似,有芳香性,都可以发生亲电取代反应。吡咯亲电反应的活性高于苯,而吡啶则低于苯,吡咯的亲电取代主要在 α 位,吡啶的亲电取代主要在 β 位。吡啶有碱性,但其碱性弱于氨,而强于苯胺,吡咯则呈弱酸性。

1. 命名下列化合物或写出结构式。

(1) 苄胺   (2) 对-硝基苯胺   (3) 2,4-二甲基-3-己胺

(4) 乙二胺   (5) $(CH_3)_3N$ (6) $(CH_3)_2CHNHCH_3$

(7)   (8)   (9) $(CH_3)_4N^+OH^-$

(10)   (11) ![苯基NHC2H5]   (12) ![3-氯吡啶]

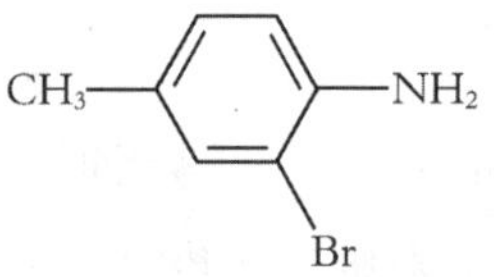

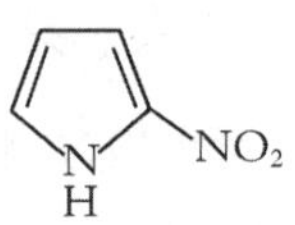

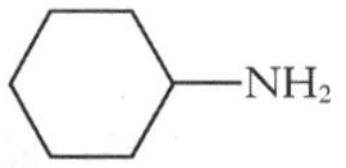

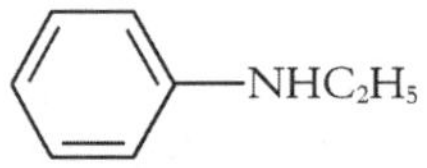

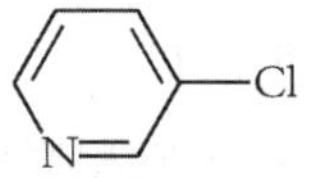

2. 写出下列化学反应的主要产物。

(1) $CH_3CH_2NH_2 + HCl \longrightarrow$

(2) ![苯基NHC2H5] $\xrightarrow[0\sim5℃]{NaNO_2 + HCl}$

(3) CH_3—![苯基]—$NHCH_3 \xrightarrow{CH_3COCl}$

(4) HO—![苯基]—$NH_2 \xrightarrow{(CH_3CO)_2O}$

(5) ![吡啶] $\xrightarrow[300℃]{Br_2}$

(6) ![吡咯] $+ KOH \xrightarrow{\Delta}$

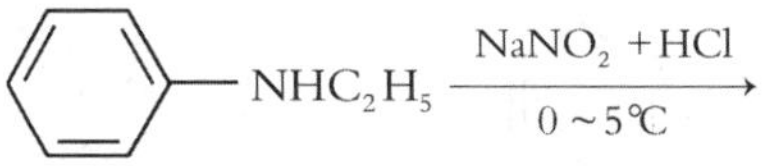

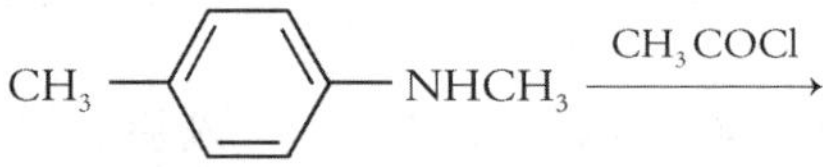

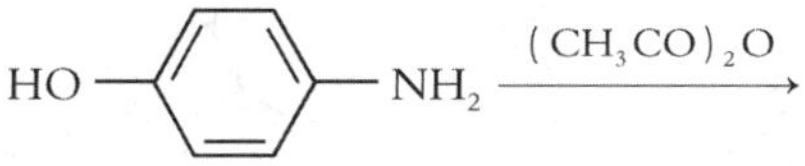

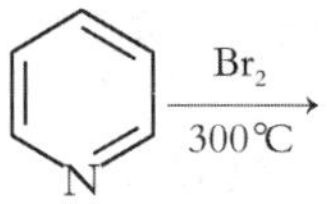

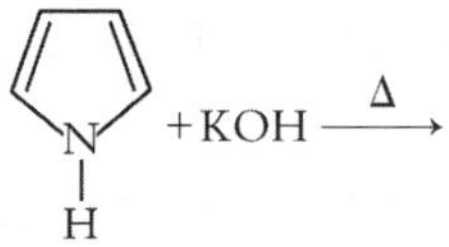

3. 排列下列各组化合物的碱性强弱顺序。

(1) 二乙胺、氨、氢氧化四乙铵、苯胺

(2) 苯胺、吡咯、吡啶、氨、四氢吡咯

4. 用简便的化学方法鉴别下列化合物。

(1) 丙胺、甲乙胺、苯胺

(2) ![苯基NHC2H5]   ![苯基CH2NH2]   ![苯基OH]

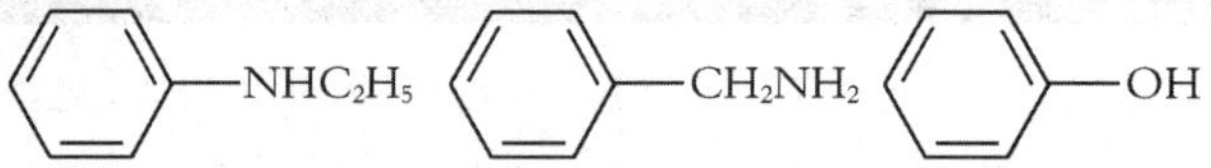

(3) 苯酚、苯甲酸、苯胺、甲苯

5. 如何用化学方法除去苯胺中所含的少量甲苯?

6. 某胺类化合物 A(C_7H_9N),呈碱性,A 在低温下亚硝酸钠和盐酸反应得到化合物 B。B 与苯酚发生偶联反应得到一种有鲜艳颜色的化合物 C,将 B 加热有氮气放出,并生成邻甲基苯酚。写出化合物 A 的结构式。

第十八章 生物分子

18

18章

学习目标

掌握	单糖的构型及化学性质；油脂和磷脂的结构通式；氨基酸和蛋白质的性质。
熟悉	葡萄糖的直链和环状结构；油脂的皂化和皂化值；蛋白质的一级结构。
了解	磷脂和细胞膜的关系；蛋白质的高级结构。

组成生物体的化学元素和化合物是生物体生命活动的物质基础。细胞是组成生命体的最小单位，要探究生命活动的基本规律，认识组成细胞的化学物质即生物分子是非常重要的。

本章主要学习糖类、脂类、氨基酸和蛋白质的基础知识。

第一节　糖类

一、糖类的定义和分类

糖类（saccharide 或 sugar）是生物体组织细胞的重要成分，也是自然界分布最广的一类有机物，如葡萄糖、蔗糖、淀粉、纤维素等，从结构上看，糖类是多羟基醛或多羟基酮以及多羟基醛、酮的缩合物。

糖类通常根据其能否水解及水解后产物的组成情况分为三类——单糖、低聚糖和多糖。

单糖（monosaccharide）是不能水解的多羟基醛或酮，如葡萄糖（glucose）、果糖（fructose）、核糖（ribose）等。

低聚糖（oligosaccharide）又称寡糖，是能水解生成 2 ~ 10 个单糖分子的糖类，其中以二糖最常见，如麦芽糖（maltose）、蔗糖（sucrose）、乳糖（lactose）等。

多糖（polysaccharide）是能水解生成 10 个以上单糖分子的糖类，如淀粉（starch）、糖原（glycogen）、纤维素（cellulose）等。多糖通常是由几百至数千单糖分子缩合而成的高聚物，属于天然高分子聚合物。

糖类也可根据其结构分类，如根据所含碳原子数目可分为丁糖、戊糖、己糖等；含有醛基的糖称为醛糖（aldose）、含有酮羰基的糖称为酮糖（ketose）。

二、单糖的结构和性质

最简单的单糖是甘油醛和二羟基丙酮，它们是与糖代谢有关的丙醛糖和丙酮糖。

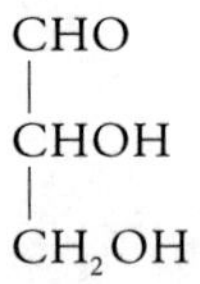

甘油醛（丙醛糖）

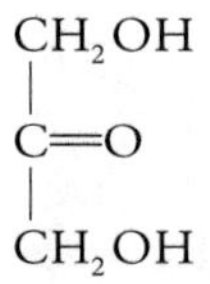

二羟基丙酮（丙酮糖）

自然界的单糖以含有五个或六个碳原子的戊糖和己糖最普遍。

（一）单糖的构型及开链结构

单糖中除二羟基丙酮外，都含有手性碳原子，存在对映异构现象。单糖立体异构体的构型通常用费歇尔投影式表示，习惯上采用以甘油醛为标准，用 D、L 构型法命名单糖的构型。规定凡是单糖分子中编号最大的手性碳原子的构型与 D-甘油醛相同者为 D-型（—OH 在投影式右边）；与

L-甘油醛相同者为 L-型(—OH 在投影式左边)。D-型糖和 L-型糖也是糖的一种分类方法。

自然界存在的单糖大多为 D-型。一对对映体采用同一名称,仅构型符号不同;而非对映体则用不同名称与构型来表示。例如:

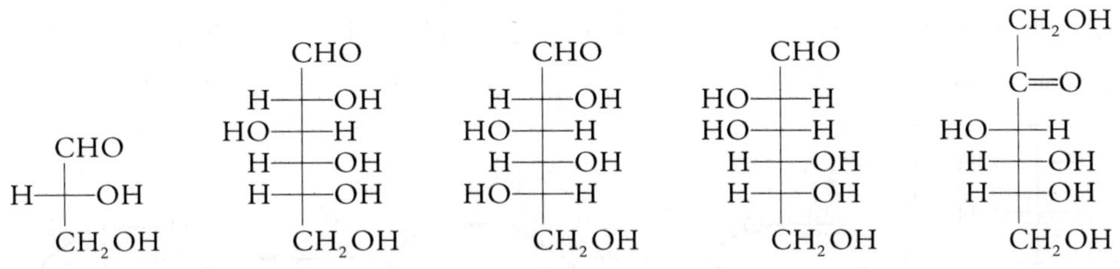

D-甘油醛　　D-葡萄糖　　L-葡萄糖　　D-甘露糖　　D-果糖

(二)单糖的变旋光现象和直立环状投影式结构

糖在溶液中自行改变其比旋光度的现象称为变旋光现象(mutarotation)。由变旋光现象说明,单糖并不是仅以开链式形式存在,还有其他的存在形式。X 线等现代物理方法证明,葡萄糖主要是以氧环式(环状半缩醛)结构存在。当葡萄糖以六元含氧环存在时,与杂环化合物吡喃相似,称为吡喃葡萄糖。

由于葡萄糖形成环状半缩醛,原来没有手性的羰基碳原子变成了手性中心,因此 D-葡萄糖就有两种异构体,分别以 α-和 β-表示:

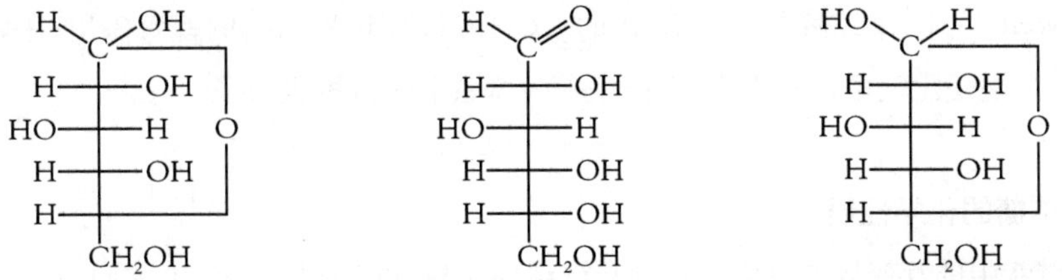

α-D-(+)-葡萄糖	D-(+)-葡萄糖	β-D-(+)-葡萄糖
m. p. 146℃		m. p 150℃
$[\alpha]_D$ +112°	$[\alpha]_D$ +52. 7°	$[\alpha]_D$ +18. 7°

通常将投影式中 C_1 上的半缩醛羟基与 C_5 上原来羟基处于同侧者称为 α-D-吡喃葡萄糖;反之则称为 β-D-吡喃葡萄糖。由于两者只是 C_1 羟基构型不同,故称为端基异构体(anomer)。

当果糖以五元含氧环存在时,与杂环化合物呋喃相似,称为呋喃果糖。呋喃果糖也有 α-和 β-两种异构体:

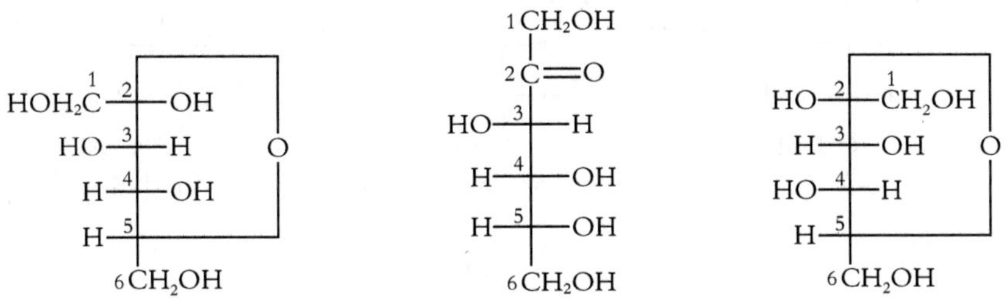

α-D-呋喃果糖　　D-果糖　　β-D-呋喃果糖

(三)单糖环状结构的 Haworth 式

单糖的环状结构采用哈沃斯(Haworth)式表示,即采用平面六元环透视式代替 Fischer 投影式。Haworth 式是以直立环状投影式结构的环为平面,手性碳上羟基在右侧的写在环平面下方,在左侧的写在环平面上方。把单糖的直立环状投影式结构改写成 Haworth 式有三个步骤:第 1 步写出六(或五)元环平面,氧写在右上端(五元环氧写在上端);第2步编号,与直立环状投影式编号相对应,和氧相连的碳,右下方位次小,左上方位次大,与左上方碳原子相连且位于环平面上方的碳原子位次最大;第3步写出手性碳上所连基团,在左侧的写在环平面上方,在右侧的写在环平面下方,氢原子可省略。例如,把α-D-吡喃葡萄糖的直立环状投影式结构改写成 Haworth 式:

α-D-吡喃葡萄糖　　第1步　　第2步　　第3步

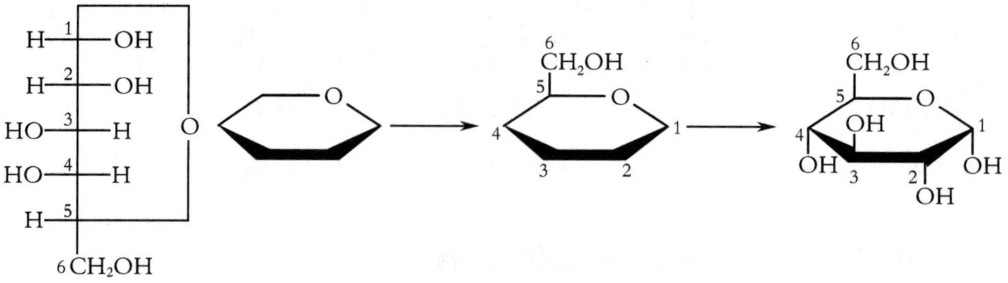

再如把β-D-呋喃果糖的直立环状投影式结构改写成 Haworth 式:

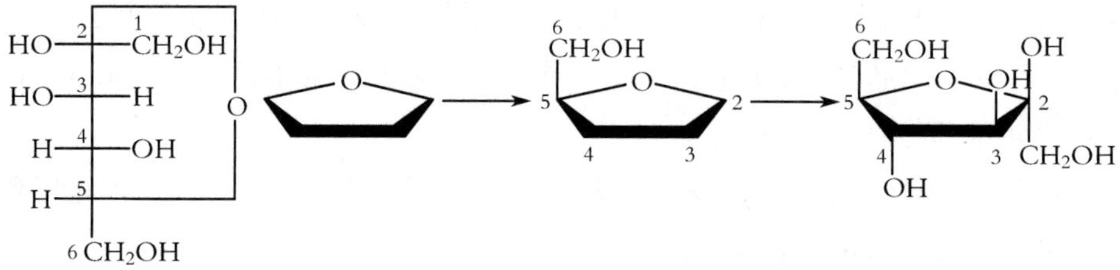

在 Haworth 式中,半缩醛羟基与 C_5 上的—CH_2OH 在环平面同侧者为β-型;在环平面异侧者为α-型。β 型是比较稳定的构象,因而在平衡体系中的含量也较多。

(四)单糖的化学性质

1. 稀碱液中的互变异构反应　单糖开链结构的醛(酮)基与α-碳原子上的H在稀碱溶液中发生互变异构反应,生成烯二醇结构,有的烯二醇结构转化为酮糖,有的烯二醇结构转化为醛糖,最终达成一个含烯二醇结构、酮糖、醛糖的动态平衡。例如,D-果糖在稀碱溶液中,达成一个含烯二醇结构、D-果糖、D-葡萄糖和D-甘露糖的动态平衡。其反应式如下:

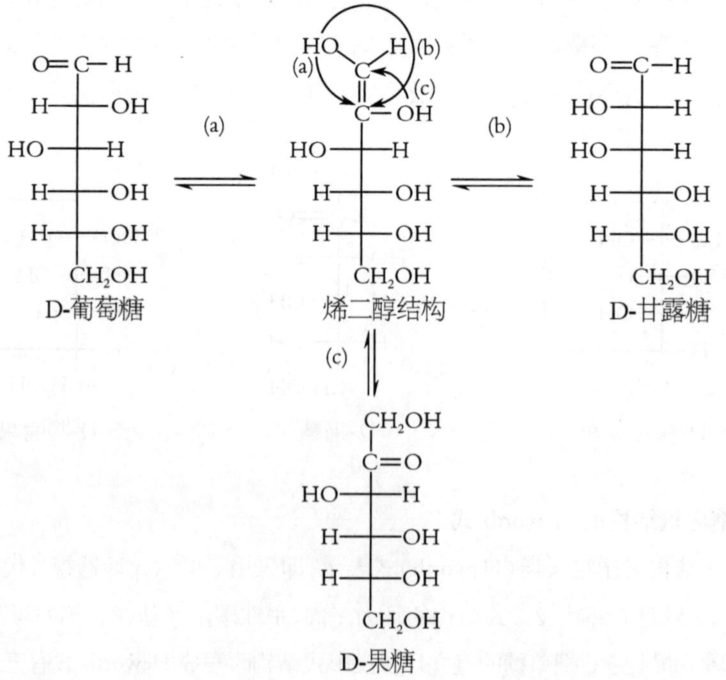

在含有多个手性碳原子的具有旋光性的异构体之间，凡只有一个手性碳原子的构型不同时，互称为差向异构体(epimer)。D-葡萄糖和D-甘露糖就是C_2差向异构体。差向异构体之间相互转化的反应，称为差向异构化(epimerism)。

2. 氧化反应

(1) 碱性弱氧化剂氧化：单糖都能与碱性弱氧化剂(Tollens 试剂、Fehling 试剂或 Benedict 试剂)发生反应。

单糖 + Ag^+(配离子)⟶ Ag↓ + 复杂的氧化产物
(Tollens 试剂)　　　银镜

单糖 + Cu^{2+}(配离子)⟶ Cu_2O↓ + 复杂的氧化产物
(Fehling 或 Benedict 试剂)棕红色

凡是能与碱性弱氧化剂发生氧化反应的糖称为还原糖(reducing sugar)。因此单糖都是还原糖。

(2) 溴水氧化：醛糖能与温和的酸性氧化剂溴水发生氧化反应，醛糖中的醛基被氧化成羧基，生成相应的糖酸，同时溴水的颜色褪去；而酮糖不能与溴水发生氧化反应。因此可用溴水来鉴别醛糖和酮糖。

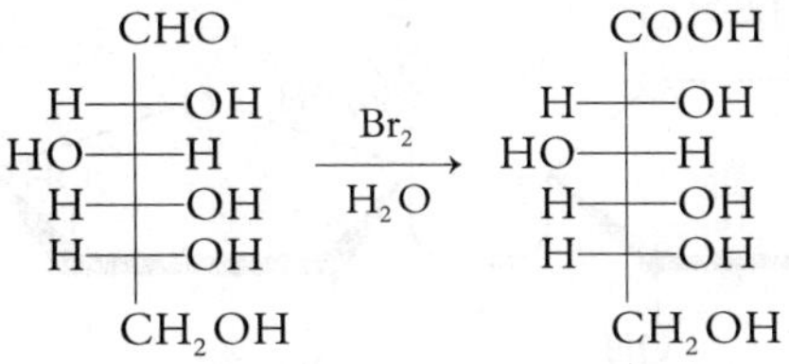

D-葡萄糖　　　D-葡萄糖酸

(3) 硝酸氧化：稀硝酸的氧化作用比溴水强，能使醛糖氧化成糖二酸。例如：

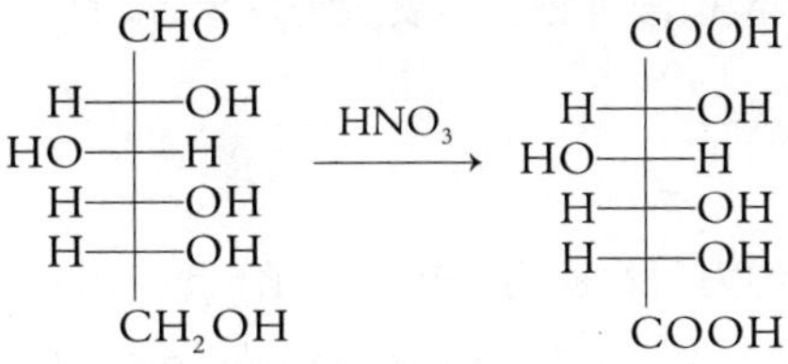

D-葡萄糖　　　D-葡萄糖二酸

3. 成苷反应　单糖环状结构中的半缩醛(酮)羟基与其他含活泼氢(如羟基、氨基、巯基)的化合物脱水，生成的产物称为糖苷(glycoside)或称糖甙，此反应称为成苷反应。例如：在干燥氯化氢催化下，D-葡萄糖与甲醇作用，失水生成α-D-甲基吡喃葡萄糖苷和β-D-甲基吡喃葡萄糖苷的混合物。

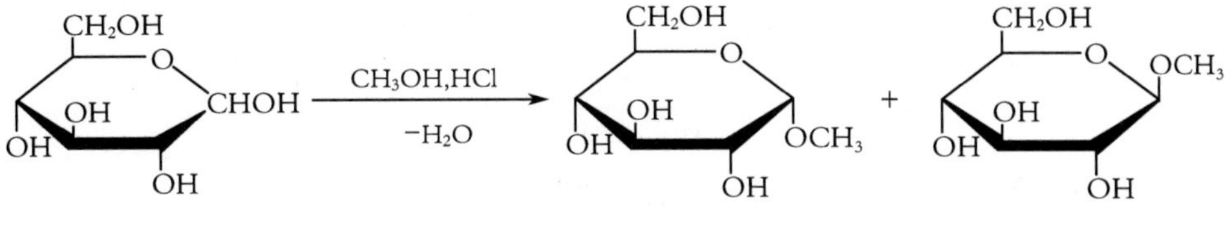

α-D-甲基吡喃葡萄糖苷　β-D-甲基吡喃葡萄糖苷

糖苷由糖部分和非糖部分组成，糖部分称为糖苷基，非糖部分称为糖苷配基或苷元。在糖苷中，连接糖苷基和糖苷配基的键称为苷键(glucosidic bond)。苷键有氧苷键、氮苷键、硫苷键和碳苷键等，核酸分子中各戊糖与碱基之间就是通过氮苷键结合起来的。由于半缩醛羟基有

α-和 β-两种构型，所以成苷反应可生成 α-氧苷键和 β-氧苷键。

三、二糖

寡糖由 2～10 个单糖分子缩合而成，又称低聚糖。在糖蛋白及糖脂中含有某些低聚糖链，它们具有重要的生理作用，如血型的特异型等。

按照水解生成单糖分子的数目，寡糖又可分为二糖、三糖等。其中以二糖最为常见，二糖是单糖分子中的半缩醛羟基（苷羟基）与另一分子单糖中的羟基（可以是苷羟基，也可以是其他羟基）作用，脱水而形成的糖苷。二糖分子中如保留半缩醛（酮）羟基，在溶液中可以通过与开链结构互相转变具有变旋光现象和还原性，这样的二糖称为还原二糖。如麦芽糖、乳糖、纤维二糖等。反之，二糖分子中如无半缩醛（酮）羟基，则无变旋光现象和还原性，如蔗糖。

（一）蔗糖

蔗糖（sucrose）是由一分子 β-D-果糖的 C_2 半缩醛羟基和一分子 α-D-葡萄糖的 C_1 苷羟基脱水生成的二糖，因此，它是 β-D-果糖苷，也是 α-D-葡萄糖苷。其结构如下：

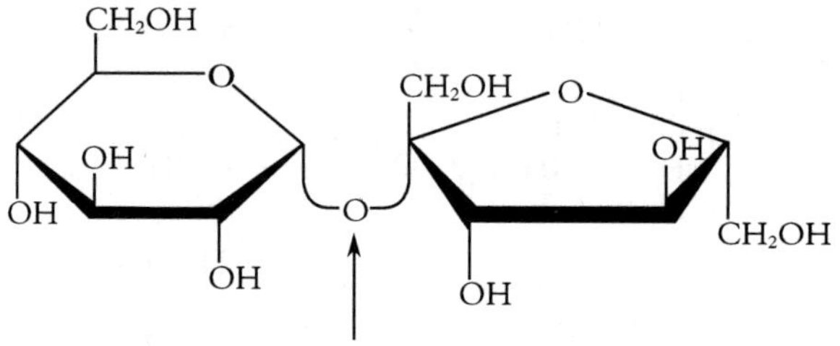

α-1，2 或 β-2，1 糖苷键

因为分子中不含半缩醛羟基，故蔗糖没有变旋光现象，没有还原性。

（二）麦芽糖

麦芽糖（maltose）的甜度约为葡萄糖的 40%，可用作营养剂和培养基。是由一分子 α-D-吡喃葡萄糖 C_1 上的半缩醛羟基与另一分子 D-吡喃葡萄糖 C_4 上的醇羟基脱水生成的糖苷。其中的苷键称为 α-1，4-苷键。其结构如下：

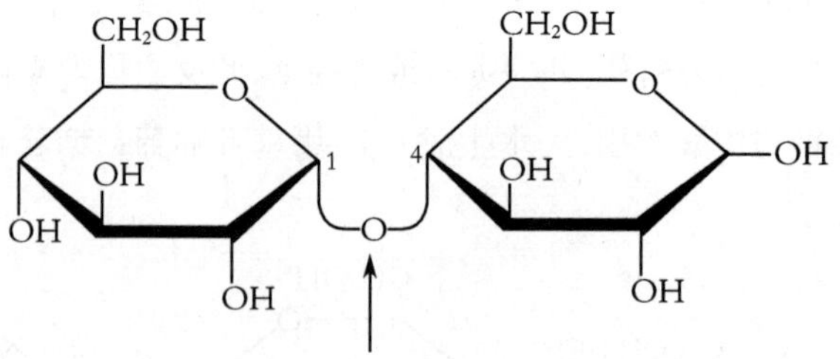

α-1，4 苷键

因为分子中含半缩醛羟基，故麦芽糖有变旋光现象，有还原性。

（三）纤维二糖

纤维二糖（cellobiose）也是还原糖，化学性质与麦芽糖相似，纤维二糖与麦芽糖的唯一区别是苷键的构型不同，麦芽糖为 α-1，4-苷键，而纤维二糖为 β-1，4-苷键。纤维二糖的结构为：

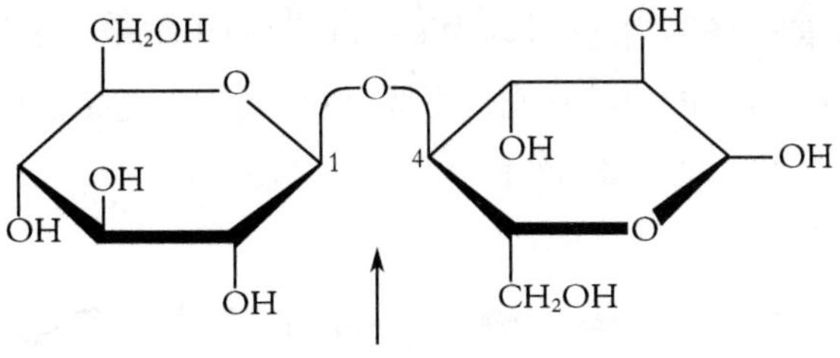

β-1,4 苷键

（四）乳糖

乳糖（lactose）存在于哺乳动物的乳汁中，人乳中含 5%～8%，牛奶中含 4%～6%。在制药工业中，常利用其吸湿性小的特点作为药物的稀释剂以配制片剂及散剂。

乳糖是由 β-D-吡喃半乳糖的半缩醛羟基与 D-吡喃葡萄糖 C_4 上的醇羟基缩合而成的糖苷。其中的苷键称为 β-1,4-苷键，具有还原糖的通性。乳糖结构为：

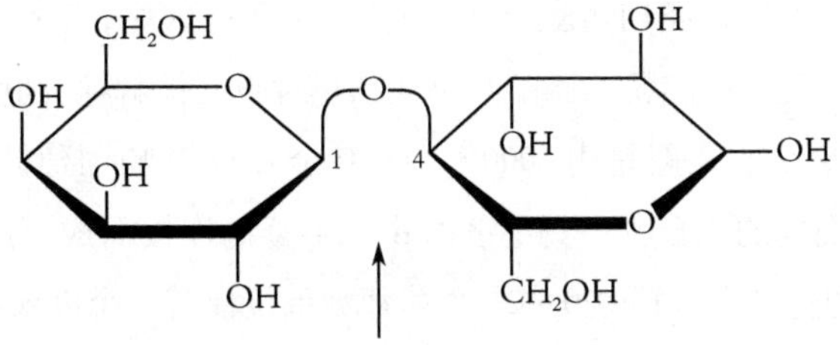

β-1,4 苷键

四、多糖

多糖是重要的天然高分子化合物，是由单糖通过苷键连接而成的高聚体。多糖与单糖的区别是：无还原性，无变旋光现象，无甜味，大多难溶于水，有的能和水形成胶体溶液。多糖广泛存在于自然界中，它是动植物组织的重要组成部分，如淀粉、糖原和纤维素等。

（一）淀粉

淀粉（starch）大量存在于植物的种子和地下根块中，是米、麦等谷物的主要成分，又是人类所需能量的主要来源。淀粉用淀粉酶水解得麦芽糖，在酸的作用下，能彻底水解为葡萄糖。所以，淀粉是麦芽糖的高聚体。

淀粉是白色无定形粉末，由直链淀粉和支链淀粉两部分组成：直链淀粉（amylose）又叫可溶性淀粉，不溶于冷水，在热水中有一定的溶解度，占 10%～20%；支链淀粉（amylopectin）又叫不溶性淀粉，即使在热水中也不溶，只能形成糊状，占 80%～90%。

1. 直链淀粉 直链淀粉一般是由 250～300 个 α-D-吡喃葡萄糖结构单位以 α-1,4-苷键结合而成的链状高聚物：

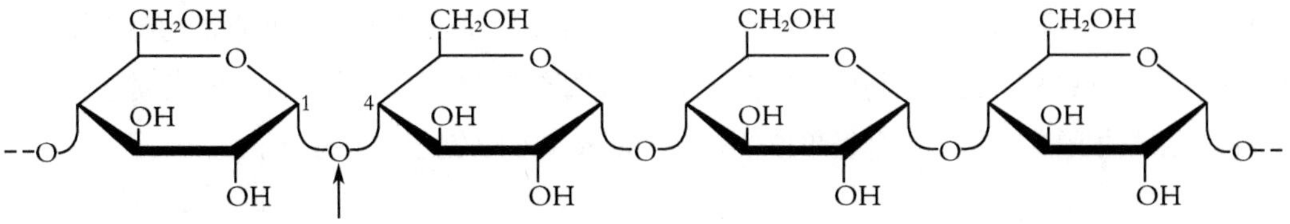

α-1,4 苷键

直链淀粉不是伸开的一条直链，这是因为 α-1，4-苷键的氧原子与相邻的碳形成了一定的键角，且单键可自由旋转，分子内的羟基间可形成氢键，因此直链淀粉具有规则的螺旋状空间结构，每一螺旋有 6 个 D-吡喃葡萄糖（图 18-1）。

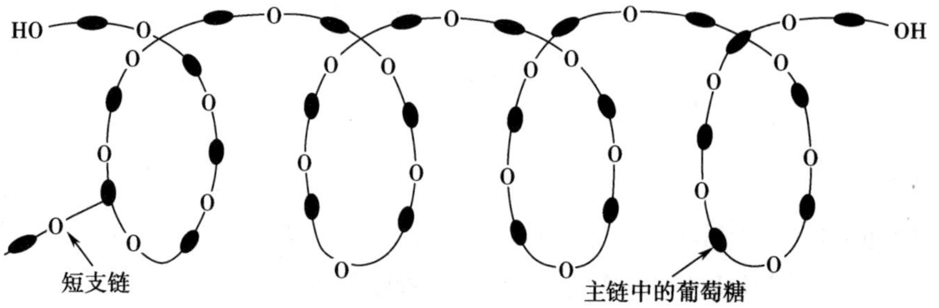

图 18-1　直链淀粉空间结构

螺旋状空穴正好与碘的直径相匹配，允许碘分子进入空穴中，形成配合物而显深蓝色，这是直链淀粉的定性鉴定反应。淀粉－碘配合物在加热时吸附被解除，则蓝色褪去。

2. **支链淀粉**　支链淀粉一般是由 6000～40 000 个 α-D-吡喃葡萄糖结构单位以 α-1，4-苷键和 α-1，6-苷键结合而成的化合物。其主链由 α-1，4-苷键连接而成，分支处为 α-1，6-苷键连接。α-1，4-苷键结合的直链上，每隔 20～25 个葡萄糖单位便有一个以 α-1，6-苷键连接的分支。支链淀粉基本结构如下：

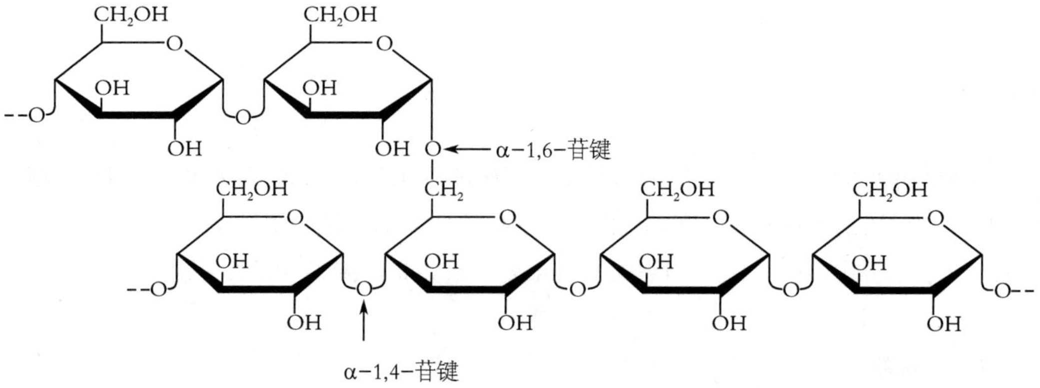

（二）纤维素

纤维素（cellulose）一般是由 1000～15 000 个 D-吡喃葡萄糖单位以 β-1，4-苷键连接成的直链聚合物，因为分子链之间存在氢键作用，所以纤维素分子链之间借助分子间氢键作用扭成绳索状。纤维素在盐酸水溶液中水解，可得到 D-葡萄糖。

（三）糖原

糖原（glycogen）是由多个 α-D-吡喃葡萄糖结构单位以 α-1，4-苷键和 α-1，6-苷键结合而成的化合物。其主链由 α-1，4-苷键连接而成，分支处为 α-1，6-苷键连接。糖原结构与支链淀粉相似，只是分支更密。支链淀粉中每隔 20～25 个葡萄糖单位便有一个以 α-1，6-苷键连接的分支，而糖原只相隔 8～10 个葡萄糖单位便有一个以 α-1，6-苷键连接的分支。

第二节　脂类

脂类是广泛存在于生物体内的一大类有机化合物,包括范围很广,主要有油脂、磷脂和甾族化合物等。

一、油脂

(一)油脂的组成、结构和命名

油脂(grease)是高级脂肪酸的甘油酯,是油和脂肪的总称。常温下呈液态的油脂称为油(oil),呈固态或半固态的油脂称为脂肪(fat)。油脂不仅是食物,而且是重要的工业原料。

从化学结构上看,油脂是直链高级脂肪酸和甘油生成的三酰甘油(triacylglycerol),医学上称为甘油三酯(triglyceride)。常用下列结构式表示:

$$\begin{array}{l} CH_2-O-\overset{\displaystyle O}{\overset{\|}{C}}-R' \\[4pt] HC-O-\overset{\displaystyle O}{\overset{\|}{C}}-R'' \\[4pt] CH_2-O-\overset{\displaystyle O}{\overset{\|}{C}}-R''' \end{array}$$

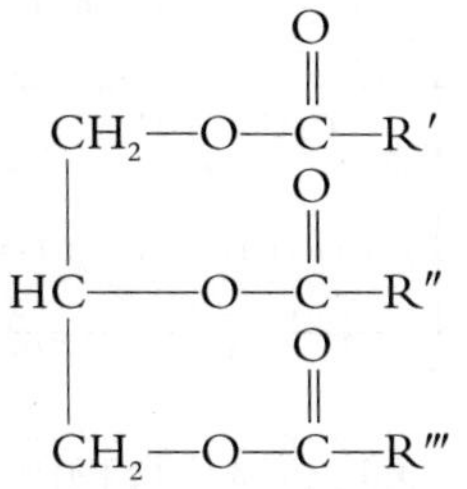

如果 R′、R″和 R‴ 相同称为单三酰甘油,R′、R″和 R‴ 不同则称为混三酰甘油。天然油脂是各种混三酰甘油的混合物,同时含有少量游离的高级脂肪酸、高级醇、脂溶性维生素和色素等物质。油脂的命名有两种方法,可以称为三酰甘油,也可以称为甘油三某酸酯,如果组成甘油的三分子脂肪酸不同,则用 α、β、α′ 标明脂肪酸的位次。例如:

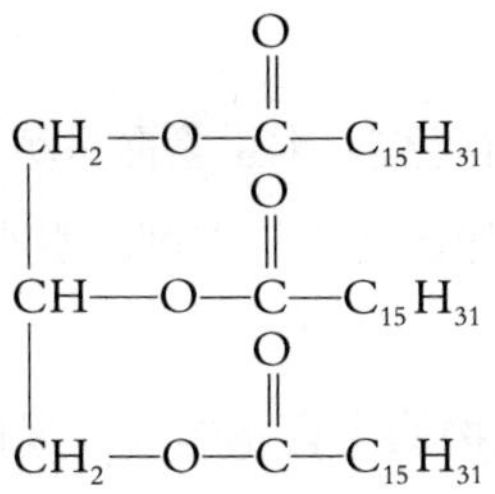

$$\begin{array}{l} CH_2-O-\overset{\displaystyle O}{\overset{\|}{C}}-C_{15}H_{31} \\[4pt] CH-O-\overset{\displaystyle O}{\overset{\|}{C}}-C_{15}H_{31} \\[4pt] CH_2-O-\overset{\displaystyle O}{\overset{\|}{C}}-C_{15}H_{31} \end{array}$$

甘油三软脂酸酯
（三软脂酰甘油）

$$\begin{array}{l} \alpha CH_2-O-\overset{\displaystyle O}{\overset{\|}{C}}-C_{15}H_{31} \\[4pt] \beta CH-O-\overset{\displaystyle O}{\overset{\|}{C}}-C_{17}H_{35} \\[4pt] \alpha' CH_2-O-\overset{\displaystyle O}{\overset{\|}{C}}-(CH_2)_7CH=CH(CH_2)_7CH_3 \end{array}$$

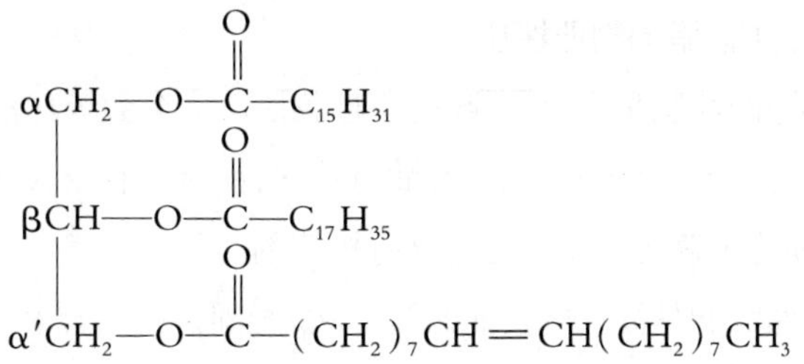

甘油-α-软脂酸-β-硬脂酸-α′-油酸酯
（α-软脂酰-β-硬脂酰-α′-油酰甘油）

(二)组成油脂的脂肪酸

组成油脂的脂肪酸一般含碳原子数目在 12～20 之间,故称为高级脂肪酸。组成油脂的高级脂肪酸可分为不饱和脂肪酸和饱和脂肪酸两类。只含有一个碳碳双键的不饱和脂肪酸称为单烯脂肪酸,含有两个以上碳碳双键的不饱和脂肪酸称为多烯脂肪酸。

人体内最普遍的不饱和脂肪酸是油酸,饱和脂肪酸是软脂酸和硬脂酸。植物油中不饱和脂肪酸的含量比饱和脂肪酸的高。脂肪酸不饱和程度越高,由它所组成的油脂的熔点也就越低,因此,固态的脂肪含有较多的饱和脂肪酸甘油酯,而液态的油则含有较多的不饱和(或者不饱和程度大的)脂肪酸甘油酯。

油脂中常见的脂肪酸见表18-1。

表18-1　天然油脂中重要的脂肪酸

类别	俗名	系统命名	结构式	熔点(℃)	来源
饱和脂肪酸	豆蔻酸	十四酸	$CH_3(CH_2)_{12}COOH$	54	椰子果油
	软脂酸	十六酸	$CH_3(CH_2)_{14}COOH$	63	猪油 牛油
	硬脂酸	十八酸	$CH_3(CH_2)_{16}COOH$	70	猪油 牛油
不饱和脂肪酸	鳖酸	9-十六碳烯酸	$CH_3(CH_2)_5CH═CH(CH_2)_7COOH$	0.5	橄榄油
	油酸	9-十八碳烯酸	$CH_3(CH_2)_7CH═CH(CH_2)_7COOH$	16.3	大豆油 玉米油
	亚油酸	9,12-十八碳二烯酸	$CH_3(CH_2)_4CH═CHCH_2CH═CH(CH_2)_7COOH$	-5	
	亚麻酸	9,12,15-十八碳三烯酸	$CH_3(CH_2CH═CH)_3(CH_2)_7COOH$	-11.3	亚麻油 玉米油
	桐油酸	9,11,13-十八三烯酸	$CH_3(CH_2)_3(CH═CH)_3(CH_2)_7COOH$	49	
	花生四烯酸	5,8,11,14-二十碳四烯酸	$CH_3(CH_2)_3(CH_2CH═CH)_4(CH_2)_3COOH$	-49.5	亚麻油 玉米油

人体自身不能合成α-亚麻酸、亚油酸，必须从食物中获得，花生四烯酸虽然人体自身能合成，但合成量很少，不能满足人体需要，还需从食物中获得，因此α-亚麻酸、亚油酸和花生四烯酸称为必需脂肪酸(essential fatty acid)。必需脂肪酸对人体来说是必不可少的。

高级脂肪酸的名称常用俗名，如亚油酸、花生四烯酸等。

(三)油脂的物理性质

纯净的油脂是无色、无味的中性物质。大多数天然油脂因含有色素、维生素而呈黄色或红色，天然油脂都有气味，如芝麻油有香味，而鱼油有令人作呕的臭味。油脂的密度比水小，不溶于水，易溶于氯仿、丙酮、乙醚等有机溶剂。

天然油脂是混三酰甘油的混合物，无固定的熔点和沸点。植物油中含不饱和脂肪酸的比例较动物脂肪中的大，因此常温下植物油呈液态，动物脂肪呈固态。油脂的熔点高低取决于所含不饱和脂肪酸的数目，含不饱和脂肪酸多的油脂有较高的流动性和较低的熔点。

(四)油脂的化学性质

1. 油脂的水解反应　油脂分子中有3个酯键，在酸、碱或酶的作用下都能发生水解反应，生成一分子甘油和三分子高级脂肪酸。

油脂的酸性水解是一个可逆反应，油脂的碱性水解可以破坏平衡，使水解进行完全。如果油脂在氢氧化钠(钾)溶液中完全水解，则生成甘油和高级脂肪酸的钠(钾)盐。高级脂肪酸的钠盐即为常见的肥皂，因此油脂的碱性水解又叫皂化(saponification)。

$$\begin{array}{c}
CH_2-O-\overset{\displaystyle O}{\overset{\|}{C}}-R_1 \\
HC-O-\overset{\displaystyle O}{\overset{\|}{C}}-R_2 \\
CH_2-O-\overset{\displaystyle O}{\overset{\|}{C}}-R_3
\end{array}
\;+\;3NaOH\;\xrightarrow{\Delta}\;
\begin{array}{c}
CH_2-OH \\
HC-\!\!-OH \\
CH_2-OH
\end{array}
\;+\;
\begin{array}{c}
R_1COONa \\
R_2COONa \\
R_3COONa
\end{array}$$

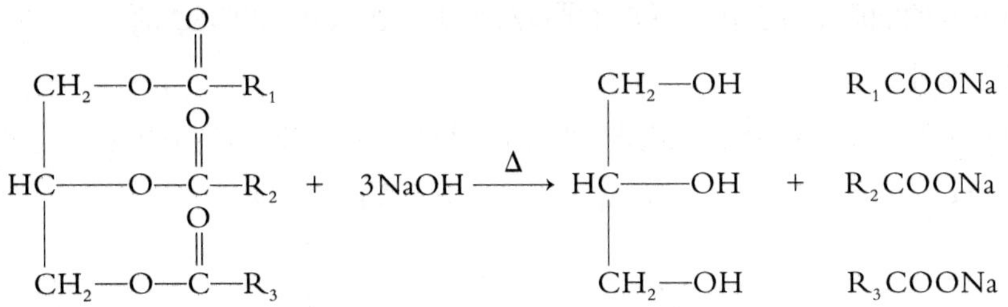

1g 油脂完全皂化时所需氢氧化钾的毫克数称为皂化值(saponification number)。根据皂化值的大小,可以判断油脂的近似分子量。

油脂的皂化值是衡量油脂质量的重要指标,常见油脂的皂化值见表 18-2。

油脂在小肠内酶的作用下水解生成一分子甘油和三分子脂肪酸,此过程称为消化。

2. 油脂的加成反应 含不饱和脂肪酸的油脂,其分子中的 C═C 双键可以与氢、卤素等发生加成反应。

(1)加氢:油脂中不饱和脂肪酸的 C═C 双键可催化加氢,从而转化成饱和脂肪酸含量较高的半固态或固态脂肪,因此油脂的氢化又称为油脂的硬化。经硬化得到的脂肪比硬化前的油熔点高,性质稳定,而且也便于储藏和运输。

(2)加碘:油脂中不饱和脂肪酸的 C═C 双键也可加碘。

100g 油脂所能吸收碘的最大克数称为碘值(iodine number)。碘值与油脂的不饱和程度成正比,碘值越小,油脂的不饱和程度越小;反之,油脂的不饱和程度越大。油脂的碘值是衡量油脂质量的重要指标,常见油脂的碘值见表 18-2。

$$-H_2C-\overset{\displaystyle H}{\overset{\displaystyle |}{C}}=\overset{\displaystyle H}{\overset{\displaystyle |}{C}}-CH_2-\cdots\;+\;I_2\;\longrightarrow\;\cdots-H_2C-\overset{\displaystyle H}{\underset{\displaystyle I}{\overset{\displaystyle |}{\underset{\displaystyle |}{C}}}}-\overset{\displaystyle H}{\underset{\displaystyle I}{\overset{\displaystyle |}{\underset{\displaystyle |}{C}}}}-CH_2-\cdots$$

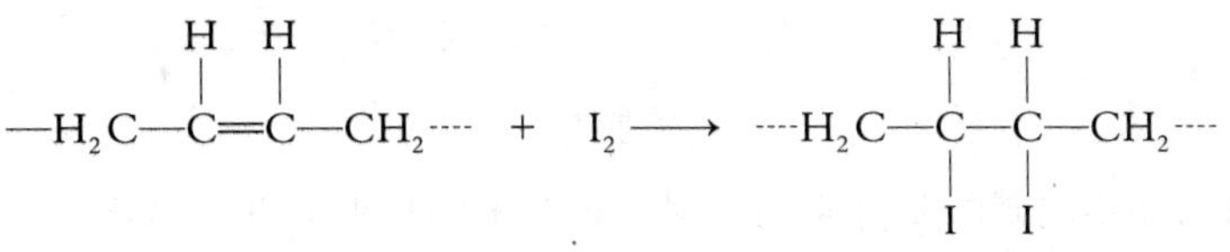

表 18-2 常见油脂中脂肪酸的含量(%)和碘值、皂化值

油脂名称	硬脂酸(%)	软脂酸(%)	亚油酸(%)	油酸(%)	碘值	皂化值
猪油	12~18	28~30	3~8	41~48	46~70	195~208
牛油	14~32	24~32	2~4	35~48	30~48	190~200
花生油	2~6	6~9	13~26	50~57	83~105	185~195
棉籽油	1~2	19~24	40~48	23~32	191~196	103~115
亚麻油	2~5	4~7	3~43	9~38	170~204	189~196
大豆油	2~4	6~10	50~59	21~29	127~138	189~194

3. 油脂的酸败 油脂在空气中长期放置,逐渐变质,产生难闻的气味,这种现象称为酸败(rancidity)。酸败的主要原因有两个:一是其中饱和脂肪酸的氧化;二是其中不饱和脂肪酸的氧化。在空气中的水分、氧和微生物(酶)的作用下,油脂中不饱和脂肪酸的双键发生氧化,生成过氧化物,过氧化物继续分解或氧化生成有难闻气味的小分子醛和羧酸。光、热或潮湿可加速油脂的酸败。

油脂的酸败程度可用酸值来衡量。中和 1g 油脂中的游离脂肪酸所需氢氧化钾的毫克数称为油脂的酸值(acid number)。酸值与酸败程度成正比。酸值越大,表示油脂中游离脂肪酸的含量越高,酸败程度越大;反之,酸败程度越小。油脂的酸值是衡量油脂质量的重要指标,通常酸值大于6.0的油脂不宜食用。存放油脂时，为了防止酸败，油脂应密闭置于阴凉处，也可添加少量的抗氧化剂。

某些油脂在医学上可作为软膏或搽剂的基质，有些可作为皮下注射的溶剂，还有些则为药物。我国药典对药用油脂的皂化值、碘值和酸值范围都有严格要求。

二、磷脂

磷脂（phospholipid）是构成细胞膜的基本结构的重要成分，广泛地分布在植物种子以及动物的肝、脑、神经细胞中。磷脂可分为甘油磷脂和鞘磷脂，由甘油构成的磷脂称为甘油磷脂（glycerophosphatide），由鞘氨醇构成的磷脂称为鞘磷脂（sphingomyelin）。

（一）甘油磷脂

从结构上分析，甘油磷脂为磷脂酸的衍生物。磷脂酸是由一分子甘油与一分子磷酸和两分子高级脂肪酸通过酯键相结合生成的化合物，磷脂酸的结构式如下：

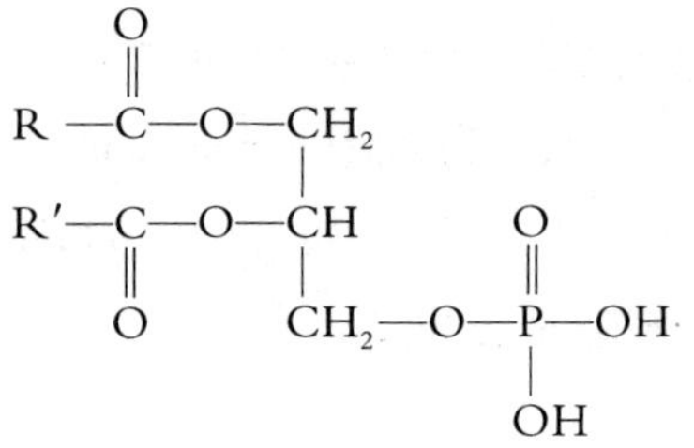

磷脂酸

如果磷脂酸分子中的磷酸基分别与胆碱[$HOCH_2CH_2N^+(CH_3)_3OH^-$]、胆胺（又称乙醇胺，$HOCH_2CH_2NH_2$）等分子中的醇羟基以磷酸酯键相结合，则得到各种不同的甘油磷脂，其中卵磷脂和脑磷脂是人体内两种主要的甘油磷脂。

1. 卵磷脂 卵磷脂（lecithin）又称为磷脂酰胆碱，存在于脑组织、大豆中，尤其禽类蛋黄中含量最为丰富，约占8%～10%，故称为卵磷脂。卵磷脂是白色蜡状物质，易吸水，在空气中易被氧化变成黄色或棕色。卵磷脂不溶于水及丙酮，溶于乙醚、乙醇及氯仿。

从化学结构上看，卵磷脂是由磷脂酸与胆碱的羟基酯化的产物。其结构式如下：

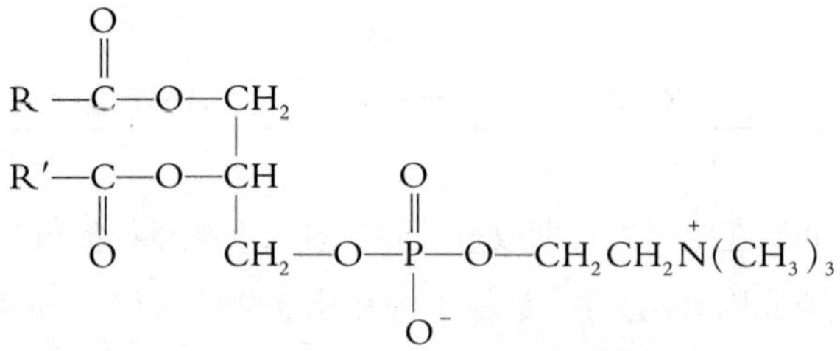

α-卵磷脂

脂肪酸部分　甘油部分　磷酸部分　胆碱部分

由于卵磷脂中磷酸残基上含未酯化的游离酸性羟基（—OH），它与胆碱基的氢氧根离子（OH^-）发生分子内酸碱中和反应，形成内盐，卵磷脂完全水解可得到甘油、磷酸、高级脂肪酸和胆碱。胆碱属于强碱性的季铵碱，在体内能促使脂肪迅速生成磷脂，因而可防止脂肪在肝内聚集形成脂肪肝。

2. 脑磷脂 脑磷脂(cephalin)又称为磷脂酰乙醇胺,存在于神经组织和大豆中,尤其在脑组织中含量最高,故称为脑磷脂。它通常与卵磷脂共存。利用溶解性的不同,可将脑磷脂与卵磷脂分离。

从化学结构上看,脑磷脂是由乙醇胺的羟基与磷脂酸酯化生成的产物。脑磷脂中常见的高级脂肪酸有软脂酸、硬脂酸、油酸和花生四烯酸等。α-脑磷脂可与蛋白质结合生成凝血激酶,与血液的凝固有关。脑磷脂结构式如下:

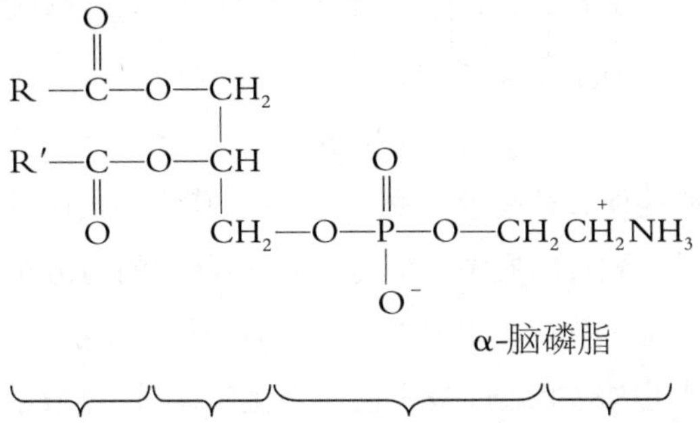

α-脑磷脂

磷脂类化合物是一类具有生理活性的表面活性剂,在生物膜中起着重要的生理作用。磷脂类还可作为膜材料,应用在药物制剂中。

(二)神经磷脂

神经磷脂又称为鞘磷脂(sphingomyelin),它是细胞膜的重要组成成分之一,大量存在于脑和神经组织中,人的红细胞膜脂质中含 20% ~30% 鞘磷脂。鞘磷脂是白色结晶,在空气中不易被氧化。不溶于丙酮及乙醚,而溶于热乙醇。

三、甾族化合物

甾族化合物(steroid)又称为类固醇化合物,是广泛存在于动植物体内的物质。

(一)甾族化合物的母核结构

甾族化合物分子结构中都含有一个由环戊烷并氢化菲构成的四环碳骨架(分别用 A、B、C、D 表示),环上碳原子有固定的编号顺序。在 C_{10} 和 C_{13} 上各连有一个甲基,称为角甲基,在 C_{17} 上连有一个不同碳原子数的碳链或取代基,这就构成了甾族化合物的基本骨架,又称母核结构。中文“甾”字很形象地表示了甾族化合物基本结构的特点,“田”表示 4 个环,“ < < < ”象征地表示两个角甲基和一个 C_{17} 位上的取代基。

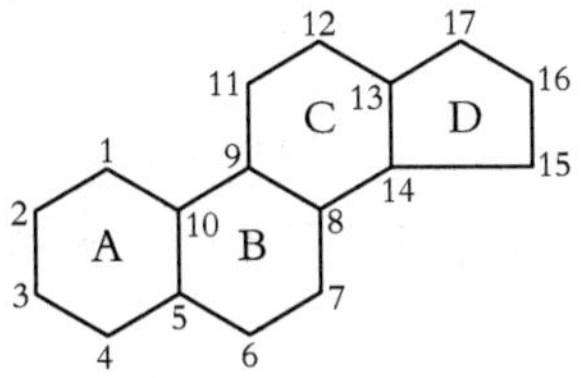
环戊烷并氢化菲

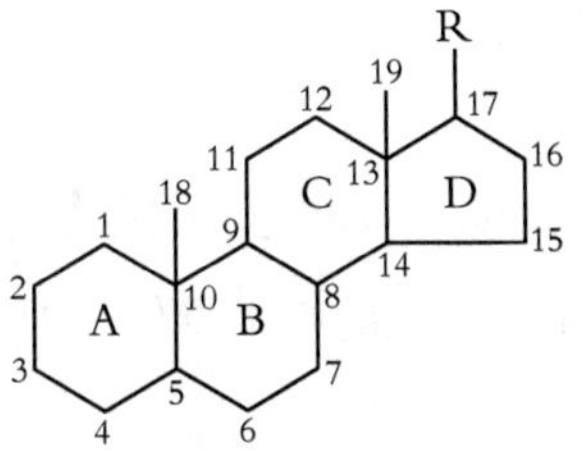
甾族化合物的基本骨架

（二）重要的甾族化合物

1. 胆固醇 胆固醇(cholesterol)又称胆甾醇，因为最初是在胆结石中发现的一种固体醇，故称为胆固醇。胆固醇是一种无色或略带黄色的结晶，熔点 148.5℃，难溶于水，易溶于氯仿、乙醚等有机溶剂。胆固醇的结构式如下：

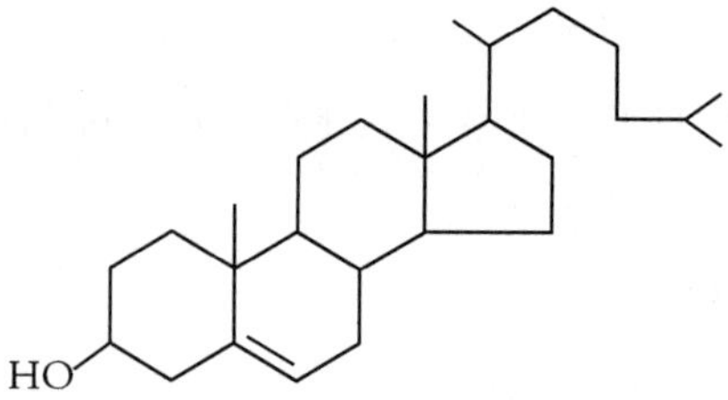

胆固醇

胆固醇常以脂肪酸酯的形式存在于动物体内，以糖苷的形式存在于植物体内。胆固醇在体内起着重要作用。它是细胞膜脂质中的重要组分，生物膜的通透性和流动性与它有着密切关系，胆固醇还是生物合成甾体激素和胆甾酸等的前体。正常人血液中胆固醇的浓度为 2.82～5.95mmol/L，但是胆固醇摄取过多或代谢发生障碍时，血液中胆固醇含量增加，就会造成动脉粥样硬化和冠心病。过饱和胆固醇从胆汁中析出沉淀则是形成胆固醇系结石的基础。长期胆固醇偏低会诱发癌症。因此，既要给机体提供足够的胆固醇来维持机体的正常生理功能，又要防止胆固醇过量或过少所造成的不良影响，这是现代人类健康生活所应解决的热点问题。

2. 胆甾酸 胆酸、脱氧胆酸、石胆酸和鹅脱氧胆酸等存在于动物胆汁中，并且因为分子结构中都含有羧基，因此将它们总称为胆甾酸。在人体内可以以胆固醇为原料直接生物合成胆甾酸。

胆甾酸在胆汁中分别与甘氨酸(H_2NCH_2COOH)和牛磺酸($H_2NCH_2CH_2SO_3H$)通过酰胺键结合，形成各种结合胆甾酸，这些结合胆甾酸总称为胆汁酸(bile acid)。

在人体及动物小肠的碱性条件下，胆汁酸以其盐的形式存在，称为胆汁酸盐(bile salt)简称胆盐。胆汁酸盐主要作用是乳化小肠内的脂肪，促进脂肪的消化和吸收。另外胆汁酸盐还具有抑制胆汁中胆固醇的析出作用。临床上使用的利胆药胆酸钠，就是甘氨胆酸钠和牛磺胆酸钠的混合物，主要用于胆汁酸分泌缺少而引起的疾病，对肝病也有一定的疗效。

第三节 氨基酸和蛋白质

一、氨基酸

氨基酸(amino acid)是羧酸分子中烃基上的氢原子被氨基($—NH_2$)取代形成的化合物。氨基酸是构成蛋白质的基本单位。大多数蛋白质是由 20 种氨基酸以不同的比例按不同方式组成的。

（一）氨基酸的结构、分类和命名

1. 结构、分类 存在于自然界中的氨基酸约有 300 多种，但组成蛋白质的常见氨基酸只有 20 种，如表 18-3 所示。

表 18-3 蛋白质中的 20 种氨基酸

名称	缩写	结构简式	等电点
中性氨基酸			
甘氨酸	G 或 Gly	$CH_2(NH_2)COOH$	5.97
丙氨酸	A 或 Ala	$CH_3CH(NH_2)COOH$	6.00
色氨酸	W 或 Trp	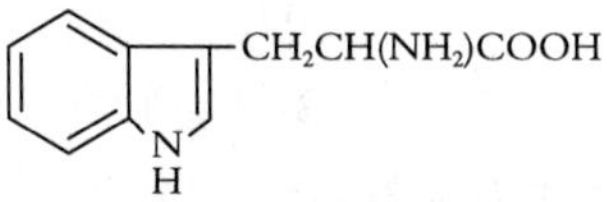	5.89
苏氨酸	T 或 Thr	$CH_3CH(OH)CH(NH_2)COOH$	5.60
缬氨酸	V 或 Val	$(CH_3)_2CHCH(NH_2)COOH$	5.96
亮氨酸	L 或 Leu	$(CH_3)_2CHCH_2CH(NH_2)COOH$	5.98
异亮氨酸	I 或 Ile	$CH_3CH_2CH(CH_3)CH(NH_2)COOH$	6.02
苯丙氨酸	F 或 Phe	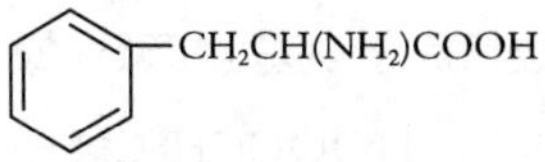	5.48
天门冬酰胺	N 或 Asn	$H_2N—\overset{\overset{O}{\Vert}}{C}—CH_2CH(NH_2)COOH$	5.41
谷氨酰胺	Q 或 Gln	$H_2N—\overset{\overset{O}{\Vert}}{C}—CH_2CH_2CH(NH_2)COOH$	5.65
脯氨酸	P 或 Pro	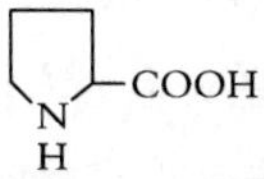	6.30
丝氨酸	S 或 Ser	$HOCH_2CH(NH_2)COOH$	5.68
酪氨酸	Y 或 Tyr	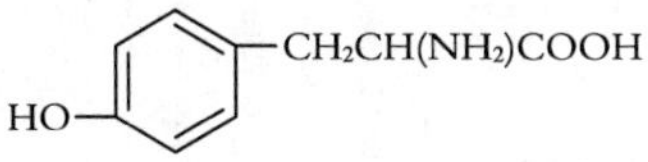	5.66
半胱氨酸	C 或 Cys	$HSCH_2CH(NH_2)COOH$	5.07
蛋氨酸	M 或 Met	$CH_3SCH_2CH_2CH(NH_2)COOH$	5.89
酸性氨基酸			
天门冬氨酸	D 或 Asp	$HOOCCH_2CH(NH_2)COOH$	2.98
谷氨酸	E 或 Glu	$HOOCCH_2CH_2CH(NH_2)COOH$	3.22
碱性氨基酸			
赖氨酸	K 或 Lys	$H_2N(CH_2)_4CH(NH_2)COOH$	9.74
精氨酸	R 或 Arg	$H_2N—\overset{\overset{NH}{\Vert}}{C}—NH(CH_2)_3CH(NH_2)COOH$	10.76
组氨酸	H 或 His	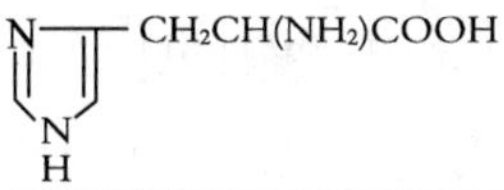	7.59

自然界中存在的氨基酸，除甘氨酸外，其分子中 α-碳原子都是手性碳原子，因此具有旋光性。习惯上氨基酸的构型采用 D/L 标记法标记：以甘油醛为参考标准，氨基位置与 L-甘油醛中手性碳原子上的羟基位置相同者，称为 L-构型，反之为 D-构型。组成蛋白质的 α-氨基酸均

为 L-构型。

$$\begin{array}{ccc} & CHO & \\ OH\!\!-\!\!C\!\!-\!\!H & \\ & | & \\ & CH_3 & \end{array} \qquad \begin{array}{ccc} & COOH & \\ NH_2\!\!-\!\!C\!\!-\!\!H & \\ & | & \\ & R & \end{array}$$

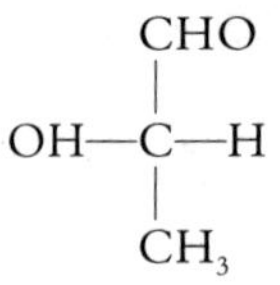

L-甘油醛   L-氨基酸

根据氨基酸中氨基和羧基的相对位置氨基酸可分为 α-氨基酸、β-氨基酸和 γ-氨基酸等。例如：

$$\begin{array}{ccc} R_1\!\!-\!\!CH\!\!-\!\!COOH & R_2\!\!-\!\!CH\!\!-\!\!CH_2COOH & R_3\!\!-\!\!CH\!\!-\!\!CH_2CH_2COOH \\ | & | & | \\ NH_2 & NH_2 & NH_2 \end{array}$$

     α-氨基丙酸   β-氨基丁酸   γ-氨基丁酸

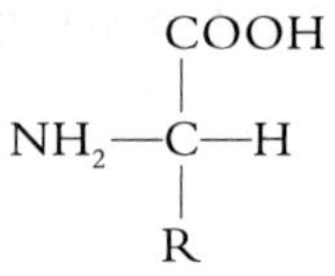

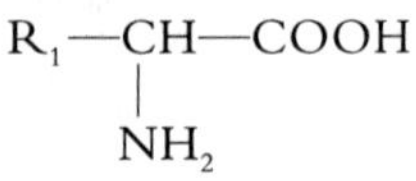

构成蛋白质的氨基酸皆为 α-氨基酸，其结构通式为：

$$\begin{array}{c} R\!\!-\!\!CH\!\!-\!\!COOH \\ | \\ NH_2 \end{array}$$

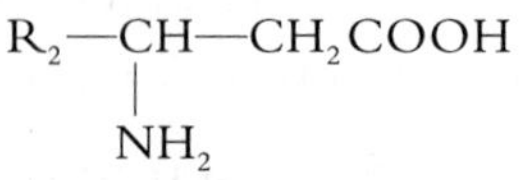

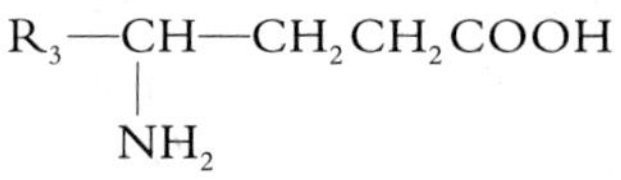

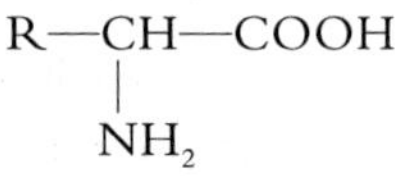

α-氨基酸根据氨基酸分子中氨基和羧基的相对数目,可分为中性氨基酸(氨基、羧基数目相同)、酸性氨基酸(羧基数目大于氨基)和碱性氨基酸(氨基数目大于羧基)。例如：

$$\begin{array}{ccc} H_3C\!\!-\!\!CH\!\!-\!\!COOH & HOOCCH_2CH\!\!-\!\!COOH & NH_2(CH_2)_4CH\!\!-\!\!COOH \\ | & | & | \\ NH_2 & NH_2 & NH_2 \end{array}$$

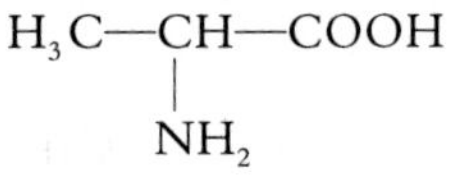

丙氨酸(中性氨基酸)   天门冬氨酸(酸性氨基酸)   赖氨酸(碱性氨基酸)

另外,根据 α-氨基酸分子中侧链 R 的不同,可分为脂肪族氨基酸、芳香族氨基酸、杂环氨基酸。例如苯丙氨酸即为芳香族氨基酸,组氨酸即属于杂环氨基酸。

2. 命名 氨基酸可以采用系统命名方法命名,但习惯上往往根据其来源或某些性质而使用俗名,如:甘氨酸因其有微甜味而得名;丝氨酸最初从蚕丝中得到;天冬氨酸来源于天门冬植物。

(二)氨基酸的化学性质

氨基酸分子中含有氨基和羧基,因此具有氨基和羧基的性质。此外,两种官能团之间的相互影响,又具有一些特殊性质。

1. 两性电离和等电点 氨基酸分子中含有碱性的氨基和酸性的羧基,因此既能与较强的酸起反应生成盐,也能与较强的碱起反应生成盐。

氨基酸分子中的碱性氨基和酸性羧基也可相互作用而成盐：

$$\begin{array}{ccc} R\!\!-\!\!CH\!\!-\!\!COOH & \rightleftharpoons & R\!\!-\!\!CH\!\!-\!\!COO^- \\ | & & | \\ NH_2 & & NH_3^+ \end{array}$$

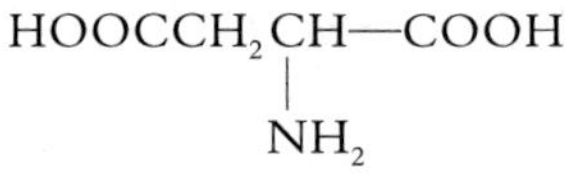

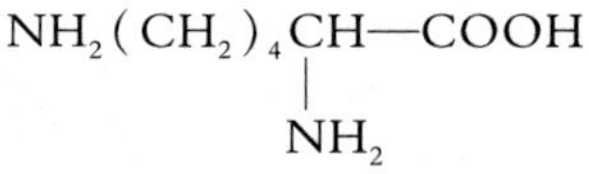

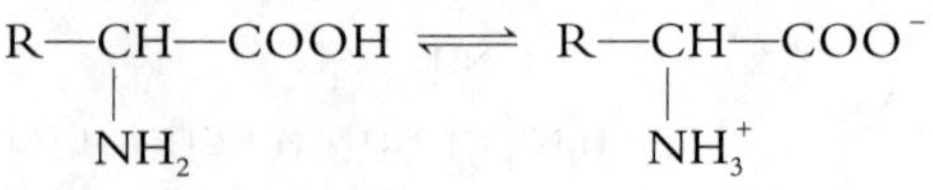

这种由分子内部的酸性基团和碱性基团作用所生成的盐,称为内盐。内盐中同时含有阳离子和阴离子,所以内盐又称为偶极离子或两性离子。在水溶液中氨基酸以偶极离子、阳离子、阴离子 3 种形式的平衡态存在,其主要存在形式取决于溶液的 pH 值。当调节溶液的 pH 值到某一值时,氨基酸主要以偶极离子形式存在,其所带的正电荷和负电荷数量相当,净电荷为零,在电场中既不向正极方向移动,也不向负极方向移动,这时溶液的 pH 值称为氨基酸的等电点,用 pI 表示。

组成蛋白质各种氨基酸的等电点见表18-3。在中性氨基酸溶液中，因为酸式电离程度略大于碱式电离程度，所以中性氨基酸的等电点略小于7（5.0～6.3）；酸性氨基酸的等电点都小于7（2.8～3.2）；碱性氨基酸的等电点都大于7（7.5～10.8）。

氨基酸在不同的pH值溶液中的变化及存在形式为：

$$\underset{\substack{\text{阳离子}\\ pH<pI}}{\underset{|\atop NH_3^+}{R\text{—}CH\text{—}COOH}} \underset{H^+}{\overset{OH^-}{\rightleftharpoons}} \underset{\substack{\text{偶极离子}\\ pH=pI}}{\underset{|\atop NH_3^+}{R\text{—}CH\text{—}COO^-}} \underset{H^+}{\overset{OH^-}{\rightleftharpoons}} \underset{\substack{\text{阴离子}\\ pH>pI}}{\underset{|\atop NH_2}{R\text{—}CH\text{—}COO^-}}$$

加酸能促使碱式电离，当pH＜pI时，氨基酸主要以阳离子形式存在，在电场中向负极移动；加碱能促使酸式电离，当pH＞pI时，氨基酸主要以阴离子形式存在，在电场中向正极移动；当pH＝pI时，氨基酸以两性离子形式存在。

在等电点时，氨基酸的溶解度最小，最容易从溶液中析出，利用这个性质，可以分离、提纯氨基酸。

2. 与亚硝酸反应 氨基酸多属于伯胺类，因此它能与亚硝酸反应，同时放出氮气。

$$\underset{|\atop NH_2}{R\text{—}CH\text{—}COOH} + HNO_2 \longrightarrow \underset{|\atop OH}{R\text{—}CH\text{—}COOH} + N_2\uparrow + H_2O$$

由于可定量释放出N_2，故此反应可用于氨基酸、蛋白质的定量分析。此方法称为Van Slyke氨基氮测定法。

3. 与茚三酮的显色反应 α-氨基酸与茚三酮的水合物在水溶液中共热时，则生成蓝紫色的化合物——罗曼紫。

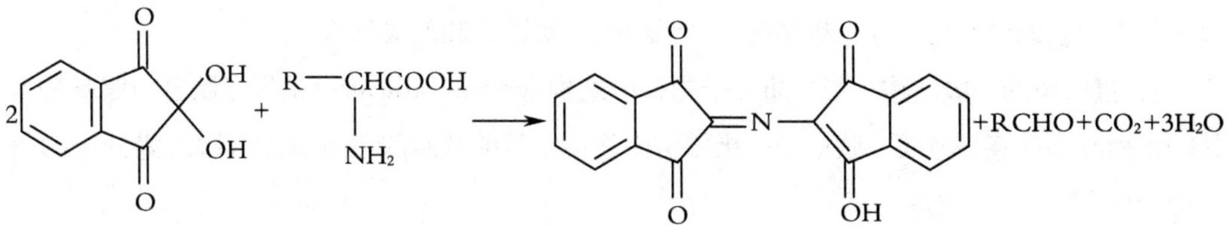

罗曼紫颜色的深浅和CO_2的放出量均可用于α-氨基酸的定量分析。

4. 成肽反应 氨基酸受热时，氨基和羧基之间脱去两分子水生成的酰胺称为肽（peptide）。肽分子中的酰胺键又称为肽键（peptide bond）。一分子氨基酸中的羧基与另一分子氨基酸分子的氨基之间脱去一分子水生成的酰胺称为二肽（dipeptide）。由不超过10个氨基酸缩合而成的肽称为寡肽（oligopeptide）或低聚肽，由10个以上氨基酸缩合而成的肽称为多肽（poly peptide）。例如：

$$\underset{|\atop NH_2}{RCH}\text{—}\overset{O\atop \|}{C}\text{—}\boxed{OH + H}\text{—}\overset{H\atop |}{N}\text{—}\overset{R'\atop |}{CHCOOH} \longrightarrow \underset{\text{二肽}}{\underset{|\atop NH_2}{RCH}\text{—}\boxed{\overset{O\atop \|}{C}\text{—}\overset{H\atop |}{N}}\text{—}\overset{R'\atop |}{CHCOOH}} + H_2O$$

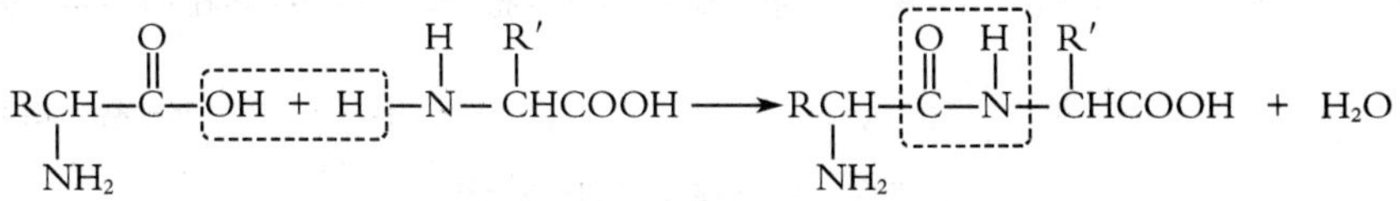

二、蛋白质

通常把相对分子质量在10 000以上的多肽称为蛋白质（protein）。

（一）蛋白质的元素组成与分类

1. 蛋白质的元素组成 蛋白质种类虽然繁多，结构复杂，但其组成的元素并不多，主要由碳、氢、氧、氮、硫等元素组成，有些蛋白质还含有磷、铁、碘、铜、钼、锰、锌等元素。大多数蛋白质含氮量很接近，平均约为16%。因此，1g 氮相当于6.25g 蛋白质。6.25 称为蛋白质系数，化学分析时，只要测出生物样品中的含氮量，就可推算其蛋白质的大致含量。

$$样品中蛋白质的百分含量 = 每克样品含氮的克数 \times 6.25 \times 100\%。$$

2. 蛋白质的分类 蛋白质种类繁多，由于大多数蛋白质结构尚未明确，目前还未找到一种较好的分类方法，一般是根据蛋白质的形状、化学组成和功能进行分类。

按蛋白质的形状分为：①纤维状蛋白质，如毛发中的角蛋白，结缔组织中的胶原蛋白及弹性蛋白等；②球状蛋白质，如酶、免疫球蛋白等。

按蛋白质的化学组成分为：单纯蛋白质和结合蛋白质。单纯蛋白质水解后的最终产物是α-氨基酸，如清蛋白、球蛋白、谷蛋白、精蛋白、硬蛋白等；结合蛋白质水解的最终产物除α-氨基酸外，还有非蛋白质，非蛋白质部分称为辅基，按辅基的不同结合蛋白质又可分为核蛋白、色蛋白、磷蛋白、糖蛋白、脂蛋白、金属蛋白等。

按蛋白质的功能分为：活性蛋白和非活性蛋白。活性蛋白按生理作用不同又可分为：酶、激素、抗体、收缩蛋白、运输蛋白等。非活性蛋白是担任生物的保护或支持作用的蛋白，但本身不具有生物活性的物质。例如，贮存蛋白（清蛋白、酪蛋白等），结构蛋白（角蛋白、胶原蛋白等）等。

（二）蛋白质的结构

各种蛋白质的特定结构，决定了各种蛋白质的特定生理功能。蛋白质种类繁多，结构极其复杂。蛋白质的结构可分为一级结构、二级结构、三级结构和四级结构。

1. 蛋白质的一级结构 蛋白质分子的一级结构（primary structure）是指多肽链中氨基酸残基的排列顺序和连接方式。肽键是一级结构中连接氨基酸残基的主键。如人胰岛素分子的一级结构（图18-2）。

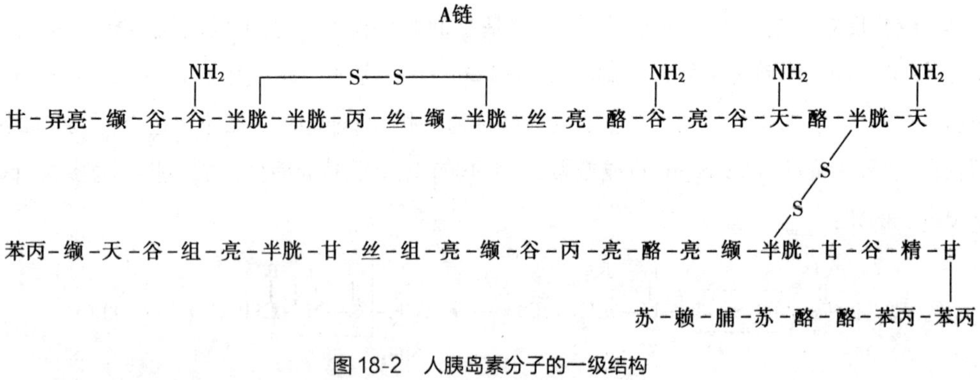

图18-2 人胰岛素分子的一级结构

人胰岛素由51个氨基酸残基组成A、B两条多肽链。A链含有21个氨基酸残基，N端为甘氨酸残基，C端为天冬酰胺残基；B链含有30个氨基酸残基，N端为苯丙氨酸残基，C端为苏氨酸残基。A链含有一条链内二硫键，A链和B链之间依靠2条链间二硫键相连。

2. 蛋白质的二级结构 多肽链中互相靠近的氨基酸通过氢键的作用而形成的多肽在空

间排列(构象)称为蛋白质的二级结构(secondary structure)。蛋白质的二级结构主要有 α-螺旋(图 18-3)和 β-折叠(图 18-4)等。

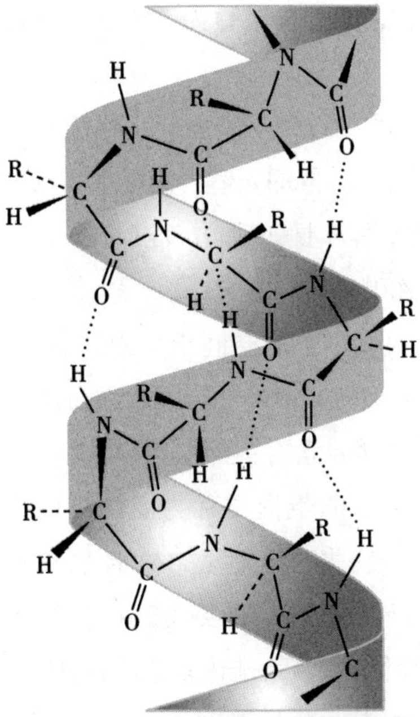

图 18-3　蛋白质的 α-螺旋结构

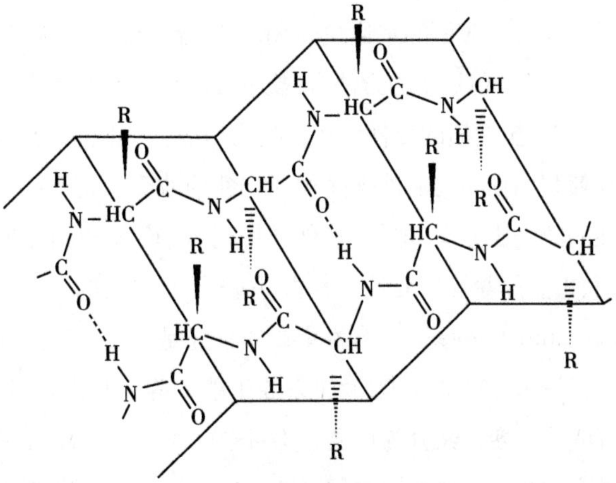

图 18-4　蛋白质的 β-折叠结构

在二级结构的基础上,多肽链依靠次级键的作用,进一步形成复杂的三级结构;两条或两条以上具有完整三级结构的肽链,它们之间通过次级键缔合形成蛋白质的四级结构。

(三)蛋白质的性质

1. **两性电离和等电点**　蛋白质分子溶于水时,其中碱性的氨基发生碱式电离,同时酸性的羧基发生酸式电离。这种电离方式称为两性电离,生成的离子称为两性离子或偶极离子。

蛋白质在水溶液中以阴离子、阳离子、偶极离子和极少量不电离氨基和羧基的蛋白质分子四种结构形式同时存在,并处于动态平衡,何种结构形式占优势,取决于水溶液的 pH 值。蛋白质在水溶液中电离以及在加酸或加碱情况下的变化可用下式表示:

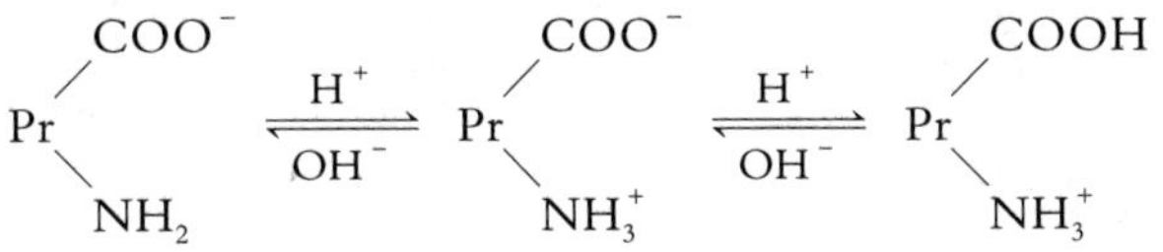

$$
\begin{array}{ccc}
\underset{\text{NH}_2}{\overset{\text{COO}^-}{\text{Pr}}} &
\underset{\text{NH}_3^+}{\overset{\text{COO}^-}{\text{Pr}}} &
\underset{\text{NH}_3^+}{\overset{\text{COOH}}{\text{Pr}}} \\
\xrightleftharpoons[\text{OH}^-]{\text{H}^+} & \xrightleftharpoons[\text{OH}^-]{\text{H}^+} & \\
\text{pH} > \text{pI} & \text{pH} = \text{pI} & \text{pH} < \text{pI} \\
\text{阴离子} & \text{电中性} & \text{阳离子}
\end{array}
$$

当蛋白质所带的正、负电荷数相等时,净电荷为零,此时溶液的 pH 值为蛋白质的等电点(pI)。蛋白质在等电点时,由于彼此没有相同电荷互相排斥作用,因而最不稳定,溶解度最小,容易聚集沉淀析出。这一性质常在蛋白质的分离、提取和纯化时应用。

蛋白质不在等电点时,在电场中,带正电荷的向负极移动,带负电荷的向正极移动,这种现象称为电泳(electrophoresis)。电泳速度主要取决于所带电荷的正负性、数量和分子大小。利用这种差别可通过电泳法将混合蛋白质中的各种蛋白质分离开来。如目前临床上化验人血清蛋白时，就是采用醋酸纤维薄膜电泳，该法速度快，分离效果好，既可定性，也可定量。

2. 蛋白质的胶体性质 蛋白质分子颗粒的直径一般在 1～100nm 之间，属于胶体分散系，因此蛋白质具有胶体溶液的特性，如布朗运动、丁铎尔效应、不能透过半透膜以及具有吸附性质等。因而可用半透膜将蛋白质与小分子物质分离而得以纯化，这种方法称为透析法。透析法是实验或工业生产上提取和纯化蛋白质常用的方法。

3. 蛋白质的沉淀 维持蛋白质水溶液稳定的主要因素是蛋白质分子表面的水化膜和所带电荷。调节蛋白质水溶液的 pH 值至等电点使蛋白质呈等电状态，再加入适当的脱水剂除去蛋白质分子表面的水化膜，使蛋白质分子聚集而从溶液中析出，称为蛋白质的沉淀(precipitation)。沉淀蛋白质的方法有：盐析，加有机溶剂、重金属盐或生物碱等。

4. 蛋白质的变性 在某些物理或化学因素的作用下，蛋白质分子的空间结构遭到破坏，致使蛋白质生物活性丧失和理化性质改变，称为蛋白质的变性(denaturation)。引起蛋白质变性的物理因素有：加热、紫外线照射、超声波和剧烈振摇等。化学因素有：强酸、强碱、有机溶剂、重金属盐等。变性作用并不破坏蛋白质的一级结构。变性后的蛋白质称为变性蛋白质(denatured protein)。变性蛋白质首先是失去生物活性，如血红蛋白失去运输氧的功能，胰岛素失去调节血糖的功能，酶失去催化能力等。其次是各种理化性质的改变，如溶解度降低，易于沉淀等。变性又分为可逆和不可逆两种。当变性蛋白质去掉变性因素后，能恢复原有性质，这种变性称为可逆变性或称复性。如胃蛋白酶加热到 80～90℃时，就失去其消化蛋白质的功能，当把温度回调到 37℃，则其功能又可恢复。但目前很多蛋白质变性后尚不能复性，如机体衰老时的蛋白质变性尚属不可逆过程。变性作用的实际意义在于：一是防止蛋白质激素、酶、抗体、疫苗等活性蛋白质在生产和保存过程中变性，以保持其生物活性。二是变性原理可用于灭菌等。

5. 蛋白质的颜色反应 在蛋白质的分析工作中，常利用蛋白质分子中某些氨基酸或某些特殊结构与某些试剂产生颜色反应，作为测定的依据。

(1) 与茚三酮反应：将蛋白质中性溶液(pH5～7)与茚三酮水溶液(1∶400)1～2 滴混合，并加热煮沸 2 分钟，放冷后，即呈现蓝紫色。

(2) 缩二脲反应：在蛋白质的强碱溶液中加入稀硫酸铜溶液，则溶液显紫色或紫红色，称为缩二脲反应(biuret reaction)。凡分子中含有两个或两个以上肽键结构的化合物，不论其直接相连或通过一个氮或碳原子相连，都可以发生缩二脲反应。

(孙立平)

学习小结

按照其能否水解，将糖类分成单糖、低聚糖和多糖。单糖在固体状态下主要以环状结构存在，而在水溶液中存在环状结构和开链结构的动态平衡。单糖的化学性质体现在与醇或酚羟基发生成苷反应；与弱氧化剂(如 Tollens 试剂、Fehling 试剂、Benedict 试剂)或强氧化剂(如溴水和硝酸)发生氧化反应。二糖有的具有还原性如麦芽糖，有的属于非还原糖如蔗糖。多糖都没有还原性。

脂类主要有油脂、磷脂和甾族化合物等。油脂的基本结构是甘油三酸酯,水解生成甘油和高级脂肪酸(或高级脂肪酸盐)。油脂的化学性质有水解反应、加成反应和酸败。磷脂是构成细胞膜结构的重要部分,可分为甘油磷脂和鞘磷脂。甾族化合物的骨架组成是环戊烷并氢化菲。

组成蛋白质的 α-氨基酸有 20 种,除甘氨酸外都有光学活性,为 L-构型。氨基酸分子中含有羧基和氨基,属于两性化合物,具有两性电离和等电点。还可发生成肽反应、脱羧反应、茚三酮反应等。蛋白质是由 α-氨基酸缩合而成的高分子化合物,结构复杂,一级结构为多肽链中氨基酸的排列顺序,二级、三级、四级结构为其空间结构,其中二级结构主要有 α-螺旋和 β-折叠等。蛋白质的性质主要有两性电离和等电点、盐析、变性、颜色反应等。

复习参考题

1. 解释下列名词。

(1) 差向异构体　　　(2) 变旋光现象　　　(3) 苷键

(4) 还原糖与非还原糖　(5) 碘值　　　　　(6) 酸值

(7) 皂化值　　　　　(8) 蛋白质的变性　　(9) 蛋白质的等电点

2. 写出下列物质完全水解产物的名称。

(1) 糖原　　　(2) 蔗糖　　　(3) 淀粉　　　(4) 油脂

(5) 神经磷脂　(6) 纤维素　　(7) 脑磷脂

3. 用简便化学方法鉴别下列各组化合物。

(1) 葡萄糖和果糖　　　　　　　(2) 蔗糖和麦芽糖

(3) 淀粉和糖原　　　　　　　　(4) 甘氨酰半胱氨酸和谷胱甘肽

4. 完成下列反应式。

(1)

+ C_2H_5OH $\xrightarrow{\text{干 HCl}}$

(2)

$$\begin{array}{c} CHO \\ H\text{—OH} \\ HO\text{—H} \\ H\text{—OH} \\ H\text{—OH} \\ CH_2OH \end{array} + Br_2 \longrightarrow$$

(3)

+ H_2O $\longrightarrow$

(4)

+ $3KOH \longrightarrow$

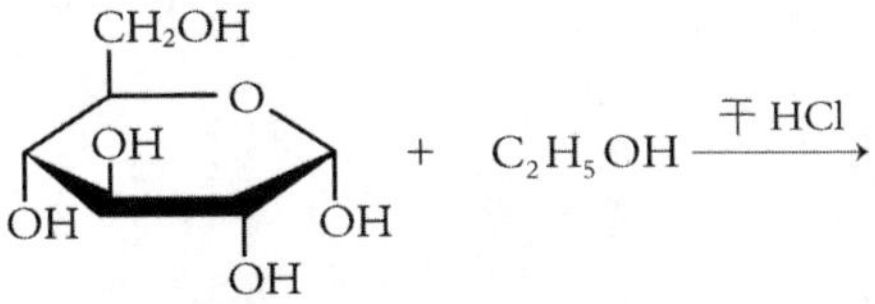

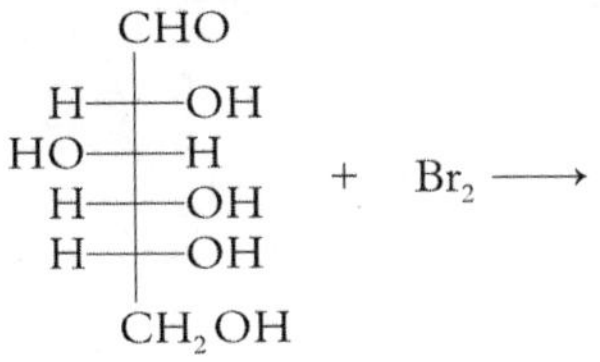

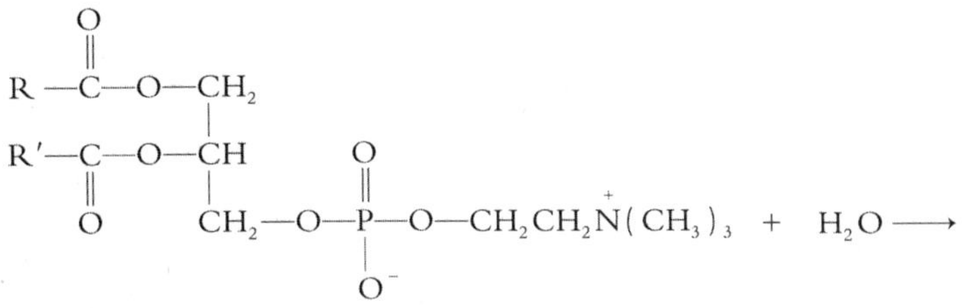

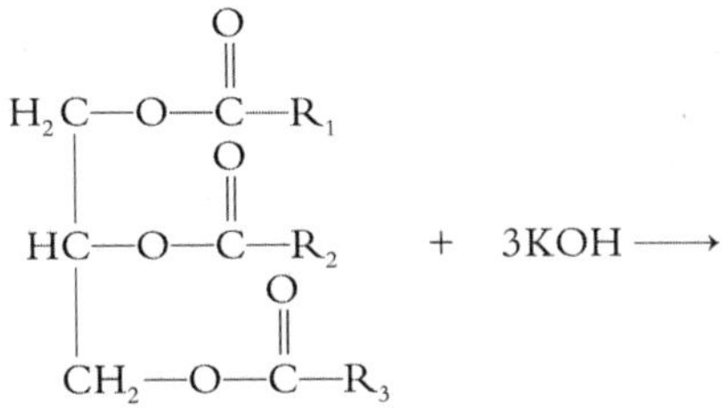

(5) 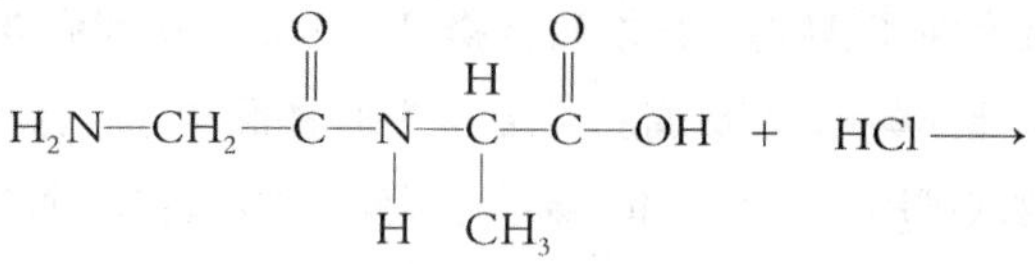

5. 回答下列问题。

(1) 为什么酮糖能被碱性弱氧化剂(如班氏试剂)氧化,却不能被酸性弱氧化剂(如溴水)氧化?

(2) 为什么糖苷在中性或碱性溶液中无变旋光现象,而在酸性溶液中却有变旋光现象?

(3) 蛋白质甲和乙的等电点 pI 分别为 3.5 和 6.8,在 pH =5.9 时,将甲、乙蛋白质进行电泳,哪个向正极泳动? 哪个向负极泳动?

参考文献

<<<<<< 1 陈洪超,罗美明,李映苓．有机化学．第4版．北京:高等教育出版社,2014

<<<<<< 2 陈莲惠．医用化学．第2版．北京:人民卫生出版社,2013

<<<<<< 3 华彤文,王颖霞,卞江等．普通化学原理．第4版．北京:北京大学出版社,2013

<<<<<< 4 李长胜,李映苓．有机化学．北京:科学出版社,2012

<<<<<< 5 林三冬、滕文锋．基础化学．第3版．大连:大连理工大学出版社,2008

<<<<<< 6 陆涛．有机化学．第8版．北京:人民卫生出版社,2016

<<<<<< 7 陆阳,刘俊义．有机化学．第8版．北京:人民卫生出版社,2013

<<<<<< 8 陆阳,杨丽敏等．有机化学．北京:化学工业出版社,2016

<<<<<< 9 吕以仙．有机化学．第8版．北京:人民卫生出版社,2014

<<<<<< 10 南京大学《无机及分析化学》编写组．无机及分析化学．第5版．北京:高等教育出版社,2015

<<<<<< 11 荣国斌．大学基础有机化学．北京:化学工业出版社,2010

<<<<<< 12 唐玉海,章小丽．医用化学．第2版．北京:科学出版社,2016

<<<<<< 13 王玉民．医用化学．北京:化学工业出版社,2015

<<<<<< 14 魏祖期,刘德育．基础化学．第8版．北京:人民卫生出版社,2013

<<<<<< 15 大连理工大学无机化学教研室．无机化学．第5版．北京:高等教育出版社,2006

<<<<<< 16 武雪芬．医用化学．北京:人民卫生出版社,2012

<<<<<< 17 谢吉民．基础化学．第3版．北京:科学出版社,2015

<<<<<< 18 谢吉民. 无机化学. 第2版. 北京:人民卫生出版社,2008

<<<<<< 19 邢其毅,裴伟伟,徐瑞秋等. 基础有机化学. 第3版. 北京:高等教育出版社,2005

<<<<<< 20 徐春祥,陈彪. 医学化学. 第3版. 北京:高等教育出版社,2014

<<<<<< 21 许兴友. 王济奎. 无机及分析化学. 南京:南京大学出版社,2014

<<<<<< 22 杨志军,刘振岭. 医用化学. 郑州:郑州大学出版社,2014

<<<<<< 23 于敬海. 医用化学. 第2版. 北京:高等教育出版社,2009

<<<<<< 24 余瑜. 医用化学. 第3版. 北京:人民卫生出版社,2015

<<<<<< 25 张欣荣,闫芳. 基础化学. 第2版. 北京:高等教育出版社,2011

附　录

附录一　法定计量单位

附表 1-1　SI 基本单位

物理量	单位名称		单位符号
	中	英	
长度	米	meter	m
质量	千克	kilogram	kg
时间	秒	second	s
温度	开[尔文]	kelvin	K
物质的量	摩[尔]	mole	mol
电流强度	安[培]	ampere	A
发光强度	坎[德拉]	candela	cd

附表 1-2　基本单位及其换算

量的名称	量的单位	单位名称	单位符号	与基本单位的换算关系
长度	l,L	米	m	SI 基本单位
		分米	dm	$1dm = 10^{-1}m$
		厘米	cm	$1cm = 10^{-2}m$
		毫米	mm	$1mm = 10^{-3}m$
		微米	μm	$1\mu m = 10^{-6}m$
		纳米	nm	$1nm = 10^{-9}m$
质量	m	千克	kg	SI 基本单位
		克	g	$1g = 10^{-3}kg$
		毫克	mg	$1mg = 10^{-6}kg$
时间	t	秒	s	SI 基本单位
		分	min	1min = 60s
		小时	h	1h = 60min
温度	T	开[尔文]	K	SI 基本单位
	t	摄氏度	℃	T = t + 273
体积	V	升	L(l)	$1L = 10^{-3}m^3$
		毫升	mL	$1mL = 10^{-6}m^3$

量的名称	量的单位	单位名称	单位符号	与基本单位的换算关系
物质的量	n	摩尔	mol	SI 基本单位
物质的量浓度	c_B	摩尔每升	$mol \cdot L^{-1}$	
摩尔质量	M	克每摩尔	$g \cdot mol^{-1}$	
摩尔体积	V_m	升每摩尔	$L \cdot mol^{-1}$	
密度	ρ	克每立方米	$g \cdot m^{-3}$	
		千克每立方米	$kg \cdot m^{-3}$	
		千克每升	$kg \cdot L^{-1}$	
能量	E(W)	焦耳	J	SI 导出单位
		千焦	kJ	
压强	P	帕斯卡	Pa	SI 导出单位
		千帕	kPa	
质量浓度	ρ_B	克每升	$g \cdot L^{-1}$	
体积分数	ψ_B			
质量分数	ω_B			

附录二　平衡常数表

附表 2-1　弱电解质在水中的解离常数

化合物	温度/℃	分步	$pK_a^\ominus$(或 $pK_b^\ominus$)	化合物	温度/℃	分步	$pK_a^\ominus$(或 $pK_b^\ominus$)
砷酸	25	1	2.26	氨水	25	–	4.75
	25	2	6.76	氢氧化钙	25	2	1.20
	25	3	11.29	氢氧化铝	25	–	8.30
硼酸	20	1	9.27	氢氧化银	25	–	2.00
碳酸	25	1	6.35	氢氧化锌	25	–	6.10
	25	2	10.33	甲酸	20	1	3.75
铬酸	25	1	0.74	乙(醋)酸	25	1	4.76
	25	2	6.49	丙酸	25	1	4.86
氢氟酸	25	–	9.21	一氯乙酸	25	1	2.85
氢硫酸	25	1	7.05	草酸	25	1	1.23
	25	2	11.95		25	2	4.19
过氧化氢	25	–	11.62	柠檬酸	20	1	3.14
次溴酸	25	–	8.55		20	2	4.77
次氯酸	25	–	7.40		20	3	6.39
次碘酸	25	–	10.5	巴比妥酸	25	1	4.01
亚硝酸	25	–	3.25	甲胺盐酸盐	25	1	10.63
磷酸	25	1	2.16	乳酸	25	1	3.86
	25	2	7.21	苯甲酸	25	1	4.19
	25	3	12.32	苯酚	20	1	9.89
硫酸	25	2	1.92	邻苯二甲酸	25	1	2.89
亚硫酸	25	1	1.85		25	2	5.51
	25	2	7.2	Tris-HCl	37	1	7.85

附表 2-2 难溶强电解质的标准溶度积常数

化合物	$K_{sp}^{\ominus}$	$pK_{sp}^{\ominus}$	化合物	$K_{sp}^{\ominus}$	$pK_{sp}^{\ominus}$
AgAc	1.94×10^{-3}	2.71	CuI	1.27×10^{-12}	11.90
AgBr	5.35×10^{-13}	12.27	CuS	1.27×10^{-36}	35.90
$AgBrO_3$	5.34×10^{-5}	4.27	CuSCN	1.77×10^{-13}	12.75
AgCN	5.97×10^{-17}	16.22	Cu_2S	2.26×10^{-48}	47.64
AgCl	1.77×10^{-10}	9.75	$Cu(PO_4)_2$	1.39×10^{-37}	36.86
AgI	8.51×10^{-17}	16.07	$FeCO_3$	3.07×10^{-11}	10.51
$AgIO_3$	3.17×10^{-8}	7.50	FeF_2	2.36×10^{-6}	5.63
AgSCN	1.03×10^{-12}	11.99	$Fe(OH)_2$	4.87×10^{-17}	16.31
Ag_2CO_3	8.45×10^{-12}	11.07	$Fe(OH)_3$	2.64×10^{-39}	38.58
$Ag_2C_2O_4$	5.40×10^{-12}	11.27	$Hg(OH)_2$	3.13×10^{-26}	25.50
Ag_2CrO_4	1.12×10^{-12}	11.95	Hg_2CO_3	3.67×10^{-17}	16.44
α-Ag_2S	6.69×10^{-50}	49.17	Hg_2Cl_2	1.45×10^{-18}	17.84
β-Ag_2S	1.09×10^{-49}	48.96	Hg_2F_2	3.10×10^{-6}	5.51
Ag_2SO_3	1.49×10^{-14}	13.83	Hg_2I_2	5.33×10^{-29}	28.27
Ag_2SO_4	1.20×10^{-5}	4.92	Hg_2SO_4	7.99×10^{-7}	6.10
Ag_3PO_4	8.88×10^{-17}	16.05	$KClO_4$	1.05×10^{-2}	1.98
$Al(OH)_3$	1.1×10^{-33}	32.97	Li_2CO_3	8.15×10^{-4}	3.09
$AlPO_4$	9.83×10^{-21}	20.01	$MgCO_3$	6.82×10^{-6}	5.17
$BaCO_3$	2.58×10^{-9}	8.59	MgF_2	7.42×10^{-11}	10.13
$BaCrO_4$	1.17×10^{-10}	9.93	$Mg(OH)_2$	5.61×10^{-12}	11.25
$BaSO_4$	1.07×10^{-10}	9.97	$Mg_3(PO_4)_2$	9.86×10^{-25}	24.01
CaC_2O_4	2.32×10^{-9}	8.63	$MnCO_3$	2.24×10^{-11}	10.65
CaF_2	1.46×10^{-10}	9.84	$Mn(OH)_2$	2.06×10^{-13}	12.69
$Ca(OH)_2$	4.68×10^{-6}	5.33	MnS	4.65×10^{-14}	13.33
$CaSO_4$	7.10×10^{-5}	4.15	$NiCO_3$	1.42×10^{-7}	6.85
$Ca_3(PO_4)_2$	2.07×10^{-33}	32.68	$Ni(IO_3)_2$	4.71×10^{-5}	4.33
$CdCO_3$	6.18×10^{-12}	11.21	$Ni(OH)_2$	5.47×10^{-16}	15.26
CdF_2	6.44×10^{-3}	2.19	NiS	1.07×10^{-21}	20.97
$Cd(IO_3)_2$	2.49×10^{-8}	7.60	$Ni_3(PO_4)_2$	4.73×10^{-32}	31.33
$Cd(OH)_2$	5.27×10^{-15}	14.28	PbI_2	9.8×10^{-9}	8.99
CdS	1.40×10^{-29}	28.85	$PbSO_4$	2.53×10^{-8}	7.60
$Cd_3(PO_4)_2$	2.53×10^{-33}	32.60	$Sn(OH)_2$	5.45×10^{-27}	26.26
$Co_3(PO_4)_2$	2.05×10^{-35}	34.69	SnS	3.25×10^{-28}	27.49
CuBr	6.27×10^{-9}	8.20	$Sr(IO_3)_2$	1.14×10^{-7}	6.94
CuC_2O_4	4.43×10^{-10}	9.35	ZnF_2	3.04×10^{-2}	1.52
CuCl	1.72×10^{-7}	6.76	ZnS	2.93×10^{-25}	24.53

附表 2-3　一些金属配合物的稳定常数

配离子	$K^{\ominus}_{稳}$	配离子	$K^{\ominus}_{稳}$
$[AgCl_2]^-$	1.1×10^{5}	$[Cu(NH_3)_4]^+$	7.24×10^{10}
$[AgI_2]^-$	5.5×10^{11}	$[Cu(NH_3)_4]^{2+}$	2.09×10^{13}
$[Ag(CN)_2]^-$	1.26×10^{21}	$[Fe(NCS)_2]^+$	2.29×10^{3}
$[Ag(NH_3)_2]^+$	1.12×10^{7}	$[Fe(CN)_6]^{4-}$	1.0×10^{35}
$[Ag(SCN)_2]^-$	3.72×10^{7}	$[Fe(CN)_6]^{3-}$	1.0×10^{42}
$[Ag(S_2O_3)_2]^{3-}$	2.88×10^{13}	$[FeF_6]^{3-}$	2.04×10^{14}
$[AlF_6]^{3-}$	6.9×10^{19}	$[HgCl_4]^{2-}$	1.17×10^{15}
$[Au(CN)_2]^-$	1.99×10^{38}	$[HgI_4]^{2-}$	6.76×10^{29}
$[Ca(EDTA)]^{2-}$	1.0×10^{11}	$[Hg(CN)_4]^{2-}$	2.51×10^{41}
$[Cd(en)_2]^{2+}$	1.23×10^{10}	$[Mg(EDTA)]^{2-}$	4.37×10^{8}
$[Cd(NH_3)_4]^{2+}$	1.32×10^{7}	$[Ni(CN)_4]^{2-}$	1.99×10^{31}
$[Co(NCS)_4]^{2-}$	1.0×10^{3}	$[Ni(NH_3)_6]^{2+}$	5.50×10^{8}
$[Co(NH_3)_6]^{2+}$	1.29×10^{5}	$[Zn(CN)_4]^{2-}$	5.01×10^{16}
$[Co(NH_3)_6]^{3+}$	1.58×10^{35}	$[Zn(NH_3)_4]^{2+}$	2.88×10^{9}
$[Cu(en)_2]^{2+}$	1.0×10^{20}		

附录三　常见半反应的标准电极电势(298.15K)

附表 3-1　在酸性溶液中

电极反应	$\varphi^{\ominus}/V$
$F_2(g)+2e^- \rightleftharpoons 2F^-(aq)$	2.866
$OF_2(g)+2H^+(aq)+4e^- \rightleftharpoons H_2O(l)+2F^-(aq)$	2.153
$S_2O_8^{2-}(aq)+2H^+(aq)+2e^- \rightleftharpoons 2HSO_4^-(aq)$	2.123
$O_3(g)+2H^+(aq)+2e^- \rightleftharpoons O_2(g)+H_2O(l)$	2.076
$S_2O_8^{2-}(aq)+2e^- \rightleftharpoons 2SO_4^{2-}(aq)$	2.010
$Ag^{2+}(aq)+e^- \rightleftharpoons Ag^+(aq)$	1.980
$MnO_4^-(aq)+8H^+(aq)+5e^- \rightleftharpoons Mn^{2+}(aq)+4H_2O(l)$	1.507
$2BrO_3^-(aq)+12H^+(aq)+10e^- \rightleftharpoons Br_2(l)+6H_2O(l)$	1.482
$2ClO_3^-(aq)+12H^+(aq)+10e^- \rightleftharpoons Cl_2(g)+6H_2O(l)$	1.47
$PbO_2(s)+4H^+(aq)+2e^- \rightleftharpoons Pb^{2+}(aq)+2H_2O(l)$	1.455
$ClO_3^-(aq)+6H^+(aq)+6e^- \rightleftharpoons Cl^-(aq)+3H_2O(l)$	1.450
$Au^{3+}(aq)+2e^- \rightleftharpoons Au^+(aq)$	1.401
$Cr_2O_7^{2-}(aq)+14H^+(aq)+6e^- \rightleftharpoons 2Cr^{3+}(aq)+7H_2O(l)$	1.36
$Cl_2(g)+2e^- \rightleftharpoons 2Cl^-(aq)$	1.35827
$O_2(g)+4H^+(aq)+4e^- \rightleftharpoons 2H_2O(l)$	1.229
$MnO_2(s)+4H^+(aq)+2e^- \rightleftharpoons Mn^{2+}(aq)+2H_2O(l)$	1.224
$2IO_3^-(aq)+12H^+(aq)+10e^- \rightleftharpoons I_2(s)+6H_2O(l)$	1.195
$ClO_4^-(aq)+2H^+(aq)+2e^- \rightleftharpoons ClO_3^-(aq)+H_2O(l)$	1.189
$2HgCl_2(aq)+2e^- \rightleftharpoons Hg_2Cl_2(s)+2Cl^-(aq)$ *	0.63
$H_3AsO_4(aq)+2H^+(aq)+2e^- \rightleftharpoons HAsO_2(aq)+2H_2O(l)$	0.560

电极反应	$\varphi^{\ominus}$/V
$MnO_4^-(aq)+e^- \rightleftharpoons MnO_4^{2-}(aq)$	0.558
$I_3^-(aq)+2e^- \rightleftharpoons 3I^-(aq)$	0.536
$I_2(s)+2e^- \rightleftharpoons 2I^-(aq)$	0.5355
$Cu^+(aq)+e^- \rightleftharpoons Cu(s)$	0.521
$H_2SO_3(aq)+4H^+(aq)+4e^- \rightleftharpoons S(s)+3H_2O(l)$	0.449
$Ag_2CrO_4(aq)+2e^- \rightleftharpoons 2Ag(s)+CrO_4^{2-}(aq)$	0.4470
$Fe(CN)_6^{3-}(aq)+e^- \rightleftharpoons Fe(CN)_6^{4-}(aq)$	0.358
$Cu^{2+}(aq)+2e^- \rightleftharpoons Cu(s)$	0.3419
$VO^{2+}(aq)+2H^+(aq)+e^- \rightleftharpoons V^{3+}(aq)+H_2O(l)$	0.337
$Hg_2Cl_2(s)+2e^- \rightleftharpoons 2Hg(l)+2Cl^-(aq)$	0.26808
$HAsO_2(aq)+3H^+(aq)+3e^- \rightleftharpoons As(s)+2H_2O(l)$	0.2487
$AgCl(s)+e^- \rightleftharpoons Ag(s)+Cl^-(aq)$	0.22233
$SO_4^{2-}(aq)+4H^+(aq)+2e^- \rightleftharpoons H_2SO_3(aq)+H_2O(l)$	0.172
$SO_4^{2-}(aq)+4H^+(aq)+2e^- \rightleftharpoons SO_2(g)+2H_2O(l)$ *	0.17
$Cu^{2+}(aq)+e^- \rightleftharpoons Cu^+(aq)$	0.153
$Sn^{4+}(aq)+2e^- \rightleftharpoons Sn^{2+}(aq)$	0.151
$S(s)+2H^+(aq)+2e^- \rightleftharpoons H_2S(g)$	0.142
$AgBr(s)+e^- \rightleftharpoons Ag(s)+Br^-(aq)$	0.07133
$2H^+(aq)+2e^- \rightleftharpoons H_2(g)$	0.00000
$Pb^{2+}(aq)+2e^- \rightleftharpoons Pb(s)$	−0.1262
$Sn^{2+}(aq)+2e^- \rightleftharpoons Sn(s)$	−0.1375
$AgI(s)+e^- \rightleftharpoons Ag(s)+I^-(aq)$	−0.15224
$Ni^{2+}(aq)+2e^- \rightleftharpoons Ni(s)$	−0.257
$Co^{3+}(aq)+e^- \rightleftharpoons Co^{2+}(aq)$	1.92
$H_2O_2(aq)+2H^+(aq)+2e^- \rightleftharpoons 2H_2O(l)$	1.776
$PbO_2(s)+SO_4^{2-}(aq)+4H^+(aq)+e^- \rightleftharpoons PbSO_4(s)+2H_2O(l)$	1.6913
$MnO_4^-(aq)+4H^+(aq)+3e^- \rightleftharpoons MnO_2(s)+2H_2O(l)$	1.679
$2HClO(aq)+2H^+(aq)+2e^- \rightleftharpoons Cl_2(g)+2H_2O(l)$	1.611
$Au^{3+}(aq)+3e^- \rightleftharpoons Au(s)$	1.498
$Br_2(l)+2e^- \rightleftharpoons 2Br^-(aq)$	1.066
$AuCl_4^-(aq)+3e^- \rightleftharpoons Au(s)+4Cl^-(aq)$	1.002
$VO_2^+(aq)+2H^+(aq)+e^- \rightleftharpoons VO^{2+}(aq)+H_2O(l)$	0.991
$NO_3^-(aq)+4H^+(aq)+3e^- \rightleftharpoons NO(g)+2H_2O(l)$	0.957
$NO_3^-(aq)+3H^+(aq)+2e^- \rightleftharpoons HNO_2(aq)+H_2O(l)$	0.934
$2Hg^{2+}(aq)+2e^- \rightleftharpoons Hg_2^{2+}(aq)$	0.920
$Hg^{2+}(aq)+2e^- \rightleftharpoons Hg(l)$	0.851
$2NO_3^-(aq)+4H^+(aq)+2e^- \rightleftharpoons N_2O_4(aq)+2H_2O(l)$	0.803
$Ag^+(aq)+e^- \rightleftharpoons Ag(s)$	0.7996
$Hg_2^{2+}(aq)+2e^- \rightleftharpoons 2Hg(l)$	0.7973
$Fe^{3+}(aq)+e^- \rightleftharpoons Fe^{2+}(aq)$	0.771
$O_2(g)+2H^+(aq)+2e^- \rightleftharpoons H_2O_2(aq)$	0.695
$H_3PO_4(aq)+2H^+(aq)+2e^- \rightleftharpoons H_3PO_3(aq)+H_2O(l)$	−0.276
$Co^{2+}(aq)+2e^- \rightleftharpoons Co(s)$	−0.28
$In^{3+}(aq)+3e^- \rightleftharpoons In(s)$	−0.3382

电极反应	$\varphi^{\ominus}$/V
$PbSO_4(s)+2e^- \rightleftharpoons Pb(s)+SO_4^{2-}(aq)$	−0.3588
$Cd^{2+}(aq)+2e^- \rightleftharpoons Cd(s)$	−0.4030
$Cr^{3+}(aq)+e^- \rightleftharpoons Cr^{2+}(aq)$	−0.407
$Fe^{2+}(aq)+2e^- \rightleftharpoons Fe(s)$	−0.447
$2CO_2(g)+2H^+(aq)+2e^- \rightleftharpoons H_2C_2O_4(aq)$ *	−0.49
$Zn^{2+}(aq)+2e^- \rightleftharpoons Zn(s)$	−0.7618
$Cr^{2+}(aq)+2e^- \rightleftharpoons Cr(s)$	−0.913
$Mn^{2+}(aq)+2e^- \rightleftharpoons Mn(s)$	−1.185
$Ti^{2+}(aq)+2e^- \rightleftharpoons Ti(s)$	−1.630
$U^{3+}(aq)+3e^- \rightleftharpoons U(s)$	−1.798
$Al^{3+}(aq)+3e^- \rightleftharpoons Al(s)$	−1.662
$Mg^{2+}(aq)+2e^- \rightleftharpoons Mg(s)$	−2.372
$La^{3+}(aq)+3e^- \rightleftharpoons La(s)$	−2.379
$Na^+(aq)+e^- \rightleftharpoons Na(s)$	−2.71
$Ca^{2+}(aq)+2e^- \rightleftharpoons Ca(s)$	−2.868
$Sr^{2+}(aq)+2e^- \rightleftharpoons Sr(s)$	−2.899
$Ba^{2+}(aq)+2e^- \rightleftharpoons Ba(s)$	−2.912
$K^+(aq)+e^- \rightleftharpoons K(s)$	−2.931
$Rb^+(aq)+e^- \rightleftharpoons Rb(s)$	−2.98
$Cs^+(aq)+e^- \rightleftharpoons Cs(s)$	−3.026
$Li^+(aq)+e^- \rightleftharpoons Li(s)$	−3.0401

附表 3-2　在碱性溶液中

电极反应	$\varphi^{\ominus}$/V
$O_3(g)+H_2O(l)+2e^- \rightleftharpoons O_2(g)+2OH^-(aq)$	1.24
$ClO^-(aq)+H_2O(l)+2e^- \rightleftharpoons Cl^-(aq)+2OH^-(aq)$	0.81
$BrO^-(aq)+H_2O(l)+2e^- \rightleftharpoons Br^-(aq)+2OH^-(aq)$	0.761
$ClO_3^-(aq)+3H_2O(l)+6e^- \rightleftharpoons Cl^-(aq)+6OH^-(aq)$	0.62
$2AgO(s)+H_2O(l)+2e^- \rightleftharpoons Ag_2O(s)+2OH^-(aq)$	0.607
$BrO_3^-(aq)+3H_2O(l)+6e^- \rightleftharpoons Br^-(aq)+6OH^-(aq)$	0.61
$MnO_4^{2-}(aq)+2H_2O(l)+2e^- \rightleftharpoons MnO_2(s)+4OH^-(aq)$	0.60
$MnO_4^-(aq)+2H_2O(l)+3e^- \rightleftharpoons MnO_2(s)+4OH^-(aq)$	0.595
$IO^-(aq)+H_2O(l)+2e^- \rightleftharpoons I^-(aq)+2OH^-(aq)$	0.485
$2IO^-(aq)+2H_2O(l)+2e^- \rightleftharpoons I_2(s)+4OH^-(aq)$ *	0.42
$O_2(g)+2H_2O(l)+4e^- \rightleftharpoons 4OH^-(aq)$	0.401
$ClO_4^-(aq)+H_2O(l)+2e^- \rightleftharpoons ClO_3^-(aq)+2OH^-(aq)$	0.36
$Ag_2O(s)+H_2O(l)+2e^- \rightleftharpoons 2Ag(s)+2OH^-(aq)$	0.342
$2H_2O(l)+2e^- \rightleftharpoons H_2(g)+2OH^-(aq)$	−0.8277
$Fe(OH)_2(s)+2e^- \rightleftharpoons Fe(s)+2OH^-(aq)$ *	−0.8914
$SO_4^{2-}(aq)+H_2O(l)+2e^- \rightleftharpoons SO_3^{2-}(aq)+2OH^-(aq)$	−0.93
$As(s)+3H_2O(l)+3e^- \rightleftharpoons AsH_3(g)+3OH^-(aq)$ *	−1.21
$Zn(OH)_2(s)+2e^- \rightleftharpoons Zn(s)+2OH^-(aq)$	−1.249

电极反应	$\varphi^{\ominus}/V$
$ClO_3^-(aq) + H_2O(l) + 2e^- \rightleftharpoons ClO_2^-(aq) + 2OH^-(aq)$	0.33
$IO_3^-(aq) + 3H_2O(l) + 6e^- \rightleftharpoons I^-(aq) + 6OH^-(aq)$	0.26
$HgO(s) + H_2O(l) + 2e^- \rightleftharpoons Hg(s) + 2OH^-(aq)$	0.0977
$NO_3^-(aq) + H_2O(l) + 2e^- \rightleftharpoons NO_2^-(aq) + 2OH^-(aq)$	0.01
$CrO_4^{2-}(aq) + 4H_2O(l) + 3e^- \rightleftharpoons Cr(OH)_3 + 5OH^-(aq)$	−0.13
$Cu_2O(s) + H_2O(l) + 2e^- \rightleftharpoons 2Cu(s) + 2OH^-(aq)$	−0.360
$S(s) + 2e^- \rightleftharpoons S^{2-}(aq)$	−0.47627
$HPbO_2^-(aq) + H_2O(l) + 2e^- \rightleftharpoons Pb(s) + 3OH^-(aq)$	−0.537
$Fe(OH)_3(s) + e^- \rightleftharpoons Fe(OH)_2(s) + OH^-(aq)$	−0.56
$2SO_3^{2-}(aq) + 3H_2O(l) + 4e^- \rightleftharpoons S_2O_3^{2-}(aq) + 6OH^-(aq)$	−0.571
$SbO_2^-(aq) + 2H_2O(l) + 3e^- \rightleftharpoons Sb(s) + 4OH^-(aq)$	−0.66
$AsO_2^-(aq) + 2H_2O(l) + 3e^- \rightleftharpoons As(s) + 4OH^-(aq)$	−0.68
$AsO_4^{3-}(aq) + 2H_2O(l) + 2e^- \rightleftharpoons AsO_2^-(aq) + 4OH^-(aq)$	−0.71
$Cr(OH)_3(s) + 3e^- \rightleftharpoons Cr(s) + 3OH^-(aq)$	−1.48
$Mn(OH)_2(s) + 2e^- \rightleftharpoons Mn(s) + 2OH^-(aq)$	−1.56
$Al(OH)_4^-(aq) + 3e^- \rightleftharpoons Al(s) + 4OH^-(aq)$	−2.328
$Mg(OH)_2(s) + 2e^- \rightleftharpoons Mg(s) + 2OH^-(aq)$	−2.690
$Ca(OH)_2(s) + 2e^- \rightleftharpoons Ca(s) + 2OH^-(aq)$	−3.02

数据摘自 CRC Handbook of Chemistry and Physics, 90th, 2010. * 数据摘自 Petrucci, R. H., Harwood, W. S., Herring, F. G. general Chemistry: Principles and Modern Applications. 8 ed. 2002

索 引

E

F

G

M

N

O

P

Q

R

S

T

W

X

Y

Z

复习参考题答案

第一章

2. (2) > (3) > (1) > (4)

3. 13.5%；23.5%

4. 342mL

5. $3.48mol \cdot L^{-1}$；$3.96mol \cdot kg^{-1}$

6. 解 $\dfrac{100g \cdot L^{-1} \times 10 \times 10^{-3}L}{250 \times 10^{-3}L + 10 \times 10^{-3}L} = 3.85g \cdot L^{-1}$，已超过极限值。

7. 13.6kPa

8. $$\overbrace{\underbrace{[\underbrace{(AgI)_m}_{\text{胶核}} \cdot \underbrace{nI^- \cdot (n-x)K^+}_{\text{吸附层}}]^{x-}}_{\text{胶粒}} \cdot \underbrace{xK^+}_{\text{扩散层}}}^{\text{胶团}}$$

第二章

1. 酸：H_2SO_4，NH_4^+

   碱：S^{2-}，Ac^-

   两性物质：HCO_3^-，$H_2PO_4^-$，H_2O

2. $H_2PO_4^-$，CO_3^{2-}，PO_4^{3-}，NH_3，S^{2-}，NO_3^-，OH^-

3. H_2CO_3，NH_4^+，H_2S，HAc，HSO_4^-，HPO_4^{2-}，HCO_3^-，H_3O^+

4. (4) > (5) > (1) > (3) > (2)

5. pH = 5.13

6. $\dfrac{[H_3O^+]_{成人}}{[H_3O^+]_{婴儿}} = \dfrac{10^{-1.4}}{10^{-5.0}} = 4000$

7. 甲：$pH_{甲} = 6.1 + \lg\dfrac{24}{1.2} = 7.40$

   乙：$pH_{乙} = 6.1 + \lg\dfrac{21.6}{1.35} = 7.30$

   丙：$pH_{丙} = 6.1 + \lg\dfrac{56}{1.4} = 7.70$

甲:正常人;乙:酸中毒;丙:碱中毒

8. (1) pH =7

(2) pH =5.12

(3) $pH = pK_w - pOH = 14 - 5.12 = 8.88$

9. (1) $pH = pK_a + \lg\frac{c(NaAc)}{c(HAc)} = 4.76 + \lg\frac{0.10}{0.05} = 5.06$

(2) $pH = pK_a + \lg\frac{[CO_3^{2-}]}{[HCO_3^-]} = 10.33 + \lg\frac{0.1/2}{0.1/2} = 10.33 + 0 = 10.33$

(3) $pH = pK_a + \lg\frac{n(NH_3)}{n(NH_4^+)} = 9.25 + \lg\frac{0.040}{0.010} = 9.25 + 0.6 = 9.85$

10. $m(NH_4Cl) = n(NH_4Cl) \times M(NH_4Cl) = 0.95 \times 53.5 = 50.8(g)$

第三章

4. (1) $v = 0.014 mol \cdot L^{-1} \cdot s^{-1}$

(2) $v = kc = 0.028 \times 1.0 = 0.028(mol \cdot L^{-1} \cdot s^{-1})$

(3) $v = kc^2 = 0.056 \times 1.0^2 = 0.056(mol \cdot L^{-1} \cdot s^{-1})$

5. $t = \frac{1}{k}\ln\frac{c_0}{c} = \frac{1}{0.46}\ln\frac{100\%}{1-90\%} = 5.0(h)$

$t_{1/2} = \frac{0.693}{k} = \frac{0.693}{0.46} = 1.5(h)$

6. (1) $\frac{1}{c} - \frac{1}{c_0} = kt, k = 0.759(L \cdot mol^{-1} \cdot s^{-1})$

(2) $t_{1/2} = \frac{1}{kc_0} = \frac{1}{0.759 \times 0.500} = 2.64(s)$

7. (1) 零级

(2) $c = c_0 - kt = 0.096 - 3.6 \times 10^{-5} \times 30 \times 60 = 0.031(mol \cdot L^{-1})$

8. $\ln\frac{k_2}{k_1} = \frac{E_a}{R}(\frac{T_2 - T_1}{T_2 T_1}) = \frac{50.0 \times 10^3}{8.314} \times \frac{(313-310)}{313 \times 310} = 0.19, \frac{k_2}{k_1} = 1.2$

第四章

1. +3, −1, +3, −2, +5, +6, +7

2. (1) $2KMnO_4 + 16HCl \rightleftharpoons 2KCl + 2MnCl_2 + 5Cl_2 + 8H_2O$

(2) $K_2Cr_2O_7 + 6KI + 7H_2SO_4 \rightleftharpoons 4K_2SO_4 + Cr_2(SO_4)_3 + 3I_2 + 7H_2O$

(3) $3Cl_2(g) + 6NaOH(aq) \rightleftharpoons 5NaCl(aq) + NaClO_3(aq) + 3H_2O$

3. 氧化性:$Hg^{2+} > Ni^{2+} > Zn^{2+}$;$Cl_2 > Br_2 > I_2$

还原性;$Zn > Ni > Hg_2^{2+}$;$I^- > Br^- > Cl^-$

4. (1) $\varphi(Cr^{3+}/Cr^{2+}) = \varphi^{\ominus}(Cr^{3+}/Cr^{2+}) + \frac{0.05916}{1}\lg\frac{c(Cr^{3+})}{c(Cr^{2+})}$

(2) $\varphi(AgCl/Ag) = \varphi^{\ominus}(AgCl/Ag) + \frac{0.05916}{1}\lg\frac{1}{c(Cl^-)}$

（3） $\varphi(Cr_2O_7^{2-}/Cr^{3+}) = \varphi^{\ominus}(Cr_2O_7^{2-}/Cr^{3+}) + \frac{0.05916}{6}\lg\frac{c(Cr_2O_7^{2-})c^{14}(H_3O^+)}{c^2(Cr^{3+})}$

5. （1） Sn^{4+}/Sn^{2+}是正极，Cd^{2+}/Cd是负极。

正极反应：$Sn^{4+} + 2e^- \rightleftharpoons Sn^{2+}$

负极反应：$Cd - 2e^- \rightleftharpoons Cd^{2+}$

电池反应：$Sn^{4+} + Cd \rightleftharpoons Sn^{2+} + Cd^{2+}$

$E = \varphi(Sn^{4+}/Sn^{2+}) - \varphi(Cd^{2+}/Cd) = 0.181V - (-0.433V) = 0.614V$

（2） AgCl/Ag是正极，H^+/H_2是负极。

正极反应：$AgCl + e^- \rightleftharpoons Ag + Cl^-$

负极反应：$H_2 - 2e^- \rightleftharpoons 2H^+$

电池反应：$2AgCl + H_2 \rightleftharpoons 2Ag + 2Cl^- + 2H^+$

$E = \varphi(AgCl/Ag) - \varphi(H^+/H_2) = 0.281V - (-0.118V) = 0.399V$

6. （1） $\varphi(MnO_4^-/Mn^{2+}) > \varphi^{\ominus}(Br_2/Br^-) > \varphi^{\ominus}(I_2/I^-)$，可以氧化。

（2） $\varphi^{\ominus}(Br_2/Br^-) > \varphi(MnO_4^-/Mn^{2+}) > \varphi^{\ominus}(I_2/I^-)$，可以氧化$I^-$但不能氧化$Br^-$。

第五章

1. （1） 2p能级 （2） 3d能级 （3） 5f能级 （4） $2p_x$或$2p_y$轨道 （5） 5s轨道

2. （1） $n=3$ （2） $l=1$ （3） $m=0$ （4） $m_s = +1/2$或$-1/2$

3. （1） 2,0,0, +1/2 （2） 2,0,0, −1/2 （3） 2,1,0, +1/2 （4） 2,1,1, +1/2 （5） 2,1, −1, +1/2

4. 核外电子排布式为[Ar]$3d^7 4s^2$，第四周期，VⅢB族，d区。

5. Ag^+：[Kr]$4d^{10}$，Zn^{2+}：[Ar]$3d^{10}$，Fe^{3+}：[Ar]$3d^5$，Cu^+：[Ar]$3d^{10}$

6. （1） 原子价层电子排布是ns^2np^2，IVA族元素。

（2） 原子价层电子排布是$3d^6 4s^2$，第四周期VⅢB族的Fe元素。

（3） 原子价层电子排布是$3d^{10}4s^1$，第四周期IB族的Cu元素。

7. （1） sp^2等性杂化，平面正三角形。

（2） sp^3等性杂化，正四面体。

（3） sp^3不等性杂化，三角锥形。

（4） sp杂化，直线形。

8. BF_3为sp^2等性杂化，平面正三角形；NF_3中N的外层电子组态为$2s^2 2p^3$，N原子采取sp^3不等性杂化，一对孤对电子占据一个sp^3杂化轨道，另外3个sp^3杂化轨道分别与3个F原子的p轨道成键，故空间构型为三角锥形。

9. 极性：$CHCl_3$，H_2O，SO_2；非极性：CCl_4，CO_2

10. （1） 色散力。

（2） 色散力、诱导力和取向力，分子间氢键。

（3） 色散力和诱导力。

（4） 色散力、诱导力和取向力，分子间氢键。

第六章

2.

	内界	外界	中心原子	配体	配位原子	配位数
$Na_3[AlF_6]$	$[AlF_6]^{3-}$	Na^+	Al	F^-	F	6
$[PtCl_4(NH_3)_2]$	$[PtCl_4(NH_3)_2]$	—	Pt	Cl^-、NH_3	Cl、N	6
$[Co(en)_3]Cl_3$	$[Co(en)_3]^{3+}$	Cl^-	Co	en	N	6
$H_2[PtCl_6]$	$[PtCl_6]^{2-}$	H^+	Pt	Cl^-	Cl	6
$K_3[Fe(CN)_6]$	$[Fe(CN)_6]^{3-}$	K^+	Fe	CN^-	C	6
$[Cr(NH_3)_4Cl_2]Cl$	$[Cr(NH_3)_4Cl_2]^+$	Cl^-	Cr	Cl^-、NH_3	N、Cl	6

3. （1）六氯合铂(Ⅳ)酸钾

（2）硫酸四氨合镉(Ⅱ)

（3）二硫代硫酸根合银(Ⅰ)酸钠

（4）$[Fe(en)_3]Cl_3$

（5）$[CoCl_5H_2O]^{2-}$

（6）$K[Co(NO_2)_4(NH_3)_2]$

（7）$[Ag(NH_3)_2]OH$

5. （1）H_2SO_4 的加入，酸效应增强，$[Cu(NH_3)_4]^{2+}$配离子的稳定性减弱，$[Cu(NH_3)_4]^{2+}$转化为 Cu^{2+}和 NH_4^+，深蓝色变浅。

（2）AgCl 与 NH_4Cl 具有相同的 Cl^-离子，同离子效应降低 AgCl 的溶解度，AgCl 沉淀不能溶解在 NH_4Cl 中；而 AgCl 沉淀加入氨水，可使白色 AgCl 沉淀溶解生成$[Ag(NH_3)_2]^+$配离子，AgCl 溶解。

（3）EDTA 与 Fe^{3+}的配位能力大于 SCN^-与 Fe^{3+}配位能力，在$[Fe(SCN)_6]^{3+}$溶液中加入 EDTA 配位平衡发生移动，生成$[FeEDTA]^{3+}$，溶液颜色变浅。

（4）EDTA 的酸根 Y^{4-}几乎能与所有的金属离子结合形成配合物。临床上将 EDTA 的二钠钙盐($CaNa_2Y$)用作金属中毒治疗的药物，它可与体内许多有毒金属离子形成水溶性配离子，从患者血液和体液中清除铅以及其他重金属。

第七章

2. （1）4 （2）4 （3）2 （4）2

4. $\mu \geqslant \dfrac{E}{0.1\%} = \dfrac{0.0002}{0.1\%} = 0.2(g)$

6. $c(HCl) = \dfrac{2 \times 0.0015}{25.00 \div 1000} = 0.1200 mol \cdot L^{-1}$

7. （1）应称取该称取基准物质 $H_2C_2O_4 \cdot 2H_2O$ 0.15～0.3 克。

（2）应称取该称取基准物质 $KHC_8H_4O_4$ 0.5～0.6 克。

8. 苯甲酸与氢氧化钠是 1∶1 的反应，故

$$n_{酸} = c_{酸} \times V_{酸} = c_{碱} \times V_{碱} = 0.1015 \times \frac{20.00}{1000} = 2.030 \times 10^{-3}(mol)$$

$m = n \times M = 2.030 \times 10^{-3} \times 122 = 0.2477(g)$

$\frac{0.2477}{0.2513} \times 100\% = 98.6\% < 99.0\%$　　不符合规定。

第八章

3. 溶液浓度为 c, $T_1 = 60\%$, $A_1 = \varepsilon bc = -\lg T_1 = 0.22$

溶液浓度为 $2c$, $A_2 = 2\varepsilon bc = -\lg T_2 = 0.44$, $T_2 = 36\%$

4. 根据朗伯-比尔定律 $A = \varepsilon bc$,

$$\varepsilon = \frac{A}{bc} = \frac{0.614}{1 \times \frac{2.00 \times 10^{-2}}{323}} = 9.92 \times 10^3 (\text{L} \cdot \text{mol}^{-1} \cdot \text{cm}^{-1})$$

5. 溶液浓度 $c = \frac{A}{\varepsilon b} = \frac{0.687}{703 \times 1.00} = 9.77 \times 10^{-4} (\text{mol} \cdot \text{L}^{-1})$

该药片中含托巴丁胺的质量 $m = 9.77 \times 10^{-4} \times 2.00 \times 270 = 0.528(g)$

6. $\varepsilon b = \frac{A}{c} = \frac{0.721}{7.7 \times 10^{-6}} = 9.36 \times 10^4 (\text{L} \cdot \text{mol}^{-1})$

$c(\text{Pb}^{2+}) = \frac{-\lg T}{\varepsilon b} = 6.8 \times 10^{-6} (\text{mol} \cdot \text{L}^{-1})$

元素周期表

(根据国际纯粹与应用化学联合会 2010 年 2 月 19 日发布的元素周期表改编)

3 Li 锂 6.941(2) $1s^1$

元素符号 → Li；外层电子排布 → $1s^1$

← 原子序数
← 元素汉语名称
← 标准原子量（4位有效数字，末位的不确定度示于括号内）

周期	ⅠA 1	ⅡA 2	ⅢB 3	ⅣB 4	ⅤB 5	ⅥB 6	ⅦB 7	ⅧB 8	ⅧB 9	ⅧB 10	ⅠB 11	ⅡB 12	ⅢA 13	ⅣA 14	ⅤA 15	ⅥA 16	ⅦA 17	ⅧA 18	电子层	18族电子数
1	1 H 氢 1.008 $1s^1$																	2 He 氦 4.003 $1s^2$	K	2
2	3 Li 锂 6.941(2) $2s^1$	4 Be 铍 9.012 $2s^2$											5 B 硼 10.81 $2s^22p^1$	6 C 碳 12.01 $2s^22p^2$	7 N 氮 14.01 $2s^22p^3$	8 O 氧 16.00 $2s^22p^4$	9 F 氟 19.00 $2s^22p^5$	10 Ne 氖 20.18 $2s^22p^6$	L K	8 2
3	11 Na 钠 22.99 $3s^1$	12 Mg 镁 24.31 $3s^2$											13 Al 铝 26.98 $3s^23p^1$	14 Si 硅 28.09 $3s^23p^2$	15 P 磷 30.97 $3s^23p^3$	16 S 硫 32.07 $3s^23p^4$	17 Cl 氯 35.45 $3s^23p^5$	18 Ar 氩 39.95 $3s^23p^6$	M L K	8 8 2
4	19 K 钾 39.10 $4s^1$	20 Ca 钙 40.08 $4s^2$	21 Sc 钪 44.96 $3d^14s^2$	22 Ti 钛 47.87 $3d^24s^2$	23 V 钒 50.94 $3d^34s^2$	24 Cr 铬 52.00 $3d^54s^1$	25 Mn 锰 54.94 $3d^54s^2$	26 Fe 铁 55.85 $3d^64s^2$	27 Co 钴 58.93 $3d^74s^2$	28 Ni 镍 58.69 $3d^84s^2$	29 Cu 铜 63.55 $3d^{10}4s^1$	30 Zn 锌 65.38(2) $3d^{10}4s^2$	31 Ga 镓 69.72 $4s^24p^1$	32 Ge 锗 72.64 $4s^24p^2$	33 As 砷 74.92 $4s^24p^3$	34 Se 硒 78.96(3) $4s^24p^4$	35 Br 溴 79.90 $4s^24p^5$	36 Kr 氪 83.80 $4s^24p^6$	N M L K	8 18 8 2
5	37 Rb 铷 85.47 $5s^1$	38 Sr 锶 87.61 $5s^2$	39 Y 钇 88.91 $4d^15s^2$	40 Zr 锆 91.22 $4d^25s^2$	41 Nb 铌 92.91 $4d^45s^1$	42 Mo 钼 95.96(2) $4d^55s^1$	43 Tc 锝 $4d^55s^2$	44 Ru 钌 101.1 $4d^75s^1$	45 Rh 铑 102.9 $4d^85s^1$	46 Pd 钯 106.4 $4d^{10}$	47 Ag 银 107.9 $4d^{10}5s^1$	48 Cd 镉 112.4 $4d^{10}5s^2$	49 In 铟 114.8 $5s^25p^1$	50 Sn 锡 118.7 $5s^25p^2$	51 Sb 锑 121.8 $5s^25p^3$	52 Te 碲 127.6 $5s^25p^4$	53 I 碘 126.9 $5s^25p^5$	54 Xe 氙 131.3 $5s^25p^6$	O N M L K	8 18 18 8 2
6	55 Cs 铯 132.9 $6s^1$	56 Ba 钡 137.3 $6s^2$	57-71 La-Lu 镧系	72 Hf 铪 178.5 $5d^26s^2$	73 Ta 钽 180.9 $5d^36s^2$	74 W 钨 183.9 $5d^46s^2$	75 Re 铼 186.2 $5d^56s^2$	76 Os 锇 190.2 $5d^66s^2$	77 Ir 铱 192.2 $5d^76s^2$	78 Pt 铂 195.1 $5d^96s^1$	79 Au 金 197.0 $5d^{10}6s^1$	80 Hg 汞 200.6 $5d^{10}6s^2$	81 Tl 铊 204.4 $6s^26p^1$	82 Pb 铅 207.2 $6s^26p^2$	83 Bi 铋 209.0 $6s^26p^3$	84 Po 钋 $6s^26p^4$	85 At 砹 $6s^26p^5$	86 Rn 氡 $6s^26p^6$	P O N M L K	8 18 32 18 8 2
7	87 Fr 钫 $7s^1$	88 Ra 镭 $7s^2$	89-103 Ac-Lr 锕系	104 Rf 𬬻 $6d^27s^2$	105 Db 𬭊 $6d^37s^2$	106 Sg 𬭳 $6d^47s^2$	107 Bh 𬭛 $6d^57s^2$	108 Hs 𬭶 $6d^67s^2$	109 Mt 鿏 $6d^77s^2$	110 Ds 𫟼 $6d^87s^2$	111 Rg 𬬭 $6d^97s^2$	112 Cn								

镧系	57 La 镧 138.9 $5d^16s^2$	58 Ce 铈 140.1 $4f^15d^16s^2$	59 Pr 镨 140.9 $4f^36s^2$	60 Nd 钕 144.2 $4f^46s^2$	61 Pm 钷 $4f^56s^2$	62 Sm 钐 150.4 $4f^66s^2$	63 Eu 铕 152.0 $4f^76s^2$	64 Gd 钆 157.3 $4f^75d^16s^2$	65 Tb 铽 158.9 $4f^96s^2$	66 Dy 镝 162.5 $4f^{10}6s^2$	67 Ho 钬 164.9 $4f^{11}6s^2$	68 Er 铒 167.3 $4f^{12}6s^2$	69 Tm 铥 168.9 $4f^{13}6s^2$	70 Yb 镱 173.1 $4f^{14}6s^2$	71 Lu 镥 175.0 $4f^{14}5d^16s^2$
锕系	89 Ac 锕 $6d^17s^2$	90 Th 钍 232.0 $6d^27s^2$	91 Pa 镤 231.0 $5f^26d^17s^2$	92 U 铀 238.0 $5f^36d^17s^2$	93 Np 镎 $5f^46d^17s^2$	94 Pu 钚 $5f^67s^2$	95 Am 镅 $5f^77s^2$	96 Cm 锔 $5f^76d^17s^2$	97 Bk 锫 $5f^97s^2$	98 Cf 锎 $5f^{10}7s^2$	99 Es 锿 $5f^{11}7s^2$	100 Fm 镄 $5f^{12}7s^2$	101 Md 钔 $5f^{13}7s^2$	102 No 锘 $5f^{14}7s^2$	103 Lr 铹 $5f^{14}6d^17s^2$